森田正馬の生涯と業績

森田療法の誕生

畑野文夫

三恵社

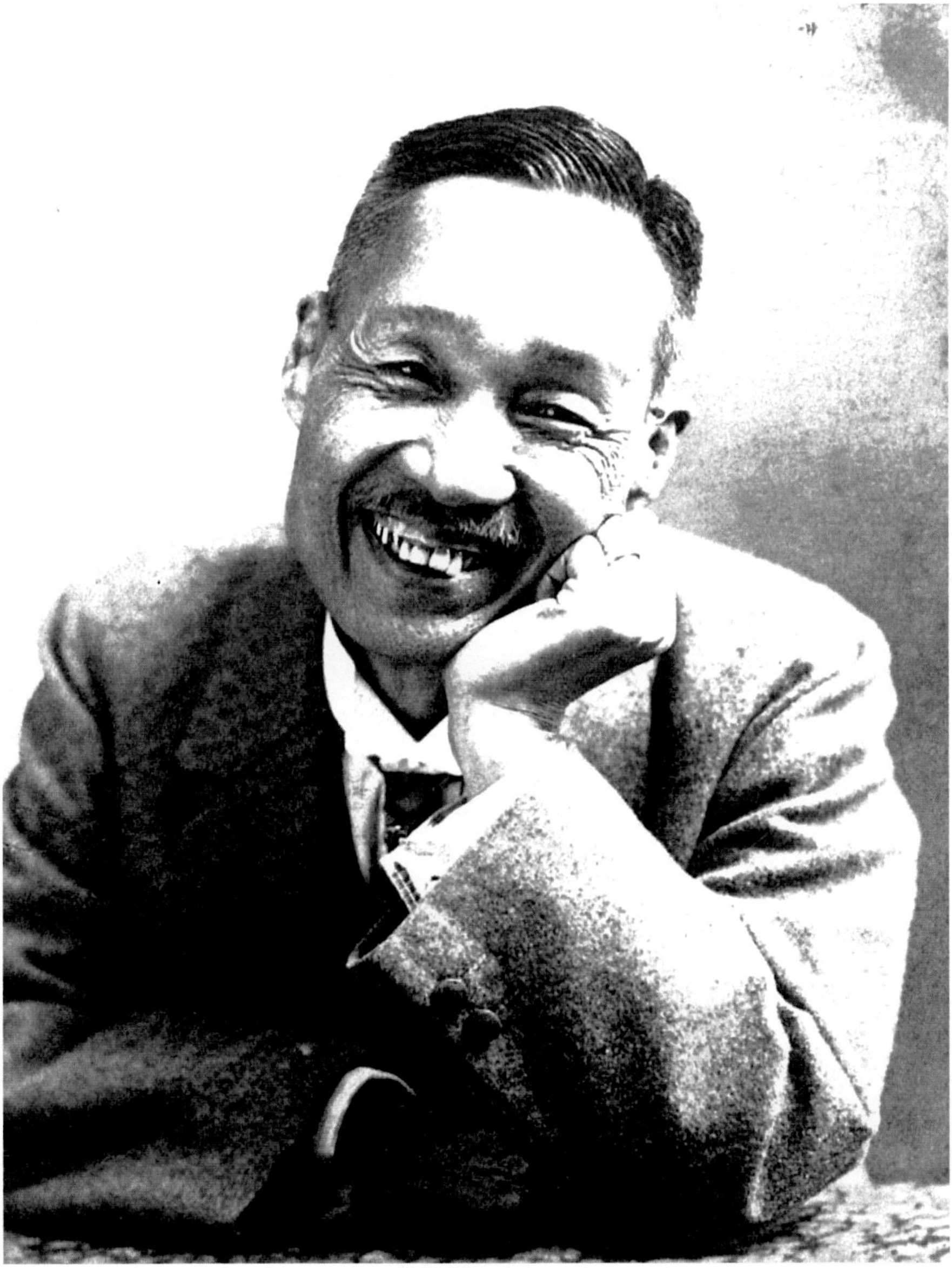

森田正馬（1931 年 6 月 1 日）

日記に貼りこまれた
中学時代のスケッチ

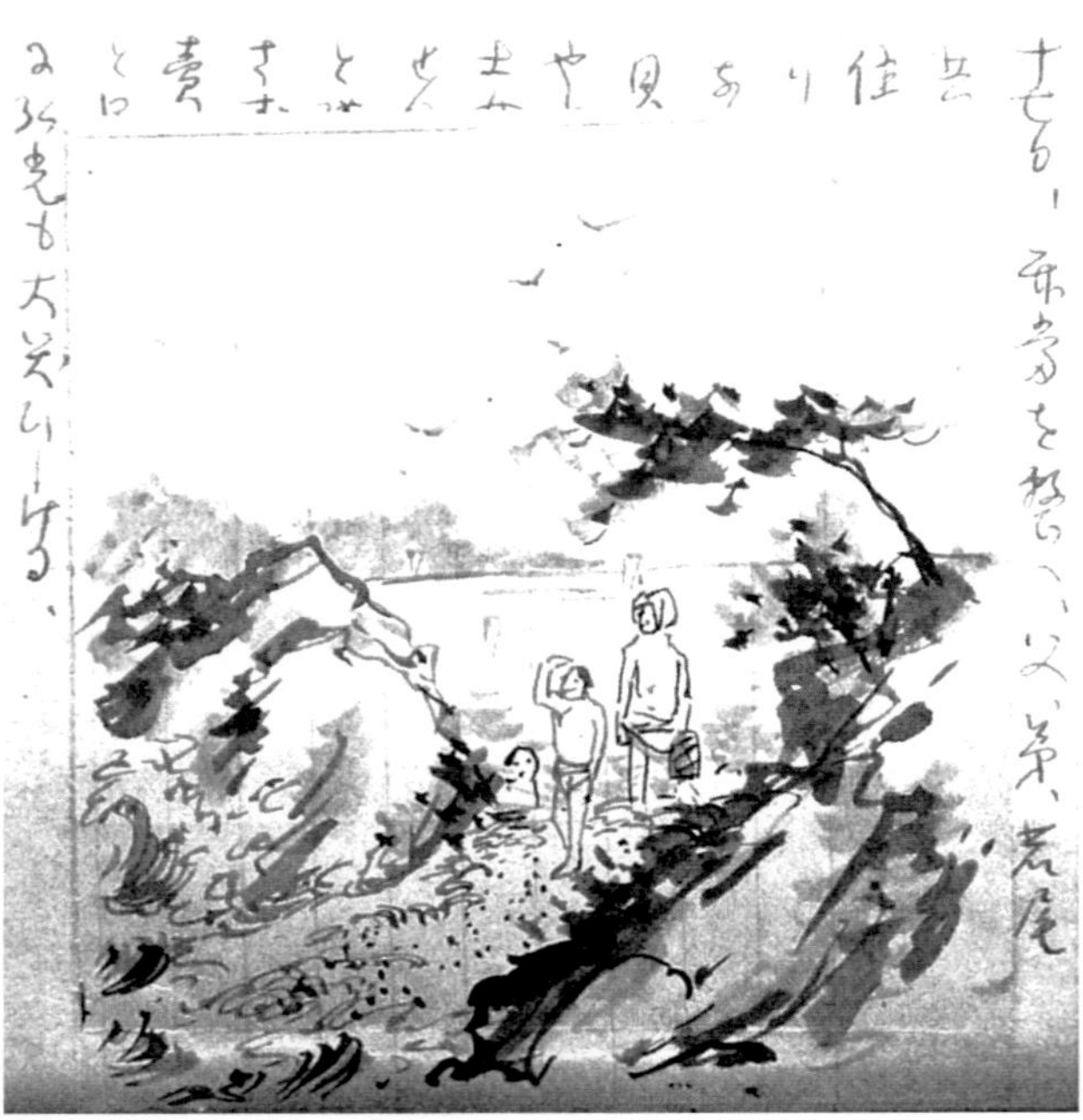

手結岬での潮干狩
（1894 年 8 月 17 日）

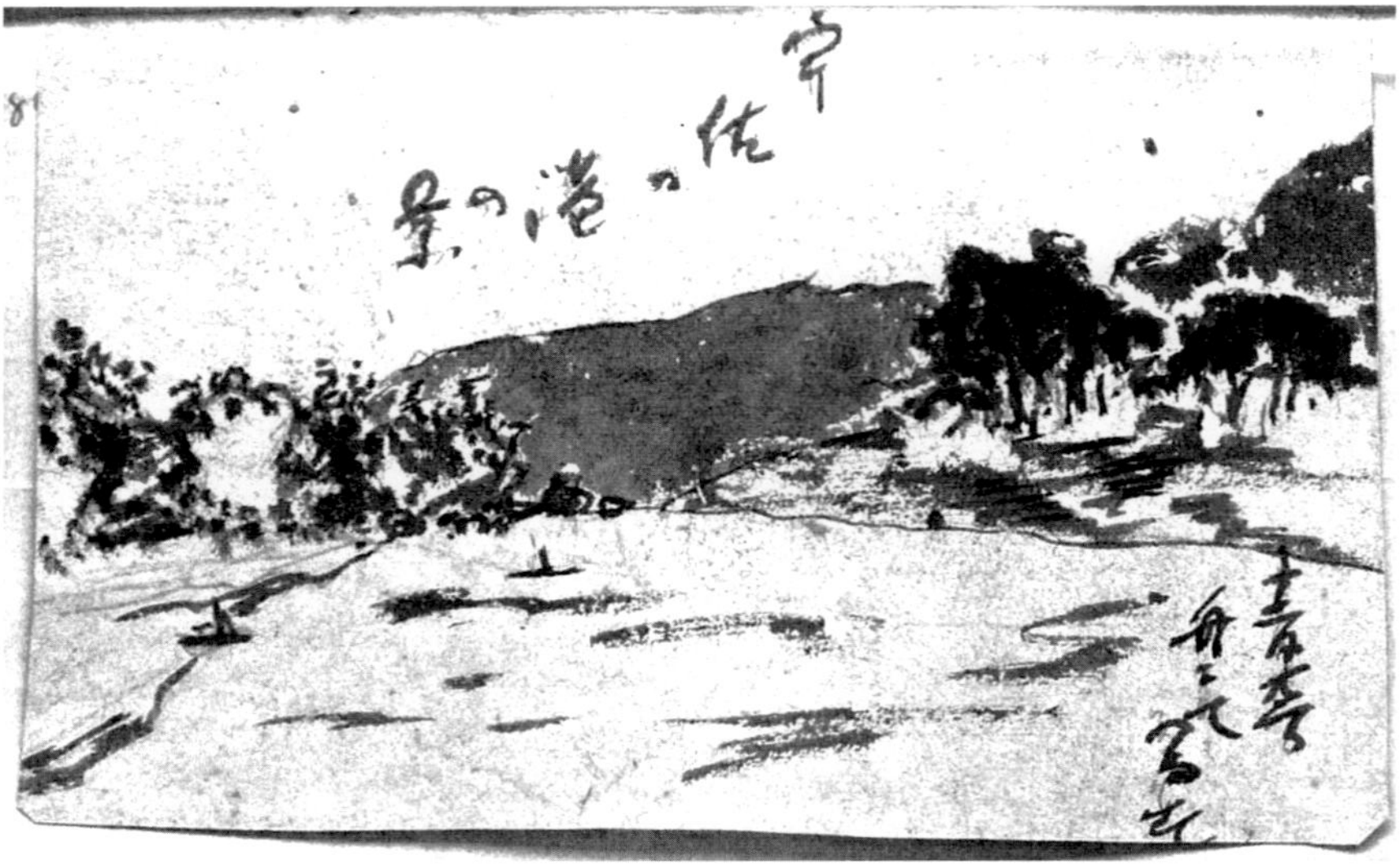

宇佐の港の景（1894 年 12 月 21 日）

はじめに

これから語ろうとするのは、神経衰弱の本態を発見し、ユニークな治療法を創始した日本人の話である。

日本森田療法学会ができて三〇年を越え、近年は国際森田療法学会が開かれるようになり、医学の世界では森田正馬の名は内外でかなり知られるところとなった。その一方で、森田正馬がどんな人物であったか、どのようにして森田療法が創られたのか、十分知られているだろうか。療法が知られている割合に、人物や療法開発の経緯についてはあまり理解されていないように思われるのである。森田のいわゆる神経質がどのように発見され、類まれな治療法がどのようにして誕生したのか、その人物と発見の道筋を探る試みである。

森田正馬の肉声を伝えるレコードがある。一九三四年（昭和九年）に還暦を迎えた記念として、患者の団体である形外会が会員に頒布するために企画したものである。当時のSPレコード一枚分の五分四〇秒という短いスピーチであるが、自ら神経質について簡潔に語っている。本人の説明に勝るものはないので文字にしてみた。

〈記念講演といたしまして、かつて私が新たに定義を与えたところの神経質というものについてお話いたします。

それはもと神経衰弱と言い習わしてきたものです。この神経衰弱は近来ますます宣伝されて人々を恐怖せしめておる病名でありまして、複雑なる生活から起る文化病とか身心過労の結果起るものであるとか唱えられていますけれども、それらはみな誤りたる考え方であります。この病名は今から六十年ばかり前に米国のベアードという人が付けた名前です。それ以来種々の病理説が唱えられ、物質的・精神的ほとんど限りのない治療法が試みられていますけれども、そんなことでは決して治らない。治ったようでも間もなく再発して慢性的のものになります。しかるに私がはじめて大正四年頃からこの病の本態を発見して、ようやくこれを根治することができるようになったのであります。

ひとくちに言えばこの病は精神的に気のせいで起るものであって、決して神経の衰弱から起るものではありません。それは主として、ある特殊の気質の人に起るもので、私はこれを神経質と名づけて神経衰弱という病名を否定したのであります。通俗雑誌や新聞広告などでは、この神経衰弱の恐るべきことや種々のいんちき療法がずいぶん立派な博士たちからも宣伝されて、この神経質の患者をそそのかしておるのであります。しかし煎じつめればこれは実は病ではないから、これを病気として治療しては決して治らないが、ただこれを普通の健康者として取り扱えば容易に治るのであります。

これから起る症状は種々雑多で、ほとんど極まりがない。頭痛もちとか、女の血の道、持病の癪《しやく》とかいうのもこのうちに属します。普通ありふれの不眠、耳鳴り、眩暈《めまい》、心悸亢進、脈拍結滞、胃アトニー、下痢、便秘、腰の痛み、性的障碍、その他、頭がぼんやりして読書ができないとか、手が震えて字がまったく書けないとか、あるいは赤面恐怖、不潔恐怖その他種々多様の強迫観念があります。中には丸二年来まったく眠らないとか、鼻の先がちらちらして気になるとか、あるいは口の中がむずむずして常に心がそのことばかりに執着していることが数年にわたっているとか、ほとんど思いもよらぬ様態がたくさんにあります。

衰弱あるいは意志薄弱とか精神の変質とかいうものでもなんでもありません。これは実は何かの機会に常人に誰にでも起る不快の感覚をふと気にしだしたということから起るものです。その後は、それを神経質の性質で、自己観察に強くてものを気にするということから常にこれを取り越し苦労するようになって、明け暮れそのことに執着することからしだいしだいにその不快感が憎悪するようになります。後にはこれがあたかも夢に襲われるように、事実でないものをその本人の身にとりては実際に重い病気のような苦悩に駆られるようになるのであります。それは神経質の患者が常に申し合わせたように告白するところの、他人からはまったく病気でもないように見えてただ自分ばかりが苦しみ、こんな損な病はないというふうに言うとおりであります。

すなわち実際の病気でないということは、これによっても分かるのであります。この私の発見はコペルニクスの地動説にも比較することができるかと思います。それは神経質が従来の医学で身体の変態・異常から他動的に起ると考えられていたものが、実は自分自身の心から自動的に起るということになったからであります。この理論によって、神経質の従来難解であった種々の複雑な症状が簡単に説明されて、容易に全治することができるようになったのであります。この発見は、もとより私でも一朝一夕に成功したのではありません。かつて二十余年の間は従来のいわゆる神経衰弱の物質的・精神的の医学的治療はもとより、通俗療法・迷信療法までもやりつくして後にはじめてその苦心が報いられたのでありました。それじゃこれまで。〉

今日もありふれた軽微な症状にとらわれ、憎悪して日常生活まで困難になっている人が少なくない。そのために学業や家事や通勤ができなくなり、人生に絶望する人すらいる。森田正馬の時代までは不治の病とされていたが、苦心惨憺の末、絶対臥褥療法・作業療法・説得療法などを組み合わせた入院療法を創始し、平均四〇日間の入院で治すことに成功した。治療成績は全治と軽快を合せると九〇パーセントを越える高い治癒率を実現した。

この独創的な治療法によって多くの悩める人びとを心の不安から解放し、多くの人を社会復帰させた。社会に復帰するにとどまらず、さまざまな分野で人並み以上に活躍する人材を育てたことが彼の治療法の優れたところであった。森田正馬は、神経質は優秀な資質であるとして礼賛した。神経質の苦悩を背負ったのはもっけの幸いであり、大疑あって大悟ありというように、悟りを得るための機会を得たようなものであると、禅に喩えさえした。多くの人材を育てたことから、森田療法は一種の人間教育であるという人もいるほどである。

森田正馬は、中学生のときに心臓神経症を発症して大学卒業後まで、心悸亢進発作をくりかえして死の恐怖を味わった。中学卒業時に偶然の機会から医者の道に進むことになり、自らの体験をもとにして、精神療法というわが国では未開拓の領域を専攻することになった。折しも、欧米ではフロイトの精神分析が注目されはじめており、はからずもこれに対抗する道を歩むことになったのである。長年の試行錯誤の後、精神分析よりはるかに効率の良い治療法を発見することになる。完成した治療法は、症候を病気と見るのではなく、健康者として扱うという従来の西洋医学では考えもつかない観点に立つものであった。東洋的な哲学の基盤の上に構築したからだといわれる。

幸田露伴著『渋沢栄一伝』の冒頭につぎのような一節がある。

〈実に其時代に生れて、其時代の風の中に育ち、其時代の水によつて養われ、其時代の食物と灝気《こうき》とを摂取して、そして自己の躯幹を造り、自己の精神をおほし立て、時代の要求するところのものを自己の要求とし、時代の作為せんとする事を自己の作為とし、求むるとも求めらるるとも無く自然に時代の意気と希望とを自己の意気と希望として、長い歳月を克く勤め克《よ》く労したのである。〉

明治維新の混乱から立ち上がって新しい国のかたちを作ろうとする時代に生まれた世代は、国家の形成とともに成長した。国のために何かをなそうとし、欧米から学んで世界に抜きん出ようとした。森田は精神療法という若い学問を選び、精神分析をしのぐ新しい精神療法の構築に成功する。それはまさに、時代が求めるとも求めらるるとも無く、時代の希望を自己の希望として、長い歳月を克く勤めた結果得たものであった。

森田正馬も時代の風の中で成長した。土佐の南学、啓蒙思想、日本主義の影響を色濃く受けている。学生時代の読書歴をしらべ、そこから思想形成の過程を探ってみた。祖父、両親はもとより、友人、恩師の感化、学校制度、医師制度も森田の成長と無関係ではなかった。周辺の人物や出来事を通じて森田正馬が生きた時代を描き、時代から何を学んだかをつかもうとつとめた。独創的な理論と療法がどのようにして誕生したかに迫るのが本書の狙いである。

凡例

＊原文が片仮名交じりのものを引用するに当っては、読みやすさを考慮して平仮名と新漢字に改めた。
＊森田正馬の日記など手書きの原文は句点と読点の区別がなく、句読点の無い場合もあるので、読みやすさを考慮し適宜手を加えた。
＊仮名の繰り返しに用いられている踊り字は現代表記に改めた（例、「こまぐ〵」は「こまごま」に、「こゝ」は「ここ」に）。
＊森田正馬の年齢は、巻末に掲げる自筆年譜に合わせて、すべて数え年で記した。
＊文中では一切の人物の敬称を省略した。

目次

第一章　南国の少年

誕生と家系……2
祖父正直……4
郷士……8
土佐の南学と尊王思想……9
父正文……12
母・亀……16
きょうだい……19
命名……21
小学生時代……26
高知県尋常中学校……33
中学時代の生活……37
東京へ出奔……39
はじめての日記……41
中学時代の読書……44
写経……50
腸チフスにより卒業試験に落第……53
両親の愛と鞭……57
中学時代の人生観……58
抑制された性……60
奇行癖……62
剽軽者……64
高等学校進学が決まるまで……66

第二章　遊学の時代

第五高等学校入学……74
身元保証人……76
高校の教科……80
五高行軍……81
結婚……82
熊本での生活……83
厳しい倫理観……85
徒歩旅行……87
大酒……89
高校時代の読書……90
宗教への接近……92
大乗起信論講習会……95
『徒然草』……99
『原人論』……100
『大学』……102
『馬場辰猪伝』……105
『福翁百話』……109
高校時代の人生観……111
活発で淋しがりや……114
笑うことを止める……115
心身症の進行……116
東京帝国大学入学……118
東京帝国大学医科大学……119
医科大学の講義……123
活動的な生活……125
不品行者の処分ふたたび……126
近づく学年末試験と学資送金の遅れ……129
「必死必生の体験」……130
「必死必生の体験」の疑問……131
勉強不能……135
「必死必生の体験」は錯誤か……137
恋愛事件……139
母との生活……141
久亥との生活……142

病気 …… 145
学業成績 …… 147
医業の開始 …… 149
宗教観 …… 150
自選経文 …… 153
大学時代の読書 …… 154
井上円了 …… 157
井上円了の思想 …… 162
『般若心経秘鍵』の読誦 …… 168
酒量の減少 …… 169
滑稽家 …… 169
趣味 …… 170
交友 …… 171
寺田寅彦 …… 179
大学を卒業 …… 183

第三章　精神医学者の道

巣鴨病院と精神病学教室 …… 188
医者修行の開始――助手・医員・大学院生 …… 190
呉秀三 …… 193
弟徳弥 …… 201
心理学の研究 …… 206
元良勇次郎の感情論 …… 209
犬神憑き調査行 …… 214
巣鴨病院時代 …… 217
高木兼寛と慈恵医院 …… 222
東京慈恵医院医学専門学校教授 …… 224
根岸病院顧問 …… 228
根岸病院 …… 230
『根岸病院看護法』 …… 233
精神療法研究の進展 …… 240

根岸病院における精神療法……243
千葉医学専門学校教授を断る……247
女子体操学校と藤村トヨ……253
安定した生活……258
土居光知……260
富士川游……261
永松アイ……266
正一郎の誕生……267
久亥の人柄と日常……271
離婚……275
尼子四郎と夏目漱石……280
川崎安と雅号「形外」……286
香取秀真……290
根岸病院での活動、その後……292
神経質理論の転機……295
川面凡児の古典研究会……305
祈祷性精神病……308

第四章　森田療法の誕生

森田療法誕生の前夜……312
中村古峡と『変態心理』……314
中村古峡の正馬に対する評価……321
催眠術の流行……325
福来友吉と千里眼事件……330
森田正馬の催眠歴……333
百科事典への寄稿……336
児童研究への取り組み……337
モンテッソーリ教育……341
呉秀三の『精神療法』……349
治療法の確立……358
神経質の本態究明へ……362

主な著作……362
「神経質ノ療法」……364
『神経質及神経衰弱症の療法』……370
『精神療法講義』……376
『神経衰弱及強迫観念の根治法』……380
『神経質ノ本態及療法』……388
丸井清泰教授との論争……399
フロイト批判……402
芸術・文学・哲学……406
芸術……407
文学……409
哲学……413
ふたりの理解者……421
形外会と『神経質』……429
神経質と仏教……433

森田家系図……441
注……442
森田正馬自筆年譜……445
あとがき……458

第一章　南国の少年

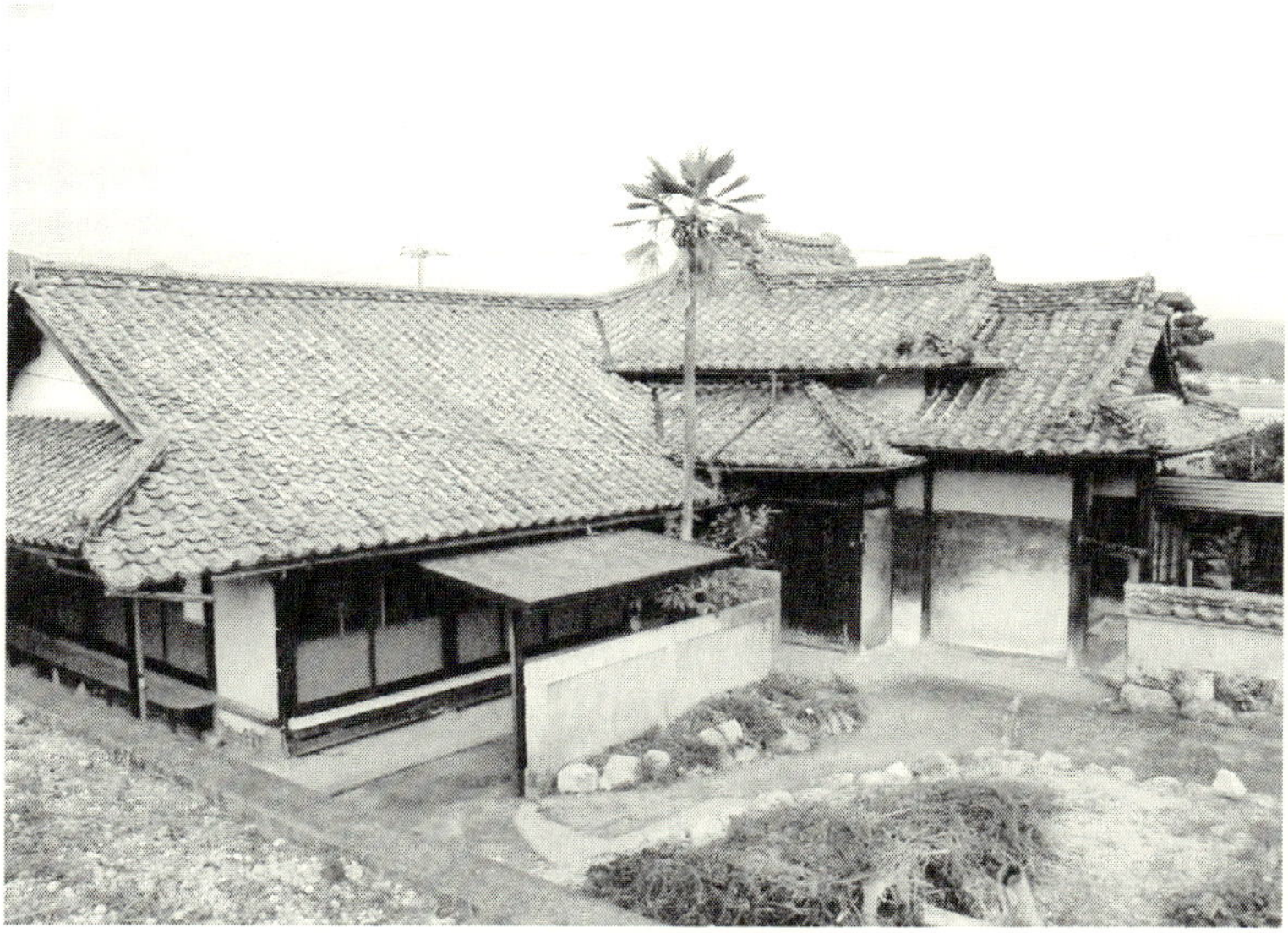
森田正馬の生家（現在）

誕生と家系

森田正馬は一八七四年（明治七年）一月一八日、高知県香美郡富家《ふけ》村字兎田《うさいだ》（現在の香南市野市町兎田）に生まれた。父正文二二歳、母亀二六歳の長男であった。

誕生日について、『森田正馬全集』（第七巻）と野村章恒著『森田正馬評伝』（ともに白揚社）の年譜はともに一月一八日としている。二つの信頼するべき年譜が同じであるのは、正馬が晩年にまとめた『我が家の記録』（『全集』第七巻に収録）に自ら記した誕生日によったからであろう。しかし、これは旧暦なのである。高等学校時代の一八九八年二月八日の正馬の日記に、二四歳の誕生祝の記述がある。〈今日は旧一月十八日にて余の誕生日にて十二支を二回閲《けみ》したる戌《いぬ》の年なれば、友人を招いて小宴をなす。会するもの十五六人。肴は竹輪豆腐及豆腐から等なり。友人より送られたる酒三升なりき。酒酣《たけなわ》にして隠芸廻し面白く行いし中にも五藤君の十次郎の身振り滑稽なりき。〉

正馬は明治五年に太陽暦が採用された後の生れであるから、誕生日は二月八日とするべきである。しかし、戸籍は出生日が一月一八日となっている。正馬の出生当時の森田家の戸主は祖父正直である。戸長（数ケ村をあわせた戸籍管理者。村役場はまだなかった）へ届け出たのは正直であろう。新暦に馴染めなかった祖父が届けたからこういうことになったにちがいない。正馬はのちにそれを知ったが、変えようはなかったのである。『我が家の記録』も日記も誕生日のほかはすべて新暦にしたがって書いているのであるから、太陽暦に統一したいと考えたことがあったかもしれない。

正馬の代に整備された森田家の広大な墓地が野市町の田園地帯を見下ろす山すそにある。正馬より四代前の森田和助以降の墓がならんでいるのを見たことがある。もっとも、墓地に向かって左下にトンネルが掘削されたとき、すでに正馬の時代の面影がなくなるほど変貌したという。近年さらに裏山が崩れたため墓地が全面的に改修され、そのとき正馬以前の先祖の墓は森田家代々の墓にまとめられた。

高知県は北側を屏風のように山で囲われ、耕地は七パーセントほどしかない山がちの土地である。野市は物部川の東岸、川の両岸に開けた香長《かちょう》平野のほぼ中央にあたり、水に恵まれた高知では最も農作に適したところである。県内で発見された古墳群がこの一帯に集中していることからも古来住みやすい地域であったことがわかる。正馬より四代以上前のことは分からないが、森田の一族はこの高知随一の穀倉地帯に古くから定住した農民なのであろう。

『我が家の記録』は、家系と正馬の両親、兄弟姉妹、妻と自分について書いた記録であり、正馬自身に関する部分は一九三四年（昭和九年）に書かれたもので、『森田正馬全集』第七巻に全文が収録されている。その他は一九二五年（大正一四年）に書かれており、全集に収録されなかったからほとんど知られていない。この記録から正馬の家系を見ることにしよう。

正馬は森田和助を彼の家系の初めに置いている。和助は同名の和助の長男として兎田に生れ一七九五年（寛政七年）に没したことが墓石から読めるほかは、詳細不明である。

その跡を継いだのが正馬の曽祖父にあたる寿助である。寿助は富家村兎田の農民で同姓の仁助の次男として一七八四年（天明四年）に生れた。

〈和助の妻子なし。寿助生後十一日の時、貰い受けて之を養う。和助夫婦は甚だ貧にして今の森田家の屋敷の乾の隅に僅に雨をしのぐ萱屋に住み、妻は綿をつむぎなどして僅に口を糊するばかりなりき。寿助を養うに素より乳なく、すりことといふものを以て育てたり。〉寿助は極貧の家に貰われ、米の粉を湯で溶いたものを母乳代わりにして育ったという。

〈寿助九才の時、隣家に普請あり。父に代りて手伝ひに行く。主人之を見て、此子来りて何をかするると嘲る。而かも此子終日怠らずして土塊を作り人を驚かしめたりといふ。〉森田寿助は利発に育つが、一一歳のとき養父を失う。

一三歳の年の暮れに米に窮してその隣家に借りに行くと、どうせ返せないだろうから施してやろうと言われ断然これを拒む。隣村へ借りに行こうとする途中で出会った村人が話に同情して、他村に行かずともと言って貸してくれた。数ヶ月後に返済したが利息分を受け取らないので、その家に歳暮を贈ることを怠らなかった。

寿助はこれが出世のはじめとして、豊かになったのち〈其家には田地を安く宛てて作らせたり〉という。

寿助が家督を息子正直に譲ったとき、一町二反分の自作農地と二一箇所の山林を所有していたという。寿助が奮闘努力のすえに築き上げた家産である。

〈寿助少時教育を受けず、灰に字を書きて仮名文字位を覚えたりしが、甚だ強記にして証書等の如き一度之を読みて聞くときは必ず之を諳んじたりといふ。〉

寿助は老後に高知城下に出て土佐藩士荒尾家の差配役となる。読み書きもできるようになっていたのであろう。

〈主人は寿助の家計に委しきを信用して其家事一切を委託したりしが、其夫人、子女等も寿助の剛直なるを恐れて敢て其の為す所に口をはさまず、葱一本を取るにも寿助の許を受けざるべからず。〉

極貧から立ち上がって家産を築き、一農民に飽きたらなくて城下へ出て行った。寿助が森田家発展の基礎を築いたのである。その負けず嫌いで向上心の強い努力家の性格が子孫に伝わったようである。墓碑によれば安政三年（一八五六年）死去、享年七三であった。

祖父正直

森田寿助の長男正直は、一八一五年（文化一二年）富家村兎田に生れた。幼名を駒吉といった。『我が家の記録』の正馬の筆にしたがって彼の祖父の生涯の足取りをたどってみよう。

〈天資聡敏剛毅にして農を好まず、寡欲にして物を惜まず、其父家督を失はんことを恐れて常に之を戒む。〉

〈十三才の時、単身父の家を辞して高知に到り、自ら奉公口を求め、御馬廻り馬場氏の家に入り、馬場辰猪の親父の傅《かしずき》となる。一日主人、駒吉に馬乗りとなり鞭《むちう》つて之を走らせんとす。駒吉之を憤りて母堂に対し我れ思ふ所あり再び奉公すまじといひ暇を乞ふて直ちに去る。〉

この主人である幼児は自由民権運動の論客馬場辰猪、文学者馬場孤蝶兄弟の父親來八である。当時四、五歳だった。誇り高い駒吉は馬になるのを潔しとせず辞職した。

〈間もなく自ら求めて、当時家風最も厳重にして尋常の人の奉公に堪えずといふ噂ありし馬詰氏に召抱へらる。（中略）一日馬詰内室、駒吉を召して幼主人の従者たらしめんと欲すれども其弊衣《へいい》を如何せん。汝は他に可なる帯を有せずやと。駒吉毅然として答へて曰く、我れ若し衣食に満足ならば何ぞ来て草履《ぞうり》を掴《つか》まんやと。内室益々駒吉の直言を愛して之を用ひたりといふ。〉

〈文政十二年、十五才、奉職して引合場に入り、天保二年十七才年季夫より御目付となる。善く其職を勤め嘗て一の過失なく其役に加へ格を進めて慶応三年五十二才足軽となり、同四年下代類となり、明治二年職を辞して郷里に帰りたり。〉

〈勤務中嘗て一日も欠勤したることなし。毎日兎田より五里の路を通勤して遅刻したることなし。或時勤務中、瘧《おこり》を病む。発熱して眼、血を滌《すす》ぐ。同役大に恐れ退席せんことを勧めたるも肯《がえん》ぜず。或は出勤中卒倒せることもありといふ。高知出勤の往復に家を建築する材木を殆んど自ら運びたりといふ。〉

〈勤務出精により、官より褒賞を賜ること十度に余り、職を更《か》ゆること十五度に及べり。〉

勤め人の鑑のようなひとであった。多くの職場に異動したが、どこでも業績をあげてたびたび表彰を受けたようである。二二歳で家督を相続し、二四歳で妻をむかえる。

〈お目付け吉田元吉といへば人民より蛇蝎《だかつ》の如く恐れられたるものなりしが、或時吉田の意見により十二人の年季役を廃せんとす。駒吉大に之を憂ひ、十二人の生命のためには我一人の命を捨つるも惜しからんと死を賭して吉田を直諫《ちょっかん》し終に吉田をして其意を翻へさしめたり。駒吉は其ため三昼夜一睡もせずして憂慮し、其父寿助も一人の愛子なりと雖《いえど》も義のためには止むを得ずとて駒吉を励ましたりといふ。〉

吉田元吉は、当時藩政の実権をにぎっていた参政の吉田東洋である。藩の財政建て直しに貢献したが、強硬な施政が恨みを買い暗殺される。権力者に対する諫言《かんげん》はきっと命がけであっただろう。多少美化されているとしても、祖父の正義感の強さは正馬にとって誇りであったであろう。正馬にもなにがしか伝わっているかもしれない。

後年正馬は祖父を顕彰するため一文を起草して石に刻んだ。農民から役人となり、下級とはいえ武士に取り立てられたのである。一族の誇りとして思い立ったのであろう。正馬が伝記を書き、それを漢学者に漢文に仕立ててもらった。碑文によれば、ひととなり沈重、剛直にして無駄口を利かず、好んでひとの危急を救った、と。一八八二年（明治一五年）六八歳で死去。正馬はこのときすでに九歳であるから、祖父から勤務中の武勇伝を聞かされていたことであろう。

ところで、上記の正馬の記述には間違いがある。土佐山内家宝物資料館所蔵の『下席年譜』にある森田駒吉の記録を見た。同館の片岡剛学芸員が膨大な古文書の山から探し出し、判読を助けてくれたものである。正馬は正直について〈慶応三年五十二歳足軽となり同四年下代類となり〉と書いているが、これは慶応三年一二月二五日に足軽類となり、作事方の下代となったというのが正しい。足軽ではなく足軽類が正直の最終階級であり、下代は階級名でもあるがこの場合は役割であって土木建築の下級役人になったという意味である。正馬が祖父の経歴を書いたとき、土佐藩の『下席年譜』はまだ閲覧できるよう整理されていなかったであろう。

一八九四年一一月五日の日記に〈母を訪ひ、祖父の話を聴き取書して帰る。〉翌六日〈祖父の伝記を書く〉とあり、高知の町へ出てきていた母から聞き取ったものであることがわかる。語り継がれる先祖の事跡に多少の誤りや誇張が生じるのはやむをえないかもしれない。

足軽類の上には御足軽、他支配組抜、下代類、下代とあるので、足軽類に取り立てられてから数ヶ月後に明治に改元される時期に、明治二年に辞職するひとが一足飛びに下代類に昇進することはありえない。足軽類は土佐藩の武士の最下層の階級である。土佐では上士を士格といい、郷士以下を軽格というが、足軽はそれ以下の軽輩とよばれることもあった。片岡学芸員によれば、土佐藩では足軽とはいえ武士になるのは容易なことではなかったという。

『下席年譜』によれば、正直は馬詰家のあと家老の深尾弘人《ひろめ》家にもつとめ、高知城の枡取《ますとり》（米の計量係）になり、山内姓を許された家老の山内太郎左衛門家での働きが認められて一八四一年に庭小者に取り立てられている。一八六九年（明治二年）に正直が藩から支給された俸禄は三石四斗であった。

土佐藩の下級武士というととかく尊皇攘夷派を想像するが、謹直一途だった正直はまったく政治的な行動と無縁であったと思われる。その点について萩原延壽の『馬場辰猪』（中央公論社）につぎのような一節がある。〈今日から見ると、幕末の変革運動において土佐藩の果たした大きな役割から考えて、勤王と佐幕、保守と改革の激烈な対立と抗争は、いわば、藩に所属する武士階級（上士格の武士ばかりでなく郷士層をふくめて）の全体をとらえていたかのように想像しがちである。しかし、土佐藩の場合、事情はそうでなかった。政治的な関心が強く、新しい時代の到来を予感して、積極的な発言や活動に身を挺していた一群の人々の他に、たとえ有能であっても、時勢という激流の渦中に身を投じないために、変革の時代にも歴史の表舞台に登場しない一群の人々も存在したことである。（中略）今日の言葉でいえば、馬場家は、勤王と佐幕、保守と改革をめぐる政争にたいして、いわば中立の立場を保持していたといえるようである。〉

幕末期の土佐藩を見るとき、とかく武市瑞山《たけちずいざん》や坂本龍馬ら尊皇攘夷派に目が行き、藩が尊王一色に染まっていたかのごとく想像してしまうが、誤解である。森田家は、萩原が馬場家についていっていったように、政争にかかわることなく藩のためにつとめ、無難に混乱の時代を切り抜けてきた一家のようである。ともあれ、農民から働きによって士族に取り立てられるという封建社会にあっては稀な飛躍をとげた祖父の存在は、長ずるにつれて正馬が将来への夢を膨らませてゆくのに強い影響を与えたことであろう。

郷士

森田家の歴史を知るためにも、土佐藩の歴史と階級制度の概略を見ておくことにしよう。

土佐は戦国時代は長宗我部氏の領国であったが、関が原の合戦で徳川の天下となったとき、西軍についた長宗我部氏は家門断絶となる。かわって遠州掛川の城主山内氏が入部した。山内氏は六万石から晴れて二四万石の国もち大名に出世したものの、長宗我部氏の遺臣たちは新領主に順化しなかった。とくに下級の在郷家臣団である一領具足は一揆を起すなど激しい抵抗を見せたため、山内氏の施政は思うに任せなかった。長宗我部氏の旧家臣たちは一部を除いて郷士とされ、山内氏に伴なってきた家臣団と区別され、上士にたいする下士として厳しく差別された。それは幕末まで尾をひいたのである。

平尾道雄の『土佐藩』(吉川弘文館)によれば、藩政改革と経済発展の礎石をすえたのは野中兼山である。山内氏の家老の家に生れた兼山は一六三一年(寛永八年)一七歳で奉行職に列し、その後執政となって三二年間にわたって才幹をふるい、殖産興業の面では、物部川に山田堰を作るなど各地の灌漑事業によって新田三〇〇〇町歩を得たと伝えられる。森田家のある野市も物部川東岸にあって、このなかにふくまれていた。物部川両岸は香長平野という土佐の最も広い平野である。兼山は、新田三町歩を開墾することを条件に、百姓身分に固定されていた一領具足を郷士に登用した。最初の百人は、香美郡野市の開発に従事し、百人衆とも野市郷士ともよばれた。やがては郷士八〇〇と称されるほど増加して、領民の馴化と兵力の増強にもつながった。郷士募集は一六九七年(元禄一〇年)に停止される。その後も諸種の事情で郷士の身分を他に譲渡するものがあらわれ、富裕なものはこれによって郷士身分を手に入れ、譲受《ゆずりうけ》郷士はしだいに数を増していった。

マリアス・ジャンセンの『坂本龍馬と明治維新』（時事通信社）によれば、坂本龍馬の祖先は一六世紀に京都周辺から戦火をのがれて土佐に移住した一族だった。高知の北、長岡郡で百姓をしていたが、高知に移住して質屋を営み、酒造りをはじめて成功した。幡多郡に新田を開いた者を郷士にとりたてるという藩令が出たとき、一七七一年に七代目の当主が郷士身分を得たという。坂本家の田地は八カ村に散在し、参米は一六一石あまり、高知および周辺の郷士八二家のうち三番目の石高であったという。典型的な町人郷士であった。

正馬は父正文が出た塩井家について、郷士であったことのほかなにも書いていない。土佐山内家宝物資料館が所蔵する土佐藩の『郷士年譜』（明治三年編纂）によると、一八四九年に馬三郎（正文）の祖父塩井次作が、富家村内山田の門田力右衛門から土地とともに郷士株を譲り受け、郷士になっている。譲受郷士である。その五年後に次作が死去し、馬三郎の父惣五郎が家督相続している。

土佐藩は、明治二年の版籍奉還とともに高知藩となり、等級士族制が布かれた。明治四年の廃藩置県までの短い期間であるが、上士格を一等士族から三等士族に分け、郷士は四等士族、下代から足軽類・騎馬格までを五等士族とする土佐独特の階級制度がおこなわれた。正直は明治元年一一月に五等士族となった。塩井家は四等士族となった。馬三郎が森田家に婿養子にはいったのは明治五年であるから、廃藩置県後の戸籍法の発布により等級士族制も廃止されて、四等士族だった塩井家も森田家と同じ士族となっていた。おそらく両家の間に階級差はほとんど意識されていなかったであろう。馬三郎が格下の家に養子に入ると考えられてはいなかったと思われる。経済的には、森田家のほうが豊かだった可能性もあるからである。

土佐の南学と尊王思想

土佐藩における野中兼山のもうひとつの功績は、教学の確立といわれる。正馬に影響をおよぼしたと考えられる、藩風としての南学の思想に触れておきたい。南学については、平尾道雄の『山内容堂』（吉川弘文館）に簡要な記述がある。

〈土佐には、南学と称する学派があった。戦国の末期、周防の山口から禅僧南村梅軒《なんそんばいけん》がもたらした朱子学で、近世山内氏の初期には野中兼山の保護と奨励によって多くの学徒が育てられたが、その一人に山崎闇斎《あんさい》があったのである。闇斎は播磨（兵庫県）の生れだが、少年時代土佐に来国して五台山吸江寺《ぎゅうこうじ》で絶蔵主と名乗り禅学を修行していた。そのうち野中兼山らの朱子学研究グループに参加して仏門を脱し、のち京都に出て垂加《すいか》神道《しんとう》を主唱したものである。土佐の南学派は一六六三年兼山の政治的失脚によって藩府の弾圧をうけ、四方に散って一時中絶したが、のち谷秦山《じんざん》が上京して山崎闇斎に師事し、その学統をふたたび土佐に伝えた。秦山の子垣守《かきもり》、その子真潮とも能くその学風をうけ、それぞれ有能な門人を育成した。谷一族だけでなく、宮地静軒や箕浦秦川《みのうらじんせん》らもまた闇斎の学統をつぎ、その一族もまたこれを継承して多くの門人を得た。

　山内氏は、南学四散後は緒方宗哲をまねいて伊藤仁斎《じんさい》の学風を伝えようとしたが、学徒たちはこれに師事することを拒み、その門流は土佐に流布することはできなかった。七代豊常は京都から三宅尚斎を賓師《ひんし》としてむかえた。尚斎は山崎闇斎門下の秀才だったので闇斎の学風はついに山内氏に浸透し、八代豊敷《とよのぶ》は谷垣守・宮地為斎《いさい》を侍講として登用したので、闇斎学はついに土佐の藩学として上下に普及したのである。〉

　闇斎は純一に朱子学を体得するべきことを教え、実践的精神に充ちた厳格な教育をおこなった。また吉川惟《きっかわこれ》足《たり》から吉川《よしかわ》神道を、伊勢の大宮司河辺精長《かわべきよなが》から中臣祓《なかとみはらえ》の伝を受け独自の神道説「垂加神道」を唱えた。すぐれた門弟を育て、門人六千人といわれる朱子学の一大学派である崎門《きもん》学派を築いた。

　朱子学の特徴は大義名分を明らかにするところにあって、「正統の天子」という言い方で皇帝は代々直系で継承することを大事にした。そこから日本では天皇を正統とする思想が生れてくる。

　闇斎門からは多くの門弟が水戸藩に仕え、水戸光圀《みつくに》の『大日本史』の編纂に携わった。水戸学が中心においたのは朱子学の「大義名分」であり、京都朝廷に名分ありとする思想が徳川御三家の一、水戸藩から出てきたのは、歴史の皮肉ともいうべき現象である。この水戸学の名分論にもとづく尊王思想もまた土佐に伝わった。

このように土佐藩には尊王思想が底流していた。とはいえ藩内が一様だったわけではなく、外様大名から徳川家康によって国もち大名に取り立てられた恩顧もあって、門閥の上士層は既得権を守ろうとする保守色の強い佐幕派が多く、尊皇攘夷に走ったのは主として郷士や庄屋などの若者であった。彼らは上士による長年の差別から脱出するため、幕藩体制を崩壊させて天皇のもとの平等を求めて大胆な行動に出たという側面もあった。結果として、藩は丸ごと彼らの尊王論に引きずられ、大政奉還の建白にとどまらず、討幕へと進んでいった。それゆえに土佐藩は新時代に乗り遅れることを免れたのである。

土佐らしさについて、山本大は『高知県の歴史』（山川出版社）につぎのように書いている。

〈高知県は、脊梁山脈によって他の三県とへだてられ、三方は海で、都の文化を直接うける機会にめぐまれなかった。また、古くから流人《るにん》や落人《おちうど》が数多くうつり住んだ土地であり、関ヶ原の戦いののちは、長宗我部氏から山内氏へと国主が交代し、長宗我部の遺臣は長いあいだ忍従の生活を余儀なくされた。このような地理的・歴史的事情が、土佐人の性格形成に大きな影響をおよぼし、孤立的で反権力的な革新的性格をうんだのである。幕末の脱藩者の数は他国に比して圧倒的に多く、自由民権運動に挺身した人や、植木枝盛・中江兆民・幸徳秋水らの社会主義者の系譜をたどってみてもこのことがはっきりわかる。〉

正馬には南学を受け継いだと思われる尊皇思想があったが、保守性を育んだ理由がもうひとつ考えられる。明治九年の秩禄処分により、士族はいわば退職金として政府から受け取った公債を武士の商法で失ったりインフレによる価値の下落で貧窮に陥る者が少なくなかった。それに対して、土地を持っていた百姓は一時期「地主」として相対的に豊かな階層となった。土佐では、貧乏士族の救済のために板垣退助らは立志社を組織し、これがやがて自由民権運動の先駆的結社となったのに対して、社会的、思想的に保守の立場のひとびとの連合体として嶺南社が生れた。農村の利益を代表する嶺南社は、京都から勤皇学者を迎えて青年を教育した。森田家のひとが結社に属したのではないが、この影響を被らなかったとはいえない。

明治中期の松方デフレまでの長くはない期間、森田家も地主としての豊かさを享受した。幼少期ではあるけれども、正馬の思想形成にこの間の境遇の影響がなかったとはいえない。正馬が高等学校時代には元旦にわざわざ学校へ御真影を拝しに行き、上京後は家族とともに恵方の遥拝や屠蘇《とそ》など元朝の儀式を習慣とするようになったのは、森田家の伝統を継承したものだったように思われる。

父正文

森田正直は長男を天然痘により六歳で失い、ついで長女を麻疹《はしか》により一八歳で失うという不運に見舞われたため、次女の亀を跡取りとし、一八七三年（明治六年）同じ富家村の郷士塩井正時の二男馬三郎（婿入りのときに正文と改名したのであろう）を養子として迎え亀とめあわせた。正文は一八五二年（嘉永五年）生れの数え年二二歳、亀は二六歳で四つ年上であった。亀は一九歳のとき従兄の近森卯之助を養子に迎えて長女道をもうけたが、夫婦仲がうまくゆかず離縁していた。二度目の結婚の翌年長男正馬が生れる。そのときすでに五歳上の姉がいたわけである。正馬のあと一八七八年に二男徳弥が、一八八七年に二女磯路が生れる。

正文は郷士の家に生れて、武家相応の儒教教育を受けたと思われる。正馬がその性格について書いている。

〈性質、誠実にして人にへつらはず、虚栄を好まず。（中略）生来奇用《ママ》にして、手工の事は習はずして何事もなさざる所なし。壮時は師に就くことなくして多年、金銀細工をなしたる事あり。只楽しみ事にして職となせるに非らず。明治十九年家を改築し、之を完成するに殆んど二十五年を要したり。其間、樋を作り、セメント仕事等の如きは総て自ら之をなしたり。桶屋、大工の小仕事等は皆能く自ら之をなす。特に竹篭を作る事名人にして本職のものも之を見て妙技に驚歎したり。其篭を作るに当りても一度之を作り始めれば何時出来上がるや其の日数を要することは意とする処にあらざるなり。家に井戸を掘りたるも良水なく、終に三四町許《ばかり》の遠方

の山麓より土管を以て家に水を導く。其工事は悉く自らなして之を完成するに殆んど三五年を要したり。〉
最後の「殆んど三五年」は二本線で消去した痕がある。年数の記憶に自信がなかったようである。さらに、正馬は父の老後について書いている。

〈老年に及びては俳句を楽しみ又謡曲の稽古などなす。俳句は屢々優秀なるものありしも未だ宗匠となるには至らざりき。性質ゆう長にして物を観察研究することを好めり。養蚕時、蚕に桑を与ふる時、或は其中に変りたる蚕を認むるときは其蚕の観察を始めて桑を与ふることを忘るるといふ風なりき。或時には自己の老眼鏡を通ずる光線の焼点を結ぶ形の変化を見て、猫の眼の瞳孔変化の理を考察する等の事ありき。鰻釣は名人にして、已に初老に及びても夜を徹して河をあさることもありき。其根気よき事は人々の驚く処にして、戦死せる森田徳弥の石碑台石の表面の広さ畳一畳余のものを山より取り出したる事あり。自家の山一町許《ばかり》の距離より其石を引くに種々の工夫を凝らし多くの日数を費やし僅に人を傭ひて運び行きたるものなり。今之を見て其如何にしてなせるものなるや想像に苦しむ処なり。〉

正馬はこういう父親の背中を見て育った。手先の器用なところは父親に似ており、根気強く目標を達成するまで諦めないところも受け継いでいるようである。猫の眼の観察のところは、正馬は自らの初期の代表的な論文『麻痺性痴呆ノ瞳孔障碍ニ就テ』を思い出しながらこれを書いたかもしれない。

正馬の最晩年の著書にも父の性格を書いたものがある。人の性格には先天的な素質のほかに環境も影響することを説いた文章の一節である。

〈余は幼時、父が士族の格式をやかましくいツて、下等の階級の子と、遊ぶ事を制限されたために、自ら総て外面をつくろひ、威厳を張るとかいふ事を嫌うやうになり、又父が、物の整理帳簿の整理等が、よく出来なかツた事を不快に思ツて、父と反対の、整理を好む性格になツた事などを思ひ出すのである。〉

正馬が気取りを嫌うようになったのも同じことであろう。学術論文をも通俗的な読みやすい文体で書くようになったのも父親に対する反発の結果とすれば、幼時の教育の影響は案外深く浸透するものである。

正文は富家村の小学校の教員をつとめた。明治五年に学制が布かれ全国に一斉に小学校が作られた。師範学校を出た正規の教員が生れるまでの間に合わせに採用された代用教員であろう。正馬が小学校を卒業するころまで務めていた。

正文は正直の死にともない、一八八二年に森田家の家督を相続している。教員を辞め農業に専念した後、一八八八年（明治二一年）に公布された市制・町村制令により富家村に役場ができた。「富家村歴代職員名簿」によれば、正文は一八八九年（明治二二年）初代の助役兼収入役に就いており、四年間その職にあった。昭和のはじめの人口が九〇〇人余という小さな村であるから農業のかたわら勤められたのであろうが、村の予算をあずかる責任のある立場である。後任の人々よりも長くつとめたところをみると、周囲の信頼が厚かったと思われる。村の知識人として一目置かれる存在でもあったのだ。

四〇歳頃から咳嗽《がいそう》に甚だしく苦しんだという。正馬に体質が伝わったようである。一九二三年（大正一二年）二月四日心臓麻痺により他界した。享年七二。

ところで、正文は人生の半ばで生活の転機を経験している。それは、地主から自作農への転落と言ってもよい大きな運命の転変である。そのころのことが正馬の日記に書かれている。あるいは後年の書き込みかもしれない。

一八九四年八月二二日〈父は塩井といふ郷士の家に生まれ、少時より特に労働を厭いたるものなるが、森田の養子となり、固より農事を知らず、森田家も農にあらざれば母も少しも知らず。然るに余が幾才許の時なりけん、田地整理、家作改革のため、数年前より小作人より田地を上げて所有田地の幾分を自作する事となり、父は熱心に農に従事し、体力なく農事に慣れぬ家族は一人の傭男を置きて、忙しき時は母も余等も之を手伝はねばならぬ事となりぬ。米麦、烟草、瓜、芋等を作りぬ。馬も飼ひぬ。牛は一時は飼ひたる事ありき。余等も田

植、稲刈り、モミスリ迄なしぬ。馬牛を使う事は父も碌には出来ざりき。〉

中年に達してからの農業は、過酷な運命というべきであろう。その巻き添えになった家族の苦労も見逃すことはできない。

〈其他余より五つ年上なる一人の姉は気象《ママ》強きものにて余を駆使して、掃除、雑巾がけ、糸繰りの女業迄もさせぬ。余より四才下なる弟も従順にて、余等には嘗て母や姉やに対して、「イヤ」といふ不従順の言葉はなかりき。〉

正馬は、一家の自作農への転落の事情について書いていないが、おそらく地租改正にともなう「松方デフレ」の影響によるものに違いない。正文が三五歳のときとは一八八六年（明治一九年）であるが、『我が家の記録』に〈十二才の頃小学を卒業したるも、父は既に小学教師を止め且つ農事繁忙のため最早子の教育を顧みず〉とあるから、一二才で卒業するのは一八八五年（明治一八年）であり、正文三四歳のときと思われる。

坂野潤治の『日本近代史』（筑摩書房）によれば、一八七三年（明治六年）から八〇年にかけておこなわれた地租改正によって、地主は所有地の税額を記した地券を渡された。地租は地券に記された地価の二・五パーセントの定額で、物価スライド制ではなかった。所得税も事業税もない時代、国庫に入る直接税は地租が主であった。経済が発展してインフレになれば歳入不足に陥り殖産興業の余裕はなくなり政府は困る。一方で、地主はインフレによって豊かになるという仕組みである。

〈好景気を維持する限り税収が目減りするという地租制度の下で財政を健全化する唯一の方法は、政府の手で不景気を造り出すことであった。一八八二（明治一五）年に始まり、八六（明治一九）年まで四年以上にわたって続いた松方デフレがそれである。〉松方正義による大胆な緊縮財政により、米価の東京卸売り価格が松方財政以前の一石一〇円五九銭から同財政発足三年後の一八八四年には一石五円二九銭まで下落した。米価が半額まで下落したのだから農民は悲惨である。

〈その結果、中小地主が自作農に、自作農が自作と小作を兼ねる自小作農に転落した。中層の自作農を例にとると、その約三〇パーセントに当たる約二八万戸が、自小作農に転落したのである。〉

中村隆英の『明治大正史』(東京大学出版会)によると、この頃の農家はみな高利貸しから借金をしていたから、米価が下がると抵当にしてある土地を手放さざるを得なかったのだという。森田家について詳細は不明だが、中小地主の例に漏れず似たような状況だったと考えられる。

正馬の書き方に深刻さがないのはなぜであろう。少年には事情が飲み込めなかったためでもあろうが、書いたときには国の政策によるものだったことは承知していたはずである。政府の方針に異論を挟まない森田家の従順さがここにもあらわれているような気がする。農村の疲弊が「農民民権」ともいわれる地租軽減を求める全国的な自由民権運動に発展するのであるが、森田家には無縁であった。

母・亀

正馬の母亀は森田正直の二女として一八四八年(嘉永元年)高知郊外の小高坂《こだかさ》村に生れ、一四歳のときに兎田に帰った。教育は半年ばかり師について手習いをしただけだが、よい字を書いたという。新聞はもとより謡曲本をも読むことができた。二男二女を産んだが、磯路の前に二女を生後すぐに失っており、数回の死産も経験している。

〈性質、勝気、男勝りにして家事を切りまはし、神経質なりしも身体健康にして産後も多く人の手を煩さずして自ら処置し二日と床に就きたる事なし。磯路を生みたる時なども洗濯中途、家にかけ入りて分娩せりといふ。〉

〈何事も自ら能はずといふ事なく仕事は人の数倍をもなし、単物《ひとえもの》などは二時間許《ばかり》にして縫ひあげ、中学に行く子の着物など待つ間に出来上りて之を着せやりたり。絹物なども自ら旧式の高機《たかばた》にて織り七十余歳にして猶ほ東京の子及び孫のために絹物を手織りて送りたる事あり。仕事の早きは物事に熱中するがためにして、従て

時にはあはて者として現はるる事もあり。〉

〈夫正文の死後、地所の事など自ら監理す。或年村に不作あり、多く宛口米を免除す。或時子正馬帰郷の際一小作人に対し其いふがままに其宛口米《あてぐちまい》（宛米《あてまい》とも。小作米のこと・注）を減免す。亀女之を聞きて大に其不当を怒り正馬を叱責す。終に更に其小作人を呼び寄せて自ら交渉せるに其事情を聞き却て気の毒になりて前より多く免除することとなりたり。〉

人の不幸を憐れみ人情に厚かった。

〈正文の姉の嫁せる富豪安達家某なるものあり。其実妹少しく痴鈍なり。貧家に嫁して一家益々困窮に陥いる。亀女は一時其夫婦及び小児を家に引取りて世話したる事あり。亀女終に安達家に行き乳児を抱きて其主人と論判する事二日に亘り、夜を徹して退かず。終に其妹に家督と扶持米を与ふることとなしたり。〉

亀は神経質だったようである。

〈精神過敏性にして三十三歳の頃、母の死亡に遭ひて嘆き悲しむ事甚しく終に其妹寅女と共に憂鬱症にかかりたる事あり。又四十三歳の頃心気症となり、閉居して自己の命の旦夕《たんせき》に迫れるが如く感じ幼児の世話も出来ぬやうになりたるが、折しも幼児百日咳にかかり、息も止まらんとするばかりの咳嗽発作を見て大に驚き之を世話せるより心機一転して自己の心気症一時に治したる事もありたり。〉

精神医学者となってから正馬は母親の性格を〈敏感、性急、行動的〉と分析している。一八九九年八月、正馬が大学入学後初めての夏休みで帰省中の日記に〈床に入りて後、中夜母上急に心悸亢進を起し大騒ぎせるも神経性のものにて二時頃に至りて落付きたり〉とある。

人の世話はよくしたが、子供に対しては放任主義だった。

〈子女の教育は放任的にして細々と世話を焼き訓戒する等の事なかりき。平常其子の長所を賞賛することあるも、其短所を挙げて批難することなし。屢々子に対してなせる訓戒は「上を見れば限りなし、常に貧しきもの

憐れなるものに自分を比らべよ」などいふ事なりき。〉

〈体質は強健にして七十七才の今日に至るも白髪一本もなく歯牙健全にして一本も欠けず。眼は眼鏡を用ひずして用を便じ、歩行も壮者をしのぎ、兎田より二十七町許ある野市の娘の家に一日に二回許も往復する事もあり。五十一才の時、東京にて家を持ち正馬の大学に行くを世話したる事あり。其間、支那服の簡単なる刺繍をなして内職とし、夜間は時々本郷追分町より小石川小日向台町の馬場老婦人の家に二十五町許もあらん道を大なる琴をかつぎて往復し琴の稽古に熱中したる事もありたり。尚ほ時々は途中安価なる漬物の蓋を買ひ琴と大風呂敷を持ち帰るなどの事もありき。〉

馬場老婦人とは馬場辰猪・孤蝶兄弟の母親であろう。幕末期に亀の父正直が短い期間仕えた馬場家との関係が、東京に出てからもなお保たれていたことがわかる。

亀は九〇年という長寿に恵まれ、江戸から明治大正昭和まで四代の激動期を生きぬいて、正馬の死の三ヶ月前に没した。

正馬は、有能な事務官僚であった祖父から堅実な努力家の素質を、父親からも粘り強さと器用さを受け継いだようであるが、残念ながら母親からは身体強健なところを受け損ない、神経質な性質をもらったようである。

亀は信心深い人だった。兎田の山手に八幡宮という神社がある。一三〇段の階段があって、この石段下の鳥居の脇に立つ石碑に「森田亀子殿米寿記念階段建設　工費弐百円」と彫られている。一九二〇年に造られたものである。

正馬と亀を小学校上級生のときまで知っていたという兎田在住の小松亮が語ってくれた。森田家の菩提寺金剛寺の本堂前に並んでいる高さ五〇センチほどの石仏群は、亀が森田家の墓のある山にもうけた「新四国八十八箇所」の巡礼道に置くために造らせたものである。亀と正馬の没後、戦時中に寺へ集められたという。仏像が高浮き彫りされ、番号と寺号が彫られた蓮弁形の八八体の石仏は、亀の仏教信仰の深さを示して余りある。

四国全土を巡礼できなくなった晩年に、御詠歌を歌いながら自前の遍路道を経巡っていたのであろう。

小松亮はもう一例をあげてくれた。森田家の東側の道を隔てた一段低いところに、牛痘種痘法を発見したエドワード・ジェンナーを祀った神社があった。これも亀が建てたものだという。亀は、兄が六歳で天然痘のため夭逝していたから、ジェンナーの偉大さを称えて建てたのであろう。森田神社にあるような小さな祠だったという。むろん、正馬も承知のうえであろうが、神社にまでするところが信心深い亀らしい。小松の記憶では昭和一四、五年頃に高知新聞の記事になったことがある。子どものころには確かにあったのに、いつ無くなったか記憶にないという。おそらく一九四一年に太平洋戦争が始まってから、敵国（英国）人を神として祀っているのは具合が悪く取り壊されたのであろう。亀や正馬の死後のことである。

正馬は大学のとき、宗教心についてのアンケートに答えている。

〈幼時は、神も拝し仏も祈り木々にも石にも祈りたり。悪病災難は祈りて避くるを得べしと思へり。〉

〈長ずるに従ひ、淫祠邪宗に対する反感を起したり（家族隣人の迷信を見て）。〉

これらの言葉から、信心深く、また迷信にとらわれた母親の姿が浮かび上がる。正馬は母を含めた迷信深い村の環境の影響を受けていたようである。

きょうだい

森田正馬を知るために、きょうだいの存在はさほど重要ではないかもしれない。しかし、せっかく正馬が書き残したものがあるので姉と妹について少し紹介しておく。弟徳弥についてはのちに触れることにする。

姉の道は既述のとおり亀の初婚時の子である。正馬より五年早い一八六九年（明治二年）兎田に生れた。『我が家の記録』につぎのように書かれている。

〈小学校を卒業せるも長じて後自ら筆を採りたる事なし。蓋し自ら其拙なるを恥づる負け惜みのためなるが如し。計算力強く複雑なる金利の計算など暗算にて迅速且つ正確なりき。性質勝気にして少時より家事を切りまはし、仕事の早き事常人の数倍なり。相当に大なる結婚の仕度等も殆んど自ら手織りたるものよりなれり。五才年下なる弟正馬等を駆使して掃除、風呂たき等をなさしめ、綿くり、糸のより入れ等女の業をもやらせたり。老ひて後、嘗て其弟等を叱り使ひたる事を悔ゆる心の起りたる事もありたり。〉

〈二十二才、父養寺の旧家田原秀明に嫁す。当時半身不随の母と妹二人あり。其家元富たりと雖も家運衰退に向ひ徒に財産を食ひつくす許りなれば、道女は下婢を廃して独り自ら働きて其後十余年にして世を去れる病母の看護も忠実に全ふしたりき。〉

〈夫は単なる良き人にして一定の業なく且つ家政に疎きものなりしかば、田原家の衰微を挽回することを得たるは一に道女奮闘の結果といふべきなり。〉

〈道女子なし。五十余才の時、其妹磯路の夫濵田眞鉏《ますき》を迎へて養子となし、田原家の相続人を定むるを得たり。生来健康にして著しき病に罹りたることなし。青年期屡々激しき頭痛発作に悩みたることあるも老後忘るるが如く治りたり。〉

嫁いだ姉の苦労について、正馬の日記に名文といってよい記録がある。中学卒業直後のものである。

一八九五年七月二七日〈終日家に在りて取方付けなどなす。突然父養寺の姉来りて物をもいはず身を投げて転がり込みぬ。身は痩せて見る影もなく衰へ、余も見てそぞろに涙を催したり。姉が夫の家に対する労苦、心痛の結果かと思へば怨めしくもなりつる。姉の夫は只良き人にて心弱く、更に家事に疎し。姑は中風に罹りて多年起居出来ず。仲の妹は貧しき家に嫁し、末の妹は高度近視にて用を弁ぜず。財産を分ち養子を貰ひたるも足手まといなり。近郷に名高き此西山の旧家も今は昔の財産の大部を失ひ、而かも姑は昔気質腰元女中にかしづかるる気分を去らず。此西山の家の興亡は実に今や姉の腕一つにかかれるなり。而かも姉の気象としてすべてよい加減にする事能はず、家の内外の事皆自ら之を我身の事としてきりもりし立ち働くなりけり。〉

妹の磯路は、一八八七年（明治二〇年）に生れる。

〈末の子なれば父母兄弟より此上なく可愛がられて生ひ立ちたり。長兄より十三才、次兄より九才下なり。長兄は常に之を訓育せんと心掛けたれば、時々「おけやん（大きい兄さんの事）が死ぬればよい」などいひたることあり。次兄はやさしき人なりければ最も之を愛したり。兄弟の内上長の命に対して「いやいや」をいひたるは此子のみなり。村の小学校を卒へ順調に故障なく高知県立高等女学校に入学す（十八才）。成績中等なり。後東京に出て兄の許にありて日本女学校に一年許裁縫科に入りたる事あり。二十二才、前浜村士族濵田叡次弟眞鉏に嫁す。眞鉏、金沢医学専門学校出身医学得業士にして結婚後数年大阪に住せり。明治四十三年眞鉏と共に一年余東京兄の家にあり、眞鉏は医科大学校皮膚科の選科を修めたり。明治四十四年暮、野市に医院を建て、ここに開業す。〉

その後、眞鉏が田原家の養子となったので、磯路は姉の子となったのである。磯路は長男俊世、二男俊喜、長女倭子《しずこ》、三男秀俊を産む。三男の秀俊がのちに長男を失った正馬の養子となり、森田家の家督を相続することになる。秀俊は慈恵医大を卒業して、静岡県三島市に三島森田病院を創立する。現在、同病院は精神科のほか森田療法もおこなっている。

命名

正馬は幼名を光《みつ》といった。幼名は平安時代から貴族・武士階級でおこなわれた習慣であり、元服（成人）すると諱《いみな》（実名）に替えられた。明治維新後は、一八七一年（明治四年）に戸籍法が制定され翌年からいわゆる壬申《じんしん》戸籍が施行されたから、幼名の習慣は廃れた。正馬が生れるわずか三年前のことなので、地方にはまだ幼名をつける習慣が残っていたのであろう。光がいつまで使われたのかは不明である。実名には家によって通り字というのがあった。正馬の名は、祖父正直以降の森田家の通り字である正の字に、父正文の幼名馬三郎の一字を組み合わせてつけられたものであろう。祖父の正直が戸主であったから、正直が戸長（区域の戸籍管理者。まだ村役場はなかった）に届けたのであろう。壬申戸籍は身分差別が記載されているため閲覧禁止になっており、正馬の出生届けがいつなされたかわからない。

ちなみに、土佐には男に動物の名をつける風習があった。動物の持つ活力にあやかろうというのであろう。どのくらいいるものか、土佐藩史とくに維新史に詳しい平尾道雄の『中岡慎太郎・陸援隊始末記』（中央公論社）を見よう。一八六二年（文久三年）に勤王派の郷士・庄屋などの子弟によってつくられた前藩主守護のための「五十人組」の名簿が載っている。石川喜久馬・小畑五郎馬・千屋虎之助・森下幾馬・望月亀弥太・近藤亀弥・安岡斧馬・谷脇省馬・松山鶴助・山崎広馬と動物名をもつ者が五〇名中一〇名を数える。たしかに多い。中でも馬の字がつく人物が目立って多い。

田中宣一の『名づけの民俗学』（吉川弘文館）に高知県の名づけの習慣に触れた件がある。

〈鬼丸・糞丸など、かつては現代の常識から外れた強烈な名前をつけることがあった。名前の強烈さによって悪霊を避けようとする一種の呪術と考えてよいであろう。（中略）名前の一部に熊とか虎という強い獣の字を入れるのも、同じ心意によるものであろう。庚申《こうしん》の日は何かと警戒されることが多い日であったが、高知県ではこの日に生れた子には、四足の動物名をつけることが多かったらしい。〉

庚申の日は六〇日に一回しかまわってこないのであるから、「五十人組」の例では動物名の比率が高すぎる。庚申の日の生れでなくても動物名をつける習慣が土佐にはあったのである。

高知県民俗学界のリーダーだった坂本正夫は『土佐の習俗——婚姻と子育て』（高知県文化振興事業団）につぎのように書いている。

〈（土佐では）明治前期までに生れた者の名前には、男女ともウマ、ウシ、クマ、トラ、カメ、ツルなど動物名のつくものが多い。これは四本足の動物の名前をつけると丈夫に育つという考えから、生れ年の干支にちなん

だ名前をつけたり、縁起のよい名前をつけることが多かったからである。〉

山田一郎は『寺田寅彦覚書』（岩波書店）につぎのように書いている。

〈土佐には男女を問わず、十二支や動植物に因む名が多い。藩政時代から明治期には特にそれが著しく、女性でも丑、寅、鹿、猪などの名が多く、また松、楠などのいかつい樹木の名がよく使われている。坂本龍馬や、女流作家大塚楠緒子《くすおこ》などはその典型であろう。〉

因みに、寺田寅彦の母の名は、正馬の母とおなじ亀である。

ところで諸橋大漢和によると、たとえば「龍馬」には「神馬」あるいは「すぐれて逞しい馬」など坂本龍馬にふさわしい意味がある。「正馬」になにか意味はないのだろうか。同書に〈正馬《せいば》は玄参《げんざん》の異名〉とある。玄参の和名は〈胡麻《ごま》の葉草《はぐさ》〉である。広辞苑には〈漢名および根を乾したものの生薬名を玄参《げんじん》といい、解熱・消炎薬〉とある。医学にかかわりのある名前なのである。漢学の素養のあった父親がこれを知っていて、期待をこめて命名したと考えることができよう。

さて、森田正馬の名前の読み方だが、「本名はまさたけ」とする本が少なくない。「しょうま」とするものや「まさたけ・しょうま」と併記するものもあって混乱が見られる。それなりに知名の人なのに一定しないのは不審である。この混乱の種はどうやら本人が蒔いたものらしい。その種は亡くなる二年前、一九三六年の第五八回形外会での本人の発言（『森田正馬全集』第五巻）のようである。まずその発言を見よう。雑誌『神経質』昭和十二年五月号の水谷啓二筆記による初出の記録である。

〈昭和十一年六月二十七日(土)、久しぶりに、形外会を熱海の森田旅館で開いた。会の数日前、森田先生が少々発熱されたので、楽しみの熱海行きも、とり止めかと落胆していた処、幸ひ御平癒、会員と行を共にして下さった事は、我等一同の此上なき喜びであった。（中略）旅館には、早や新館二階の大広間に会場がしつらへてあった。まづ一風呂あびて後、森田先生もご一緒にズラリと居並んで、晩餐の膳につく。お酒も出て、食事しながら自己紹介をやる。森田先生も、立って自己紹介をなさった。おそらく形外会初まって以来最初だらう。「私の名は、ほんとは正馬《ショウマ》でなく、マサタケと読みます。馬の一字名もあるが、其時はタケシと読みます。土佐には、馬のつく名前が多いが、普通にはマといひます。或時或る親しい奥さんが、土佐にはヂンマとかバンバとか、ほんとに馬のつく名が多いといった事がある。爺《ヂヂイ》・婆《ババ》の事を土佐の方言で、ヂンマ・バンバといふのであります。」みんな拍手して悦ぶ。酒もまわって気焔をあげて居る処へ、井上さんの肝いりで、落語家が来た。勘当された若旦那が、屑屋や船頭になって、失敗を重ねる話に、先生を初め、腹の皮のよぢれるほど笑った。〉

形外会の記録として全集にも載っているが、正式の形外会は翌日の昼間におこなわれており、これは前夜の宴会の席上の話である。宴会だからはじめから酒が出て、飲みながら全員が自己紹介をしたのであろう。最後に正馬に回ってきたので、一同に合せて、するまでもない自己紹介をしたのである。読んで分かるように、自己紹介というより馬の字にまつわる漫談である。正馬のあとは落語家が登場したことをみても、漫談がふさわしい場だったのである。そのなかで〈ほんとは正馬でなく、マサタケと読みます〉と言った。漫談とはいえ、祖父は「まさなお」父は「まさふみ」だから「まさたけ」がありえないとはいえない。わざわざ〈ほんとは〉と云ったのは一座の者が知らないからであり、初めての話を披露して漫談に効果を加えたのだと思われる。これからは「マサタケ」と呼んでほしいという話ではない。

この記事が一九七五年に全集に載り、真面目な形外会の記録のなかに加えられたから、「本気」にした読者がいたであろうことは疑いない。混乱が本格化したのは全集刊行後のように思われる。かりに「マサタケ」だったとしても、それまで流布していた「ショウマ」をなぜ変更するのか、いささか納得がいかない。正馬本人の意向を無視している恐れもあるので、すこし調べてみた。

晩年の口ひげを生やした正馬の肖像写真に署名したものが残っている。右下に〈Sh.Morita 1933〉と万年筆で書かれている。年号はわからないが、もう一枚〈Shoma Morita〉のサインをした写真がある。

ドイツの医学雑誌にドイツ語の論文を投稿した際の署名が〈S.Morita〉であったという証言が、『形外先生言行録』に収録された医師中脩三の寄稿にある。

正馬と同時代の人の証言も参考になるだろう。

正馬と親交のあった、雑誌『変態心理』の主催者中村古峡が一九三〇年に出版した『神経衰弱はどうすれば全治するか』の序文に〈本書の所説が、医学博士森田正馬《もりたしやうま》氏の著『神経質及神経衰弱症の療法』に負ふところ尠くなかつたことを、茲に告白せざるを得ない〉と「しやうま」の振り仮名をつけている。正馬に読まれることを前提に書いた文章だから信頼できる。

正馬を身近で助けていた人の証言も無視できない。

最後の一〇年間家族同様に身近に仕えた井上常七に二〇〇七年に筆者がインタビューしたとき、ちかごろ「本名はまさたけ」と言っている人がいるがあれはおかしい、母親の亀さんからたびたび「しょうまをよろしく、しょうまをよろしく」と言われていた、と語っていた。これは録音テープがある。むろん井上は先の熱海の会にも出ている。

もうひとつ名前に関する井上常七の証言がある。京都三聖病院で行なった講演の記録で、わが子が野次馬になったら困るといって親父がつけた名前だと言ったという前置きののち、正馬の短歌を紹介している。〈野次馬にならざれかしと親心特につけけんわが名正馬と〉これは「しょうま」であろう。

もうひとり正馬の晩年、身近で世話をした人で「弟子は井上と瀬戸」と正馬が言ったというほど一時信頼された瀬戸行子も、〈森田正馬は「しょうま」であり、「まさたけ」なんて聞いた事がない〉と語っていたという（吉田恵子他「瀬戸行子、森田正馬《しょうま》と過ごした日々」（『第三〇回日本森田療法学会プログラム・抄録集』）。

兎田在住で、正馬の生家保存に情熱を傾けている地元の長老小松亮に、正馬の読みについて尋ねてみた。〈こちらでは正馬《しょうま》さんと呼んでいました。古老の中には博士《はかせ》さんという人も居ました〉という手紙をもらった。

「まさたけ」が使われた痕跡はまったく出てこなかった。生前本人が「しょうま」を名告り、家族や周囲のひとたちもそう呼んでいたことは間違いのない事実としてよいだろう。

わが国には音読を尊称とする文化がある。伊藤博文を「はくぶん」と呼ぶように。伊藤博文は辞典類では「ひろぶみ」で引かなければならないが、訓読が正しいことが明らかでありながら音読で掲載される人物がいる。すぐ思い出すのは鎌倉初期の代表的歌人藤原定家である。ふつう「ていか」と呼んでいるが、岩波の『日本古典文学大事典』に、読みは「ふじわらのさだいえ」が正しいとある。しかし、同書では「ていか」で立項して解説し、「さだいえ」のところにはカラ見出しを立てているだけである。広辞苑も同様である。「さだいえ」が正しいとしながら、なおかつ慣用の「ていか」の方を尊重しているのである。定家の父藤原俊成も「としなり」でなく「しゅんぜい」で呼ばれる。例を挙げればきりがない。

かりに命名時には「まさたけ」だったとしても、実際に使われていたのは「しょうま」だったのであるから、それでよい。それが正馬の言う「事実本位」の態度ではないだろうか。早く混乱を収めてもらいたいものである。

旧版で表記していた「まさたけ」を「しょうま」に変更した『高知県人名事典』新版（高知新聞社）は、ひとつの見識を示したと思う。

小学生時代

幼時はおとなしく手のかからない子であった。ほとんど泣かず、ひとりにしておけば玩具をいじって遊んでおり、遊び疲れるとひとりで寝てしまった。仏壇の下の押入れに入って眠ってしまい、行方知れずになって母親を心配させたことがあった。四、五歳で「いろは」を覚え、絵本を読めるようになる。全集の第七巻収録の『生の欲望』（五八）に幼時のことをつぎのように記している。

〈余の幼時、縁側から落ちても、泣かなかつたのを、親戚のものが「此子は馬鹿ではなからうか」といつて心配した。余の祖母は之を聞いて、腹を立て、「自分の家には、馬鹿の子は出来ない」といつたとの事である。余の幼時は泣かない事が特徴で、玩具を与へ、室内へしめ込んで置けば、常に何時の間にか、独り眠つて居たとか、母から聞いた事がある。〉

小学校の入学と卒業の年度についての記録は晩年の自筆年譜にあり、一八七八年（明治一一年）五歳で小学校入学、一八八五年一二歳で卒業と記されている。野村章恒の『評伝』と『森田正馬全集』の年表が入学を一年後にしているのは、年譜を満年齢にしたさいの間違いであろう。『評伝』が中学校入学を小学卒業と同年にしているのも違う。

在学した小学校は、どの本も富家尋常小学校としている。正馬自身が晩年に『我が家の記録』に書いたからやむをえないが、正しくは兎田《うさいだ》小学校といった。一八七二年（明治五年）に学制が布かれ全国いっせいに小学校がつくられたとき、富家村には中山田小学校、本村小学校と兎田小学校の三校が設けられた。森田家に残っている富家尋常小学校編『我が郷土』（一九三五年）には〈明治五年学制が発布せられて、兎田別役《べっちゃく》重則（医師）先生の寺子屋の私塾を兎田小学校と改む〉とある。学制ができたといっても政府に新たに学校をつくる資金がなかったのである。他の二校も推して知るべし、寺子屋を名称変更しただけの代用小学校だった。ようやく一八八九年になって〈明治二二年、中山田小学校、本村小学校と合併して兎田部落に校舎を建て、富家小学校とす〉と、ようやく学校の体裁がととのった。それは正馬が卒業してから四年後のことであった。富家尋常小学校と改称されるのはさらに七年後の一八九六年のことである。一九〇八年には〈小学校令改正して、義務教育六ケ年（二年延長）となり、校舎を増築して一学級を増した。〉

富家尋常小学校の卒業生である小松亮が所蔵する一九四〇年発行のガリ版刷の卒業生名簿には、正馬は前身の兎田小学校卒業となっている。ちなみに、合併の翌年にあたる一八九〇年の富家小学校第一回卒業生一七名のなかに森田徳弥の名前が見える。

『野市町史』によると、一九五八年に富家小学校と香宗小学校を統合して野市東小学校を新設したという。現在、旧富家尋常小学校の校舎は取り壊されて空き地になっているが、正馬が一九三六年当時の金で四千円を寄贈して建てた講堂だけが残っている。（森田館と称した。自筆年譜では「森田講堂」）。狭い土地が小さな小学校であったことを物語っている。小松によると、正馬は帰郷するたびに小学生を前に挨拶に立ち、全校生徒に鉛筆や下敷きなど東京の土産を配ったという。正馬の一九二五年（大正一四年）八月一九日の帰郷中の日記に〈富家村、戸数二百三十戸（前には三百余戸）〉という記述がある。明治から大正へと時代が移るにつれて、今風に言えば村の過疎化が進んでいたのである。

正馬の小学校時代の成績は常に優秀であった。小学校の教員をしていた父正文はわが子の教育にも熱心であった。あまりに厳格なため正馬はしだいに学校を嫌うようになり、登校を拒んで泣いたことがあるという。

〈九才頃、『古文真宝』を素読〉

〈十一才、『蒙求《もうぎゅう》』を父に教へられ、その一枚を記憶する能はずして夜を徹するに至りたることなど今猶ほ記憶に残れる所なり。斯く父の過酷なる教育を受けたるため、その小学校時代の終り頃は却って読書を嫌ふやうになりたり。〉

『我が家の記録』にこう記している。のちに記憶力に劣ることを嘆くようになるが、このころの体験に発しているのかもしれない。

『古文真宝』は中国宋代までの詩文の選集であり、『蒙求』は中国の孝行などの故事を集めた四字句の韻文と注釈からなる、平安時代以降わが国で漢文の初学用教科書としてよく使われてきた古典である。童蒙《どうもう》すなわちものを知らない子供の要求にこたえられるように、歴史上の善悪さまざまな人物の話を教訓のために編んだものである。

「蛍の光、窓の雪」は卒業式で歌われるが、この詩は『蒙求』にある、夏の夜は練り絹の袋に蛍を集めて明かりとし、冬の夜は雪明りで読書に励み立身出世した貧しい二人の少年の話がもとである。「三顧の礼」で知られる、劉備が自ら三度あばら家に孔明を訪ねてようやく丞相として迎えることに成功した「三国志」の話などは『蒙求』のなかのもっとも有名な故事であろう。日本人はみな幼少の頃にこの書を通じて中国の故事の数々に親しんできたのである。正馬の教養の基礎には、父親の世代とおなじ徹底した寺子屋式の漢文教育が短期間ではあれ叩き込まれていたことを忘れてはならないであろう。家庭での躾が、祖先を重んじ長幼の序を大切にする儒教道徳によっていたことは想像に難くない。正馬の日記に見られる「父上、母上、姉上」という終生かわらない表現にあらわれている。

幼時の素読教育に辟易したように書いているが、東京に出てから『古事記』を家族そろって毎朝音読をするようになる。昔の教育法の良さを見直したからではないか。

父の家庭での厳しい教育のほかは小学校での勉強について何も書き残していない。

〈十二才の頃小学校を卒業したるも、父は其頃既に小学教師を止め且つ農業繁忙のため最早子の教育を顧みず、又其頃の小学教師は学力なく間に合はせの人のみなりければ、小学卒業の後も殆んど手紙を書くことも出来ざる程なりき。〉

学制が布かれて間がなく、正馬の小学校入学当時の学校教育はまだ混乱がつづいていた。国立教育研究所編『日本近代教育百年史』第三巻によれば、就学年限ははじめ四年とされていたが、正馬の入学の翌々年（一八八〇年）に出された第二次教育令で最低就学期間が三年に短縮され、三年以上八年以下という実に幅の広い規定であった。これは初等・中等・高等の三段階（三・三・二年）の過程を小学校に設ける構想があったためだという。正馬は七年在籍したから少なくとも中等科までは学んだわけである。教科は、初等科の三年間にはもっとも基本的な修身・読書・習字・算術・唱歌・体操を、中等科の三年では上記のほかに地理・歴史（ただし本邦歴史のみ）・図画・博物・物理・裁縫（女子）・化学・生理・幾何・経済（女子には家庭経済の大意）が教えられた。中等科を終えれば中学校・師範学校等に進学できる能力を身につけられると考えられていた。しかし、これは国の方針に過ぎず、教員の養成が十分でなかったから、とくに田舎の小学校でこれらの教科がきちんとなされていたかどうかわからない。

高知県では一八七六年（明治九年）に小学校教員養成のための高知県師範学校が設立されている。入学資格は一八歳から三五歳までであり、修業期間は二年であった。その後一八八六年の師範学校令により高知県尋常師範学校となり、修業年限も本科は四年と本格的になるが、それは正馬が卒業の翌年である。正馬の在学中の教員の学力レベルは、正馬が書いているようにまだ相当低いものであったようだ。要するに、正馬が小学校でどの程度の教育を受けたかは推測の域を出ないのである。最低就学期間を四年から三年に短縮されたのは、子弟を小学校に行かせない家庭が多かったので入りやすくするためであった。今日の義務教育とは違って、当時は授業料を徴集したから貧しいために子どもを入学させられない家庭もあったのである。就学期間の幅について文部省は、八年間の就学が望ましいが都会と田舎、貧富の差があるので一律にはいかない、と説明したという。

正馬は自分の幼時について『我が家の記録』に書いている。

〈余はイタヅラ子で、一つ二つ年上の子でも、屡々泣かせた事の記憶がある。又或時、竹垣を隔てた隣の畑に、ホホヅキが、きれいに色づいて居た。余は、久亥を垣根の所で待たせておき、自分は垣をおし破りて、其ホホヅキを盗み、久亥に手渡した事がある。之は久亥も余も、共通の記憶である。〉久亥はのちの妻である。

〈幼時、遺尿《いにょう》の癖あり。小児の時、「莫蓙《ござ》は何するものか」と問はれたる時、「夜尿《よばり》するもの」と答へたりといふ。自ら記憶なし。十四才頃になつても一年に二三回はありしが如く思ひ出さる。〉

主著『神経質ノ本態及療法』の「付録・第一　余の神経質療法に成功するまで」には〈少時、寝小便たれであつた。十二歳頃迄は、時々遺尿をした〉とある。一〇年ほど早く執筆された〈十二歳頃迄〉の記憶が正しいかもしれない。夜尿の原因は単一ではないようだが、正馬の場合は心因性のもので、感覚の過敏によるものと自己診断していたようである。

九歳か一〇歳のころ村の寺で極彩色の地獄絵を見る。それ以来しばしば死後をおもい死を恐れて眠れなくなり、夢に見てうなされたことがあるという。正馬の生涯でもっとも早くまた重い記憶のひとつであり、神経質の出発点としてよく知られているエピソードである。なんども自ら書いているが、『神経質ノ本態及療法』の「付録」にややくわしい。

〈或時、村の真言宗の寺、金剛寺の持仏堂で、地獄の絵の双幅を見た事がある。三尺に六尺許《ばか》りの画面である。極彩色の密画で、血の池、針の山、焼熱地獄の有様が画かれてある。堂内には、抹香で薫ぜられた一種異様の臭ひが漲つて居る。其絵と此臭ひとの複合した一種いふべからざる身の毛もよだつやうな恐ろしさは、今にも明に其時の光景を眼前に彷彿させる事が出来る。此時以来、余は屡々死の恐怖に襲はれた。夜暗くして独り寝に就く時などには、人が死ぬれば、親兄弟や自分の欲しいものなど、皆自分の思ふ通りにはならないで、心は空に迷ふものであらうか、或は何時までも永続して、限りなき夢のやうなものでもあらうか、など様々に思ひ悩みて、屡々悪夢に襲はれる事があつた。〉

中学校に進んでから哲学志向になるもととなった体験であり、いわば正馬の思想の方向を決定する初発の哲学的体験として重要である。

ところで、正馬より一歳若い民俗学者の柳田國男が似たような体験をしている事実は興味深い。一三歳のとき、兵庫県から茨城県の利根川沿いの町で医院を開業していた長兄のもとに預けられる。そのときの記憶を自伝『故郷七十年』（朝日選書）に語っている。

〈約二年間を過ごした利根川べりの生活で、私の印象に最も強く残っているのは、あの河畔に地蔵堂があり、誰が奉納したものであろうか、堂の正面右手に一枚の彩色された絵馬が掛けてあったことである。その図柄は、産褥《さんじょく》の女が鉢巻を締めて生れたばかりの嬰児を抑えつけているという悲惨なものであった。障子にその女の影絵が映り、それには角が生えている。その傍に地蔵様が立って泣いているというその意味を、私は子供心に理解し、寒いような心になったことを今も憶えている。（中略）飢饉といえば、私自身もその惨事にあった経験がある。その経験が、私を民俗学の研究に導いた一つの動機ともいえるのであって、飢饉を絶滅しなければならないという気持が、私をこの学問にかり立て、かつ農商務省に入らせる動機になったのであった。（中略）飢饉の経験とは、一八八五年（明治一八年）の半年に渡るあいつぐ台風による全国的な飢饉である。〉

少年時代の経験が将来の道を決定する要因になることを、ふたりの傑出した学者が示している。ちなみに、柳田は同書で〈私は子どものころ、よく寝小便をしたというくらいだから、よほど虚弱であったのであろう〉といっている。

正馬が地獄絵を見た金剛寺について触れておこう。『我が郷土』につぎのように書かれている。

〈金剛寺。赤岡村与楽寺の末寺であったが、明治四年に本寺と共に廃寺となり、同一二年再興された。本堂は野崎住職の努力によって、昭和八年改築したもの。この寺は元真言宗醍醐派の大本山三宝院の末寺であったが、明治二七年京都東山総本山智積院の末寺となり、真言宗智山派となった。再興当時檀徒は富家村の兎田、本村の二部落のみであったが、立田村の蔵福寺が焼失し、その住職臼木恵達和尚が当寺に住職となったため、旧蔵福寺の檀徒がこの寺に属することとなり、山南村堀の内が檀徒になり、その後香宗、山南、山北、西川等の寺が相次いで廃寺となったので、檀徒の数は次第に増した。〉

一九三五年現在の檀徒数は合計六二五とある。正馬が記録した寄付金の一覧表に、一九三三年三月のこととして〈二百円　金剛寺建築費〉という記録がある。改築費用の一部を寄進したのである。いまは空き地になっている旧富家尋常小学校のとなりに寺はある。森田家から一〇〇メートルほどのところである。

正馬が見た金剛寺の地獄絵がどのような絵であったか今は不明であるが、絵金こと木下金蔵を引き合いに出すひとがいる。絵金は高知に生れ江戸で狩野派の絵を学んで土佐藩の家老の御用絵師となったが、狩野探幽の偽作を描いて狩野派を追放されたといわれる画家である。赤岡町に残る赤を主調に黄、緑、黒の泥絵の具で一気に描きあげた極彩色の歌舞伎絵は、戦後、個性的な表現が注目を集め一般に知られるようになった。最近は絵金蔵という施設が赤岡町にできて大切に保存し展示されるようになった。芝居の悲劇を描いた血なまぐさい絵は、そのまま地獄絵とも見えること、絵金がいた赤岡は兎田から南へ一里足らずのところであると正馬が書いているくらい近いため、結びつけられるようになったのである。

しかし、絵金が赤岡へ来たのは江戸の最末期であり、赤岡で描いた無残絵は祭りの宵宮に飾る消耗品のような民衆画であったから、寺が信徒の訓戒教化のために掲げた地獄絵の作者にふさわしいとはいえない。絵金が来る前から地獄絵は寺に伝わっていた可能性が大いにあり、全国の真言系寺院から需要があったから、専門の画僧の手になったものと考えるべきであろう。真言宗の寺には、弘法大師の生涯や地獄図の駒割りの絵が今でもある。掛け軸に駒割りした大和絵風の地獄絵だったのではないだろうか。

正馬の小学校卒業のころ、父が教師をやめて農業にたずさわるようになり、家庭の環境が大きく変わった。雇いの年季男がひとりいたとはいえ家族は皆忙しくなった。わが子の教育に厳格だった父親が一転して無関心になったのも無理からぬことだった。小作人まかせにして手を汚したことのないひとが、中年になって突然土にまみれる生活を強いられたのだから気持ちに余裕がなくなったのであろう。農事繁忙による教育への無関心は、中学、高等学校から大学時代を通じて学資の送金を忘れるというかたちで正馬を悩ませることになる。

高知県尋常中学校

小学校を卒業した後、『我が家の記録』には〈其後一、二年の間は何すともなく徒らに過ぎ、十四才の年（明治二十年九月）母に連れられて高知に出で、母の知人岡崎氏の家に下宿し、高知県立中学校に入学す。学力なく成績不良なり〉とある。

小学校卒業後、二年間なにもせずに過ごしたのはなぜであろうか。教育熱心だった父親が息子の教育に無関心になってしまったことによるのであろうが、おそらく村全体の教育意識の低さの反映にちがいない。この時期はどこでも、小学校を卒業させれば十分と考えられていたのであろう。のちの正馬にくらべると、少年時代は無欲であり、無気力にすら見える。しかし、このとき中学の入学試験に合格しているのである。二年のブランクがなければ無試験で入学できたが、進学希望者が急増した時期だったので試験で選抜されたのである。

『高知県尋常中学校第九年報（明治二十年）』によると、十月三日に入学試験が行なわれ、応募者は男子一六一名で、八三名が合格した。

この中学校は、一八七四年（明治七年）に高知県庁内に設けられた変則中学がもととなり、七八年にこれを廃止して高知中学として独立したのが発祥である。正馬が入学する前年に高知県尋常中学校と改称され、のちに高知一中となり現在の高知県立高知追手前《おうてまえ》高等学校となる。高知城の前に立つ高知の名門校であるが、高知にはさらに古い中学校がもうひとつあった。一八七三年（明治六年）に旧土佐藩主山内氏が江戸邸内に設立した海南私塾を発祥とし、海南私塾の高知分校が発展して私立中学海南学校となり高知県尋常中学海南学校となった現在の高知県立高知小津《おづ》高等学校である。ただし海南学校の古い卒業生は、山下奉文陸軍大将、永野修身海軍元帥はじめ陸海軍の軍人ばかりである。軍人志望の少年が入る学校であったから、それ以外の県下の秀才は正馬のように高知県尋常中学校をめざしたのである。気の荒い海南健児と高知中学の生徒はしばしば喧嘩したという。

正馬が入学する前年、中学校の教育制度の改革があった。『日本近代教育百年史』（国立教育研究所）第四巻に次のように書かれている。

〈一八八六年（明治十九年）四月十日、勅令第一五号中学校令が公布され、従来の初等中学科・高等中学科の構成を持つ中学校制度に代り、尋常中学校・高等中学校の制度が定められた。初代文部大臣森有礼の下で制定された一連の学校令の中の一つとして成立したこの中学校令は、日本の中等教育の歴史において、一つの時期を画したものであり、これにより中等教育の制度的形成の歩みは新しい段階を迎えることになった。小学校・尋常中学校・高等中学校そして帝国大学という四段階をもって構成される学校体系は、日本の近代学校制度の基本を樹立したものといえるであろう。〉

高等中学校はのちに高等学校と改称される。いわゆる旧制高校である。尋常中学校の修業年限は五年とされ、入学資格は健康で小学校卒業の学力があれば資格としての学歴は不要で、一二歳以上ならば何歳でもよかった。正馬の小学校から中学校にかけては、わが国の教育制度が今日のような形に固まり始める揺籃期にあたっていたのである。

ちなみに、当時中学校の生徒はどのくらいいたのであろうか。同書掲載の文部省年報の尋常中学校生徒数の統計によると、正馬が入学した一八八七年から五年間は、全国で約一万人から一万三千人で推移している。これには私立学校生の千人から二千人を含んでいる。今日の一大学の学生数より少ない。学校数も私立を加えて全国に四八から五五校と、府県に一校の割合であった。生徒数が急増した時期ではあるが、なお中学生はエリートだったのである。

『高知県尋常中学校第九年報（明治二十年）』（高知県立高知追手前高等学校）によると、生徒数は正馬が入学したこの年で、五学年合計七〇四名であった。新入生が三八五名（無試験入学者が多かった）、二年生が一七五名、三年生が一〇七名、四年生が二七名、五年生が一〇名である。この五年間に生徒数が急増していることがわかる。ちなみに、五年生一〇名のなかには、のちに名宰相といわれた浜口雄幸（当時は水口姓）が成績優秀により三年生から飛び級していた。この年、四年制の女子部が設けられ、一一三名が入学している。生徒増加で教室が不足し、師範学校の教室を借用して授業がおこなわれた。女子部はやがて独立し、高知県高等女学校となる。

履修科目については、正馬が卒業した一八九五年の同校の『校内諸件一覧』よるとつぎのとおりである。倫理・国語・漢文・作文・英語・歴史・地理・算術・代数・幾何・三角術・博物（生理・植物・動物）・理化（化学・物理）・習字・図画・体操。このうち一週あたりの授業時間数が多いのは英語である。講読・文法・作文・会話を含めて六時間から九時間。学年が上がるにつれて増えている。つぎは国語・漢文・作文の合計が六時間。算術から三角術まで合わせた数学が各学年五時間である。

国語・数学もさることながら、英語をとくに重視していたことがわかる。この時間数で五年間学べば（正馬は八年在学した）、相当の英語力がついたと思われる。腸チフスから回復した一八九四年一〇月二〇日の日記に〈ハムレットを訳す〉とある。中学生に一六、七世紀の古い英語を読む力があったというのは驚きである。

『日本近代教育百年史』には、尋常中学校の学科は、倫理・国語漢文・第一外国語・第二外国語・農業・地理・歴史・数学・博物・物理・化学・習字・図画・唱歌および体操、農業と第二外国語はどちらかを選択できたとされている。高知県尋常中学校では『一覧』にはないが、第二外国語としてドイツ語が教えられた。教育レベルについては、たとえば第一外国語の場合「読方・訳解・講読・書取・会話・文法・作文・翻訳」とされ、かなり高い目標が定められていた。文部省の期待は高かったが、教員の体制は十分だったのであろうか。尋常中学校令と同年にその教員を養成する高等師範学校令も出された。今日から見れば泥縄式というべきあわただしさであるが、ようやく中学校教員の本格的な養成が始まった。しかし、東京以外の広島、金沢、岡崎に高等師範学校が設置されるのは二〇世紀に入ってからである。この当時は、唯一の官立師範学校ですでに中学師範科が置かれていた東京師範学校と東京大学の卒業生、および私立専門学校の学生で「文検」といわれた文部省の検定試験を通って教員免状を取得した人びとによって担われていた。東京師範学校や東京大学からの供給は限りがあったため、尋常中学校の初期は無資格の教員も少なくなかったと『日本近代教育百年史』は語っている。高等師範学校で近代的な教育を受けた学生が教職につくようになってから、つまり正馬の在学中に教員の質が徐々に改善されていったと考えられる。

高知県尋常中学校には、一八九五年に一八名の教員がいたが、教諭八名、助教諭六名、雇教員二名、講師二名という内訳である。生徒数の増加にたいして教員の数は十分でなかったと思われる。

中学時代の生活

〈中学四年頃迄は成績不良にして特に数学不得手なりき。後感ずる所あり、数学に心を用ひたるより、其後中学の末、及高等学校時代は数学甲となるに至りたり。〉

〈九才か十才許の時なりけん、村の寺にて極彩色の地獄の絵を見たるより後、屡々死後のことを思ひ死を恐れ夜睡る能はず。夢にうなされたることなどありき。ために中学時代にも宗教的のことに心を傾け、又奇術、奇蹟、其他迷信的のことに深き興味を有し、呪詛、卜占、骨相、人相等の書を愛したり。而して将来の希望として哲学を志すに至る。〉

〈其頃自ら筮竹《ぜいちく》をひねりて易占をなし、或時は父をして易者となるに非ずやと憂へしめ、又友人には易の適中を称せられたることなどありたり。〉

以上は『我が家の記録』に記されているものであるが、中学時代の心の歩みがうかがえる。

『神経質ノ本態及療法』にも、地獄絵を見てから以降のことが書かれている。

〈斯の如くして所謂生死の問題といふ事は、常に余の頭から離れ難いものとなつた。何かにつけて此問題の考察に触れるやうになつた。中学時代には、それに関連して、仙人とか神秘奇跡とかいふ事が、空想の憧れとなつて居た。様々の迷信に耽つた。祈祷や奇術や禁厭の法などをあさつた。筮竹をひねくり廻しては、友人間に森田の易はよく当ると評判された事もある。高等学校時代にも、骨相学や観相術などを研究した。仏教や「キリスト」教等の研究に興味を持つた。信仰を求めたけれども中々に得られなかつた。

迷信に遍歴したけれども、之に惑溺する事は出来なかつた。既に中学時代にも易占では、翌日の天気を占ひて、易断の適中率が五〇％である事を証明し、つまり当るも八卦、当らぬも八卦で、恰も籤引の蓋然率で、全く信ずるに足らぬものである、という事を知つた。其後、高島易断所の年々の暦の天気予報を調べて、之も適中する事が五〇％で、時には続いて数回適中し、同じく適中しない事等のある事を実証した事もある。高等学校時代にも、骨相学で、之に対して驚異の心を以て実験する時には、随分適中するやうに思はれたが、年経るに従ひて、追々と八卦と同様に、全く信ずるに足らぬものであるといふ事を知るやうになつた。〉

これによって正馬に科学的精神が備わってきた時期が中学と高校の境目あたりにあったことがわかる。

占いを児戯に等しいと言っていながら、卒業試験の前にあったクラス対抗のボート競技会の前日にはまた明日の天気を占い、〈卦《け》は晴天、わが組黄艇が勝つと判ぜられたり〉と日記に記している。こういう憎めない無邪気さもあった。

運動が嫌いでなかった正馬は、武道を習う。撃剣もやったがこれはわずかで、主として柔術に打ち込んだ。森沢という師範について稽古し、中学卒業前に初伝を受け、「活の法」を授けられたという。柔術の稽古にはかなり熱心に通っていて、相当上達していたらしい。日記に自慢話を書いている。

一八九四年八月一四日〈夜は日傭人の丑と市とを相手に角力。柔術の方《かた》をやりて見す。余が市の腹の上に乗りて抑へ付くれば市はもがくも起き上り得ず。丑は力自慢なれば余と勝負を避く。丑は四俵担ぎの膂力《りょりょく》あり余は一俵をも容易に担ぎ得ざるなり。〉

ベースボールも好んだ。寄宿舎の生徒たちとともに、雨の中までやっている。

趣味は囲碁と将棋であった。勉強の邪魔になることを気にし、〈良からぬことと知りつつ、しばしば囲碁・将棋に耽ること多し〉と書いている。

三味線にも興味があり、郷里に近い夜須の姉の家に行ったときに習っている。姉の制止も聞かず、無理強いして教えてもらっている。

これらの趣味は生涯続く。

手先が器用な正馬は、弟が押し絵を作るのを真似て「八犬伝の犬塚信乃」を作り、面白くできたと母親にほめられた。蝋石の彫刻もやっている。

〈学は教場にて習ふものなれば下読みなどするは、無駄なるが如く感じたるなりき。故に成績は不良にして只及第さえすればよしとの考へにて競争心はなかりき。〉

教室で習うだけで進級したのだから、やればできる頭脳をもちながらも、下級生のうちは競争心も勉強への熱意もあまりなかった。

東京へ出奔

正馬は中学三年生のとき家出をする。『我が家の記録』によれば経緯は以下のとおりである。

〈十八歳、中学三年級の時、父が常に学資を制限するを憤り、苦学自ら成業せんと決心し、同級生池君と共に無断上京す。志す処は郵便電信学校（三年課程）にして、先づ自活の道を求め、然る後、己れの志す所を勉強せんと欲するがためなりき。上京後は池君の知人、広瀬氏（電灯発明者）の土蔵の二階を借りて自炊生活をなし、一私立予備校に入学し、其間睡眠時間を四時間に制限し二三時間の散歩をなし、其他は全く勉強時間に当てたり。初め苦学独立の決心なりしも、実際には意の如くならず、上京早々より既に父の仕送りを受け、二ケ月許にして脚気に罹り、下宿屋に移りたるも、終に歩行も不自由となりて帰国するに至る。之によりて自ら大に自己の無謀を悔ひ、後父に服従することとなり、中学に復校す。〉

東京の予備校で準備したのち電信学校に入り、自活しながら卒業し、電信技士として働いて資金をため、さらにやりたい学問の道に進もうという深謀遠慮であった。正馬が味わう初めての挫折である。この家出により落第する。

学費の送金の遅れは、中学最後の年の日記にある。一八九四年九月一八日、新学期が始まったばかりである。

〈朝学校に行けば、思ひ掛けなく月謝未払ひにて授教《ママ》停止をいひ渡さる。払はんとするに十六銭の不足にて漸く友人に借りて県庁に至りて之を払ひ第三時間目より出席するを得たり。〉

学校の前が県庁だから処置は早く済んだ。正馬の不注意のようにも見えるが、父親の怠慢なのであろう。父親に対する恨みを含んでいるので、同様のことが家出をする前にもあったのかもしれない。

後年の著書『生の欲望』一〇二「父に憤慨」には家の財産について書かれている。

〈余の家は、前から数町歩の田地があつて、数十石の収入がある。之が余の家の固有財産である。余は自分が、一通り独立して後も、最近まで、此の父の財産の分量を委しく知らなかつた。又之を知る必要を感じなかつたのである。余の学校の資金は、其収入から支出された。中学時代は、米の価が一石三四円で、家計が甚だ困難であつた。大学時代は、米は高く、養蚕等の収入で、却て楽にやつて行かれた。

父は此の固有財産を減じてはならないといふ主義であつた。其の為に、余の弟には、高等の教育を授ける事が出来なかつた。余は中学時代、身体虚弱であつたのと（今になつて考ふれば、実は神経質で、本質的に病身ではなかつた）、資金の乏しいために、中学卒業後、父は余に高等教育を受ける事を許さなかつた。〉

この時期は日記がない。〈父が常に学資を制限するを憤り〉というだけでは、事の真相が不明である。この記録によって、ちょうど中学生時代に「松方デフレ」が農村を襲い、農民が苦しんでいたことがわかる。

正文は慣れない農業で多忙ななか、一八八九年（明治二二年）富家村役場の発足とともに初代の助役兼収入役に就任する。それからの四年間は、おそらく息子の学資の送金を忘れるほど多忙だったのではないか。それはちょうど正馬が家出をした時期にあたる。

米価がそのまま上らなければ、中学から先の高等教育を受けさせたくとも不可能だと父親は考えていたかもしれない。

それにしても、競争心も勉強意欲にも乏しかった少年に、いつのまにか将来への欲望が芽生えていたのである。無気力にさえ見えた少年の家出には不意を衝かれる思いがする。静かにマグマを蓄えていた火山が突然噴火したようである。親に無断で家を出る、高知から東京へ出るというのは一大決心であろう。幕末期にどの藩よりも多くの若者が死を決して脱藩した土佐の先例をなぞったものであろうか。企てが早々に失敗に帰した悔恨がどれほどのものであったか、前述の回想がすべてであり当時の心境は不明である。それにしても、激しいものを秘めていたものである。母親の性格を「性急、行動的」と分析した正馬であるが、当の母親をも驚かしたことであろう。正馬のことばを借りれば、秘められていた生の欲望が一気に噴出したといえよう。この事件が正馬の生涯における積極的生活への転換点になったように見える。学費の問題は終わりではなく始まりであり、これから先も悩まされることになる。

はじめての日記

正馬の日記をみると天衣無縫な一面があることがわかる。日記を読まなければ、正馬の少年時代の天真爛漫ぶりを知ることはできない。

もっとも古い日記は、一八九三年（明治二六年）一二月二〇日に学期試験が終わり、この日から一月八日まで冬休になったので、高知から郷里へ帰るところから始まる。この日は朝六時に起床し、罰金六厘を払う。寄宿舎で生活する他の友人と五時起床の約束をして、寝過ごしたときは罰金を払う規則をつくったのである。午後二時荷物を寄宿舎の舎監に預け、わらじを履いて富家村へ向かう。約二〇キロの道のりだが途中一里（四キロ）ほどは引船の便があり、船賃一銭五厘だった。本格的な日記は、この冬休みにおこなった徒歩旅行にはじまる。

一八九三年（明治二六年）一二月二二日〈此冬は数人の学校の友人と申合せて安芸方面に弥次喜太《ママ》旅行を試みん計画なりしかば、之を父に乞ひしに父は贅費なりとて許さず、然らば無銭にても行くべしとて、出懸けるを、母は見兼ねて余に一円を恵み呉れたり。途中、岸本竜宮、手結《てい》岬など写生し、午飯を夜須叔父の家に喫し、約束により和食《わじき》に筒井丑太郎君を訪ふ道、思ひ掛けなく野老山長甫君に遭ひ、同君の家に伴はれ将棋をさしなどし、夜は筒井、岡村君も来り、酒宴となり、放歌舞踏大騒ぎをなす。此夜更に筒井に行き岡村に行き同じく酒宴して大騒ぎす。酔ひに乗じて村娘の家を訪ひ、岡村に帰りて四人共に寝ぬ。〉

一二月二三日〈此日も朝より酒を饗せられ、階子酒の如く、岡村君に連れ行かるるまま、所々に飲み、余が行く先を急ぐといふを強ひて止められ、日は暮れ終には大酔して、夜は末延氏といふ家に泊る。〉

一二月二五日〈五時頃より目醒め日記などなす。朝同行のも来り加はり、午前奈半利《なはり》町に小松君を訪ひ酒を饗され午飯を食ひ十二時出発す。同行は五藤、安岡、福留、詰光、小松及余の六人なり。カリューガといふ処には大師の衣洗ひと称する直径一間許の茶椀の如き石あり。海岸に大なる八畳敷許なる平坦の岩あり。同行者皆其岩の上にツランプなどして遊ぶ。余は風景の写生などなす。余は此日浮津迄行かんと欲せるも意見まちまちにして、且つ、フザケ、道草を食ふ事多く、今日は僅に三四里程を歩みたるのみにて、夕方キラガの町くぼ屋といふ宿に着す。夜は皆ツランプを取つて遊ぶ。余は床に就きて携へたる心理学を読む。〉

一二月二七日〈六時半出発。室津《ママ》岬を過ぎて初めて東に海を眺む。此辺は大概花崗岩よりなり、奇岩奇松、風景絶佳なり。九時ミツを過ぎ、正午頃サキ浜に着す。今日は途中安岡君が誰に告げずして独り引返し、五藤君等は之を探して更に引返しなどせるため、終に此行はこれにて行きとまりとなるに至りぬ。余は独り野宿してなりとも、甲浦を経て阿波より野根山を越えて帰らんとする希望切なりとも終に中止するに至りぬ。（中略）此旅行中、同行は皆菓子を買ふ事多し。余は家を出でて以来一回も買食をせず。又屢々午飯を抜き、餓に堪へて歩む。余は密かに克己を自負し「余はエライ哉と我ながら感心す。飯を大食するも、断食するも余が最もエライ」など記せるあり。実は金なきが為に之に堪へ得たるなり。夜はシイナに多田君の家に宿を乞ひ、ここにもツランプ、将棋などして夜を更かす。〉

一二月二九日〈夜は又皆槙氏に行き厄介をかけんとせるも、余は独り野宿を試みんと欲する処なりしかば、強いて別れ神社を求めて行きして折しも神官ありて許さず。終に墓地を行き抜けたる海浜にトマ舟を見出し、之にもぐりて寝んとし一時間余もここにありたるも眠られず、終に我を折り再び槙氏に帰り一同と共に饗応を受けここに泊る事となりぬ。〉

帰宅した一月四日の日記のおわりに書き込みがある。後年のものかもしれない。

〈此頃の旅行に要する費用は、宿泊料十二三銭、昼食四五銭、わらぢ六厘、酒一升十五銭抔なり。〉

面白いが長い日記なので引用すればきりがない。わらじ履きで高知県東部の町安芸《あき》を目指してほぼ海岸沿いに東へ向かい、室戸岬を回ったところまで行っている。進むにしたがい、しだいに友人が加わり、行く先々で酒宴、放歌、舞踏と大騒ぎをくりかえす。高知全県から生徒が集まる中学校であるからいたるところに学友がおり、泊まるところに不自由はない。友人ばかりか先輩たちも泊めてくれる。中学生といっても正馬は二〇歳（満一九歳）だが、当時、中学生は大人あつかいであるからどの家でも酒を出す。しばしば朝から酒が出る。〈此日記は殆んど酒旅行日記といふもよかるべきなり〉と書いている。酒好きの土佐の風習であろう。しかし正馬は遊ぶばかりではなく、旅先で友人たちがトランプ遊びをする傍らで心理学の本を読んでいる。翌朝そのつづきを読む。正馬は写生が好きだったことがわかる。

けっきょく一月の四日に帰郷する。両親に一週間と言って出かけ、一四日目に帰ったのである。その間、まったく連絡していないようだ。両親は心配していたというが、当然であろう。（この一年後の冬休みにも友人と

六人で、高知県の西端宿毛まで一三日間の野宿旅行をしている。〉

書き始めたばかりの日記は一月七日をもって途切れ、再開したのは五月一五日である。その間に重病にかかった。六月に卒業試験があったから、不運といわなければならない。

中学時代の読書

その人の精神生活をうかがうのに、読書はひとつの手がかりとして役に立つ。とくに正馬のように、精神療法という哲学・思想に近いところで新しい仕事を打ち立てたひとを知るには、読書の内容は心の遍歴をつかむために欠かせない。ウイリアム・ジェイムズは言っている。〈実際上、人は二十五歳までに獲得した観念が彼が生涯においてもつ観念のすべてである。〉（今田寛訳『心理学』岩波文庫・第二五章）そうだとすれば、正馬の二十代終わりまでの読書歴がおおよそわかるのは幸いとしなければならない。森田療法創始にいたるまでの思想形成を青年時代の読書から推測することが無駄な努力ではないと考えられるからである。

正馬は『我が家の記録』に〈学業は多く課程に忠実ならず、博く雑書を読み、心理、論理、経済、法学通論などを読み、多く哲学的のものを好みたり〉と中学時代を回想している。小学時代とは異なり、読書好きになり、幅広く読んだ。まだ特定の傾向は無く雑読、濫読といってよいが、〈多く哲学的のものを好みたり〉と書いている。

正馬は一八九三年（明治二六年）一二月から日記をつけはじめ、中学時代の日記は最後のわずか一年半分しかないが、その間に読んだ本を日記からひろいだしてみよう。入学した時すでに一四歳、二年生のとき心臓病で落第し、三年生のときは家出して落第、さらに卒業目前にまた腸チフスで落第したため卒業時は二二歳であった。中学に八年在籍したことになるから、この読書記録は数え年二一歳と二二歳のときのものであり、中学生といってもすでに大人である。日記を書かない日もあるので読んだ本のすべてではないかもしれない。日記に登場する順にあげてみる。

『心理学』『経国美談』『佳人之奇遇』『男女快楽交合の秘密』『経済と道徳』『教育哲論』『学芸雑誌』『天文学』『滑稽寝言』『韓退之原道篇』『ホラチウス』『般若心経』（書写する）『リンコルン伝』『印度紀行』『豪州印度』『原人論』『論理学』『佐賀怪猫伝』『奴の小蝶』『侠骨凌々』『三日月』『経済学』『倫理学』『般若理趣経』（書写する）『孝経』。

以上のうち『心理学』から『リンコルン伝』までは一八九三年の末から九五年初頭までに読んでいるのだが、寺田寅彦の年譜（『寺田寅彦全集』第一七巻　岩波書店）によると一八九二年の九月以降に〈『佳人之奇遇』『経国美談』『帰省』『レ・ミゼラブル』『リンカーン伝』などを読んで強い印象を受ける〉とある。三冊が共通しているのは、時代の流行であったのだろうか。あるいは正馬が、年下だが読書家の秀才から読後感を聞いて読んでみる気になったのかもしれない。

書名のみで著者名をほとんど書かないので、日記の読者は困るのであるが、わかるものもある。『経国美談』は政論家矢野龍渓の小説、『佳人之奇遇』も東海散士の政治小説である。

『心理学』はわが国心理学の父といわれる元良《もとら》勇次郎のものであろう。この当時ほかに井上円了の『心理摘要』『（哲学館講義録）心理学』などもあったが、アメリカで最新の実験心理学を学んで帰朝したばかりの帝国大学教授元良勇次郎が書いたものを選んだのではなかろうか。井上円了のものは従来の哲学的倫理学的な心理学であり、元良のものが登場したのちはいささか古びてしまったからである。

『倫理学』も一八九三年に出版された元良勇次郎のものであろう。元良は東京大学の心理学倫理学論理学講座担当の教授であった。井上哲次郎や大西祝《はじめ》らには同題の著書がなく、桑木厳翼のものは時代が下がるからである。正馬はのちに大学院のとき元良の心理学講義を受けることになる。

『教育哲論』は尾原亮太郎のものであろう。一八九二年に井上円了の哲学館から出版されている。正馬はこれを休日に郷里の家から高知へ戻る五里余（二〇キロメートル余）の道を歩きながら読んでいる。高知県尋常中学校の『校内諸件一覧（明治二十八年）』の「教科ならびに受持ち教師」一覧表に教諭のひとりとして尾原亮太郎の名がある。万国地理・万国歴史を担当している。正馬は尾原の授業を受けていたのである。尾原はのちに福井県尋常中学校長を経て北海道中学校の校長になる哲学者である。

『論理学』は、千頭清臣《ちかみきよおみ》のものではないか。千頭は土佐藩士の家に生れ、田中一郎の『寺田寅彦覚書』によると、板垣退助の知遇を得て同家の書生をつとめた。のち東大で英語学を学び、その後英国に留学したひとで、正馬が在学中の一八九三年から一年余り高知尋常中学校の校長をつとめていた。千頭は、優秀な若い教師を招いて乱れた綱紀を正して校風を刷新した。剣道や柔道に熱中する武張った生徒たちにベースボールやフットボール、クリケットなどの球技を教えた。

正馬が哲学周辺の重要な分野である心理学・倫理学・論理学などの本を読んだのは、哲学を系統的に学ぼうとする姿勢を感じさせるが、中学校で直接接した哲学者たちからの影響があったように思われる。しかし、こののち西洋哲学への発展はあまり見られなくなる。一九世紀末に哲学から独立したといわれる心理学については、大学から大学院にかけて専門的に究めてゆくことになるので改めて触れる。

『学芸雑誌』は『東洋学芸雑誌』のことであろう。わが国最初の学術総合雑誌として、杉浦重剛と千頭清臣が井上哲次郎ほかの協力のもとにはじめたもので、科学の啓蒙を主としながら文芸作品も掲載して多くの読者を得ていた。正馬が読んだころは編集方針が科学誌としての性格を強めていた。

『原人論《げんにんろん》』は唐代の僧宗密《しゅうみつ》が儒教・道教・仏教の三教を論じて仏教を最上とした論書。『孝経』は孔子が孝道について門人の曾三に述べたものをその門人が記録したものといわれる。

哲学書から娯楽小説まで幅が広い。西洋の哲学、科学、政治、経済関係の書目のなかで東洋思想への傾斜が明らかである。以下、読書からなにを学んだか書物に即して探ってみるが、著者も分からない偉人伝や小説の類は除外する。一八九五年一月下旬に風邪で発熱、腹痛や下痢で寝込んだときの日記に〈悪寒覚ゆ、勉強六時間、病中小説読む事多し〉として、村上浪六の『三日月』はじめ数点の小説を挙げている。病中の慰みに娯楽小説を好んだことがわかるが、取上げるに値しないと思う。

一八九四年（明治二七年）一二月一一日の日記〈昨夜より日々朝夕のつめとして、韓退之原道篇、日本天皇歴代、年号、ホラチウス、勅語など一回づつ音読する事となす。之れ僧侶の朝夕の読経より考え付きたるにて、且つ心なく読みて之を幾日にして暗誦すべきやを試みんとてなりき。〉

歴代天皇の名前や日本の年号、教育勅語などの暗誦はこの時代の生徒にとって必修であっただろう。珍しいのは、韓退之（韓愈）の『原道《げんどう》』とホラティウス（代表作の『詩論』であろうか）である。暗誦するというのは、ただ読むというのとは重さが違う。なぜこれを選んだのか興味のあるところだ。たしかに、いずれも暗誦が可能な短編ではある。

ホラティウスはローマ帝政期初期の詩人であり、『詩論』はアリストテレスの『詩学』とともに後世の文学者に大きな影響を与えた文学論の古典である。全体にちりばめられた数々の警句が魅力的である。岡道男訳（岩波文庫）によってあげてみると、〈努めて簡潔さを求めると、曖昧になる〉〈わたしたちは正しさのうわべだけ見て欺かれる〉〈よろこばせるためにつくられたものは、できるだけ真実に近いものでなければならない〉〈詩は美しいだけでは十分ではない。それは快いものでなければならない〉など鋭い名言が連なっている。正馬が暗誦までしようとしたものは何であろうか。『詩論』のほかにホラティウスは数々の格言で知られる。『ギリシア・ローマ名言集』（柳沼重剛編、岩波文庫）からいくつか引用する。〈怒りは一時の狂気である〉〈今日という日を摘み取れ〉〈人生は人間に、大いなる苦労なしには、何も与えぬ〉〈生まれながらに欠点のない人間などいない。最上なのは、欠点の少ない人間だ〉。これらの言葉に正馬は人生の真実を見出していたのであろう。

韓退之は唐の文章家・詩人であり、儒教を尊び、とくに孟子を激賞したひとである。『原道』は儒教を称えて道教と仏教を否定した、原文で一〇〇〇字あまりの短い散文である。清水茂の訳・解説（『唐宋八家文』一・朝日新聞社）によってみよう。

〈博く愛するをこれ仁《じん》と謂《い》い、行ないて宜《よ》ろしくするをこれ義と謂い、是《こ》れに由《よ》りて之《ゆ》くをこれ道と謂い、己《おの》れに足りて外《そと》に待つこと無きをこれ徳と謂う。〉さいごのところは〈自分の身に具足して、ほかの人から何も期待しなくてもよいのが、徳である〉と読む。儒教の根本をまず述べる。その勢いを借りてすぐさま道教の祖とされる老子の批判に移る。

〈老子の仁義を小なりとして、これを非《そし》り毀《そし》るは、その見る者小なればなり〉つまり〈老子は仁義をけちなものとして非難した。それは、老子の見地が狭いからである〉という。

正馬の興味はおそらく仏教批判の部分にあったのではないか。

〈今その法に曰《い》わく「必ず而《なんじ》の君臣を捨て、而の父子を去《す》て、而の相生養《あいせいよう》する道を禁じて、以てそのいわゆる清浄寂滅《しょうじょうじゃくめつ》という者を求めよ」と。〉

つまり、あらゆる社会関係を絶ち、人間の道をとどめて、けがれを清めること、苦をすっかりなくすいわゆるネハンとを一心に求めよといい、社会性を無視する仏教の教えを非難する。

〈今や、その心を治めんと欲して、而も天下国家を外《わす》れ、その天常を滅ぼし、子としてその父を父とせず、臣としてその君を君とせず、民としてその事を事とせず。〉

儒教の教えでは、精神修養をすることは、天下国家に働きかけるためのものであるのに、仏教は精神修養をして自らの心を治めればよしとして天下国家のことは度外視し、「天常」つまり父子夫婦などの天然自然の肉親関係をなくし、子は父を父の扱いをせず、臣は君を君とせず、人民は自分の仕事を仕事として働かない。それでは、まるで、中国伝統の考え方とは逆ではないか、というのである。以上のように、主として政治経済、社会生活における倫理面からの道教仏教に対する批判である。さいごには、道教仏教の道士僧侶を人民にもどして生産に従わせ、道教仏教の経典を焚き、その住まい、寺は人家とせよ、とまで言っている。正馬はこの書を暗誦している。

南北朝時代以降大量の仏教経典が漢訳されて、唐代に入って仏教は道教とともにいっそう深く人びとの心をとらえていた。漢文学者の赤塚忠によれば（『新釈漢文大系二・大学・中庸』明治書院）〈だが、唐朝の綱紀も弛むと、新たな人倫の教えが渇望され、儒教復興の機運が回って来た。その魁《さきがけ》となり、とりわけ『大学』篇の儒学上における意義を初めて著しく高く評価したのは韓愈《かんゆ》（七六八―八二四）である〉という。宋代以降に盛んになる儒学発展の先鞭をつけた文人として歴史的な役割を果たした人である。

仏教に深い関心をいだいていた正馬が、同時に仏教批判の書を暗誦している。さらに、高等学校に入学してからはキリスト教も学ぶ。さまざまな思想を求めてさまよい、貪欲に読みふけっていたのである。

『孝経』は、孔子が弟子の曾三の質問に答えて「孝行」について語った本である。その形式から曾三が書き留めたもののように見えるが、実際の著者は不明であり漢代の儒者の手になるものであろうという。〈身体髪膚《しんたいはっぷ》、これを父母に受く、あえて毀傷《きしょう》せざるは、孝の始めなり〉は書中のもっとも知られる言葉であろう。おそらく戦前まではだれもが知っていたはずである。竹内弘行の『孝経』（タチバナ教養文庫）によれば、全一八章（別に二二章の本もある）全文約一八〇〇字からなる短い本であり、わが国では古来一家に一冊ずつ置かれていたという。七五七年（奈良時代）の勅令で家庭に備えるよう命じているというから古い。とくに子供の必読書とされた。子が孝養をつくすことを「孝行」といい、ここに道徳の根拠をおいて「仁（愛）」の始まりとしたのが孔子であり、その教えが儒教として極東の人間道徳として普及した。儒教文化圏では、「家」という自然的血縁集団が確固として存在し、その中心である親子関係が「孝」によって結び付けられていた。それが社会集団の紐帯である「忠」に拡大され、君臣上下の関係として社会を安定させると考えられた。孝行は親の生前に終わるのではなく、礼儀という形式に敬意をこめて親の死後まで一貫して仕えるものであると説かれた。これが家庭道徳にとどまらず、儒教の政治原理「孝治《こうち》主義」にまで拡大したのが『孝経』の特色である。特筆するべきは第一五章「諫争《かんそう》の章」である。諫言《かんげん》、すなわち〈父母に過《あやま》ちあらば諫《いさ》めよ〉と、親への反論と反抗を勧めていることである。儒教思想は絶対服従の奴隷的な道徳と見られがちだが、反抗を認める思想があるのは興味深いことである。

幼時に厳しい儒教教育を受けたにもかかわらず、正馬は若いとき必ずしも孝行息子とはいえなかった。向上心抑えがたく、勉強のために東京へ家出したり、親の反対を押し切って高校へ進学するなど、親を手こずらせたのである。二男の徳弥は親の言うとおり進学をあきらめて田舎に残ったから、むしろ親孝行だった。しかし、正馬の大学卒業後の親孝行ぶりは鮮やかである。親も結局は息子のわがままを聞いたことに満足したに違いない。若いときの反抗は、やる気のある子の学資を惜しんではならないという『孝経』の筆法にならった親に対する諫言といえるかもしれない。そうだとすれば正馬こそ孝行という点で孔子に忠実であったことになる。

写経

一八九五年一月一四日〈数珠を求め来たり、仏に帰依すなどいひ般若心経を写す。〉
四月三日〈寺に窪君に就き般若理趣経を習ふ。〉
四月四日〈理趣経を書写す。〉
四月六日〈此頃殆んど毎日寺に宿す。〉

寺は、自宅のすぐ近くの金剛寺のことである。窪君は、後に自選経文を作るときに相談にのってくれた真言宗の僧である。

この日記からは、仏教に対する熱意が感じられる。中学卒業後の進路について父親と対立していた時期であるから、あるいは捨て鉢で出家しようという気持ちもあったのだろうか。寺に泊りつづけたのも父親から離れていたからかもしれない。それはともかく、写経という行為は単に読むのにくらべてより強い学習意欲を示していると見てよいだろう。なぜ『般若心経』と『般若理趣経』だったのか。『般若心経』は浄土教以外の宗派で広く使われている仏教経典であり、『般若理趣経』は真言宗で日常的に読まれているいわゆる密教経典である。つまり、どちらも森田家の菩提寺である金剛寺でよく読まれている経典であるから、知っておきたいという実用的な目的もあったと思われるが、日記からはそれ以上の内発的な仏教への関心が感じられる。

『般若心経』は仏経の経典として最も広く知られているものであろう。仏教学者の中村元が岩波文庫本『般若心経』のあとがきで〈日本の仏教では昔から、大乗仏教の精髄を示すものとして重要視され、つねに読誦されてきたものである〉といっている。一般に流布している『般若心経』の玄奘による漢訳は、二六二字という短さから写経のための経典としても親しまれている。大乗仏教の根本思想である「空」の理法を説いたものといわれ、その一節「色即是空、空即是色」はなかでも人口に膾炙している。中村元・紀野一義によるサンスクリット原典からの訳では〈およそ物質的現象というものは、すべて、実体がないことである。およそ実体がないということは、物質的現象なのである〉となる。正馬は中学生のときに「是空」を号としたと書いているが、色即是空から採ったのであろう。三二歳のときに形外と改めるまで使っている。中村元の注によれば「空」とは以下のとおりである。

〈原語シュウニヤターの訳。「なにもない状態」というのが原意である。これはまたインド数学ではゼロ（零）を意味する。物質的存在は互いに関係し合いつつ変化しているのであるから、現象としてはあっても、実体として、主体として、自性としては捉えるべきものがない。これを空という。しかし、物質的現象の中にあってこの空性を体得すれば、根源的主体として生きられるともいう。この境地は空の人生観、すなわち空観の境地である。〉

仏教の根本思想が、正馬がのちに打ち立てた神経質の理論において、神経質の悩みは誤想によるものであり実体がない、と見たのと通じるものがあるのは興味深いことである。正馬の晩年のことば〈諸行無常は人性の事実にして、貴賎智愚共に生涯不安定不立命に終始するものなり。此無常不安定を常住とするとき、初めて安心立命の境地を発見すべきなり〉も、空の思想とおなじものであろう。正馬はこのときまだ将来の進路が定まっていなかった。決定するのは数ヶ月先であり、まだ先の見えない夜明け前の海にただよっていた。ここでは、医学や心理学などの諸科学とともに中学生時代に芽生えた仏教への関心が、哲学・思想の中でとりわけ長く持続したことを指摘しておけば十分であろう。

『般若理趣経』は、真言宗寺院で朝夕の勤行《ごんぎょう》のときに読まれている真言宗僧侶の常用経典であり、ふつうはただ『理趣経』とよばれている。『般若心経』は『大般若経』六〇〇巻の精髄を簡潔に説いた経典であり、『理趣経』もおなじ系統を引いているが、いちじるしく密教化された経典である。密教は、七世紀頃インドで大乗仏教の思想を基盤としてヒンズー教の影響をも受けて成立した。密教の特色のひとつは現実肯定の思想にある。『岩波仏教辞典』では〈現実世界が絶対世界に他ならないとする思想は、現実世界の一事一物を絶対世界の具体的な表現とみる象徴主義と結びつき、また徹底した現実肯定の哲学を生み出した〉とされる。釈迦の死から数百年たった紀元前後に大乗仏教が成立する。大乗が大きな乗り物を意味するところから明らかなように、従来の出家中心の仏教から在家の大衆を救う仏教として発展したのである。大乗を名乗るひとびとは一方で、これにちも東南アジアで受け継がれている釈迦以来の出家主義の伝統的仏教を小乗仏教と貶称《へんしょう》する。大乗仏教の普及とともに、比丘・比丘尼に課されていた数百にのぼる戒はしだい緩和されてゆく。ヒンズー教の影響のもとに現実肯定が進んだ結果、人間の欲望を肯定するところまで行き着いたのが密教である。密教経典のなかでとくに『理趣経』は性の欲望を肯定する経文として知られている。

『理趣経』は『般若心経』ほどの長さの序説が置かれ、つづく各論の冒頭はつぎのように説きはじめられる。〈いわゆる妙適清浄《みょうてきしょうじょう》の句、これ菩薩の位なり。欲箭《よくせん》清浄の句、これ菩薩の位なり。触《そく》清浄の句、これ菩薩の位なり。愛縛《あいばく》清浄の句、これ菩薩の位なり。〉『密教経典』（講談社学術文庫）の宮坂宥勝の訳はつぎのとおりである。〈いうところの性的快楽が本来清らかなものであるという成句（＝地位）は、そのまま菩薩の立場である。異性のハートを射止める愛欲の矢が本来清らかであるという成句（＝地位）は、そのまま菩薩の立場である。異性と抱擁することが本来清らかであるという成句（＝地位）は、そのまま菩薩の立場である。異性と離れがたいことが本来清らかであるという成句（＝地位）は、そのまま菩薩の立場である。〉さらに、この二倍ほどの同様のことばがつづく。読む者を驚かせるに十分である。仏教の経典とは信じられない。

松長有慶は『理趣経』（中公文庫）のなかで、高野山では古来この経は〈ある程度の段階にまで達していない人には説いてはいけない、秘密〉とされてきたという。誤解を招くことを恐れたのである。松長はこの経文の意味をつぎのように捉えなければならないという。〈欲望とは、否定しても否定しきれないものである〉〈つきつめていけば、人間の生存そのものが欲望である〉〈欲望の根源というのは、それぞれのもつ生命力である〉〈人間の持っているバイタリティそのものを、押さえつけるのでなく、生かして、正しい道を教えることによって間違いのない方向へ引っぱっていこうというのが理趣経である〉と。

ここで思い出すのは正馬が森田療法理論の中で述べた「生の欲望」説である。欲望を前向きに生きる人間にとって必要なものとして肯定したのである。人は誰しも死ぬのが怖い。生きようとするのが人間だからである、と。仏教に親和性のある正馬の理論の中で、仏教が一般に否定ないし抑制を勧めた欲望を肯定する思想がどこから生れてきたのか。若いときに『理趣経』の思想を知っていたことを見逃してはならないと思う。

腸チフスにより卒業試験に落第

『我が家の記録』によると、正馬の病気の始まりはつぎのようである。

〈余の疾病史は（中略）十才頃、麻疹《はしか》にかかりたる時の記憶あり。十四才頃より頭痛常習あり、一、二の医師

に心臓病といはれ長く服薬したること前に挙げたり。実は神経質なりたり。〉
〈中学二年の頃、心臓病（後に至りて実は神経質なりし事を知る）にて医療を受くること殆んど二年間に亘り、二年級にて一回落第す。〉

中学五年生で卒業を目前にした一八九四年（明治二七年）二月、こんどは腸チフスに罹る。当日書いた日記ではないが、病後にまとめた病中記録がある。

〈其後日記中止せるが、二月二十六日より病に罹り腸ちふすとなる。其前二十日余りの間、風邪の心地すれば常に柔術をやりて汗を流し、入浴して事なきを得たるが、此日心地甚だ悪かりしも自転車乗りの面白くて病を侵して市中を乗り廻して汗を流し、帰りて入浴中悪寒を催し、終に病に臥するに至る。此日はガンギリ橋落成式の日なり。此夜より頭痛劇しくて勉強に堪へず、寝室に入る。

二十七日、病室に移り朋友の看護を受く。余は平常自ら熱病に感ぜざるものと独断に信じ、何程の事かあらんと医師をも迎へず、売薬アンチヘプリンを求め二回分を一回に服用せるに暫時にして不安、心悸亢進を起し、苦しむ。

二十八日、夕熱は三九・六に昇り、空恐ろしくなりて、小松氏を迎へて診察を受く。余は死するに非ずやと問へば小松氏は「斯ばかり物言へば死する気遣なし」と答ふ。

一週間余を経て身元引受人別役氏の世話にて中学の前なる馬詰氏の家に下宿し、郷里より出で来たりたる父と弟との看護を受く。二三日の後熱少しく下りければ、特に医師の注意も無かりし為、少し許りは外に出づるもよからんと思ひ、心地悪しきを強いて外出し、其翌日より再び体温四〇・五許に達し、一週間余続く。其間全身の筋肉痛み、昼夜殆ど三十分と眠らず。父や弟に脚腰を揉みて貰ふ。うとうととする時は或は自己の身体関節ちぎれちぎれになりこれが各一個の個体として千畳の座敷に列びて寝ぬるが如く感じ、或は耳の傍に死したる先祖の何事をか、耳語するが如く思はれたる事などありき。一、二度検温器を破壊せる事ありしかば、或時はうつつ心にて「検温器をこはしてはいかん」と高声を発して弟を驚かしたる事などありき。（中略）再発のため病重かりしかば非常に痩せ衰へて骨と皮となりぬ。熱下りて後も三七・五許の熱、弛張して一ケ月許も続きぬ。臥褥する事凡そ六十日許りなりき。後釣台に担がれて一時郷里に帰りて静養す。〉

五月一五日〈初めて学校に出席す。梅や桜の花の盛りも知らず、おなじ温度の病床の中に過ぎて春が何時来りて何時過ぎつるが弁ぜず。何時の間にか世界は深緑と変じ居たりき。病後の衰弱猶ほ恢復せず。勉強に堪へず。特に不便を感ぜるは其後長く、膀胱筋力なくて尿意を催せば便所に走る隙なくて直ちに点滴として漏らせる事なりき。為に学校にては時間の終り毎に便所に行きて其そそうを防ぎぬ。〉

学校へ復帰して半月後のこと。

一八九四年六月一日〈此頃殆んど学校の勉強を排し只毎日申訳に学校に出席するのみ。隣に下宿せる中山先生は将棋の遊び相手なりき。此日自転車を乗り廻して諸所に友人を訪問す。夜臥褥するや急に心悸亢進不安を起し、寒からざるに全身震るへ、自ら脈を測するに百余を数へ、或は脚気衝心に非ざるやを恐れ、直ちに人を頼みて医を招く。薬を服して後稍安静となる。〉

六月二日〈今日は朝より気分常の如しと雖も尚ほ衝心の非知るべからずと心安からず。〉

ここに後年の書き込みがある。

〈今にして思へば、チフス後の衰弱まだ恢復せざるに自転車に乗る等過激の労作をなしたるため、神経性の心悸亢進発作を起したるなりき。されど医師は（深瀬氏）余の病を憂ひて帰郷静養を勧めたり。三日午後小松に行きて診察を受く。小松氏の曰く「先夜は告げざりしも心臓に故障あり。今日は脈の打ちぎれ、十八に一なるも先夜は五に一なりき。兎も角も帰郷せざれば、脚気に罹る事は保障しても可なり」と。今より思へば小松先生も余の神経性心悸亢進には思ひ及ばざりしならむ。〉

腸チフスの恢復直後の六月に卒業試験があった。

六月五日〈学校に出席せるも、試験あり、余は受験する能はずして退場す。余の下宿は学校に近ければ、毎日の如く多くの友人来り遊び、笛、風琴の稽古などす。〉
六月一三日〈代数の試験ありしも知らざれば其侭退席す。〉
六月一六日〈家に帰り脚部熱感のため足を門辺の溝に浸して読書す。歴史の試験あり。二三両学期を同時に受けたるも僅に一題を答へ得たるのみ。尾原先生は温習日を与へて再試験をなさんといはる。余は初めより自棄落第の予定なりしも先生の好意に対して勉強する覚悟となりぬ。佐々木、市村君等を自転車に乗りて訪問す。市村君は余に、死を以て勉強し試験に及第せよと忠告す。家に帰りて勉強せんとせるも又他の友人来りて中止す。〉
六月二六日〈今日より試験あり。受けたれども、習はずして全く知らぬもの多し。〉

好い教師や級友の励ましにもかかわらず、結局多くの科目で不合格となり卒業を見送った。

野村章恒の『森田正馬評伝』にあるこのときの成績表の写真を見ると、和漢文の講読が八七点と合格点のようだが、その他はドイツ語、歴史、三角術、体操の成績はいずれも低く、倫理、和漢文の作文、英語の講読・作文・会話・読方、簿記、代数、動物、物理、図画などの点数欄はいずれも空白である。

しかし、この苦難の試験期間中の日記にも前向きの記述がある。

六月九日〈此頃余は三角術代数等数学を勉強する事多し。嘗て余は四級三級時代（新入生を五級とし最終学年を一級と称した・注）数学を好まず、常に落第の危険を数学にて侵せるが近頃自ら感ずる処あり、余が将来若し工学等を学ぶとすれば数学は其基礎学なり。又若し数学を要せずとするも何事にまれ一人前に出来ざるは余の愚、偏狭の尺度たるべし。或は只之を好まずして勉強せざる為なるべし。余は愚か偏か、いで之より奮発勉強して見んと考へたるなりき。〉

高等学校進学後、数学は得意科目になるのであるから、一年間の停滞は無駄だったとは言えない。

両親の愛と鞭

正馬は高知の中学校へ入学してからは、週末ごとに郷里へ帰った。夏休みは郷里で過ごしたが、冬休みは二年つづけて長い旅行に出ていた。郷里に帰れば家事や農業を手伝うことになった。高知へ戻るときに父に小遣いを乞うて断られ、母にねだってようやく手に入れることが多かった。郷里での両親とのやりとりを日記にうかがうことができる。まず、冬休みの徒歩旅行から帰宅した直後のことから。

一八九四年一月七日〈家に帰り高知に中学に帰らんとて父に金を乞ふ。父は余の濫費を責め今回の旅行も父の快しとせざる処など種々小言をいはれ一円五十銭を与へらる。余は父の前には一言も返す言葉を得せず。直ちに母の処に至りて、其金を差出し、斯ばかりの金にて事足るべくもあらず、而かも父上より色々の小言をいはれんよりは、余は密に自ら家を出でて自ら金を得て独学せんなどダダをこねて母を困らせ、夜須の伯母上も来り合せたれば共々に余を慰め呉れ漸く友人と共に家を立ち夜に入りて寄宿舎に帰りぬ。〉

八月一日〈今日も昼寝す。母に怠惰を戒められ、水を打ち掃除などなす。今日初めて馬にクツワをかませたるに、さかさまになし乗らんとするに馬は拒み乗らせず。誤りて手を口に入たるも咬まんとはせず、足を踏まれたり。〉

八月一二日〈朝より別役、竹村君来り連碁などし、副食物を買ひ来りて共に食事し、夕方になりて共に郷里に向ふ。道草を食ひて、夜の一時半頃家に帰る。母は余の為に起きて蚊帳をつり呉れたり。不孝の子!〉

八月一四日〈余が朝寝の事、家が忙しきにも他処に見て心なく寝る事を床の中にて母に譴責さる。〉

八月一九日〈若尾君逗留してあり、余が怠惰にして仕事をせぬとて叱る母等の言葉に友だちの来れるにとハラハラ思ふ。〉

八月二〇日〈母に小言をいはる。「此忙がしいのに、下女もないから、自分独りで……高知へも用事に行く事出来ず。……祖父様の遺言に悪い子は追ひ出して家を継がせぬ……」など。父の命令否み難く、若尾君に謝して新宮に父等と共に四反の田のヒエを刈る。〉
九月四日〈父と共に新宮の田に稲刈をなす。腰痛み、手の掌痛む事甚し。父一人に任さんも気の毒なれば夕方迄手伝ふ。夜は体痛み発熱の感を覚えたり。〉
九月五日〈未明より父に起さる。全身痛みて寝返りにも苦しむ許りなり。起きれば思ひの外に堪へ得るものなりなど父にいはれて今日も稲刈りに行く。〉
一二月二日〈父に金を乞ふ。金少しく不足なり。九月以来の計算をなす。少しく多額なり。家を立ちて後学資金を補ふに自ら金を得るの道、父に金を乞ふの気の毒など考へ交々感に満つ。〉
一八九五年一月六日〈今日は夜須の一同も逗留し、家族一同集まりて終日団欒快を覚ゆ。夜は初めて一同車座作りて夕食をなし、母は余の為めに酒を用意されたり。〉
四月二一日〈父に金を乞ふに来月の繰越分を与ふる能はずとて拒絶され、母の好意に一円五十銭を得て帰舎す。〉

中学時代の人生観

正馬は日記の随所にときどきの人生観を書き付けている。興味深いものを拾う。まず、日記を書き始めて二日目のものである。
一八九三年一二月二一日〈此日水谷山にて「楽は良苦なり」の語を考へ付きたり。此語はまだ古人の言あるを聞かず。余は少時より人生観、苦楽観等に就きてよく独り考究したるありき。〉
一八九四年六月九日〈夜は坂本君と語る。同君は家豊かならず。休日など家に帰れば手伝いやらずばならず。大根などを売りて銭を勘定する事面白しと。談転じて人生の苦楽問題となる。坂本の曰く、人間は何時死ぬるや分らず。楽しく気侭に遊び、少しでも長命を保つ事楽みならずやと。余曰く、扨楽は万人の願ひ。求め、あこがるる処にして、世の人々の有様を見るに其望み希ふ処各々異なるものあり。山陽は肺患に罹り医の匙を投ぐるに及んで益々其著書に勉強し、馬琴は眼明を失ひて猶ほ其娘に筆記せしめて其著書を続けたりといふ。一方には寝る程楽なものはないといふ様に安逸、無頼、放蕩又各人の楽みとする処なり。仏者は寂滅涅槃を希求し、キリストは博愛を以て其願ひとなす。されば人各々其願とする処を異にす。之を一般に見れば大人は努力向上を以て其楽みとし、小人は安逸堕落を以て其楽む処となすが如し。余は思ふ、人は只其最も良き楽を得たるものこそ、世に幸なるものなれと。嘗て余の歌に、「悲ししと思へば悲し、楽ししと思へばたのし、面白の世や」。談又生死の問題に進む。余思へらく、凡そ人誰か生を希ひ、死を厭はざるものあらむや。然らば人は五十年に死するも、百年にして死するも死に臨んでは、之を悲しみ之を逃れんとす。何時迄も倦く事はなかるべし。此三年にして死するも百年にして死するも其悲みは一なり。天命到り死して後に過去を計算すれば三年も百年も共に無窮分の一にして数の境を離れ之を neglect し得べきなり。されば人は何時なん時死しても常に悲しくして而かもそれ以上のものに非ず。此悲み何かあらん、終に憂ふるに足らず、と。〉

わずか二〇歳の青年の人生観である。晩年のものかと錯覚するほど老成したところがある。しかし、まだ理屈に走っているように思われる。

一八九五年六月一三日〈澤谷に誘はれて鏡川下に遊泳をなす。夕食後は同級生と共に目かくしなどなす。澤谷は何かといへば常に自ら不勉強なる事を自負するも可笑し。蓋し勉強せずして相当の成績を得といふを意味するなり。他を怠惰に導くに至る良からぬ事なり。余は常にいへり、為れば出来ると自負して為さざるは覚束ながらも之を為るものに如かず。記憶領会頼むに足らず。頼むは只勉強練達其物にあるのみと。〉

正馬晩年の思想〈努力即幸福〉がすでにここにある。

抑制された性

中学生といえば性に目覚める年ごろである。正馬も例外ではない。二〇歳前後の短い期間のことしか分からないが、日記から正馬の性への関心をひろってみよう。

一八九四年一月六日〈午後、岡村、筒井、野老山、公文の四君余の家を訪ひ来る（約によりて）。夜は服部君をも招き酒宴を催し、酔に乗じて娘遊びに出懸け夜の更くるをも知らず。〉

六月三日〈朝夢精あり。〉

　夢精、遺精はその後しばしば書かれる。

六月八日〈小松先生はよく書生を愛し之を待遇しければ、いつしか余等も足繁く先生の家に遊ぶに至りぬ。只余は常に先生の性欲的諧謔の多きを不快と感じぬ。例へば突然に「昨夜は飛ばさざりしや」など問ふが如し。診察を乞ふも多くは真面目に診察する事なくして諧謔を弄する事多し。〉

七月七日〈毎日水番をなす。女に手紙を送る。〉

　恋文であろうが、女についてはどこの誰か皆目見当がつかない。

八月一一日〈夜は若尾、下司君等と共に磧《かわら》に遊ぶ。女の力持を見る。二十五才許、五尺五寸もあらん。腹部甚だ大なる女にして、腹の上に四斗俵四個を載せ其上に臼を置きて餅をつく。（中略）其他、小人の踊り、手品等を見物す。尚ほも磧を徘徊する内、我袖を引くものあり顧れば十五六の可愛らしき女なり。心ときめきながら問へば「あなたをお友だちが呼ぶなり」と引かるるままに行けば、丸一といふ料理店なり。女の指す方を見れば、知らぬ人なり。ゑしやくして我を呼べりやと問へばそは嘘なりといふ。余は女を叱り忿れる顔して外に出ぬ。引かるるままに止まりたけれども自ら制抑したるなり。〉

八月一五日〈夜は金剛寺の夏祭にて角力の催しあり。角力終りて後は服部君等と共に南の娘許《がり》遊ぶ。余は娘に水を乞ふ。女酌み来る。余の曰く、余は水を欲するに非ず只其方を余の側に寄せたきが為なりと。ここに多くの若者立ち、女を奪ひ寄せんとて、女の手を取り足を引き騒ぎをなす。流石に人間はケラや蜻蛉の如く手足のムシレ取れぬものかとぞ笑ひける。〉

九月二二日〈男女快楽交合の秘密を読む。〉

一〇月三日〈寺に行けば正光の美人あり。昨夜此処に泊りたりとの事なり。余の傍に来り媚を呈し細々と語らふ。淫奔なる女なる事を初めて知る。窪君も懺悔する処ありたり。〉

一〇月二七日〈松木君に招かれ高知より帰途、野市西町の神祭の饗応を受く。松木君に誘はれ幾軒となく推参して酒を飲む。娘の家にも行く。服部君も共にあり。帰らんとして暗中川中に落つ。松木に泊る。〉

娘遊びというのは、男女の出会いの機会をつくる土佐の習慣らしい。祭りのときに限らず、男が娘のいる家へ押しかけるのである。正馬も友人と共にしばしば行っている。深い関係になるものではないようだ。とすると、正馬の女性関係はまことに物足りないほど控えめなものであった。しかし、日記に後年のものらしい気になる書き込みがある。一八九四年七月一五日のところに〈此あたり性欲に関する秘密の語甚だ多く我ながら解するに苦しむ。すざましき恋になやめる時の事なり〉とある。

性に関する記述が削除されているらしいのである。残念である。〈すざましき恋になやめる〉とはいったいどれほどのものだったのか知りたいが、他のどこにも書いていないから不明である。削除は、正馬の日記全体の信頼性にかかわる重要な問題点でもある。正馬の日記帳の冒頭に、大正九年五月一日の日付入りで説明書きがある。

〈余の日記は明治二十六年十二月二十日ヨリ始マル。其以前ヨリ旅行日記等はありしも大正九年の今日迄引続き記したるは此時よりなり。記する処文字も文章も人に見せる為ならねば極めて雑粕《ママ》にして諧謔さへ雑じへ、我乍ら読み難き処甚だ多し。今年病に臥したる折々に昔の思ひ出に取り出て見るに我から之を捨てて仕舞ふもおしく、さりとて、其嵩、積みて一尺にもなりぬれば、此読み難きものを保存にも困れば、ひまひまに任せて

書き抜いて見る事とはなしぬ。〉
何箇所かに切り抜いて張り込まれた当初の日記は毛筆なので、分厚いものになっていたのであろう。これをノートに万年筆で書き直したのである。
膨大な量の日記を書き直した例は他にあるだろうか。たとえば永井荷風の日記『断腸亭日乗』は出版のたびに内容が変わるといわれた。事実の記録というより日記文学なのであるからやむをえない。それでも全面的に書き直されてはいない。正馬のケースは極めて珍しい例ではなかろうか。どうやらいくらか削除がなされているらしい。当人に都合の悪いことが削除されている可能性がある。性の記録もそのうちに入るであろう。では、正馬の日記が信頼に足りないかといえば、そうは思わない。後述のように、記号化されているとはいえ長年月にわたる性生活の記録があり、失敗や反省談もある。削除はあっても内容の変更はなく、信用してよいと考える。記録の事実を曲げることの無益は、本人がもっともよく知っていると思うからである。

奇行癖

一八九四年六月六日〈前に友人十人許共に髪を剃る事を約せるも、後種々の故障をいひ出でて剃るものなかりしが余は終に独り髪を剃りて坊主頭となる。〉
六月九日〈大なる弁慶縞の単物を着て散歩す。寄宿舎（生）等大に笑ふ。〉
六月一〇日〈坊主頭に洋服を着て出校し人々に笑はる。〉
これは卒業試験の最中のことである。
卒業試験に不合格となったあとの夏休みを郷里で過ごす。村の北方、山北に神祭を見に行く。
七月一〇日〈夜は山北の神祭に行く。娘を見んとて頬冠などして徘徊する青年と、見られんとして装を凝らせる女とのために甚だ賑やかなり。余の出立は、パチパチ笠に大なる弁慶縞を着したり。人々の目皆余に向ふ。

辻吾と語る。人は皆流行を追ひて、斯くなさば人は笑はん人や賞めんと世の人の気はいに心を労すれども余は然らず。流行の為に心を用ゆること少しもなく、只己れの好むと好まざるとによりて為すのみ。人の笑ふと顧みざると余の関する処にあらず。〉

晩年、粗衣でも人目を気にしなくなるのに通じるが、すこし違う。弁慶縞といえば、大きな市松模様の、歌舞伎の舞台衣装に使われる派手なものである。色は書いていないけれども、周囲を驚かすに十分なものであっただろう。奇人というべきかもしれない

一一月二七日〈八時体操場に集合し、招魂社に至りて祝砲を発し、十二時帰校す。午後亦独り招魂社に行く。今日は旅順港占領祝賀の催しもあり至る処に国旗ひらめき、豚尾漢（辮髪のこと・注）にちなめる人形など作れる処多し。新地には娼妓等二階より余の赤裏の羽織を見て、赤万歳、赤万歳などと呼ぶ。途親戚郷里の人々に多く遇ひ、其の宿に行きて遊ぶ。〉

招魂社は国家のために殉難したひとを祀る神社。その祭日に紅絹《もみ》を買ってきて羽織の裏に自分で縫いつけ、これ見よがしに翻して歩いた。むしろ、人目を集めて得意だったのではないか。

奇行とはいえないが、酒にまつわる話に事欠かない。一八九四年、日清戦争に徴集された先生の送別会が開かれた。

一八九四年一一月二四日〈夜は鏡水楼に軍事徴集に応ずる重田先生送別会あり。会するもの七十人許（中略）余も送別の辞を読む。酒酣《たけなわ》となりて後、酒豪を気取るもの等坐の中央に集まりて大杯を傾く。大杯は五合入なり。余は之を傾く事二杯半なり。今夜余の酒量は恐らくは一升五合を下らざるべし。然れども猶大酔に至らず。他の泥酔者を世話し帰る。〉

一八九五年一月一〇日〈夜は酩酊して新宅八郎氏を驚かさんとて、門口より酒ぢや酒ぢやと吐鳴りこみ、帰りて後も寅君と共に大声挙げて歌ふ。母も余が歌ふ事を知らざりしとて興に入る。〉

一月一一日〈今日は八郎氏の家に講会あり。（中略）酒酣にして又拳始まる。余は既に酩酊したりしかば一策を案じ拳杯を大茶碗に代へよなどといひて人を驚かせ、この時より余は強酒家なりとして知られたり。〉

二月一六日〈余は竹崎澤谷を誘ひて遠足かたがた父養寺の姉の家に行く。夜は酒興に乗じ剣舞など演じ、誤まりて刀をナゲシに切り込みたり。〉

二月一七日〈帰途、物部川を上り、山田関を見、山田町を経て国分寺に至る。後途すがら竹崎の発起にて一人の音頭をつくり必ず其為すがままに従はざるべからずと。初め竹崎、次に澤谷、或は下駄のまま水を渡り、岸を攀ぢなどして笑い興ず。アゾー野に至り路傍の茶店に酒を命じ、そばなど食し、微酔を得て帰る途、今度は余が音頭の番なりけるに、余が大道を四つ這ひに這ひつつ行きたる時は誰も終にまねする能はずして止みぬ。〉

剽軽者《ひょうきんもの》

一八九四年一一月二五日〈余は悪戯に服部君の烟草入に、美少年や女の名刺、亦送られたる封筒を擬造して入れ置く抔の事ありたり。〉

一八九五年（明治二八年）一月一八日、誕生日を寄宿舎の自室で同級生や後輩たちから祝ってもらう。手書きの自画像を壁に張り、森田是空の像とした。その下に〈澤谷君の意匠よりなる額あり〉として、〈同心義団司令長官、真言宗帰法寺住職権大僧正、小刀損料店支配人、第二組副組長、森田厳南庵、寒寒坊是空〉の書が掲げられた。その前に鎮座して祝いのことばを受けた。因みに厳南庵の由来は日記に〈余の家が厳島神社を祭れる弁才天山の南にあるが故なり〉とある。

〈其他壁には竹崎、和田其他のものの祝詞歌等はられたり。室の中央なる大机に主人来賓席次定まりて着席せり。主人は例の〇心の五ツ大紋付を着し胸には紙製の勲章をつけたり。五藤は鼻下に作髯を付け服は金ボタンの外套に銀剱を帯び、海軍将校の仮装なり。主人の開会の辞に次て澤谷、竹崎等の祝辞あり。（中略）斯かる折しも楠本舎監の廊下を通過するあり。幸に室内を見る事なかりき。余は予め廊下に面せるガラス戸に眼のとどく限り紙をはりたるなり。思ふにかかるフザケとも何ともつかぬ戯れをなすもの恐らくは他に非ざるべし。而かも其連中は寄宿舎の最上級特に組長連にして総員九名、皆他生徒の模範たるべきもの共なり。余はいへり、今や斯くばかり其戯るるや子供の如く、其為すやママ事の如く遊べるが後日相応の人物となるの日、昔日を追懐すれば可笑しくも亦面白からざらんやと。この日余が檀徒のもの等に申遣はしけるは、毎日必ず二時間以上の勉強をなしたる後に非ざれば要用以外決して此室に入るを許さずと。〉

正馬は寄宿舎内の雰囲気をつくる中心人物のひとりであったようだ。

ここでは旧暦の誕生日を祝っている。一八九八年二月八日には高等学校の友人たちに新暦で祝ってもらっているが、日記で確認できる正馬の誕生祝は生涯この二度だけである。後年、長男正一郎が生まれてから、その誕生日祝いを毎年するようになるが、自分の誕生祝いは不要としてやらなかった。

一月二〇日〈今日川久保君の遊びに来れるに、余は之に日記帳を作り与へて毎日記すべきを命じ、之が序文を記し、且つ十善戒を授けたり。不邪淫　不妄語　不両舌　不怠惰　不雑踏　不突笑　不恣食　不喧嘩　不悪戯　不執着。〉

十善戒のはじめの三つは仏教にあるが、あとは正馬の改作である。でたらめとはいえ即席でこれだけのものを作る頓才には感心せざるをえない。

二月一五日〈朝より雨降り仕切る。体操の時間自修なりけるに余等舎生十数人、此雨にベースボールをやるべしなどいひ出し、或は合羽着たるあり傘をさすあり、余等は濡るるがままにやる事暫くなりしが、水のため終にやる能はずして止みぬ。孰れも劣らぬ弥次馬なり。〉

三月七日〈昨夜より伊藤及片岡君との間に衝突する処ありたるが、今日は余の室に中央に長き竹を横たへ、裁判庭の様とし、余検事、澤谷判事、廣井弁護士、片岡原告、伊藤被告にて裁判を開き、滑稽の中に仲直りを得

たり。〉
三月八日〈点検後畑山君の室に入込みて寝たるに、安並先生巡回し来り入口の草履をしらべ、室内に入り来る。安並先生の布団を取らんとするを余は頭より被り極力放たず、終に先生は「泊りに来ちやいかん」といひ捨て去りぬ。〉
六月一四日〈澤谷が蟇《がま》を解剖するを手伝ひ、澤谷は其肉を焼きて食はんとす。数人して之を味ふに美味なり。余は更に蝋燭を燈《とも》して数疋を獲、吹烟室に至りて雀なりなどいひて人々にも食はしめたり。床に入りて後ガマの事を思ひ出し、何となく胸悪しきを覚えたり。〉
　これらの剽軽なエピソードに説明は不要であろう。

高等学校進学が決まるまで

　腸チフスから回復して後は、卒業を前にして酒を飲んだりフザケてばかりいたわけではない。進学の希望を捨てずに勉強に励んでいる。〈この頃頭痛ながら、勉強すること多し、今日は十時間にわたり、普通は六時間ばかりなり、この週勉強二十九時間〉といった記述が目立つようになる。

　不合格となる中学卒業試験の頃、親しい小松医師からも将来の目的を問われている。

一八九四年六月一五日〈今日は写真術を習ふ約束にて小松に行く。先生は毎月十五日は家族の酒宴の日なりとて御相伴を受く。十二時過迄語る。余の将来の目的など尋ねらる。余は実業を志せども何ともいひ難し。まだ確然たる目的を定むる能はず。後来如何なる人間にかならん。〉

　将来の志望について、後年の『神経質ノ本態及療法』には次のように記されている。

〈余の中学時代の志望は、他の多くの少年に於けると同様に、様々の野心に駆られ、空想に迷ふた。或は自分が小細工をするといふ事から、日本の国家の発展のためには、電気工学を志さうと考へたり、発明家にならうと憧れたりした事もある。しかし矢張り生死の問題といふ事に対して、哲学といふ事は、去り難き心のあこがれの中心になつて居た。〉

これより後の『我が家の記録』にも同工異曲の記録がある。

幼時の死の恐怖の体験から〈中学時代にも宗教的のことに心を傾け、又奇術、奇跡、其他迷信的のことに深き興味を有し、呪詛、卜占、骨相、人相等の書を愛したり。而して将来の希望として哲学を志すに到る。（中略）又余は少しく器用なりしかば将来電気工学を学び発明家とならんと考へたることなどありたり。〉

このころ詠んだ歌に〈忘れんと思ふにつけて悲しきは煩悩の犬のまどふなりけり〉というのがある。正馬の心には、科学技術という合理的な世界に対する憧れと、宗教や迷信という非合理の世界への誘惑という相反する精神が混在していたようである。非合理への世界の道が哲学志向となり、もう一つが電気工学への志向となったのであろう。卒業を控えて哲学を捨て実学の道に傾斜していったのは、正馬のなかの合理主義精神が勝ちを収めたように見えるが、それほど単純なものではあるまい。矛盾した二つの性向は生来のものであり、この矛盾が神経症発症の素因をなしたかもしれず、容易に変わるものではないであろう。医学を学びながら一方で哲学・宗教に惹かれてゆくのである。

中学卒業まで半年足らずとなった二月の末頃、いよいよ進路を決定しなければならないときが近づいていた。父との悩ましい談判がはじまる。進学は予断を許さない展開となる。

一八九五年二月二四日〈父より卒業後の志望を問はる。余は高等学校に工学を修めんといふ。父は余が病弱なると財産を失ふの恐あるとの故を以て岡山に医学を修むべしといふ。余は医を好まず。若し我目的を達し得べからずば、余は独学を以て之を遂げんが為め家を出づべしといふ。又父は徒らに大志を思ひ止まり中学卒業後は奉職をなすべしといふ。余は今高等学校に進む予備教育として中学を修めたるに徒らに之を放棄するならば余は寧ろ家に帰りて鍬を採らんといふ。父は大に怒りてなお若しかかる無責任の言をなすならば今日より学校に送るの必要なしなどいふ。父より五円を得て出高す。途、我将来の目的に関する空想と煩悶とにわき目もふらず、何時過ぎつるとも知らず高知に着く。〉

三月八日〈独り居る時は将来の事など様々に思はれ、父なほ余が高等の学校に進むを許さざれば余はやぶれかぶれ、死を期して漂泊の身とならんか、或は京都あたりに良き寺を求めて僧とならんか、唯懸命に努力すれば又何事かなし得ざるあらんなど様々の空想払はんとするも去らず。〉

五月二六日〈恐る々々父に対して高等学校に入学せん事を乞へるに、父は余の病多きの故を以て大望を捨てよといひ余の乞を許すべくもあらず。余は弟に分つべき財産を以て余に与へ、家は弟を以て相続せしむべしといふ。父は少しく怒りを催して若し親の家を継がざらんと欲せば資金を用ひずして自ら身を立つべしといひぬ。余も心中密かに父のこの言には窮したり。〉

六月二〇日〈今日しも土佐出身の人、大阪の大黒氏が我中学卒業生二名を選び学資金を与へて大学に医学を学ばしめんとすとの噂を聞き、安並先生に到り余の目的を告げて語る処ありたり。〉

六月二一日〈三時半起床して父に卒業後に関する手紙を認む。学校監督に卒業後の方針に就き申出を請求さるるも確かなる処定まらず。〉

　七月二日に卒業試験が終わり、三日に帰郷、五日に父と進路について話す。すでに用件は手紙で連絡済だった。

七月五日〈夜は大黒氏の事を父に語りて医学修行を許され、父は又余に告ぐるに将来夜須の従妹と結婚すべき事を以てす。〉

七月九日〈出高。出足まで養蚕の手伝をなし、父が不機嫌の小言の内に上坂の旅費五円を得て二時頃出発す。其出立は芦もて作りたる元禄笠に五ツ紋付黒袴を着し、漆塗の大ステツキを突き、汚れたる小さき行李をひつさげたり。〉

同時に奨学生となった国沢とともに大阪の大黒氏に挨拶に行ったのである。
もし、大阪の病院長大黒田龍からの奨学金提供の話がなかったら、正馬の進路はどうなっていただろうか。正馬の人生における最初の転機であった。大黒についてひとこと触れおいてもよいであろう。『高知県人名事典』（高知新聞社）による。

大黒田龍《おおぐろでんりゅう》は一八三六年に幡多郡安並村（現高知県中村市）に杉伝次郎の次男として生れ、土佐の医者大黒泰然の養子となって医術を学ぶ。さらに紀州の華岡塾に入門して外科医術を習得。戊辰戦争に従軍して北越方面で活躍する。明治初年に高知城下に自然堂病院を開業。のちに大阪に病院を開いて成功した。一九〇二年死去。

父が岡山医学専門学校への進学を勧めたときは、正馬は医学を好まないといって拒んだ。父親は息子に正馬と名づけたときから医者にしようと目論んでおり、実現できたように思われる。正馬は望みの高等学校への進学は偶然の好機に恵まれて実現したが、考えていなかった医学コースへ進むことになった。予想外の展開の結果、本人が望んでいた工学や哲学ではなく親の希望が適ったのである。運命の不可思議である。少年時代はエジソンが憧れのひとだった。その名は〈欲望其ものに乗りきる時、そこにエヂソンの生じ〉（『生の欲望・一六二話』）のように何度か著書に書かれる。エジソンのような発明家をめざしていたことが、案外新しい精神療法の発見につながったかもしれない。

このとき、正馬は父に隠し事をしていた。大黒氏からの奨学金授与は、正馬が大黒家の養子となり後継者になることが条件であった。『我が家の記録』につぎのように書かれている。
〈大黒氏は余等を養子の名義となさんとの意なり。余は何でもよし学校に入りさへすればとの考へにて、適宜の口実を以て父の許しを得て漸く熊本第五高等学校に入学することを得たり。〉
二度の病気と家出とにより三度落第し、五年コースを八年かけてようやく卒業する。入学前に二年遊んでいたから中学を卒業したときは二二歳（満二一歳）であった。入学したとき上級に在学していた浜口雄幸《おさち》はすでに一七歳で卒業し、この年東京帝大政治学科を首席で卒業して大蔵省に入省している。

もうひとりの秀才をあげよう。寺田寅彦は高知尋常中学校に正馬の五年後に入学し、正馬の一年後に首席で卒業している。正馬が八年費やしたところを、寺田は四年で終えたのである。ただし、寺田は入学試験に落ちている。正馬の入学時より難関になったこともあろうが、それにしてもあまり勉強しなかった正馬が合格しているのだから、秀才の誉れ高き寺田寅彦らしくないエピソードである。もっとも寺田は、翌年合格すると、成績優秀につきいきなり二学年に編入された。

山田一郎著『寺田寅彦覚書』（岩波書店）につぎのような記述がある。

〈（寺田寅彦が）中学三年のとき、四十日に及ぶ校長排斥の大ストライキが起きた。県知事石田英吉は収拾のため、友人の東京第一高等中学（一高）教授千頭清臣《ちかみきよおみ》を校長に迎えた。石田と千頭はある意味では寅彦の運命を決めた人であった。千頭は嘉納治五郎のいた熊本の五高へ、高知中学の卒業生を進学させることを決めた。それまで高知中学からは京都の三高へ行くのがコースだったが、繁華な都会で遊蕩に耽り挫折するものが多かったので、「質実剛健」な熊本へ方向転換させたのだった。寅彦が京都へ遊学していたなら、夏目漱石とも田丸卓郎とも出会うことはなかったであろう。〉

千頭が校長として高知へ赴任したのは一八九三年であり、在任は一年あまりであった。卒業生のうち高等学校進学組が全員熊本の五高へ進んだのは一八九五年の正馬たちが最初であり、寺田寅彦はその翌年であるから、千頭の方針が実現されたのは退任の後ということになる。

田丸卓郎は五高・東大を通じて寺田の物理学の恩師である。漱石は俳句や英文学で寺田の師であるばかりでなく、この人間的な出会いが無ければ寺田寅彦は別のものになるほど生涯を決定するものだった。

寺田寅彦が漱石に出会う幸運を与えたのは千頭であるという山田説は一応正しいのであるが、正馬も寺田も京都へ進学する道は実は絶たれていたのである。一八九四年の高等学校令により第三高等中学校が第三高等学校に改組された。その際大学予科が置かれず法学部・医学部・工学部の専門学部のみとなり、従来の高等中学校の本科・予科は解散されることになった。将来三高をそのまま大学に昇格させようという目論見が文部省にあったからである。そのため、大学進学を望む生徒たちは「分袂《ぶんぺい》式」を開いて全員が京都を去ることになった。正馬の同級生で一年早く中学を卒業した若尾庄吾らは入学したばかりの三高から仙台の二高へ移った。このとき、高濱虚子、河東碧梧桐ら若尾の俳句仲間もともに仙台に転校した。この文部省の方針は三年後に転換され、京都帝国大学の設立に伴って三高にも大学予科が置かれることになる。正馬たちがこの混乱に巻き込まれなかったことは幸運だったといってよいだろう。

一八九五年七月三〇日〈郵便の持ち来る端書を急ぎ取り見れば、五高入学差許すとの中学校よりの通知なり。小躍りして打ち悦ぶ。直に大黒に通知状を父が送る礼状の下書をなす。〉

前月の一八日には卒業免状授与式が済んでいるというのに、この通知の遅れは何だろうか。正馬は気をもんだことであろう。

第二章　遊学の時代

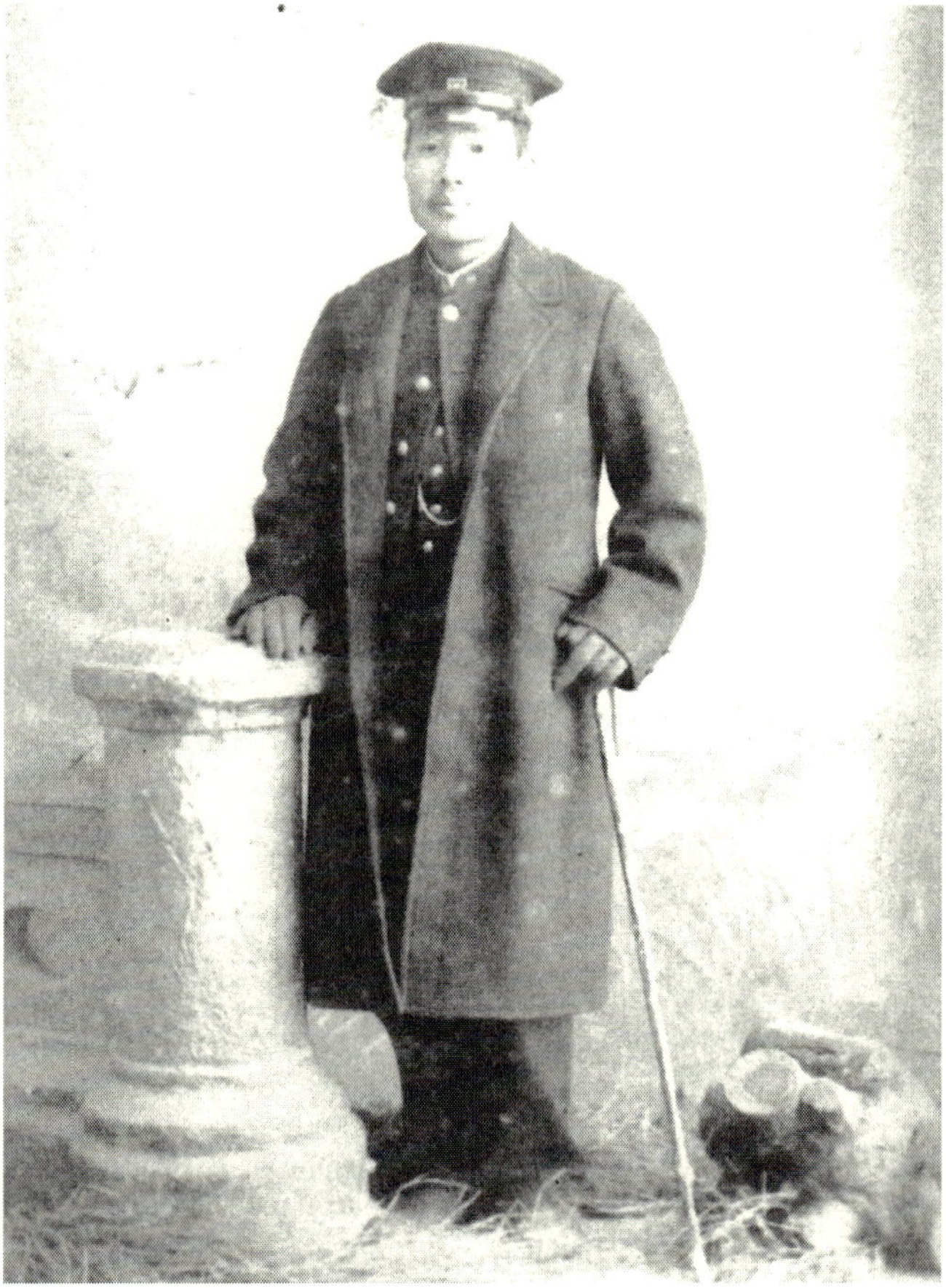

大学に入学した年の森田正馬（1898 年 12 月）

第五高等学校入学

一八九五年（明治二八年）八月二四日、新調した丸に一ツ引き五つ紋入りの紋付、木綿ちぢみの黒袴といういでたちで、行李と布団を下男に担わせ郷里の家を出発する。高知から夜船に乗り、翌朝神戸に上陸して大阪へ行き大黒医師に挨拶。神戸にもどりふたたび乗船して下関に着岸、門司に渡って一泊、ここから汽車に乗って出発から三日目に熊本に到着した。

男児志を立てて郷関を出づ
学若《も》し成らずんば死すとも帰らず
骨を埋むる豈《あに》故郷の地のみならんや
人間至るところ青山《せいざん》あり

幕末に勤王の志士として活動した長州の僧月性《げっしょう》の「男児立志の詩」として、明治時代の青年に愛唱された漢詩である。さいごの一行はいまでもときどき耳にする。正馬の場合、これほどの悲壮感はなかったけれども前途への小さからぬ希望を胸に抱いて熊本へ向かったことであろう。

熊本の第五高等学校の三部（医科進学コース）に入学する。五高には高知中学から一四名が同時に進学した。

高等学校は、正馬の中学校入学のところに記したとおり一八八六年（明治一九年）初代文部大臣森有礼のときに制定された官立の高等中学校制度にはじまっている。東京大学のみにあった予備門を全国に広げる意味合いをもち、大学予備教育と専門教育の一部を担うのが趣旨であった。このとき北海道と沖縄を除く全国を五大学区に分割し、各区に一校ずつ設置することになった。設置する場所は文部大臣の裁量にまかされ、東京と仙台が議論の余地なく決まったほかは誘致活動が行われた結果、京都・金沢・熊本に置かれることになる。大阪にはすでに大学分校があったのでこれを母体として大阪に設置することが決まっていたが、京都で熱心な誘致運動があり京都府が新築費用の大半を寄付することをきめたため京都に変更された。金沢は前田家が土地と資金を提供したことによるという。創設費用の地元負担能力が選定の重要な条件になっていた。とはいえ、九州は長崎でなく熊本になり、北陸方面は新潟でなく金沢になったのは、生徒を殷賑な都会より悪影響の少ない静かな町で教育しようという意思が働いたためと『日本近代教育百年史』第四巻は語っている。こうして、東京の予備門が第一高等中学校に、仙台に第二高等中学校、京都に第三高等中学校、金沢に第四高等中学校、熊本に第五高等中学校という五つのナンバースクールが置かれることになった。このほか、山口に山口高等中学校、鹿児島に鹿児島高等中学造士館が、薩長両藩の資金的政治的な力を示すように置かれるが、山口はのちに山口高等商業に、鹿児島は文部省の管轄を離れて解消されることになる。

高等中学校は大学進学コースを本科とし、他に医学部と薬学部が併設された。東京の第一高等中学校の医学部は千葉に、京都の医学部は岡山に、熊本の医学部は長崎に置かれるが、のちにみな独立して医学専門学校となり、さらに大学へと発展してゆく。修業年限は、本科が二年、医学部四年、薬学部三年とされた。本科は三部に分けられ、一部は法科・文科、二部は工科・理科、三部は医科と、大学での専攻に合わせたコースが設けられていた。さらに、当時は尋常中学校卒業生が極めて少なく、学力程度も低かったため本科の下に尋常中学校三年程度の者を対象とする予科が置かれた。

井上毅《こわし》が一八九三年に文部大臣に就任すると、直ちに新しい時代に対応する学校令体系の改革に乗り出す。改革の目標は、普通教育は尋常中学校までとし、高等中学校を実際的・応用的専門教育機関に再編して分科大学の一種とすること、その結果帝国大学を学術研究機関とすることであった。その構想の下に翌年「高等学校令」が公布され、高等中学校が高等学校と名称変更され、修業年限も本科は三年と一年延長された。数年以内の高等学校増設がこのとき発表され、岡山に第六高等学校、鹿児島に第七高等学校、名古屋に第八高等学校が新設されることになる。ひところ主として財政事情から高等中学校廃止論が盛んに唱えられていたにもかかわらず、増設が議論されるようになったのは面白い。実学教育を重んじる構想により、第三高等学校に法学部と工学部、第五高等学校に工学部が設置されるが長続きせず、廃止されることになったのは前述のとおりである。「高等学校令」第二条は〈高等学校は専門学科を教授する所とす但し帝国大学に入学する者の為め予科を設くることを得〉として専門的な実学教育を主とする場をめざしたが、帝国大学への予備校化を防ぐことはできなかったのである。

高等中学校の生徒数が『日本近代教育百年史』にのっている。一八九四年は全国合計で四五〇二人。ちなみに九三年は三〇二七人だったから、急速に増加している。第五高等学校の生徒数は、九三年に本科一〇七名、予科二六三名であった。正馬が五高の本科に入学するのはこの二年後であるから生徒数は倍に近く増加しているが、それでも当時の高校生はエリート中のエリートであった。

身元保証人

一八九五年九月に第五高等学校に入学すると、正馬は熊本での身元保証人を必要とした。九月四日〈午後五藤君等と打連立ち入学保証人を乞はんとて熊本裁判所長近重氏を訪ふ。〉

当時は、長く他郷に滞在するときは身元確かな人に保証してもらう必要があり、同郷の先輩で熊本の有力者に頼んだのである。この人は五高の化学の教授近重真澄《ちかしげますみ》の父親八潮彦《やしおひこ》であった。たまたま父子ともにこの頃熊本に赴任していたのである。近重真澄は東大を卒業し熊本に赴任してまもない若い化学の教授であった。二年目の保証人が真澄に代わっていることが正馬の日記からわかるから、父親から引き継いだのである。

ちなみに夏目漱石が英語・英文学の教授として同校に赴任したのは九六年である。おなじ年に寺田寅彦が五高に入学し漱石に親炙するようになる。

近重真澄はその後正馬と終生の交わりをもったひとであり、その禅思想が少なからず影響を与えたと見られる人物であるから、略歴を記すことにする。島尾永康の『人物化学史』（朝倉書店）による。

近重真澄は、一八七〇年(明治三年)土佐藩士の次男として高知に生れる。裁判官になった父とともに各地を転々としたのち、第一高等中学校(一高の前身)を経て帝国大学理科大学に入学して化学を専攻する。大学から大学院まで、主として英国人エドワード・ダイヴァースに師事する。ダイヴァースは医科大学のベルツの二五年をしのぐ二六年間と最も長く日本に滞在したお雇い外国人で、ヨーロッパ化学界で知られた学者であった。

ダイヴァースの指導の下に近重がおこなった日本産テルルの原子量の研究は、一八九六年近重の名で英国の専門誌に掲載された。ベルセリウスが一八八三年に測定して以降におこなわれた三七件のテルル原子量の測定のうち五人の最良の測定値のうちに近重のものが選ばれており、一二七・六一という近重の得た数値が一九三四年に国際化学連合原子量委員会によって採用されたという。精密な計測技術による若き日の輝かしい業績である。

一八九六年、正馬の入学の翌年に近重は熊本の第五高等学校の化学担当教授として赴任する。一八九八年には新設された京都帝国大学に移り、理工科大学助教授となる。藍青《らんせい》(インディゴ)とその誘導体の合成研究によって理学博士となる。一九〇二年、三二歳の若さで外国留学前の学位取得は異例の早さであった。

一九〇五年から三年間海外留学し、主としてドイツのゲッティンゲン大学のグスタフ・タンマン教授に師事する。タンマンは熱分析によって金属間化合物を見つける方法の創始者として知られる。近重はタンマンと連名で、留学中に数種の合金の研究論文を発表している。

帰国後、京都帝国大学教授となり、タンマンの「メタログラフィー」を「金相学」と訳して金相学教室を創設する。一九二六年に京都帝国大学初の附置研究所として化学特別研究所(京都大学化学研究所の前身)が開設されると初代所長となり、後進の育成につとめた。

漢学に造詣の深かった近重は漢詩集が一〇篇あり、上海の中華書局から二冊出版されているほどである。晩年は、漢学への関心から中国古代青銅器の成分研究や、日本の青銅鏡の復元、日本刀の鍛造法などの研究をおこない、論文は欧米の雑誌に掲載された。

禅への関心については、島尾が〈近重は明治三三年、三〇歳のとき初めて禅門を叩き、南禅寺の高源老師に師事し、その後長年にわたって禅を心のよりどころとした〉と書いている。本格的に禅に取り組んだのはこのときのようであるが、学生時代から自己流の坐禅を続けていた。近重は物庵《もったん》と号して『禅学論』『参禅録』『物《もっ》庵《たん》禅話』『禅学真髄』『野狐禅《やこぜん》』などの著書を残している。『物庵《もったん》禅話』に、鎌倉から友人の長田信蔵が本郷の下宿へ訪ねてきたときに「三昧《ざんまい》の説」をはじめて聞いた、と書いている。そのとき「誠堂」と称する室内用らしい坐禅堂をつくっており、熊本へ赴任するとき〈誠堂もそのまま引ぱつて行つた〉というから、南禅寺に入門する一〇年ほど前から坐禅をしていたことは明らかである。

近重は一高入学の前年、一八八七年一七歳のとき得意の漢文で「科学論」を書いた。

〈(科学の研究は)ひとり我国を利するのみならず、その恵みは万邦に及ぶ。為政者が僅かに一邦を利し、一代を益するのと同日に語れない。〉

また一九三〇年、六〇歳で京都帝大を退官するに際しては「科学亡国論」(『雪だるま』所収)を説いた。早くも今日の人類の運命を予言している。

〈科学によって国運が伸びる。そこでますます科学を奨励する。しかし科学は必ずしも人類に幸福を与えない。人類を最も多く害するものも科学である。文化の極度は人間の退化ともなる。〉

近重は五高の教授のかたわら、土佐出身の生徒が組織した土佐会の顧問になり、土佐会の泊りがけの遠足や宴会によく参加し、生徒たちと酒を酌み交わした。一方、化学の授業ではかなり厳しい教授だったらしく、生徒の評判はよくなかった。正馬の日記に近重の名はしばしば登場するが、無理難題にたいする不満が多かった。

〈近重先生の口授は筆記順序入り乱れ、参考書によりて書き加へなどす、時間を要すること甚だし〉と書いている。率直で歯に衣着せない物言いの正馬は、先生の授業は進むのが速すぎる上、わかりにくいと批判したらしい。〈森田は口の悪いやつだ〉という先生の感想を級友から聞かされる。

正馬が東京の大学に進んでからも、近重が京都から上京すると会っていた。

一九〇一年七月二四日〈夜、奥井下宿へ近重先生を訪ふ。先生の禅の話を聴く。〉

八月二三日〈近重先生に案内され秦君、繁野も共に春木座に芝居を見る。曽我夜討、牛若丸の鞍馬山等あり。〉

その後、正馬は帰郷の途中、京都の自宅へも近重を訪問している。正馬が興味をもつ禅の話をしたことは想像に難くない。

後年正馬は『生の欲望』の一一二「正しき判断」で、近重に触れている。

〈判断とは、事実の説明である。判断の極致は、事実其のものを如実に、ピッタリと捕捉することである。恩師、理学博士、近重先生は、其の著『禅学真髄』の内に、三段論法と一段論法とを挙げ、真理は唯此の一段論法によつてのみ得らるるものである、といふ風にいはれてある。

吾人が物を観察するに、客観と主観といふ区別を用ひて居る。客観とは、我から、我に対する他の対象を観察するものである。といふのはよいが、物を観察するものは、常に我であつて、決して他のものではないから、主観とは、我から我を観察する事であるといへば、そこに矛盾がある。何となれば、我身長なり頭の重さなり気分なり思想なりを観察・批評する時に、それは既に我に対する他の対象となつて居るから、客観といはなければならない。然らば主観とは、我其の侭の我であつて、観察・判断の起る時、それは既に客観であるといはなければならない。此の主観が、即ち一段論法で、判断が即ち三段論法ではあるまいか。〉

近重の著書を読んで哲学的考察をしているこの文章は直接学んでから三〇年後のものであるから、長く師の思想に関心を持ち続けていたことを示している。あるいは正馬が医者になってから谷中へ座禅に通うようになるのは、恩師に習ったものかもしれない。

正馬は、一流の科学者が同時に禅者であったその生き方に惹かれたものと思われる。近重は正馬より長生きして、正馬の死後三年目の一九四一年に没した。

高校の教科

正馬は高等学校で何を学んだのであろうか。日記には数科目について断片的に触れているだけなので詳細は読み取れない。『日本近代教育百年史』第四巻に一八九四年の「高等学校大学予科第三部（医）の学科目と毎週授業時数」の表がある。正馬の入学する前年のものであるが、何を勉強したか概略を知ることができる。カッコ内は一週間あたりの時数である。

第一年　国語及び漢文（五）・ドイツ語（一二）・数学（五）・動物及び植物（四）・体操（三）

第二年　国語及び漢文（三）・ドイツ語（一二）・物理（三）・化学（四）・動物及び植物（三）・体操（三）

第三年　ドイツ語（一〇）・ラテン語（二）・物理（七）・化学（八）・体操（三）

表の中で倫理と第二外国語の時数が空欄になっている。第三部では第二外国語が随意科目だったからであろう。時間数は不明であるが正馬は英語を選んだと思われる。倫理について前掲書は一九〇〇年に各部とも第三学年のみ毎週一時間の配当がなされたと述べているが、正馬は履修しているから五高ではすでに行われていたようである。

帝国大学医学部をめざすコースであるが、医学の基礎を教えるわけではなく、周辺の科学一般とともにドイツ語教育に力点が置かれていたことがわかる。とくにドイツ語の三年間毎週一〇時間以上というのは、今日の高校の英語教育と比べてはるかに徹底したものだったといえよう。大学に進めばいきなり原書による講義が受けられる語学力を養ったのである。専門教育ではなく医学部へ進むための基礎教育であった。『我が家の記録』に〈高等学校は中学時代に比し成績割合に良となり、数学は多く甲となり、席次は級の三分の一以上にありき。

余の最も好まざるものは外国語の会話なりき〉とある。ドイツ語の会話は苦手だったが読み書きは得意だったのであろう。大学入学後まもなく予備校でドイツ語を教えるくらいだから相当の力があったと思われる。

日記に勉強のことを記すことは少ないがときどきある。

一八九六年五月一〇日〈昨夜酔中にも灸を怠らず、夜は他人の談話を他所に独逸語を勉強し十一時を過ぐ。尚ほ床に入りて数学を読む。〉

一八九七年一二月一九日〈国沢君来り共に物理を読む。一時半に至る。勉強十五時間。〉

一八九八年一月二二日〈加納先生の倫理学講義始まる、興味多し。〉

四月一二日〈近重先生の化学試験、成績甚だ不良なりとて一同同じ問題に就き家に帰りて答案を作る事となりたり。夜二時に至り僅かに二問題を終る。〉

倫理学が興味深いというような講義にたいする前向きの記述はとても珍しい。

五高行軍

入学後まもない一八九五年一一月に「五高行軍」がおこなわれた。前年に宣戦布告した清国との戦争がこの年の四月に終結したばかり、という時代である。熊本から、長崎、佐賀、福岡を経て熊本へもどる一五日間に渡る行軍であった。およそ六〇〇キロの行程のうち四〇〇キロを徒歩で踏破するという強行軍である。参加者は在校生六〇〇名のうち一六〇名にすぎなかった。さまざま参加できない健康上の理由をつくって参加を逃れたらしい。戦争が終結した後だからか、まだ我侭が通った時代のようである。正馬は愛国者であり、進んで参加するべきであると考えていた。前年の春に腸チフスという大病を患った正馬は、体力に不安を抱いていたはずである。行軍中に足を痛め、あるいは頭痛が出たため一部は汽車に乗ったが、大方歩きとおして無事熊本へ帰着した。〈この強行軍の間、頭痛のほか病なし〉と苦難に耐えたことによって体力に自信を得たような記述が帰った日の日記に見られる。

翌九六年二月から三月にかけて三日間の短い行軍がおこなわれたときは、体調不良のため医師の診断書を提出し参加しなかった。

一一月にも行軍が行われた。日数は六日間、徒歩距離は一一〇キロ余と、前年の半分以下の規模に短縮された。ちょうど足が痛んでいたため参加するべきかどうか迷ったが、武装せずに行軍ができると知って参加する。参加者は一六七名と前回とかわらない。〈大多数は人を欺き厳なる規則をくぐりて行かざらんとするものなり〉と不参加の生徒にたいして憤りを見せている。

三年生の一一月におこなわれた行軍については、日記に〈学校の行軍に欠席する〉とだけ記しており、理由はわからない。

結婚

一八九五年（明治二八年）一二月に父が高知から熊本へ正馬を尋ねてくる。従妹の久亥との結婚を正馬に承諾させるためであった。結婚を了承すれば大学までの学資を出す、つまり大黒医師との契約を破棄し、これまでに受けた学資を父が返済するという条件つきであった。〈談判の結果終に結婚を諾し〉〈父も帰国の土産ありとて大に悦ぶ〉という円満な結論に達した。父は正馬の五高入学後、正馬が学資を貰うかわりに大黒医師の養子になるという契約を知った。そうなれば久亥と結婚させたい親としての願いが反故になる。久亥は母親亀の妹寅の長女であるから、この結婚は父ばかりでなく、母の強い願望でもあっただろう。当時は、親の勧める相手と結婚することは普通であり、今日ではタブー視されるいとこ同士の結婚もありふれたことであった。両親がこの結婚に執着したのは、正馬を手元にひきつけおきたいという気持ちの表れであろう。森田家の後継者を確保することが重要な家長のつとめだったのだ。

大黒医師に対しては一八九六年（明治二九年）八月、それまでに受けた学資六五円を父親から一括返済し、契約解消となる。しかし、正馬はその後も折にふれて大黒を訪問し、大黒が死去するまで親しくしていた。高等学校進学のチャンスをくれたありがたさを忘れなかったのであろう。

郷里へ帰る父を熊本の駅へ送りながら、父は旅費を節約するため高知から愛媛まで徒歩で出てきたことを知る。その道は、おそらく坂本竜馬が土佐藩を脱藩したときにたどった檮原《ゆずはら》越えの道ではなく、高知から北へ向かう山北の道であろう。愛媛までは一〇〇キロにおよぶ三日がかりの山越えの道である。これを聞いて〈我豈《われあに》贅費《ぜいひ》するを得んやと感じたり〉、贅沢はできないと記す。船賃を節約するため山を越えてきた父に感動し、身が引き締まるおもいをしたに違いない。父親に対する評価を改めたかもしれない。

熊本での生活

森田正馬の日記では、高等学校の三年間がいちばん面白い。中学生時代の日記は一年半分しかないこと、その間腸チフスで三ヶ月近く空白があるのをはじめ書かない日があるため、そのころの正馬の生活が十全に読み取れないうらみがある。東京の大学時代は、さらに広い世界に出て八面六臂の活躍をする充実した時期だから変化に富んでいるが、高等学校の三年間は、後の森田正馬という人物の基礎が形成されてゆくのを目の当たりにする感があって、より興味深い。全国から集まった、国の将来をになう若者たちと切磋琢磨して成長してゆく正馬の姿が生き生きと躍動している。

入学後の生活ぶりを見てみよう。はじめ半年は下宿生活をするが、一八九六年二月に、新入生は寮に入るよう学校の指示があり、〈渋々入寮する〉。

一八九五年一〇月八日〈自ら克己の心を持せんとて左の条項を記し自ら守らんとす。

一、朝、起床六時、冷水摩擦をなす事。

二、無益の買食をなさざる事。飲酒をせざる事。
三、毎日少なくとも一時間以上勉強する事。
四、転寝をせぬ事。衣服を脱ぎはなしにせざる事。
一〇月一七日〈貯金箱を作り自ら身の不行状を制せんがため罰金を定め今日より実施する事となる。〉
一一月二〇日〈洗濯などなす。余は中学以来自己の着物は総て自ら洗ひ殆ど人の手を借りたる事なし。〉
一二月二六日〈今日もツランプに勉強を妨げらる。友人の多きは頼り多けれども、余儀なく遊惰に誘はるる事中々に弊害多し。〉
一八九六年三月一四日〈余は屡々竹崎等に苦言を受くる事多し。余は交際に拙なり。人と語るに異議の問を発し、為に他人の感情を損ない又軽蔑を受くる事ありと。余も又之を知らざるに非ずといへども、性格、主義の異なる処、中々その宜しきを得難きものなり。（中略）余は人より苦言を受けては実に之を悦ぶと共に又其言外の意を酌む能はざるを恐れるものなり。今余に斯く苦言を与ふる友ある事何の幸か之に加へんや。〉
克己のためいろいろ自戒は立てたが、禁酒が長く守られるはずはない。冷水摩擦はたびたび書かれているから断続的につづいたようだ。毎日一時間以上の勉強が守られていたかどうか、守れないから書いたようにも思われる。
お互いに不行儀があれば隔意なく指摘しあう当時の高等学校の美風が感じられる。寮生活が嫌いだった正馬はやがて近重教授のお墨付きをもらってふたたび下宿に戻る。
五月一二日〈雑誌を見るに夢判断といふあり。美女の夢、女の刀を抜く夢共に吉事なりとぞ。〉
フロイトの学説を知った最初ではないだろうか。
一八九六年一二月六日〈熊本に来りて以来夕食後は必ず散歩を欠きたる事なし。日課の如くす。〉
正馬の几帳面さがこんなところに現れている。

二年生なった一〇月のある日、街頭でいきなり後ろから正馬の頭を殴って去った生徒がいた。三日後その男を松原へ誘い出し難詰する。彼はすぐに謝罪し、和解して親しくなる。
一八九七年二月一〇日〈夜は渡辺と共に胸襟を開きて語る。渡辺は余に対してかつて不快の事時々ありしも今は余の性情を知り、奇人なる事を知りて以来余に対して不平なし。凡そ余の言語挙動は外を飾らず思ふがままにすればなりといふ。〉
正馬の歯に衣着せぬ率直な物言いを指して奇人と言っているようだ。
四月一五日〈宿のおばさんより頼まれ国沢君と共に山本君に忠告す。即ち女子との交際に注意する事、酒度々過ぐる事、外出頻繁なる事、饒舌なる事等々に就てなり。山本も今後注意すべき事を誓ふ。〉
下宿のおばさんも大事なひとの息子たちを預かって、無事に学業が進むよう気を配っていたようである。
このころの日記に〈真の友は得んとして得ず、求めんとしてあらず、ただ境遇と意志とを等しくするものの内、無心の間に自然に友情を生ずるものなり〉と書いている。

厳しい倫理観

卒業が近づいたある日、土佐会の生徒が遊郭で遊んでいたことが明らかになる。正馬たちは数日にわたって集まり議論をくりかえして、ついに彼を絶交処分とし、土佐会から退会させる。彼は退学して国へ帰る。一見乱暴に見えるが、学校側は生徒の自治にまかせていたのである。その数日間の日記は事件の顛末を過不足なく伝えて興味深いので引用する。
一八九八年三月三日〈大井、渡辺君と共に〇〇君を訪ひ、〇〇君の二本木遊郭に遊びたる事に対し、平常余等の忠言を無視したるを責め学校を休学若しくは退学すべき事を勧告す。〉
三月四日〈夜はそば屋に竹崎、川崎君等七八名集まり、〇〇君の不品行に就き土佐会に発表することに決す。〉

三月五日〈夜は土佐会あり。○○君の事件に付き議す。終に○○君を退会せしめ絶交する事に決す。余は竹崎君等四五人と共に○○が小心なる男なれば如何なる事をしでかさんかも知れずと、○○君の下宿に至りたるに不在なれば刀など取かくし、その帰るを待ち十一時過に至りたるも終に帰らざりき。〉

三月六日〈午前○○君を訪ふに同君は今朝帰れりとの事なり。三四の友人も来り居れり。○○君の言によれば、昨夜カバンを開けるにその常に携へたる御守より声ありて「今夜この家に在るは危し」といふを聴き、我知らず家を出て、無意識に白川を渡らんとせるに中流にて我に返り、引き返して旅宿に泊りたりといふ。友人等は○○に土佐会の退会絶交書を示し、植田君は吉松氏に○○の旅費として七円を借り、○○に帰国の用意を急がせ六七人の友は○○をステーションに送り二時四十分汽車に○○を乗せて発す。余は思はず顔をそむけて涙の数滴を落したり。〉（吉松氏は正馬ら土佐出身者の副保証人である。）

正馬は処分決定の主役のひとりである。当時の高等学校生徒たちの厳しい倫理観とそれに忠実な正馬の生真面目な性格を示すものといえよう。カバンのなかの御守の声といい〈我知らず家を出て、無意識に白川を渡らんとせるに中流にて我に返り〉というあたり、精神の異状を示しているように思われる。このとき、寺田寅彦も事の顛末を日記に記している。正馬が実名を記しているのに対して寺田は名前を伏せている。ここでは寺田にならって本人の名誉のため名前を伏せる。

厳しい倫理観は高等中学校制度の当初からの文部省の生徒訓育の方針であった。とくに東京帝国大学予備門の伝統を引く第一高等学校の自治の精神が全国に広まってできあがったもののようである。『日本近代教育百年史』第四巻に見てみよう。

一八八〇年代の欧化主義が衰え始め、新しい国民道徳の再建が叫ばれるようになったころ、東京大学予備門において予備門長の杉浦重剛《じゅうごう》が日本主義を提唱していた。そうした土壌の上に、一中の木下広次教頭が八八年、寮自治の制度による「篭城主義」を教頭就任演説で打ち出した。〈現時我日本は諸人自重自敬の精神に乏しく卑猥不作法の風習諸君の身近を囲繞《いにょう》せる世の中なれば（中略）校外一歩皆敵高等中学は皆篭城なりとの覚悟を偏に冀望《きぼう》するなり。〉篭城主義達成のため彼は自治の精神を説いた。〈夫我校は全国五高等中学校の首に位し世間に尊敬せらるる事他校の比に非ず。余は充分なる尊敬を諸子に置けり、諸子互に戒めて治めば余は決して猥《みだ》りに干渉する事を欲せず。〉

寮内の責任は生徒自身にまかせる方針を採ったのである。生徒はこれを感激をもって受け取ったという。寮委員が選ばれ、校風からの逸脱者を取り締まる寮内の制裁団体がつくられる。

木下の演説に見られる寮内自治の思想は、校長・教員の相互交流などを通じて五つの高等中学校に浸透していった。

五高は全寮制ではなかったが、初期の校長や教員は一高からの転出者が多かったから、一高の寮の自治がモデルになったのであろう。正馬は寮と下宿の両方で生活していたが、寮にかわって土佐会という団体において自治の精神を発揮していたのである。五高の校風は「剛毅朴訥《ごうきぼくとつ》」といわれる。正馬はこの校風を胸いっぱいに吸って過していたといえよう。

本来の自治は個人の自由を尊重するところに成り立つものであろうが、自重自敬の精神という儒教的な倫理をもって相互抑制させ生徒の訓育をはかろうとしたのである。その点で、正馬は文部省が望む優等生であったのかもしれない。

徒歩旅行

正馬は土佐会の仲間や学友たちと遠足あるいは徒歩旅行をよくした。

土佐会の遠足のとき、行った先で正馬の「秘蔵」の杖が紛失した。国沢がその杖で山芋を掘り、泥まみれのまま打ち捨ててあったのだ。正馬は思い余って国沢を殴りつける。

〈物心つきて以来人を殴打し腕力に訴へたるは実に初めてのことなり。〉

国沢は高知中学からともに大黒医師の奨学資金を得て熊本へ来た友人であり、さらに東大の医学部へ同時に進学する仲間である。ふたりは何度も仲たがいし、またよりを戻した。

学校の有志で熊本郊外の山へウサギ狩に行ったときのこと、宿で正馬は一座を圧するようによくしゃべった。ついに、「土州の浪人是空」とはやしたてられた。正馬のおしゃべりを、薩長同盟を説いてまわった土佐の脱藩浪人坂本龍馬や中岡慎太郎になぞらえたものだろう。

土佐会の有志で熊本の西にある金峰山に野宿に行く。暗くなってから苦労して登り、山頂で大いに飲み、歌い騒ぐ。翌日帰ってきてまた飲み、ついに嘔吐する。その後、腹痛、発熱に襲われ風邪気味となって学校を休むにいたる。

熊本での三年間でもっとも記憶に残るのは、阿蘇旅行であったようだ。一八九七年の四月一日から五日間を費やしている。阿蘇山は熊本から徒歩で行ける近さにある。出発の日から雨であった。ふもとの宿にはいってから三日間雨に降り込められ、登山できなかった。安い宿へ泊まったのだが用意の金が底をついたため、仲間の多くは熊本へ帰ろうと言った。しかし正馬は、いまさら登山の目的を達しないで帰るわけにはいかないと断固として主張し、今後のやりくりは自分に一任してほしいといって、さっそく弁当を用意し、雨の中を阿蘇山頂を目指して出発する。途中でさらに一泊し、道に迷い、散々苦労した末ついに山頂に達することができた。噴火口の威容に感動する。

このとき長い旅行記を書く。まもなく郷里の高知中学で雑誌を発行することを耳にしたので、寄稿するためでもあったようだ。

正馬は文章を書くのが好きだった。とくに紀行文を得意にしていたことが日記からもうかがえる。日常は事実の簡略な記述が多いが、旅行すると長くなる。ときにはスケッチも描きこまれている。正馬は、文章ばかりでなく絵も得意としていた。

大酒

高等学校でも酒を飲む機会が多い。あいかわらず大酒している。郷里に帰ったとき親類に祝宴があり、その席上で三合、五合、七合の大杯三つに七分目の酒を注いですべて飲み干した。

ときに飲みすぎによる胃の不調に悩む。

〈近来胃酸過多症益々悪しく、克己心なく、身体疲れやすく、眠気を催すこと多し。〉

〈近来また胃の心地甚だ悪しし。〉

〈胃悪しく心地悪しく昼寝す。〉

〈今日もまた夕方酒を飲む。余は常に思ひ立ちて酒の交際を絶たんと欲するもいつもお流れとなる。交友の多きも誠に良し悪しなり。〉

〈少しく酒を飲まば心地も恢復せんかと飲むほどに、吉川君来り思はず飲み過したり。〉

酒の害を知っていても、友達との付き合い酒はやめられないのである。

一八九六年（明治二九年）は春から腰痛を覚え、熊本病院などでたびたび診察を受けている。ロイマチス性神経痛と診断されたり、坐骨神経痛といわれたりする。温泉治療がよいと考えて熊本県南部海岸沿いの日奈久温泉へ湯治に行き、三月の学年末試験の終了後二〇日ほどをすごす。温泉滞在中も、動悸と足の重さから脚気ではないかと心配して日南病院で診察を受けている。宿ではもっぱら読書にふけり、馬琴叢書を読み上げたほか『徒然草』や雑誌『仏教史林』などを読んでいる。温泉を去るに際して、二日続きの酒宴が開かれた。同宿して親しくなったひとたちによる送別の宴である。自ら詩吟、剣舞を演じ、また「見さいな見さいな」を踊って人を笑わせた。二日目は、大酔し嘔吐する。

〈思へば独りかかる処に放逸に流れ、却て養生に反す。（中略）学校のことなど考へて何となく後ろめたくこそあれ。〉

郷里へは夏休み冬休みごとに帰っていた。帰ればまた酒である。〈今日もまた酒飲む。飲まぬ日は稀なり〉と。

夏休みに帰郷したとき、家の雇いの男たちと酒を酌み交わす。それを見た母親が、士族が雇いの男たちと同席して酒を飲み同等の付き合いをするなどということは、昔のひとはやらなかったと戒める。正馬の気取りのない性格、平等観がさりげなく現れたエピソードである。徳川の世に育った親との世代の違いを示すものであろう。

このころの日記に酒にまつわる面白い一節がある。

一八九六年一〇月一一日〈余は酔を過し既に十一時に至る。されど余は竹崎（チフスで入院中の友人・注）に行く責任あれば、漸くにして辞して出づ。蹌踉《そうろう》として通町を過ぐるに突然余を誰何《すいか》するものあり。今夜は熊本鹿児島両中学衝突のため厳戒令をしきたるなりけり。余は竹崎看護の事情を告げたるも、酩酊の故を以て通過するを許さず。余も酔に乗じて面白半分に警官に小理屈を列べ反抗を試む。終に警官三人来りて余を交番に伴ない行く。ここにも余は或は机の上に腰をかけ或は水を呉れよ烟草を持来れなど暴言を吐く。然るに警官は甚だ親切にして決して敢て余に逆らふ事なし。若しこれが土佐の警官ならんには或は喧嘩ともなり虐待ともならんになど思ひ合せて、終に余は大に警官の好意を謝し職務の労苦に同情し、さては五高の事、土佐学生の風俗など語り、朝二時漸く許されて家に帰れり。〉

当然ながら翌日は宿酔に苦しんだ。

高校時代の読書

高等学校時代の読書ぶりを日記に見てみよう。

『哲学雑誌』『歴史』『日蓮伝』『仏教史林』『風来散人』『印度史』『馬琴叢書（夢想兵衛胡蝶物語・俊寛僧都島物語・四天王剿盗《しょうとう》異録・大和荘子蝶香笄・昔語質屋庫など）』『徒然草』『西遊記』『原人論』『竹取物語』『信仰の理由』『浮城物語』（矢野龍渓）『心理学』『柳樽』『芭蕉俳句集』『ソクラテス』『仏教弁妄』『日本風景論』（志賀重昂）『太閤秀吉』『長命術』『大学』『徳川家康』『水野越前守』『詩人西行』『ダーウイン』『柳沢吉保』『大乗起信論』『胆力養法』『新体詩』（与謝野鉄幹）『五重塔』『対髑髏』（幸田露伴）『哲学史』『仏教論』『神皇正統記』『東洋哲学』『学芸雑誌』『馬場辰猪伝』『福翁百話』『論理学』『ハイネ』『地球の過去及未来』『ナポレオン伝』。このほかに、歌集、発句集を読むという記録が繰り返しあらわれる。内容はわからないが、折に触れてひもといていた。

読書傾向は中学生時代とくらべると、仏教関係の書名が目立つ。上記のうち『仏教史林』と『東洋哲学』は購読していた仏教雑誌である。『哲学雑誌』を学校の図書館で読んだという記述が一度登場するほか、著者不明だが『哲学史』を読んでいる。日記に〈ソクラテスを読んで大いに感ずるところあり〉と珍しく西洋哲学に対する感想を記しているにもかかわらず、読書が西洋哲学の方面に発展していない。

友人の寺田寅彦や一世代後の漱石の門下生ら大正時代に活躍した知識人や文学者の多くが、西洋思想あるいは西欧的教養を思想的基盤としていたのに比べると、意外なほど正馬は西洋の芸術や哲学に関心を示さなかった。西洋かぶれとか西洋崇拝と無縁であったばかりでなく、時代の潮流であった西洋思想への愛着は進化論くらいしかないようである。学校での講義はドイツ語を主として英語、ラテン語などの語学をはじめとして数学、化学、物理学、倫理学、論理学など、言うまでもなく西洋の学問がほとんどであり、科学的で合理的な思考を学び身につけていったことは想像に難くないけれども、精神面ではなぜか西洋への憧憬といった感情が伝わってこないのである。

西洋哲学を好まなかったのは、事実本位の精神が形而上学的な抽象論を許容できなかったからかもしれない。

哲学的思考そのものを好まなかったのではない。正馬が一個の人間として究極の関心事であった生死の問題については、西洋の思想や宗教よりも仏教思想のなかに答えがあるとみていたからだと思われる。生老病死の四苦は何よりも人間にとって切実で現実的な問題であり、四苦からの解脱を果たした釈迦の道は正馬にとって生涯をかけて究明するべき課題になったように見える。

西洋医学という合理主義的知識を求める一方で、心は東洋思想に向かっていた。和魂洋才という言葉は好ましくないがそれを思いださせる。医学を除けば、正馬には芸術・文学をはじめとする西洋文化にたいする強い憧憬が感じられないと同時に西洋にたいする劣等感も見られない。

地理学者で国粋主義の志賀重昂《しげたか》が日本の自然美を名文で綴って日清戦争中の国民の心を鼓舞した『日本風景論』や、国体論・神道論で後世に影響を与えた北畠親房の『神皇正統記』などを読んでいるところは、正馬の愛国心の反映のように思われる。

宗教への接近

正馬は高等学校に入ってから宗教への関心が高まった。つぎの日記から想像できる。

一八九七年二月二五日〈午後少しく勉強し、渡辺と共に本妙寺に遊ぶ。社殿には一心不乱の唱名の声、耳を聾せん許りなり。誠に彼等の一念は神に通ずるならん。彼等が唱名の声には邪念侵すの余地なかるべき也。余等半物知りは斯かる事信ぜんとするも能はず。さりとて安心決定の地位を求めざれば徒らに野心煩悶のみ内に溢れて利に走り生を貪りて止まる処を知らざるなり。石段の両側にはいつもの如く鼻も眼もたしかならざる餓鬼道の人の哀を乞ふあり。彼等も猶世に望ありて同じく生を貪る。彼等も亦苦もあらん、楽もあらん。サテハ苦とは何ぞ、楽とは何ぞ。〉

高等学校時代に購読していた雑誌は、『東洋哲学』『仏教史林』そして『奇術新報』である。『我が家の記録』

にこのころの思い出を書いている。〈当時、継続して購読したる雑誌は東洋哲学（哲学館発行）（第四年より第十四年に亘る）、仏教史、奇術新報等なりき。〉仏教史は仏教史林の誤記であろう。このころの日記に数回登場する。『東洋哲学』は井上円了が主宰する仏教あるいは仏教哲学の雑誌であり、井上が設立した哲学教育のための学校哲学館（東洋大学の前身）が発行していた。これを発刊の四年目、つまり一八九八年（明治三一年）、高等学校三年生のときから一一年間続けて読んでいたということである。

東洋大学の創設者で雑誌『東洋哲学』の発行者でもあった井上円了は、東大で哲学をまなび、西洋哲学を土台にして仏教の新しい解釈を試みた思想家である。明治政府によって解禁されたキリスト教が急速に普及しはじめたとき、日本の伝統的な宗教であった仏教は廃仏毀釈により退廃していた。井上は、廃仏の嵐が収束した後も沈滞していた仏教を、哲学的に再構成してキリスト教と比較し、より論理的で優れていると称揚し、仏教の復活をはかろうとした情熱的な思想家であった。今日ではむしろ妖怪研究のパイオニアとして知られているようだ。仏教も妖怪も、正馬は少年時代から関心を持っており、共感を抱いた思想家といえるであろう。

『東洋哲学』はどのような雑誌だったか。第一号の目次を見よう。まず井上哲次郎の「東洋哲学の発行を祝す」南条文雄の「印度語の沿革及び発達」黒川真頼の「仏教と仏教美術の関係」。さらに「英漢対訳阿弥陀経」「亜細亜学会」「東洋学者の万国会」「英国牛津（オックスフォード）よりの通信」「仏教の統計」「勅語と仏教」などである。新しい時代の科学的な仏教研究、西欧流の仏教の原典研究を進めて仏教の復活を図ろうとする編集方針が見て取れる。西欧では、パーリ語、サンスクリット語、チベット語の仏典研究がすでに進んでいた。漢訳にのみ頼っていたわが国の仏教界は、西欧の仏教学に学ばねばならないことを知った時期である。

もうひとつの仏教雑誌『仏教史林』は、東京帝国大学文科大学印度哲学科の初代教授となった村上専精《せんしょう》が主宰し、『東洋哲学』とおなじ一八九四年に発刊された。西欧の科学的な仏教学の影響をうけ、仏教研究に歴史学の視点をとりいれた点が新しかった。日本の仏教学の近代化に貢献した村上は、代表作『仏教統一論』で「大乗非仏説」を提起して、仏教界に大きな反響をよんだ。大乗仏教の経典は釈迦のことばそのものではない、と言ったのである。千年に渡って「釈迦の説いたもの」としてきた各宗門を動転させた。今では初期仏教（原始仏教）の経典には釈迦の直接の言説が含まれているが、大乗仏教経典は釈迦の死後数百年たってから釈迦の説を踏まえながら発展的に創造されたものであることは広く知られている。江戸の中期に富永仲基が『出定《しゅつじょう》後語《こうご》』ですでに「大乗非仏説」を唱えている。仏教界はその疑問に答えず、いわば放置してあった。村上の説は一般に衝撃的な新説として受け止められた。そのために、村上は東本願寺から心ならずも破門される憂き目に遭った。科学者の良心は宗門に受け入れられなかったのである。

ふたりの学風には西欧の影響による科学的研究という共通点があるが、仏教の経典には哲学の道理が書かれている、つまり真理があるとした哲学的な井上にたいして、村上は歴史という視点を仏教研究に持ち込んだ点に特色があった。村上の主張は『仏教史林』第一号の「仏教史研究の必要を述べて発刊の由来となし併せて本誌の主義目的を表白す」という論文の題名にあらわれている。彼らは、他の学問分野にはすでに実証的研究が浸透しているにもかかわらず、仏教界が手をこまぬいている現状を黙視できなかったのである。

正馬は、このような新しい仏教哲学、仏教学の専門雑誌を二誌講読していた。この仏教雑誌二誌の定期購読という事実だけでも正馬の新しい仏教観にたいする関心の強さが尋常のものでないことが感じられる。そして、正馬が中学生時代から志していたという哲学の方向が東に向いていたことがよくわかるのである。

もうひとつの購読雑誌『奇術新報』は『東洋奇術新報』であろう。中学時代の占いや手品への興味が続いていたのかと思うのは誤解である。この雑誌は手品も含むが医術衛生、農業技術、工業技術などの実用記事を掲載する科学雑誌であり、のちに『学術技芸百科新報』と改題される。哲学でなければ工学方面をこころざしていた正馬の科学技術への関心のあらわれであろう。

熊本ではキリスト教にも近づいている。入学して一年足らずの一八九六年五月初めの日記に、〈リットルといふ西洋人の家にバイブルの講義を聞く〉とあり、おなじ月のうちに三回講義に出席している。三回目には〈新約聖書を贈られる〉。その一年後、リーデル女史の家で開かれている聖書友の会に入会し、聖書の講義を聴きに通っている。明治の熊本はキリスト教の盛んな土地であった。明治初期に、徳富蘇峰、蘆花兄弟はこの町でキリスト教の洗礼を受け、京都の同志社へ進んでいる。

しかし、正馬はキリスト教から得るものはなかったようである。〈宣教師の説教は聞けば聞くほど浅墓なり、イエスを神としてその十字架を拝するは鰯の頭も信心といふごとき偶像教ならずとせんや〉と二年生の終わり頃に書いている。キリスト教を偶像崇拝と受け止め、それにあきたりなかったようである。その後も三年坂教会へキリスト教の「演説会」を聴きに行くなど知識欲は旺盛であったが、ついにキリスト教に惹かれることはなかったようである。キリスト教に対する否定的な見方は、井上円了らのキリスト教攻撃の影響も無視できないであろう。

一八九八年五月一四日〈午後、東肥教会に「宝鏡三昧」の講義を聴く。〉

『宝鏡三昧《ほうきょうざんまい》』は、中国曹洞宗の始祖洞山良价の語録である。このほかにも、おなじ中国曹洞宗の祖源とされる石頭希遷の語録『参同契《さんどうかい》』の講義にも出ている。それぞれ一回であるから内容にまで立ち入らないが、わざわざ講義を聴きに行っているのは禅の思想に相当の関心があるからだろう。

正馬には仏教が合うのであろう。ある夜友人が訪ねてきて座禅の話をする。内観法を教えられ、就寝前に座禅をするようになる。この習慣がしばらく続いたことが、日記の数回の記述から推測できる。このほか、日蓮上人が母に送った親書を書写している。

大乗起信論講習会

仏教哲学への関心の強さを感じさせるのが『大乗起信論』への取り組みである。日記を見てみよう。

一八九七年（明治三〇年）三月八日〈大乗起信論を読む。〉
三月一五日〈起信論など読む。〉
三月一七日〈東肥教会に起信論講義を聴く。〉
三月一九日〈風邪心地にて休校す。午後頭痛を堪へて起信論講義を聴く。〉
四月二三日〈仏教青年会起信論講義に入会す。三部二年にては余一人のみなりき。〉
五月二二日〈起信論講義を聴く。〉

『大乗起信論』が日記に登場するのはこの六回であるが、正馬の読書としては、熱意が際立っている。難解な本であるから、読みはじめて見たが独学では理解しきれず、講習を受けたにちがいない。

『大乗起信論』とは、五、六世紀に成立した如来蔵思想（一切衆生に仏になる可能性が内在するという思想）を説いた大乗仏教の代表的な論書である。一世紀頃インドで起った仏教の革新運動である大乗仏教は、多くの大乗経典を生み、竜樹（ナーガルジュナ）による空の思想の体系化を経て発展した。その後如来蔵経典と阿頼耶《あらや》識《しき》経典が生まれて対立がおきるが両者の統合がはかられて、今日見られる大乗仏教の基盤がつくられる。『大乗起信論』はインドの馬鳴《めみょう》の作とされ、二種類の漢訳があるが、サンスクリット訳もチベット訳も残っていないためインド成立を疑う意見もある。『大乗起信論』は大乗仏教の最後の論書であること、短いが大乗仏教の中心思想を理論と実践の両面から手際よく要約していることから、五、六世紀以降の中国・朝鮮・日本の仏教界で広く読まれ、仏教各宗に影響を与えた。わが国では空海が高野山でとりあげ、その後比叡山の天台宗に伝わった。仏教論書として大綱論から各論へ、理論から実践へと説きすすめる段章はまことに理路整然としていたため、鎌倉時代には比叡山で学んだ法然、親鸞、道元、日蓮ら新仏教のリーダーたちにも影響を与えている。

『大乗起信論』は全体が五段に分かれている。岩波文庫版『大乗起信論』の高崎直道《じきどう》による現代語訳から引いておく。書名は「大乗への信心を起こさせる書」と訳し、「第一段　因縁分《いんねんぶん》（本書述作の動機）、第二段　立《りゅう》義分《ぎぶん》（主題——大乗とは何か）、第三段　解釈分《げしやくぶん》（詳細な解説）、第四段　修行信心分《しゆぎようしんじんぶん》（信心の修行）、第五段　勧修利益分《かんしゆりやくぶん》（修行の勧めと修行の効果）」という構成である。

第三段「解釈分」は全体の四分の三を占めており、「大乗起信」のうちの「大乗」を説明している。三章のうち最初の「顕示正義（正しい教えの提示）」がもっとも重要であり、「解釈分」の三分の二を占めている。すなわち『大乗起信論』全体の半分が「顕示正義」の説明についやされている。したがってここを読めば大乗仏教が何であるかわかるのであるが、分量が多いのでここに要約するのは困難である。そこで、論の核心をなす部分についてのみ触れることにする。

内容に入る前に大乗の思想を成立させたインドの大論師竜樹について述べなければならない。『岩波仏教辞典』によれば、二世紀中ごろ南インドに生まれ、バラモンの学問をすべて習得したのち仏教に転じ、部派仏教と初期大乗を学んであまたの経典に通暁した。厳しい修行と透徹した思索にもとづいて『中論』『大智度論』など多くの書を著した。彼は「空」の思想を確立し、その後の大乗仏教のすべてに影響を与えて、「八宗の祖」といわれる。

高崎直道の『「大乗起信論」を読む』（岩波書店）によって竜樹の思想を見よう。大乗仏教の教理の基本は「空」である。すなわち、すべての現象は実体を持たず、固定したものではなく縁起したものである（原因や条件があって成立している）から「空」という。「自性《じしよう》が無い」という意味である。このように見ることこそ、有無の両端をはなれた中道であると教え、このように観ずる智慧が「般若波羅密《はんにやはらみつ》」であると説いた。この視点を「中《ちゆう》観《がん》」という。

仏教には、われわれ凡夫は「われ」に執着し、他の存在を「わがもの」にしたいと欲望するとし、そのために迷いが生じているのであって、この執着を断ち切るところに悟りがあり涅槃《ねはん》がある、という一貫した教えがある。「われ」と「わがもの」は別の言葉でいえば「我」と「法」である。「我」と「法」は現象としてはあるが真実には存在しないというのが、竜樹の主張であった。これを「我法の二空」という。

ところが、竜樹のいう、真実にはないものをどうして有るように考えるのか、そのように考える主体は何なのか、という問題意識がのちの大乗仏教の中に起きる。この課題を追求したのが、無着・世親らの瑜伽派《ゆがは》であった。我とか法とかいうのは要するに意識の生みだしたもの、観念にすぎない。事実としてあるのは意識のみ、つまり唯識《ゆいしき》という主張が生れた。我や法の観念を生みそれにとらわれる主体は、悟りにおいて批判され消滅するべき存在と考えた。唯識説では、迷いと輪廻生存をつづけさせる原理として潜在意識を仮説し、これをアーラヤ識と名づけた。

唯識説とは逆に、一切を空と観る主体、その機能のほうに重点を置いて、実践主体の特性を論じる主張が竜樹の後にあらわれる。これが「如来蔵《にょらいぞう》」と「仏性《ぶっしょう》」の教えである。すべてが空であると悟る能力がすべての衆生《しゅじょう》に潜在的に具わっていると説く。「如来蔵」は如来を胎内に宿している、「仏性」は仏となる潜在能力をもっていることを意味している。

『大乗起信論』は、如来蔵の思想にもとづく論典であるが、唯識説のいうアーラヤ識をもとりいれ、両者の不即不離に関連するところを起点として実践の主体のあり方を追求している。

如来は仏の名称のひとつであり「真如《しんにょ》の体現者」を意味する。如来蔵は、原語では「母親のおなか」であり「おなかにいる赤ちゃん」をも意味する。如来蔵思想は、衆生すべてに悟る能力があると説く。衆生の中にも生まれつき如来とおなじ特性が具わっているのである。如来のはたらきが大乗という乗り物を動かすエネルギーであるから、衆生の心のはたらきが大乗の動きを生む可能性を秘めている。「如来の如」が「真如」であり、可能性を具えているのが衆生の心の真実のあり方であるから「心真如」と名づけられる。

言葉や文字で表される世界はすべて「妄念」であるとする。一切の対象は、妄念のはたらきによって現れた心の対象であって、本来は言説も名字もなく、心の対象になりえない無差別・平等ななにかである。いや、妄念が生み出したものであるから本来存在しない。あるのはただ心のみ。それが真相であるから「真如」と名づける。妄念を離れるとは、心が対象をもたず、心のみになりきること。一切法が本来ないと悟ること。その本来の状態にかえること。これが『大乗起信論』の考え方の特色である。

「真如」とは心の真実のありのままのすがたである。すべての衆生に平等に具わっており、ふだんは煩悩に覆われていて見えないが、修行によって悟りを得て「真如」に到達することができる、という。空にかかる月がときに雲におおわれて見えなくなるが、やがて雲が晴れれば姿を現すようなものだとも説き、第四段「修行信心分」で四種の信心と五門の修行を勧める。四種の信心とは、根本を信じること、仏の無量の徳・仏の教え・教団の僧を信じることである。五門の修行とは、布施・持戒・忍耐・精進・止観（禅定と智恵の両行）である。さらに重ねて修行法として禅定（坐禅）を強調する。あらゆる煩悩は修習に応じて次第に希薄になる。凡夫の身でこの「真如三昧」を修習することなしに如来の家の一員になることはできない、という。坐禅の勧め、である。最後に、心が弱く、修行がつづけられそうにない者には「阿弥陀仏を念じる」ことを教える。その願いに応じて仏の浄土に生れることができる、と説く。親鸞の専修念仏《せんじゅねんぶつ》による往生・成仏の思想の根拠のひとつとされる。

『大乗起信論』を要約するのは困難であり、ここで全体に触れることはできないので、核心をなす思想をかいつまんで述べた。正馬はここから人間観について深い示唆を得たことは想像に難くない。正馬がいった「あるがまま」は真如のことであり、如来蔵思想は森田療法の考え方に近いものがあるから、『大乗起信論』を読めば正馬の「あるがまま」の意味をより深く理解できるといって過言でない。

『徒然草』

正馬は『徒然草』が好きだったらしく、高等学校の最初の一年間だけで数回日記に登場する。後年の著書にも兼好法師の言葉を引用しているから、折に触れて読み、人間性の機微に触れた名文を味わっていたようである。

一八九六年五月二〇日〈徒然草を模して文章を作る。〉

五月二六日〈此頃文章に心を用ゆる為か黒本先生の作文の点最もよし。〉

文章の手本にしていたことがわかる。

日記に『徒然草』にまつわる面白いエピソードがあるので記しておく。高等学校の一年目が終わって帰郷していたとき、突然、今夜久亥との結婚の仮祝言を挙げると告げられる。本人の知らぬ間に決められていたので、さすがに怒るが結局従うことになる。宴が果てた後のことである。

七月二九日〈十一時過床に入る。傍に女は体を背け蚊帳の隅に眠れり。本田（髪型・注）の髪を見ては嗚呼《ああ》我も終に女と衾を共にするに至れるかと心怪しく胸さはぎしぬ。試みに彼の名を呼びて見るに数回にして睡むたいといひて我を避くるものの如し。我の呼ぶに応へざる法やあるとて腹立しくもあり眠らんとするも眼はさえたり。酒を飲みたれば心悸亢進あり。終に起き出でてランプを点し、徒然草を読み二時頃に至る。兼好法師も妻持たぬこそ心安けれといひき。今や我も勉学の中途、一つの係累ともなりつらんか。彼と我との愛情は果して如何。若し彼に愛情なくば去るの外なからんなど考へても見る。〉

『原人論』

『大乗起信論』についで正馬がよく読んだ仏教書は『原人論《げんにんろん》』である。日記に三度出てくる。はじめは一八九五年（明治二八年）中学卒業直前。中学といっても正馬は二二歳とすでに大人である。二度目は九六年の四月、五高一年生の終りに神経痛の湯治のため、日奈久《ひなぐ》温泉に滞在したときである。三度目は『起信論』講義を聴講した翌年である。

『原人論』は、唐代（九世紀）に華厳宗の第五祖宗密《しゅうみつ》によって書かれた論書である。宗密は元来儒教の人であったが、二七歳で出家して禅を修し華厳を学んで教禅一致を唱え、やがて『原人論』を著して儒教・道教という伝統的中国思想と仏教の協調に努めるなど幅広く活躍した。仏教を論じる基本は『大乗起信論』の如来蔵思想によりながら、華厳哲学に立脚して、儒教・道教の特徴を述べながら欠点を指摘し、華厳と禅を結びつけた一乗顕性教を最上とした。『原人論』は、儒教・道教を奉ずるひとびとからの仏教批判、仏教排斥の風潮にたいして仏教を擁護するため、その特徴を簡潔にまとめているから仏教入門書としてわかりやすく、古来親しまれてきた。とくに、華厳教学の入門書として重宝されたという。

『原人論』は江戸時代以来わが国で読まれ、とくに明治時代には広く読まれたようで、一〇点以上の注釈書が出ている。儒教と比較して仏教の優れたところを説いているのが、日本人には入りやすかったからであろう。鎌田茂雄の『原人論』（明徳出版社）によって内容を見よう。

〈一乗顕性教とは、説く、一切の有情皆本覚の真心あり。無始以来、常住にして清浄、昭々として昧《くらま》されず、了々として常に知る、亦仏性と名《なづ》け、亦如来蔵と名く。〉

〈一乗顕性教では、一切の生きとし生けるものには修行して始めて覚るのではなく本来存在している本覚の真心があるという。この本覚の真心は無始無終なるもので変化がなく、本来清浄であるとともに明らかなるものでそれはあたかも鏡のようなものである。本覚の真心は一切の万物を明らかに知っており、けっしてあいまいなものではない。この真心は仏と同じ性質であるから仏性ともいい、また仏陀如来の性を蔵しているという意味で如来蔵ともいうのである。〉

一乗とは大きな乗り物、すなわち大乗である。顕性とは自己の心の本来性を明らかにすること。心の本来性は清浄なのである、と説く。本覚とは、心の中に本来、真実を自覚する力が具わっていること。真心は妄心に対比される。心が真実ありのままの状態にあること。如来蔵思想にもとづいているから『大乗起信論』と共通する教えである。

さとりを得るための修行については語っていない。儒教・道教との教理の比較が目的だから修行にまで踏み込まなかったのか、仏教は難行ではなく易行であると言いたかったためか。その点は『大乗起信論』と異なる。

正馬が興味を持ったのは、本書の特徴である他教の批判にあったたかもしれない。儒教の天命説を批判してこう説く。儒教では貧富も貴賤も吉凶も禍福もみな天の命ずるところであるといっているが、ひとびとが望まない貧や賎や禍などを多く与え、ひとびとが希望する富や貴や福などを少ししか与えないとはなぜか、不可解なことである、と。天邪鬼でときに屁理屈をこねた正馬が気に入りそうな論理である。

正馬が好んだ仏教書は、道元や親鸞や日蓮が流行した時代にもかかわらず、大乗仏教の論書、仏教哲学の書であった。これは、正馬の仏教に対する態度をあらわしている。すこしのちの大学二年生のときだが、文科大学哲学科の宗教に関するアンケートに答えて〈余は知を満足せしめて安心立命を得んと欲するものなり〉といっている。知的な仏教理解を通じて安心立命を得たい、という正馬の姿勢はこの後も変わることはなかった。

信仰というより哲学的な関心の持ち方である。井上円了、村上専精ら仏教学者の哲学的仏教観の影響があったであろう。村上専精は『仏教統一論・第三篇・仏陀論』の序に書いている。〈仮にキリスト教の如きは、情的宗教なるが故に知的研究の必要これなしとなすも、仏教の如きは、本来知的宗教なるが故に、又知的研究の必要あり。〉正馬が村上に共鳴していたことは疑いない。このころ正馬はひたすら仏教とはなにか、宗教とは何か、人間とは何かに頭をめぐらせていたのである。ちなみに原人《げんにん》とは、人のみなもとをたずねる、さぐるという意味である。

『大学』

仏教書を除いて、正馬の思想形成の上から重要と思われるのは『大学』である。晩年に色紙を求められて書いたものの中に『大学』からの言葉があり、このころの読書によると考えられるからである。

『大学』は、もともと『中庸』とともに『礼記《らいき》』の中の一篇であったが宋代に独立した書として流布した。朱子が「四書」のひとつとしてから特に広く読まれるようになったが、今日の研究では時代も筆者も不明という。

『大学』の内容は、諸橋轍次の『中国古典名言事典』(講談社)に簡潔な説明がある。〈政治の最終目的は治国平天下にあるが、これを実現するためには、まず家を斉《ととの》え身を修めなければならない。身を修めるには、心を正しく意を誠にしなければならない。この正心誠意を身につけるためには格物致知《かくぶつちち》、すなわち物の道理をきわめ、学文を修得しなければならない、ということを、整然とした条理のもとに論じたものである〉とし、さらに〈真の学問の修得を志すものにとっては必読の書であった。したがってこの書中には名言と呼ぶにふさわしいことばが多く、ことに誠意について述べた章などは、読む人を感発せずにはおかないものがある〉とのべている。

君子の学の目的は、天与の徳性を磨きあげること、自らを磨きあげるだけでなく世の一般の人々に親しみその徳を日々に明らかにしてゆくこと、そしてこのふたつを至高至善の地位に保たせることである。この三項を「大学の三綱領」といい、これを実現するための方法として、格物、致知、誠意、正心、修身、斉家、治国、平天下をあげ、これらを「大学の八条目」といっている。八条目のうち本書の核心をなす「格物、致知」については古来諸説がある。冒頭の一章に「知を致すは物に格るに在り」という一節がある。諸橋轍次は「格」を「いたる」と読み、つぎのような解釈をしている。〈人間の良知を完全に磨き上げようと思うならば、事物に直接あたって、そのなかに流れている天理を調べるようにするとよい。宇宙間には常にある道理が流れている。植物や動物のなかに流れるものは物の性であり、人間のなかに流れているものは人の性である。だから人の性をきわめること、すなわち良知をきわめようとするならば、まず物の性をきわめること、すなわち物にいたることを必要とするのである〉これにたいして赤塚忠（『新釈漢文大系二・大学・中庸』）は「格」を「ただす」と読む立場に立ち、〈自分の意を誠実にしようとしたものは、（もっとも根本的に）それに先立って自分の知を極め（て明晰にし）た。知を極め（て明晰にす）る方法は、ものごとを正しく受けとることにあった〉と解釈している。

どちらの解釈が適当かはさておき、正馬が晩年に書いたり言ったりしたことば〈己の性《しょう》を尽し、人の性を尽し、物の性を尽す〉は、ここから採ったものであり、諸橋の解釈に近い。正馬の森田療法発見に至る探求の道程をあらわすことばのようである。〈何事も物そのものになって見よ、天地万物すべてわがもの〉という色紙が残っているが、これも『大学』のことばをもとに独自の言い回しに変えたものであろう。

もうひとつ正馬の好んだことばに〈日新又日新《ひにあらたにまたひにあらたなり》〉がある。これは『大学』の伝二章にある〈苟《まこと》に日に新たに、日日に新たに、又た日に新たなり〉から採ったものである。諸橋の解釈は〈きょうの行いはきのうよりも新しくよくなり、明日の行いはきょうよりも新しくよくなるように修養に心がけなければならない。殷の湯《とう》王はこれを盤、すなわち洗面の器に彫りつけて毎日の自戒の句とした〉とある。〈努力即幸福〉ということばを好んだ正馬の思いが伝わってくる。

一八九五年一二月六日〈今日より朝夕の勤行に大学を音読す。〉

一八九六年五月七日〈一週間来、毎朝の行として大学を音誦す。〉

『大学』の音読がどのくらい続いたのか確認できないが、愛読書であったことはまちがいないようである。正馬の日記に『論語』が出てこないが、当然読んでいるだろう。大学までは日記に読めば書名を記しているのに、卒業後止めてしまう。ふたたび読書目録を日記とは別に記すようになるのは大正一四年（一九二五年）一〇月からであり、二〇年あまり読書歴が空白になるのは惜しいことである。晩年の色紙に『論語』から採られた言葉が少なくないのは、日常生活での教訓が豊富だからであろう。幼時の父親から受けた素読教育に始まり、儒教の古典はおそらく小学生、中学生時代にも学校教育のなかで学んだはずであり、もっとも身に染みこんだ基礎的教養ということができよう。

『馬場辰猪伝』

高等学校二年生の夏休みに帰郷中の日記に〈兼吉や傭男《やといおとこ》の彦等と同座に飲酒し同等の交をなす事昔の人はせぬ事なりなど、母より戒めらる〉とある。正馬が母親の不満に抗弁しなかったらしいのは儒教道徳にもとづく礼儀だったのであろう。正馬の自由と平等にたいする態度は、自由民権論が盛んなさなかでもそれを声高に叫ぶような激しいものではなく、ごく常識的なものだったと思われる。

福沢諭吉の『福翁百話』とともに『馬場辰猪伝』を読んでいることから見ても西洋の人権思想を十分吸収していたことが想像できる。そもそも高知県は自由民権運動の発祥の地であり、板垣退助や後藤象二郎などの政治家のほか自由民権論の思想家をつぎつぎに輩出したから、正馬にとっては身近な思想であった。高知出身の論客の一人が馬場辰猪であり、ほかに中江兆民、植木枝盛がいた。この三人は明治一〇年代を代表する啓蒙思想家であり、中江は実践にかかわらなかったが、馬場と植木は理論家・雄弁家として自由民権運動にかかわった。しかし、彼らの論議は主として政治論であったから、元来政治に関心の薄かった正馬は彼らの思想的な影響を強く受けることはなかったように見える。政治に無関心というよりも、尊皇思想の影響を強く受けた穏健な愛国者だった正馬は、反体制的政治活動に結びつくような進歩思想・過激な思想に染まることはなかった。それでも、馬場家に対しては、祖父が少年時代に縁をもったことから親しみを抱いていた。後年、東京で母が馬場の老母のもとへ琴の稽古に通うことからも感じられる。

正馬は明治の代表的な政治小説である東海散士の『佳人之奇遇』を高校と大学の時代に二度読んでおり、また徳富健次郎（蘆花）の小説『思出の記』を大学生のときに読んでいる。二つの長編小説は、馬場辰猪のイメージが前者では主人公に、後者では登場人物のひとりに投影されているといわれる作品である。自分とは別世界に住む人物ではあったが、明治の知識人の間で輝ける存在だった馬場に惹かれるものがあったようである。

『馬場辰猪伝』を、一八九七年高等学校三年生の九月に読んだ、とある。これは、その年の四月に出版された、馬場辰猪のはじめての本格的伝記である安永梧郎の『馬場辰猪』（東京堂）であろう。

馬場は維新の直前に、藩命により海軍機関学を学ぶために江戸に出る。一七歳で機関学の基礎として英語を学ぶため福沢諭吉の塾に入る。いったん帰郷したのち長崎でフルベッキのもとで英語を学ぶが、明治二年二〇歳のとき東京へ出てふたたび慶応義塾に入る。翌年藩命により英国へ留学。ロンドンのユニヴァーシティカレッジで物理学を聴講していたとき、岩倉具視を全権大使とする使節団が訪英し、国費留学生として法律学の研究をするよう命じられる。一八七五年に帰国するがすぐロンドンに舞いもどり、テンプル法学院を中心に七九年まで足かけ一〇年ロンドンに滞在し英国法、ローマ法などを学ぶ。

この間、『日本語文典』『日本における英国人』『日英条約論』などの小冊子を英文で出版する。『日本語文典』は、駐米公使だった森有礼がアメリカで『日本の教育』を出版し、不完全な日本語を廃止して英語を国語にすべしと書いたことへ反論するとともに、日本語の特徴と長所をあげて、日本文化の一端を紹介したもの。当時まだ日本語の文法書は他になかったといわれる。『日本における英国人』は、横浜などに滞在する英国人の傍若無人の振る舞いに触れ、いわば英国人に紳士たれと忠告した書であり、『日英条約論』は、幕末に結ばれた不平等条約の改正の必要を主張したものである。日本の一留学生が英国民にたいして行なった大胆な直言は、社会学協会や人類学協会での演説とあいまって英国の学者や政治家に対して影響を及ぼしたといわれる。馬場の愛国心と正義感の表れであり、曲がったことを座視できない潔癖で激しい性格を示すものともいえよう。一方で彼は、民主主義国での言論の自由を満喫していたにちがいない。

馬場は英国議会をしばしば傍聴し、フランス議会にも出かけている。当時、馬場ほど代議員制議会制度の実際に通じた日本人はいなかったと思われる。

ロンドンには一〇〇人前後の留学生がいたが、旧藩制度の悪弊を引きずっていて、道ですれちがっても他藩の者には知らぬ顔をするほどばらばらであった。馬場は団結の必要を説いてまわり、苦心のすえ日本学生会を組織した。

帰国後、一八八一年に自由党結成大会において馬場は大会議長に選ばれて会の運営にあたり、自由党の常議員となる。機関紙『自由新聞』が創刊されると主筆となり、『本論』を連載する。自由の概念から説き起こして自由党のあるべき姿を論じた。

しかし数ヶ月後には自由党総理の板垣退助が洋行することに強く反対したことが原因となり、馬場は『自由新聞』の職を解かれ、翌年脱党する。その後、独立政党の設立に動き、法律事務所を開設する。肺結核が徐々に悪化する中、ダイナマイトの入手を図った嫌疑で半年間拘留される。裁判で無罪となり釈放されて一〇日後に横浜から米国へ旅立つ。その翌年の一八八七年フィラデルフィアの病院で、志半ばに三九歳で死去する。

馬場辰猪の没後八周年に行なわれた追悼式で、恩師福沢諭吉が〈君は天下の人才にして其期する所も又大なりと雖も、吾々が特に君に重きを置て忘るること能はざる所のものは其の気風品格の高尚なるに在り。(中略)君の如きは西洋文明学の知識に兼て其精神の真面目を得たる者と云ふ可し〉と称えた。馬場を知らない世代の安永梧郎は日ごろ福沢から伝えられた馬場にあこがれ、八周年では塾生を代表して「祭文」をささげている。さらに馬場の伝記的事実を調べて出版したのが本書である。萩原延寿の同名の書『馬場辰猪』によれば、本書は安永が慶応義塾在籍中の二四歳の著作であり、出版の翌年アメリカへ留学するが、馬場とおなじ肺結核によって彼の地で死去したという。

辰猪がわずか三九歳でアメリカで病死したことが報道されたとき、多くの新聞に略伝や品格をたたえる記事が掲載されたが、中江兆民もその死を悼んで、品行の勝れていたことを称揚する追悼文を新聞に発表した。馬場の品行についての厳しさは『自叙伝』の、福沢の塾に入ったときのエピソードからその一端がうかがえる。〈それ等の学生たちの行状は何とも云ひやうのないものであつた。彼等は不規則であると同時に不身持であつた。何時も、女郎屋即ち品川や深川でなした何事かを誇つてゐるのであつた。（中略）其所で彼等の日常生活は何うかといふと、彼等は殆ど勉強しなかつた。〉全部が全部ではなかったであろうが、馬場は先輩たちの自堕落な生活を尻目に勉学に励んだのである。こうした潔癖さは正馬にも共通のものである。

馬場は帰国以来、演説を弾圧する政府にたいしてはいうまでもないが、自由党内部では板垣総理にたいしても厳しい批判を加え、演説を理解できず愚にもつかない質問をくりかえす一般聴衆にたいして苛立ちをおぼえた。高知の立志社のスポークスマンをつとめ、自由党で板垣と行をともにした植木。三六年の短い生涯に五百数十回の演説をし、だれにも読める『民権自由論』を書いてベストセラーとなった植木枝盛の庶民に身を寄せた辛抱強さにくらべると、馬場はいかにも気短かにみえる。海外留学経験のない植木と比較すると、長すぎる留学が同時代の同胞との大きな落差を生んでしまったのかもしれない。

現実をふまえた穏健な思想の持ち主だった正馬は、馬場のかかげた理想を理解しながらもあまりに性急すぎると見ていたにちがいない。時代の先を行きすぎた男の悲劇である。馬場と比べたとき、けっきょく海外留学の機会をもたなかった正馬が神経質理論の発見に成功したことは興味深い問題であると思うのである。

祖父との関係で馬場家に親しみを感じていたことは日記からもわかる。大学二年生のときのこと。一九〇〇年二月二五日〈午前、母上と共に小石川小日向町に馬場氏を訪ふ。御老人の父君は余の祖父の一時主人たりし人にて、同老人は余の母が十八九才以来面会せざりし人にして固より顔は忘れられたる人なりき。旧事を語りて喜ばれたり。〉

この老人は、辰猪の父親の來八である。七〇代の半ばになっていたはずである。正馬の祖父正直は來八の父に仕え、幼い來八の守り役をしていた。二ヶ月後にも再び訪ねている。

四月一九日〈母上は肴酒を用意し余も共に馬場老人を訪ふ。老夫人の琴、三味線など聴く。〉

正馬には人との縁を大事にするところがある。

『福翁百話』

正馬は高等学校卒業を目前にしたころの熊本で、福沢諭吉の『福翁百話』を読んでいる。正馬の読書の順序にしたがったが、教え子の馬場辰猪より師の福沢諭吉を先に書くべきだったかもしれない。影響の大きさは馬場よりもはるかに大きかったと思われる。大学時代にも再読しているところをみると、福沢の著書のなかでは比較的地味な本であるにもかかわらず魅力を感じていたようである。

福沢諭吉が近代日本をリードした最大の思想家であることは言を俟たない。その代表的な著作のひとつ『学問のすゝめ』は、明治二年に発刊されると共に累計数百万部を発行し、記録的なベストセラーになったという。冒頭の〈天は人の上に人を造らず人の下に人を造らずと言えり〉の一文を今日知らないものがいないが、いわんや当時においておやである。

正馬が西洋医学の道に進んだのは、結果として福沢の実学の勧めにしたがったことになる。そればかりでなく、正馬が大学卒業後まもなく病院勤務のかたわらで日本女学校、つづいて日本女子音楽体操学校で教え、慈恵医学専門学校の教授に就任して長くつとめ、五〇代には並行して東洋大学と日本大学医学部でも教壇に立つという長い教員生活こそ福沢の歩んだ道でもあった。

自宅に神経質の入院施設を開いて患者と起居をともにした生活も、初期福沢塾の住み込みの塾生とともにした生活に似ていなくもない。正馬がそこで行なったことは、医療というより教育、それは知育ではなく全人的人格教育であった。神経質の迷いで自分を見失った者の蒙を啓いたのである。教育者として生涯を送った福沢に習ったかのような生活を見ると、正馬も明治の啓蒙思想の落とし子である。初期の啓蒙思想家は福沢だけではないが、福沢たちが指し示した方向へ正馬は進んだといえよう。

高橋順一（『事典哲学の木』の「啓蒙」、講談社）によれば、近代ヨーロッパにのみ生じた、世界の脱魔術化＝世俗化の全社会的規模での進展を動かしたのは合理化への衝動であり、この合理化衝動のうちにこそ「光をもたらす」という原義をもつ啓蒙という概念の起源が見られるという。わが国で合理化の運動の先駆をなしたのが福沢であり、井上円了の哲学や妖怪学もその後を追う仕事であった。正馬の迷信研究や神経質の迷妄からの解放もその延長線上にあった。

『福翁百話』は福沢の晩年の著作であり、一八九六年から翌年にかけて『時事新報』に百回にわたって連載された。正馬は連載が終わった翌年単行本を読んでいる。内容は、宇宙論ではじまり、道徳や宗教に関する話題がつづき、その後は人事全般についての話題が取りあげられている。夫婦、子どもの教育、健康、実業などにも言及している。読めば福沢の知識の広さ深さに圧倒される。

ずっと先のことだが、一九三四年に正馬は『生の欲望』を出版する。主宰した雑誌『神経質』を中心に書き溜めた一八七話の長短さまざまのエッセー集である。生の欲望について書いた本ではなく、筆のおもむくままに人事百般について心理学的な考察を加え、自由な意見を述べたもので、それが「生の欲望」を発揮した結果だというわけである。これが、『福翁百話』にどこか似ている。功成り名を遂げたひとが晩年に至って広く世の中の事象について感懐を披瀝するという趣が近いからであろう。

正馬が福沢になんらかの影響を受けたことは疑いないが、その思想のすべてに従ったわけではない。福沢は『学問のすすめ』で古来の仏教や儒教の教えを全面的に否定して西洋の実学を学ぶことを勧めた。大久保利謙の『明六社』（講談社学術文庫）によると、明治四年に三田に移ったころの慶応義塾は、すでに熟生が三〇〇人を超えており、当時の私塾では圧倒的な存在だったという。大槻文彦の『言海』に「塾」とは〈学術を教ふる者の家にて、弟子を寄宿せしむる室〉とあるから、慶応義塾はもはや塾の規模をこえていた。そこの生徒はだれも儒書を読む者はいなかったという。福沢の洋学教育が徹底していたのである。儒書も仏教書も読んでいた正馬は福沢の忠実な後進とはいえなかった。時代が変わっていたのである。

正馬が中学校に入学した明治二〇年（一八八七年）ころは時代の大きな変わり目であった。明治一八年末に太政官制を廃止して内閣制度が確立され、伊藤博文が初代総理大臣に任命される。二一年には市制・町村制が公布され、二二年二月には大日本帝国憲法が発布される。憲法発布当日の朝、文部大臣森有礼が刺殺される。このころの世相を江藤淳は『漱石とその時代』（新潮社）につぎのように書いている。

〈森有礼の暗殺は、国粋主義の台頭を象徴する事件だったともいえる。すでに、前年（明治二一年）四月三日、三宅雪嶺らの正教社が結成され、雑誌『日本人』によって国粋保存の必要を説きはじめていたが、この傾向は次第に時代思潮の主流を形成しつつあったからである。『日本人』に論陣をはった三宅雪嶺や井上円了らの論客が、いずれもかつてモースやフェノロサの進化論の講義を聴いた学生だったことは歴史に皮肉である。〉

のちに見るように井上円了の愛読者だった正馬は、西洋一辺倒への反動から日本主義が台頭した明治二〇年代の思潮の洗礼を受けていたのである。

高校時代の人生観

高等学校時代の日記には、中学時代にはあまりなかった、人生や生死についての記述が見られるようになった。

〈宇宙の万物にして猶ほ不可思議珍妙変チキなるもの甚だ多し。況んや其霊長たる人間に於て豈之に勝るの不可思議変チキなしと言ふべけんや。（中略）思ふに疾病の如きも信仰によつて之を治し得べきものあるべし。〉

〈余が幼少なる時に於てや、死の事を思ひていとど悲しく空恐ろしく、身の置き処なき迄に悶へたりき。然るにいまやさほどにあらず。則ち益々勉めて死の決して恐るべきに非ざる事を知るに至らんとするものなり。〉

〈凡そ世の人、何れも苦を厭ひ避けて楽を希ひ求むるに汲々とし、人生はこの苦楽に支配されるものの如し。然るに苦は楽の種、安楽の後には必ず苦が来る。苦楽は実にあざなへる縄の如しといふべし。然るに則ち苦を望むも楽を求むるも同一の結果なり。徒に苦楽に拘泥するは人生の実際に於ける見当違ひならずとせんや。〉

医学についての考えも述べている。

〈今日医者といふものを見るに、只病を治するを以て能事終れりとせるが如し。凡そ人のこの世に望みを有するも、只死せずして長らふるのみを以て本望とせしや。(中略)近来医学は長足の進歩をなしたりと人はいへども、単に物質的の事のみに偏し、物の両面を知らず。精神的方面に着眼するもの甚だ少なきが如し。兼好法師も病は多く心より起るといへり。医学も人間を心身の両面より見て健全なるものに仕立つべき事その本分ならずとせんや。〉

正馬が精神医学を専門にすることを決意したのはすで高等学校時代であったことが、つぎの記録からわかる。

〈余は医学に入ツた高等学校時代、既に精神病学に志したのは、之によツて、人生問題の研究に資せんとする漠然たる考へであツた。〉(『健康と変質と精神異常』人文書院、一九三六年)。

医学の道に進んだのは偶然であった。しかし、医学の中で精神医学を目指したのは偶然ではない。正馬の哲学的資質のなせる業であったといってよいだろう。

日記に見るかぎり正馬は政治に無関心だったようである。呉秀三の後任教授が問題になったとき先輩の三宅鉱一を推す運動をしたのが唯一政治的な活動だったくらいで、自由民権運動の土佐人とは思えないほど非政治的人物だった。だからといって国家の問題に無関心だったわけではない。日記中のわずかな言動から間接的に明治人らしい精神をうかがうことができる。松本三之介の『明治精神の構造』(岩波書店)が参考になる。

〈明治精神の骨格をなす特徴として、つぎの三点を挙げておきたい。それは第一に国家的精神であり、第二には進取の精神であり、そして第三に挙げられるのは武士的精神である。

第一の国家的精神とは、自己と国家との同一化の傾向であり、したがって国家の利害にかんする強い関心ということである。それはナショナリスティックな精神と言いかえてもよいかもしれない。すなわち明治の精神にとって、国家の存在は終始きわめて切実な問題を形づくり、それに向けてたえず活き活きとした精神の燃焼が行われた。なぜなら明治の人たちにとって、国家はすでに出来上がったものとして目の前に与えられた存在ではなく、むしろ維新の動乱をとおして目のあたりにその形成過程を目撃し、各人各様の形でその歴史に立ち合っているという実感をそれぞれ持っていたからである。〉

安政年間に結ばれた諸外国との不平等条約は明治国家の大きな外交的課題であり、治外法権の撤廃すなわち裁判権の回復と、協定関税制度の撤廃すなわち関税自主権の回復という二つの不平等の解消は国民にとっても大きな関心事であった。前者の解消は一八九四年、日清戦争の直前まで、後者は一九一一年までかかったのであるから、正馬にとっても無関心でいられるはずはなかった。

進取の精神はつぎのような状況のもとにうまれてくる。

〈立憲制の導入と資本主義的生産の確立、いわゆる文明開花と殖産興業は、時代の主要な指標を形づくった。そこに新しいものを良しとし、新しい制度や文物を積極的に採り入れようとする前向きの態度が、広く明治の精神に行きわたり、時代の一つの特色を形づくることとなる。〉

五高の行軍に体調不良のなかでも熱心に参加し、口実を設けて怠ける生徒を批判したのも、欧米との関係に無関心でいられなかったからである。中学卒業後の進路を、はじめ志していた哲学方面から工学志望に転換したのも、国家建設に役立ちたいという進取の精神の表れであろう。結果として医学の道に転向したが、精神はかわらない。

武士的精神とは、天下国家にたいして確固とした志を持ち、それへの献身をもって自己の行為規範とした幕末志士の気概が明治になって庶民の間にも再生されたことを指している。一種の使命感をもって精神医学に取り組んだ正馬の生涯は、まさに武士的な精神で支えられていたといえそうである。

さらに松本は、明治の国家主義には基本的に二つの形があったという。

〈一つは政府主導のそれであり、政府の法的・経済的・軍事的な整備と強化を中心とした国家形成を志向するものであった。そこでは国民がそれぞれの分に応じてこうした政府の施策に黙々と協力することが国家への愛情に他ならないとする考えがとられた。いわば「上からのナショナリズム」とも言うべきものである。〉

もう一つの国家主義は、自由民権運動の植木枝盛に代表される、国民の自発的な意識に支えられた国民国家の形成を志向するものだという。正馬の態度は自ら言葉にしていないけれども、前者の政府に黙々と協力して国家形成の一部を担うという方に属するものであったことは明らかである。啓蒙とは指導者の側に立つことであり、天皇を中心とする国家との一体感も強かったと思われる。

活発で淋しがりや

スポーツに関しては中学のころより多彩になる。柔道を正課でやり、柔術やベースボールも続けている。これに、テニス、フットボール、クリケット、ボートが加わる。このほかに、朝の行として「棒振り」をやる。運動した後は心地よく勉強に熱が入るとか、持病の頭痛を忘れるとか、その効用を書いている。スポーツのなかでは居合い抜きがもっとも得意だったらしい。〈熊本時代には長谷川先生に就き伯耆流居合を学ぶこと一二年にして初伝を受けたり〉と書いている。

趣味には、中学以来の囲碁・将棋・絵・三味線に、月琴・明笛・オルガンなどが加わる。なにかひとつを徹底的にやるというよりは、広く浅く楽しんだ。正月にはかならず百人一首をやる。トランプも好きだった。〈このごろ友人来りてツランプを遊ぶこと多し〉と、いささか度を過ごしたらしく反省の弁をくりかえしている。

正馬は友人との付き合いを大切にした。友人と一緒でなければいられないといった風である。淋しがりやで、独りでいられない性質だった。三年生になる前の夏休みを郷里で過ごし熊本へ戻るとき、風邪気味で発熱したため神戸に一泊する。同行の友人たちは先に立ってしまい、旅館にひとりで寝ていた。〈旅の空に一人残されて淋しさ云はん方なし〉と。そのあと岡山で友人に会い、広島に泊まる。〈一人旅は気楽なれども、旅は道連れといへるが如く、心細きはいやなものなり。他に客一人もなく、余は八畳の室に一人淋しく故郷を思ひ、熊本を想ふ。〉孤独に堪えかねている様子である。

笑うことを止める

このとき、広島の街で松旭斉天海の催眠術の興行があるのを知り、見物に行く。催眠術の施術に会場から希望者を募ったので、正馬は真っ先に手を上げて舞台に登る。五、六人があとにつづく。三、四人の少年に催眠術を施したが、疑わしいところが多い。自分にかけてほしいと申し出たが、ついに言を左右にして応じなかったという。

熊本の新聞で娘の幽霊が出たという記事を読み、授業のあとさっそく幽霊出現の場所へ行く。同行者が多いと幽霊が気兼ねして出てこないであろうと、独りで行く。残念ながら見られないまま寮に帰る。

『我が家の記録』に〈余は変人にして剽軽者なり〉と書いている。羽織の派手な紅絹《もみ》裏や五つ紋についてはすでに記したが、その羽織紐はみずから毛糸で編んだ大きな玉の付いたものだった。五高の生徒のあいだで、この紋付と羽織紐は一時流行になったといっている。

剽軽者の正馬は、中学生の頃常にニコニコしていて村の老人たちにかわいがられた。ところが、中学四年のとき、寄宿舎の小使にへらへら笑っていて馬鹿のようだと言われていることを人づてに知る。それ以来笑うことをやめ、厳格な態度をとることにする。これが習慣になって、老年にいたるまで容易に笑わないようになったのだ、という。急に意識して変えられるものなのだろうか。やはり奇人か。

無事一年生の試験を終わると夏休みを過ごすために帰郷する。ある朝突然、今夜結婚式を挙げることになったと告げられる。言い出した叔母たちに不平を鳴らすが、結局その夜従妹の久亥と仮祝言を挙げた。覚悟はできていたのであろう。結婚したといっても、いっしょに住むわけではない。大学に入ってから改めて結婚式を挙げ、夫婦同居するのはそのさらに一年後である。当時は、珍しいことではなかったのだろう。友人の寺田寅彦もやはり五高在学中に親のすすめる女性と結婚し、同居するのは東京帝国大学に入ってからであった。

この夏休み中、郷里で礼法を習う。茶、火鉢、座布団の受け方、立礼などを稽古している。東京という大都会に出て、大学生としてさらには社会に出てからエリートとして恥ずかしくない立ち居振る舞いを身につけておこうとしたのであろう。

心身症の進行

高等学校に入ってからもあいかわらず病気を心配する日記が多い。他の事柄にくらべて病気に関する記述の回数が多い。年ごとにあげてみよう。

一八九五年（明治二八年）（八月以降）……感冒・発熱各二回、頭痛一回
一八九六年……感冒二回、頭痛三回、腰痛・脚痛（神経痛）各八回、脚気二回
一八九七年……頭痛・頭重九回、心悸亢進二回、腹痛・下痢二回
一八九八年（九月に大学入学）……胃酸過多七回、頭痛三回、心悸亢進一回、脚気二回、頚部の湿疹一回

病気の種類をみると、感冒と湿疹を除けばおおむね神経質症状である。たびたび医者の診察を受けているが容易に解決しない。病気を気に病んでいる。これらの身体症状が心因性のものであることをまだ自覚していない。

〈胃悪しく心地悪しく昼寝す。〉

〈夜心地悪しく柿田医師の診を受けんとせるも不在にて、帰途竹崎君と共にそば屋に行けば、大井君も此処に来りて勉強せり。少しく酒を飲まば心地も快復せんかと飲む程に吉川君来り思はず飲み過したり。〉

〈柿田に受診し薬を受く。頭痛して水にて冷やす。〉

六月に卒業試験が終わる直前の三日間の日記である。

〈頭悪しく思ふが如く勉強できず。〉

〈心悸亢進し頭痛ありて眠り苦し。〉

〈この頃頭の重くして勉強はかどらず。〉

〈近来胃酸過多症益々悪しく、克己心なく、身体疲れやすく眠気を催す事多し。〉

体調不良をしきりにこぼす一方で、猛勉強もしている。

〈試験温習日今日より三日間なり。勉強十一時間なり。〉

〈国沢君来り共に物理を読む。一時半に至る。勉強十五時間。〉

こうして熊本での充実した三年間の高等学校生活は終わりを迎える。一八九八年六月に卒業試験が終了する。

〈試験成績の発表あり、落第生は三部（医学コース）三年に三人。〉

自らの成績や順位に触れていない。無事合格点に達したのである。

〈今度は試験終わりても格別に楽しくもあらず、また国に帰りたき心もさほど起こらず、熊本を去るの名残おしさのためにやあらん。〉

〈六月二十九日、三年間親しんだる熊本を辞す。〉

森田正馬は一八九八年（明治三一年）六月に第五高等学校を卒業する。高校での成績は、三年生の一学期と二学期の成績が日記に記されている。六月の卒業試験の成績はわからないが、正馬の位置を推測する手がかりにはなろう。

一八九八年四月二五日〈古閑、国沢、杉浦君と共に試験の成績に就て甲を取りたるは一つ五銭宛、丙をとりたるものの為には他の三人より三銭宛を出す事と約したりしが其結果は左の如し。余の成績は甲四、古閑君は甲三、丙一、国沢君は甲一、丙二、杉浦君は甲三、丙二なりき。余の成績は、

	一学期	二学期	約点（平均点・注）
独乙作文	乙	乙	乙
体操	乙	乙	乙
化学実験	甲	乙	乙
物理実験	乙	乙	乙
化学	甲	乙	甲
物理	乙	甲	甲
羅甸	甲	乙	甲
独乙文法	乙	甲	甲
独乙、訳	丙	乙	乙〉

中学卒業時にともに大黒医師の奨学金で高校へ進み、大学もおなじ医科で机をならべた国沢よりは明らかに良い。丙が平均点（約点）で一つもないのは、優等生ではなくとも良いほうに属していたように思われる。

東京帝国大学入学

九月、東京帝国大学医科大学に入学する。入学試験はない。高等学校を卒業することによって大学への入学資格を得れば志望のコースに進めたのである。一八九八年（明治三一年）九月七日に高知を船出し、高知県から同じ大学へ進学する一二人とともに神戸から汽車に乗る。新橋駅に到着したのは出発から三日目、一〇日の

夜一〇時であった。このときは、九月六日に台風が東日本を襲い、東海道線が各地で被災していたためである。船中で一泊し、名古屋で泊まり、静岡で降りて興津に泊まっている。御殿場付近では小山駅で降り、女の人足を雇って荷物を担がせ山北駅まで一〇キロほどの道を歩いた。山北駅から再び汽車に乗り、平塚では船で馬入川を渡りまた汽車に乗るというぐあいであった。本来は九月一日に高知を出発する予定だったが、海が荒れていて船が出ないため台風が去るまで一週間待たされた。

苦労の末東京に着いた正馬は、とりあえず本郷の友人の下宿に転がり込み、すぐに大学の寄宿舎に移る。寄宿舎では〈初めて寝台に寝る〉と、首都での新しい生活の開始を記している。

身許保証人は郷土の先輩で牛込に住む佐田法学士、また病理学教室にいた金森医学士にも頼んだ。二人の保証人が必要だったのである。

講義はすでに始まっていた。人付き合いのよい正馬はすぐに教室で五高出身者以外の友人もできて、七人の仲間で講義の席取りを順番でするようになる。当番の日には〈朝三時半に起きて解剖室に行く。小使いを起して戸を開かしめ、教場に筆記具を並べて帰り再び寝る〉というような学生生活がはじまった。すこしでも前の席で講義を聴こうという若々しい意欲がつたわってくる。

ドイツ語はよくできたらしい。やがて主席で卒業することになる同級生の小川瑳五郎から頼まれて、大鳴館という予備校のドイツ語講師のアルバイトを肩代わりしている。入学してすぐのことである。月給四円を受け取るが一ヶ月半でやめている。

東京帝国大学医科大学

東京帝国大学は、正馬が入学の前年まではただ帝国大学といった。一八九七年にようやく京都に二つ目の帝国大学が設立されたので東京帝国大学と名称を改めたのである。京都帝国大学は開設当初は理工科大学のみであり医科大学ができるのは二年後であるから、医学志望者は当然ながら東京帝国大学に入った。

東京大学成立までの一〇年は波乱に富んだものであった。『日本近代教育百年史』第一巻によると、明治維新直後、一八六八年四月に五箇条の御誓文にもとづいた官制改革が行われて太政官制が発足するが、それより早く三月には京都に学校掛が置かれて国学派による学校取調べが始められた。それとは別に四月には漢学派による大学設立が「大学寮代」という名による学習院（貴族の学校）の復興として画策された。京都に大学が創設される可能性があったのである。一八六九年に太政官政府の東京移転とともに両案は消え去るが、国学派の学校掛が提出した「学舎制案」は翌年の大学職制案に影響を与えたという。

京都とは別にすでに東京でも新政府による大学創設計画が進められており、旧幕府の昌平坂学問所、医学所、開成学校を接収復興し、昌平学校、医学校、開成学校と改称して大学とする案であった。太政官が京都から東京へ移転すると同時にこの大学校設立計画が達しられた。このときの新政府の教育方針は、国学を中心としながら広く漢学洋学を修めるというものであった。まもなく大学校の本部がおかれた昌平学校で国学派と漢学派の主導権争いが起きる。このとき政府は西洋の学制を採用して、大学本校の昌平学校を大学（のちの文部省にあたる）、開成学校を大学南校、医学校を大学東校と改称した。西洋式にしたことに反対する漢学派と国学派は逆に結束して大学別当（のちの文部大臣）を弾劾する建白書を提出する。こんどは洋学派と旧学派の対立となった。七〇年八月に大学本校の廃止が達しられ、中心になるはずだった漢国両系統が大学から追われるという波乱があった。残った洋学系統の大学南校と大学東校が洋学の研究教育を目的とする大学として発展することとなった。

大学南校は、さかのぼれば幕府の蛮書調所であり、それが洋書調所、開成所となり、維新後開成学校となり、その後大学南校、南校、第一大学区第一番中学、第一大学区開成学校と名称を変え、大学東校と統合して東京大学ができたとき、法学部、理学部、文学部の三学部がおかれた。東大は勝海舟がつくったという人がいる（立花隆の『天皇と東大』第一巻）のは、大学南校のもとになった蛮書調所を組織するときに勝海舟が中心的な役割を担ったからである。

大学東校の淵源は幕府の種痘所であり、西洋医学所、医学所を経て維新後に医学校として組織しなおされた。大学東校、東校、第一大学区医学校、東京医学校をへて東京大学医学部となった。

『東京大学百年史』によると、長崎の幕府海軍伝習所、長崎医学所でオランダの軍医ポンペから西洋医学を学んだ松本良順が、江戸に戻って緒方洪庵が頭取をつとめる西洋医学所に入り、洪庵の死後頭取となって西洋式の医学を教えたところからわが国の本格的な西洋医学教育が始まった。しかし、戊辰戦争によって混乱する。オランダ医学の伝統があり、英国公使館付きの医師ウイリスが新政府首脳と親しかったので英国医学を採る可能性もあったが、新政府は医道改正御用掛の相良《さがら》知安《ともやす》・岩佐純らの建議にもとづいて一八七〇年（明治三年）にドイツ医学の採用を決定する。当時ヨーロッパではドイツ医学が急速に発展していたから、妥当な選択であった。その翌年ドイツからふたりの医学教授、ミュルレルとホフマンが招かれて、ようやく本格的医学教育が復興する。医学校は予科二年、本科三年の修業期限であったが、予科の生徒の教育水準があまりに低いため、ふたりはドイツから予科の教員三人を招いたり、大学南校のドイツ人の助けをえて、数学、自然科学、ドイツ語などの準備教育を予科に取り入れたという。

東京大学は一八七七年（明治一〇年）に法科・文科・理科・医科の四学部で設立された。一八八六年には勅令により工部大学校を統合して帝国大学となる。その後農科が加わり、正馬が入学したころは、法科・文科・理科・医科・工科・農科の六つの分科大学からなっていた。それぞれに学長がいて、その上に総長がいるという構造であった。医科大学と名称は変更されても創立時の医学部と変わりはない。

当初は上野の山すべてを大学の敷地にする計画であったが、視察したオランダの医師ボードインの、東京という大都会の貴重な自然を公園として残すべきである、という進言によって本郷の旧加賀藩邸に変更されたという。上野公園の広場の近くに、恩人としてボードインの銅像が建っている。

医科大学は、修業年限四年の医学科と三年の薬学科それに大学院から構成されていた。正馬の日記によると医学科の同級生は一一〇人余であった。『日本近代教育百年史』第四巻によると正馬が卒業した翌年一九〇三年(明治三六年)の学生数は、医学科四二三名、薬学科一八名、選科九二名、大学院五六名である。正馬の入学時にくらべて五年間で大幅に学生数が増加していることがわかる。選科というのは、資格外の学生に専門教育をほどこすために設けられたもので、多くは地方医学校の卒業生であった。

正馬の医学修行に入る前に当時の医師制度と医学校の概略を見ておこう。坂井建雄ほか四氏の『我が国の医学教育・医師資格付与制度の歴史的変遷と医学校の発展過程』によると、わが国の医事衛生制度を定めた法令「医制」が定められたのは学制より二年遅れて、一八七四年(明治七年)であった。新たに医師を志す者は一定の教育課程と臨床経験を必要としたが、従来開業の者には実績を考慮して仮免状が与えられ、試験に合格すれば免状が与えられることになった。

一八七五年から医師開業試験がはじまる。試験科目は、物理・化学・解剖学・生理学・病理学・薬剤学・内科学外科学の七科目であった。七九年に全国で統一的な試験が行なわれるようになると予備校的な医学校が急増する。試験は西洋医学と周辺科学の基礎的な知識を問うものであり、漢方しか知らなかった人々にとっては青天の霹靂であったに違いない。速習させる予備校が雨後の筍のようにできた。

さらに、一八八三年には医師免許規則と医術開業試験が公布され、試験は前期と後期に分けられ、受験するためには一年半以上の修学履歴が必要となった。試験のレベルが上がり、対応できなくなった多くの私立の予備校的医学校はこのとき姿を消した。

東京大学医学部の学生は、当初から医制にもとづいて卒業とともに無試験で医師開業免状を下付された。八〇年の時点で官立だけで三〇校の医学校があったが、八二年からは医学校が甲・乙二種に分けられ、甲種に認定された医学校の卒業生にも無試験で免状が与えられた。甲種の資格を得るためには東京大学医学部卒業の教授が三名以上いることが条件だったという。

医学校とは、高等学校に相当する専門学校である。八八年の時点で卒業すれば無試験で医師になれる学校は、帝国大学医科大学のほか、官立の高等中学校医学部が五校、公立医学校が三校の計九校であった。高等中学校医学部は、高等中学校が高等学校になったときに官立の医学専門学校と改称された。私立の医学校は東京慈恵会医院医学校などがあったが、廃校になったものが多く、増加するのは正馬が卒業してずっと後のことであるからここでは触れない。

西川濵八の『わが国の医学教育の変遷』によると、医師開業試験の制定当初は、経過措置として二五歳以上の医業従事者は既得権を認めて届け出により医師の免許を受けることができたという。医師の大部分を占める漢方医の身分を保証するためであった。

二四歳以下の者と二五歳以上の者でも医業の実績のない者は試験を受けるほかなくなったため、一八八二年（明治一五年）後継者難に陥った開業医は開業権の確保のため政治運動を起し、内務省へ嘆願書を提出した。その当時の医師数は四一、六一二人で、そのうち内務省免許医は三、三九五人にすぎず、それも医業実績によって免許を取得した者が多かったと推定される。西洋医学を学んだ医師がいかに少なかったかがわかる。このような時代に医学教育の頂点にあった大学に正馬は進んだのである。

医科大学の講義

正馬が学んだ医科大学の講義内容はどのようなものだったのか。『日本近代教育百年史』第四巻に一八九九年の「医科大学（医学科）の学科目」の表がある。正馬が二年生になる年のものであるから、在学中に何を学んだかがほぼわかる。四年間に学ぶ科目のすべてであり、カッコ内の数字は通年制に換算した週間講義時間数である。時間数の多いものから順に並んでいる。

外科臨床講義（一二時間）・内科外来患者臨床講義（一二）・外科外来患者臨床講義（一〇）・内科臨床講義（八）・解剖学（八）・解剖学実習（八）・生理学（六）・内科各論（六）・産科婦人科外来患者臨床講義（六）・小児科外来患者臨床講義（六）・外科各論（四・六七）・眼科外来患者臨床講義（四）・医化学実習（四）・病理解剖学（三・三三）・薬物学（三）・局所解剖学（二・六七）・病理組織学実習（二・六七）・病理総論（二・三三）・組織学実習（二・三三）外科総論（二）・婦人科学（二）・眼科学（二）・産科学模型演習（二）・衛生学（二）・法医学（二）・皮膚病学黴毒学及皮膚病黴毒臨床講義（二）・精神病学及精神病臨床講義（二）・薬物学演習（二）・検眼鏡実習（二）・産科学（一・六七）・組織学（一・三三）・胎生学（随意科目、一・三三）・診断学（一・三三）・包帯学実習（一・三三）・黴菌学実習（一・三三）・外科手術実習（一）・産科婦人科臨床講義（一）・眼科臨床講義（一）・小児科臨床講義（一）・処方学（〇・六七）・病理解剖学実習（時々）。

日記によると、一、二年生では、解剖・生理・組織・病理・薬物・医化学等基礎医学を主として学び、三年次に外科・内科・眼科など臨床医学を、四年次に衛生・細菌・婦人科・皮膚科・法医・精神病学などを学んでいる。正馬が二年生になる一八九九年に医科大学試験規定が制定され、それまで卒業試問があるのみだったところに学年試験の規定ができた。このときから試験の点数・及第・席次も発表されることになった。

今日の大学医学部の講義と内容を比較する誘惑に駆られるが、この一一〇年あまりの間の生命科学や科学技術の発展と知識の増大ははなはだしく、講義内容の細分化が進んだため、単純な比較は意味がないので止めておく。今日の東北大学医学部カリキュラムを見ると、核医学・量子診断学・画像解剖学・救急医学・麻酔科学・薬理遺伝学など正馬の時代に無かった講義があまりに多い。隔世の感とはこのことであろう。

正馬の時代と現代では学制も変わった。旧制高等学校が新制大学の教養部になったから、昔の医科大学は今日の医学部の三年次から六年次に相当する。正馬たちは語学や一般教養は高等学校で済ませており、大学入学後はいきなりドイツ語の原書で専門教育を受けたのである。

正馬は、一九〇二年（明治三五年）六月に四年次の試験があり、九月から一二月までかけて卒業試験を受けている。一八八七年（明治二〇年）に制定された医学科卒業試問規則により、三学科に分けておこなわれた。日記に記された卒業試験の科目を見ると当時の主要学科がわかるので挙げておく。

第一学科＝解剖学・組織学・生理学・医化学・病理学

第二学科＝外科学・眼科学・薬物学

第三学科＝内科学・婦人科学

『日本近代教育百年史』によれば、正馬が卒業する一九〇二年（明治三五年）九月に、従来の医学科の試験が学生に過重の負担を強いているという理由によって新しい医学科試験規定及試験細則が定められ、医学科卒業試問規則の廃止が決定し、翌年から実施された。正馬はその過酷な試験を受けた最後の学生であった。

ところで、正馬は高等学校時代から精神医学を志していたが、精神病学の講義はわずか二時間にすぎなかった。本格的には卒業後に医療の現場で働きながら習得したのである。

活動的な生活

土佐同志会、高知県人会、鷹城会、香美郡人会など旧土佐藩・高知県出身者の親睦会が東京にはいくつもあり、正馬はどの会にも熱心に出席した。これらの会は同県人の結束・懇親をはかるためばかりでなく、高知県出身の学生や生徒への奨学金の支給、宿舎の提供など同郷人に対する支援の役割を担っていた。上京してすぐ同志会の幹事になり、在学中にほとんどの会で幹事、評議員、あるいは会報の編集担当など中心的役割をつとめるようになる。学業が忙しいなかでも労をいとわなかった。人との交わりを好む正馬の性格をあらわすものである。鷹城会は土佐医師会の名称であり、倶楽部があった。日本語で医学を学んだ専門学校出身の医師が多かったので、頼まれて倶楽部でドイツ語の講義をしている。同郷のひとびと相手だから無料奉仕であっただろう。

上京して一週間後には上野と浅草へ見物に出かける。浅草へは二日続けてゆき、当時東京でいちばん高い建物だった凌雲閣（通称十二階）にのぼる。〈凌雲閣に上らざれば東京の広さを知らずと、その広きこと目の及ぶところにあらず〉とおのぼりさんをしている。寄席にも行き、邦楽を楽しんでいる。

美術好きだった正馬は、上野で開かれた白馬会、日本美術院、共進会などの美術展、帝室博物館（いまの東京国立博物館）を見に行き、学習院と高等師範学校の運動会や団子坂の菊人形などを見物にいった。

以上は上京後一ヶ月以内の行動であり、まことに忙しい毎日である。文明の大都会に出てきて興奮気味といえようか。いや必ずしもそうではない。この忙しさがそのまま続いてゆくからである。活発というべきか。休むことを知らない。

これだけ動き回っているので健康かと思えばさにあらず。足が重く胸苦しいといって寄宿舎に入ってまもなく校医の診察を受け、脚気の初期の疑いありといわれている。その一ヶ月後には別の校医の診察を受けて脚気と診断される。上京二ヶ月目に〈上京以来、風邪を引くこと四回目なり〉など、あいかわらず病気がちなのである。大鳴館を短期間で辞めたのはあるいは神経質の症状のためかもしれない。

正馬と久亥とはすでに仮祝言をすませているが、大学入学の年の冬休みに正馬が帰省したときに改めて結婚式を挙げた。村の八幡宮に詣で、夜須の花嫁の家に行き、儀式、酒宴があって夜中に兎田の家に帰る。翌日は、親戚、友人、隣人を招いて結婚披露宴を開いている。ここにはともに医科大学に進んだ帰省中の友人も招いた。

不品行者の処分ふたたび

冬休みを郷里ですごして帰京したのち、有田家の息子に誘われ、大学を休んで前田家の別邸がある深川の鴨場へ行く。前田侯爵の二頭立ての馬車を借りて鴨狩に行ったのである。有田家は前田候の執事らしく、馬車が空いていれば使えたのである。鴨場は広さ一三万坪、そこに二、三千坪の池があった。正馬たちが捕獲した鴨は夕方までに百二羽であった。〈食料のほかはこれを払い下げ、大鴨は三〇銭、小鴨は十五銭なりという。〉捕った鴨の余分を売った事情まで細かく記録し、鴨場の規模や馬車の豪華さにおどろいているが、冷静さも失わない。

〈立派なる馬車に乗ること初めてのことにて何となく一種の誇らしさの感に打たれたり。また一方には馬車何ものぞ、美服何ものぞ、人の人たる所以はただ自己の実力如何にあるのみ、など様々の空想にかられたり。〉

自転車を手に入れ、市中を乗り回すようになる。丸の内まで友人五人で出かけ、途中で人力車と衝突して自転車を壊している。大森の百花園へ梅見に行き、池上の本門寺、さらには蒲田の梅屋敷にまで遠出している。友人は汽車で行き、正馬は自転車である。好きだった自転車もやがて脚気によくないと医者にいわれ、〈しばらく乗ることを中止する〉こととなる。

一八九九年（明治三二年）四月には半年あまり住んだ寄宿舎を出て、前田侯爵邸内の上田方に下宿する。食事はおなじ敷地内にあった有田家でするという変則であったが、やがて有田家に移る。有田家は東京に出てきて寄宿舎に入る前に一時身を寄せた友人の下宿先である。場所は大学のすぐ近くであろう（大学の敷地がそもそも前田家のものだったのだから）。有田家の人々とはすぐに親しくなり、生涯の付き合いになった。ちなみに、三〇年あまり後に森田病院の縁側で倉田百三とともに写った集合写真があるが、カメラ好きの有田家の子息が撮影したものである。自宅における集合写真の多くはおなじ人によるものかもしれない。

このころの特筆するべきことは、土佐同志会の不品行者の処分にふたたびかかわったことである。不品行といえば、吉原などでの女郎遊びときまっていた。学業に専心するべき学生にあるまじき行為である。この種の問題に大学当局や郷土の先輩が容喙することはなく、あくまでも同郷の学生の自治に任されていた。会員のうち四、五人の不品行が幹事のあいだでとりあげられ、二ヶ月近くのあいだ幹事がなんどもあちこちの下宿に集まり、深夜まで議論した。寄宿舎には門限があるので、深夜におよぶと友人の下宿に泊まる。泊まれないこともあった。

〈談判が十二時半に至り、泊まるべき家なく、旅宿を求むるも皆謝絶さる。終に上野の交番に至り巡査に頼みてやうやく下等の宿に泊まるを得たり。〉

結局ふたりを退会処分とする。日記の語調をみると、正馬は厳しい処分を主張した幹事のひとりだったようである。この処分問題が決着するまで半月ほど酒を断った。正馬には珍しい緊張ぶりであり、真剣さが伝わってくる。『我が家の記録』によれば、このとき正馬は吉原方面へ行く学生を調査したという。この処分の方針に反対して退会したものも出るほどであった。この同志会は後の社団法人土佐協会の前身であり、その基礎を作る時代であったから〈余等は会の風紀に関しては常に極めて強硬の態度を持し〉たという。

このころ散歩のついでに学友のいる大きな下宿を訪ねると、多くの学生が集まっておしゃべりしていた。〈吉原娼妓の話にかまびすしく不快甚だし〉といっている。正馬の生真面目さ、この種のことに対する潔癖さがうかがえる。晩年、六〇歳のときに京都の大阪毎日新聞社でおこなった講演のなかで「破邪顕正《はじゃけんしょう》」について話している。〈破邪顕正という言葉があります。これは私が中学時代、井上円了博士の『仏教活論』の中で知った事で、今日これを非常に面白く思っている事です。（中略）破邪顕正とは、邪道を看破《かんぱ》して初めて正道を顕揚《けんよう》するということです〉といっている。高等学校時代につづいてふたたび不品行の仲間の処分に積極的だったのは、正馬生来の正義感の強い性格のあらわれであろう。

処分問題にかかわっているあいだ、日記は勉強についてまったく触れていない。〈終日室にありて勉強す〉と記されるのは議論が始まってから二ヶ月後である。処分への熱中が勉強から遠ざかる原因になったように見える。いや、勉強に手がつかないから処分に熱中したという可能性も考えられる。

近づく学年末試験と学資送金の遅れ

そうこうしているうちに一八九九（明治三二年）年三月末には一学年目の講義が終わり、六月におこなわれる学年末試験の準備をする時期になった。友人ふたりとともに小田原の西、箱根のふもと風祭にある大徳寺派の宝泉寺に下宿して試験勉強に取り組むことになった。病気の回復のための転地を兼ねていた。寺だから安いものではあろうが、箱根に転地とは帝国大学の学生にしてはじめて許される贅沢であろう。一二日間風祭に滞在する。連日のように箱根から小田原まで歩き回っている。その間勉強に関する記述がほとんど見られない。

下宿した寺の住職と、一夜禅について語り合っている。その日の日記は正馬の天邪鬼振りがあらわれていて面白い。

〈夜は住職とともに語る。余曰く、坐禅は初めのほどは足の痛みのために妄念の起こるひまなかるべしと。和尚も大いに笑ふ。和尚また修道の困難、悟道の容易ならざることを説く。余曰く、もし禅が一部の人にのみ行はれ、これにのみ一生を終はるものならんには、そは人生の禅にあらずして、禅のための禅、ひとつの芸術にして床の置物たらん。事業に、学問に、政治に、軍事にこの禅が活用されてこそ初めて人生の禅たるべし。吾人は一年は身体を鍛錬し、一年は勉強せんなどいふものあらば、そは単なる机上論たるのみ、など様々の屁理屈を並べて興がりたり。〉

どこまで本音なのかわからないが、まじめな禅僧をからかっている。住職が反論した様子がないのは、帝国大学の学生に一目置いていたのか、それとも廃仏毀釈のあと仏教界が自信を失っていたあらわれであろうか。

五月にはいって、父親から学資の送金がないため、生活に支障が出てくる。催促したが二週間たってもこない。妻から言わせようと、郷里にいる久亥に不平と心配を長々と書いてやる。試験が目前に迫っている時にもかかわらず、ドイツ語の家庭教師の口を見つけ稼ごうとして、友人たちに止めるよう忠告される。このとき、衣類を質入して質屋から四円を借りる。質屋を利用したのは、後にも先にもこのときが唯一と後に記している。手元不如意に陥った正馬の困惑振りが目に見える。

この間ほとんど勉強に手がつかなかったようである。五月も終わるころようやく〈勉強十時間〉〈七時間〉〈九時間〉などの記述が数日間あらわれ、いったんは試験準備態勢にはいったようにみえた。しかし、五月前半に起こした二度の心悸亢進発作が尾を引き、脚気の症状がつづき、疲労による身体の痛み、疲労感、食欲不振などを招いたため、ふたたび勉強ができない状態に陥る。今回の試験を諦め、後日おこなわれる補欠試験に回そうとする。このときもまた友人たちに忠告され、ついに〈病をおして勉強することに決心〉する。猛勉強を決心したときには試験開始まで一週間しかなかった。

「必死必生の体験」

このときの出来事を後に正馬は「必死必生の体験」として著書『神経衰弱及強迫観念の根治法』（一九二六年刊）に次のように書いている。

〈余は大学一年生の時、年中神経衰弱に悩まされ、大学ではその上に脚気の合併といはれ、殆んど何にもできなかつたが丁度試験の時日も迫つたときに、国元から久しく送金がない。親爺に面あてに死んでやれと思ひ、焼け糞になつて勉強した。真剣に生死を賭したのである。その結果は今迄の脚気も神経衰弱も飛んでいつてしまつた。試験の結果は良かつた。全く思ひがけない事である。〉

正馬のよく知られている生涯の一大転機となったエピソードである。これが有名になったのはもう一冊の主著『神経質ノ本態及療法』（一九二八年刊）でさらに詳しく書いたからである。

〈尚ほ余は特に高等学校と大学の初期との時代は、殆んど常に所謂神経衰弱症に悩まされた。其前に余は十八歳の時に、東京に来て麻痺性脚気に罹つた事がある。東京帝大に入学してからは、常に脚気を恐れて居た。入学後、間もなく、大学の内科で診察を受けて、神経衰弱といはれ、其後更に脚気の合併と診断され、一年間の大部分は薬剤と離れなかつた。然るに余は其一年級の終りの時に、或る動機から、余の身心に一大転機の起る機会に遭遇した。それは余が必死必生の心境を体験する事を得た事である。それは此一年間、所謂病気のために、殆んど学科の勉強は出来ず、既に試験間際になつて、其試験に応ずる事の出来ないやうな有様であつた。折しも国元から二ケ月も送金がない。余は人を怨み、身をかこち、やるせない憤懣の極、自暴自棄になつた。よし！父母に対する面当てに、自ら死んで見せようと決心した。後に考ふれば誠に成人気《オトナゲ》ない事であり、他人から見れば、極めて馬鹿気た事であるけれども、自分自身の其時にとつては真剣である。薬も治療も一切の摂生を放擲した。夜も寝ずに勉強した。間もなく試験も済んだ。成績が思つたよりも上出来であつた時には、何時の間にか、脚気も神経衰弱も其行衛が分らなくなつて居た。国元からは送金もあつた。養蚕が忙しくて、送る事を忘れて居たとの事である。余の今迄の神経衰弱は、実は仮想的のものであつた。固より脚気でもなかつた。〉

「必死必生の体験」の疑問

なぜ正馬はこのような危機に陥ったのであろうか。かつて無かったことである。中学生の初期に心臓病で落第したが、まだ勉強の意欲がわかない時代のことである。中学校の終わりころに腸チフスに罹ってもういちど落第したことがある。このときは四〇度を超える高熱が一週間つづき、一ケ月熱が下がらず二ケ月半学校を欠席した。回復直後に卒業試験があって登校したが〈余は受験する能《あた》はずして退場する〉状態であった。落第もやむをえなかったのである。心悸亢進や脚気、頭痛は中学から高等学校を通じて絶え間なくあったけれども、そのために試験を回避したり落第の危機に瀕したことはなかった。したがって、〈此一年間、所謂病気のために、殆んど学科の勉強は出来ず〉と書いていても、以前はできたのになぜ今回だけ勉強ができなくなったのか、納得いかない。さらに、〈折しも国元から二ケ月も送金がない。余は人を怨み、身をかこち、やるせない憤懣の極、自暴自棄になつた〉というが、日記を調べると国もとからの送金が試験前に二度もなされており、矛盾がある。従来信じられてきた正馬の著書の記述にいささかの疑問が生じた。

試験勉強ができなかったのは、病気のためであったのか。その謎を解くために入学以来の病気と勉強の記録を日記から抜き出してみよう。

一八九八年九月一二日〈中内君に案内され医科大学校に出校す。〉
九月一五日〈胃悪しく下痢す。〉
九月二九日〈寄宿舎校医の診察を受く。脚気初期の疑ありといふ。足重く胸苦し。〉
一〇月三日〈午後は国沢君と共に解剖室に骨の標本に就て勉強す。〉
一〇月二四日〈校医栗本先生の診察を乞ひ、脚気と診断される。〉
一〇月二八日〈寒冒の気味あり。上京以来風を引くこと四回なり。〉
一一月一〇日〈大鳴館に教授中急に頭痛、心悸亢進を起し車にて帰る。後さほどの事もなし。〉
一二月二〇日高知へ帰郷。久亥との結婚式を挙げ、翌年一月一一日帰京。
一八九九年一月二三日〈この頃少しも勉強の気分にならず。故郷の事など思ひ煩ふ。〉
二月一四日〈終日室にありて勉強す。〉
三月三日〈校医の診察を受け脚気なりとて薬を受く。〉
三月二三日〈先日少しく飲酒してより病状加はり、少しく勉強するも直ちに頭痛を催す。〉
三月二七日〈栗本医学士の診察を受く。要領を得ず、或は脚気ならんといふ。症状は四肢倦退《ママ》甚しく上肢は肩の辺まで痛みを感ず。胃部つかへて食進まず。記憶力、思考力に乏し。〉
三月二九日〈箱根に転地す。十二時半、山崎、住田君と共に新橋を発し、三時国府津に着す。之より人力車及馬車にて風祭の宝泉寺に着く。大徳寺派禅宗なるも今は学生の下宿を殆んど営業の如くなせりといふ。当分ここに落付きて勉強する事となる。〉

四月二日〈勉強後野に散歩す。春の景色もいと長閑なり。午後は勉強にあきて住田君と互に滑稽などいひ交はす。〉四月一〇日帰京。

四月二六日〈山崎君来り、診察を乞ひたるに心臓少しく肥大し脈不正なりとの事なり。〉

五月一日〈父に金を請求して二週間を経れども送金なし。今日は久亥より手紙来れるも金の事には少しも言及せず。独り心の不平やる方なし。〉

五月四日〈夕方、有田にて四五杯の酒を飲み囲碁す。後心悸亢進に苦しむ。今日は久亥に手紙を出し不平と心配を長々しく書きやりたり。〉

五月五日〈栗本先生の診を乞ふ。脈搏不正にて、ストロブレス丁幾《チンキ》の処方を受けたり。脚気の気味なりといふ。〉

五月七日〈金未だ来らず。不平の余り目前に迫れる試験は如何にもあれ、学資金を得るため独逸語の家庭教師たらんと決心し、王子にその希望者ありといふも野並君に頼みて相談する事としたり。〉

五月八日〈有田おばさんを頼み、衣類を質入して四円を受取る。質入れの経験は初めての事なり。〉

五月一〇日〈家庭教師の事は市村君、野並君等にも忠告されて中止する事となる。〉

五月一四日〈父より嬉しく送金ありたり。午前自転車で飛鳥山、鷹城会に出席す。会するもの十余人、角力、鬼ごつこなど思ひ思ひに遊ぶ。余は自転車を稽古して飛乗りに成功す。二時頃酒宴を開く。後角力始まり、余も酒の勢ひに乗じて角力を取る。〉

五月一五日〈昨日の疲労のため身体痛み心悸亢進して心地悪し。〉

五月一九日〈上田（下宿先・注）の小児、やかましくて有田に行き勉強。〉

五月二二日〈終日有田に勉強す。〉

五月二八日〈勉強十時間〉
五月二九日〈勉強七時間〉
五月三〇日〈勉強して夜一時半に至る。〉
六月二日〈勉強九時間。夕方、心悸亢進し脈甚だ不正なり。〉
六月一一日〈有田に勉強し、倦きては山崎に行きて勉強し、又山崎君と共に産科教室に行き、又有田に帰りて至る所に勉強す。勉強九時間なり。〉
六月一四日〈勉強思ふが如くならず、補欠試験とせんと考へたるも国沢、伊達君等に忠告され、思ひ切り病をおして勉強する事に決心す。一週間前より体重三百匁を減す。〉
六月一六日〈父上より糸を売りたりとて三十円を送り来る。〉
六月一八日〈夜は大西君来り勉強す。勉強十一時間なり。〉
六月二一日〈試験始め。近来食進まず、酒を用意して少しく飲む。〉
六月二三日〈前田侯邸内馬小舎の一室に勉強す。夕方少しく酒を飲む。呼吸苦しくて勉強に苦しむ。勉強九時間なり。〉
六月二六日〈勉強八時間なり。〉
六月二八日〈勉強十一時間なり。〉
六月三〇日〈生理の試験（中略）今日にて六カ敷きものは略ぼ首尾よく終りたり。〉
七月七日試験成績の発表〈余の席次は五高出身にては第五、全体にては二十五番なりき。余は思ひしよりも成績良く余の補欠試験の不利なるを忠告し呉れたる伊達君は落第したるなり。〉

勉強不能

試験を前にしてこの年とくに病気が多かったのかどうか、正馬の日記から過去の病歴を取り出して比較してみよう。回数は日記の記述回数の合計である。同時に起きた類似の症状はまとめてある。「必死必生の体験」の年は、試験終了までの半年分のみとした。

一八九四年　腸チフス一回、心悸亢進四回、脚気一回、頭痛六回
一八九五年　頭痛六回、マラリヤ・腸カタル一回、神経衰弱一回
一八九六年　頭痛三回、脚痛・腰痛・神経痛五回、脚気一回
一八九七年　頭痛・頭重九回、心悸亢進二回、腹痛・下痢二回
一八九八年　胃酸過多症七回、頭痛三回、心悸亢進一回、脚気二回
一八九九年（六月までの半年間）　心悸亢進三回、脚気三回、頭痛一回

過去の病気も、腸チフス、マラリヤ、腹痛を除く大半が神経質症状（脚気を含む）である。全体の記述回数では頭痛・頭重が多く、心悸亢進と脚気がつづく。このうち深刻なのは心悸亢進と脚気であろう。死の恐怖がともなうからである。「必死必生の体験」の年は、半年間で心悸亢進が三回、脚気が三回と深刻な症状が従来より増加した。このときのことを四半世紀後に回想している。〈余は大学一年生の時、年中神経衰弱に悩まされ、大学ではその上に脚気の合併といはれ、殆んど何にもできなかつた〉と。しかし、日記を見ているとこれはいささか大仰である。発作は一時的で、そのために寝込むようなことはなく、治まればふつうに、ときには相撲を取ったりする活発な日常生活をおくっているからである。

三月二七日に栗本医学士の診察を受けた二日後に友人二名とともに、箱根のふもと風祭へ出発する。四月一〇日に帰京するまで禅寺宝泉寺に一二日間滞在する。転地といっているから健康のためでもあろうが、六月におこなわれる学年末試験にそなえる合宿であったはずである。ところが、日記では勉強は一日だけで、小田原

から箱根まで毎日歩き回っている。健康そのものである。それ以前より自転車を遠くまで乗り回し、展覧会や親睦会などに頻繁にでかけている。試験勉強ができないほど症状が重篤なものであったとは考えられない。

親から送金がないのを苦にして勉強が手につかなかったというのは、試験の一ヶ月前に送金があったのだから理由にならない。

勉強ができなかったのは、勉強不能に陥っていたからであろう。神経衰弱にともなって勉強恐怖症を併発したのである。そう考えるのが自然である。

「必死必生の体験」のあとの病歴を日記に捜してみた。

一八九九年（後半のみ）　心悸亢進三回、脚気四回、
一九〇〇年　心悸亢進二回、脚気一回、神経痛八回
一九〇一年　心悸亢進四回、脚気二回、神経痛四回、神経衰弱一回
一九〇二年　病気の記述まったく無し。
一九〇三年　心悸亢進二回（この年以後は神経衰弱症状の記述なし）

〈夜も寝ずに勉強した。間もなく試験も済んだ。成績が思つたよりも上出来であつた時には、何時の間にか、脚気も神経衰弱も其行方が分らなくなつて居た〉と書いているが、実は依然としてつづいていたのである。「必死必生の体験」は、無かった、そう判断しても間違いではない。

何もなかったのであろうか。いや何かがあったのである。試験が近づき、これ以上一日たりとも先へ延ばせないところまで追い込まれ、ギリギリのところで試験勉強に跳びこんだのである。結果が出た。そのとき、ある種の飛躍、超越の体験をしたのである。神秘的といってよい跳躍である。意志が勝ったとは言えない。意志が強ければ早くから勉強したはずだからである。正馬が後に使ったことばで言えば、こういう現象を煩悶即解脱というのではなかろうか。「心機一転」と称してもいいすぎではないであろう。それは勉強不能の克服であっ

た。心臓神経症はなくならなかったけれども、二次的に起きた神経症の克服に成功したのである。それを「必死必生の体験」と名づけたと考えるべきなのである。

なぜ正馬は勉強不能としなかったのであろうか。勉強不能の経験が（腸チフスで衰弱したときを除いて）前にも後にもこのときしかなかったこと、勉強不能が身体症状の悪化にともなって発症したこと、勉強ができないのは身体症状のためと本人が思い込んでいたこと、そして短期間のうちに解消してしまったこと、これらのためであろう。神経質には二次的に別の症状が現れることが珍しくない。多くの人が経験するところである。どんな名医といわれるひとでも自分の診断は難しいものではないだろうか。

この心機一転が契機となって、三年後にすべての身体症状が一旦消え、五年後にまったく消え去ったのだと思われる。すべてが消え去ったとき、日記に格別の記述はない。飛躍はなかった。消え去ったのちに再び症状が起きないことに気づいたのであろう。試験を乗り越える体験がなければ、身体症状はもっと長くつづいていたかもしれない。禅のことばをつかえば、勉強不能を頓悟し、身体症状を漸悟したのである。それにしても、なぜ正馬の神経症が治ったのであろうか。不可思議である。なぜ人は神経症になり、どうしたら治るのか。ここから正馬の困難な課題への挑戦がはじまったのである。

「必死必生の体験」は錯誤か

「必死必生の体験」を書いたのは、体験から二〇年あまりのちである。勉強恐怖と身体症状の治癒の時期のズレが記憶の中で時間の経過とともに一体化してしまったということも考えられないことではない。また、ようやく完成した画期的な精神療法を発表するにあたって、体験をなにがしか飾り立てようとしたことも人情として考えられないことではない。治療法を世間に広めるためのコマーシャルだったかもしれない。

晩年に書いた『我が家の記録』では、この「必死必生の体験」の説明が大きく変化している。

〈寄宿舎中より余は大学医院にて神経衰弱及脚気の診断を受けて服薬をつづけ、春休は住田君と共に箱根に転地したる事あり。試験前になりても病のため思ふが如く勉強する能はず、補欠試験となさんかなど思ひ煩ふ、折しも同級生伊達君来り其不利益を説き余に受験を勧む（同君は大学卒業後、悲観自殺す）。恰も当時久しく父より送金なくして余は甚しく之を怨み憤り、父に対する面当て半分に自ら死を決して服薬を廃し、思ひきりて試験の勉強をなしたり。然るに意想外にも脚気及神経衰弱症にはさほどの影響もなし。試験は意外の成績にて点数七八・三。百十九人の内二十五番となり、余を勧めたる友人等とも其成績に著しき懸隔を生じたり。〉

〈思ひきりて試験の勉強をなしたり。然るに意想外にも脚気及神経衰弱症にはさほどの影響もなし。〉つまり無理な試験勉強をしても病気は悪くならなかったといっている。〈脚気も神経衰弱も其行衛が分らなくなつて居た〉という先の記述と反対であり、明らかなトーンダウンである。おそらく、日記を見ながら『我が家の記録』を書いたとき、昔書いたものが事実と相違していたことに気づいて訂正したのであろう。心機一転について触れておらず、「必死必生の体験」はなかったと自ら認めているようなものである。しかし最後の、思い切って勉強したら結果は予想外の好成績であった、という部分に注目しなければならない。ここに勉強不能の克服が隠されているのである。この訂正文ともいうべきものを書いたところに、正馬の正直さ、率直な性格が感じられる。

「必死必生の体験」は誇張があるとはいうものの確かにあったと思う。のちに森田療法の創始にあたって、欠くことのできない経験であったことは間違いない。森田療法は正馬自身の心臓神経症体験が開発の契機であり、このときの治癒経験が治療法の手がかりとなったからである。自らの病気の謎を解くことが精神療法の道にはいった動機であり、苦悩と治癒の経験をもとにし、多くの症例を科学的に解明することによって療法の確立にいたったのである。言葉で説明するのが困難な一種の神秘的超越の体験がもとになっているから、体得を重視する個性的で独創的な治療法が生まれたのである。

ところで、森田正馬の勉強不能を発見したと友人に話したところ、おなじ見方を読んだ記憶があるといって、雑誌『今に生きる』第一〇四号（一九九一年）のコピーを送ってくれた。正馬の門下で森田療法家の鈴木知準が入院患者への講義で語っている。

〈（森田）先生は心臓不安や勉強不能等で苦しんだ挙句、やけくそになって一切の治療を放棄して大学の試験に飛び込んだのです。〉

正馬の勉強不能をすでに指摘していたのである。筆者の発見とはいえないのが残念である。

恋愛事件

妻の久亥とは一八九八年（明治三一年）の末に結婚式を済ませたが、まだ同居はしていない。学生だから単身は当然ということかもしれないが、久亥が高知の蚕糸学校の教員として働いていて郷里を離れられなかったためらしい。

正馬には生涯に一度だけ恋愛事件といえそうなものがあった。それは、前記の試験のひと月足らず前のことである。

一八九九年五月二四日〈思ひがけなく突然野島嬢、余を有田に尋ね来る。共に野並鶴代夫人を訪ひ東京の事情など聞く。別れて後、夕方同嬢が中猿楽町十番地に宿せりと聞きしを尋ねたるも終に不明にして帰る。〉五月二五日〈夜、野並君と遊び、猿楽町に野島を訪ひたるに宿の主婦は小高坂《こだかさ》の人なりき。〉

高知から独身女性が上京し、突然正馬の下宿を訪ねてきた。会った日の夕方彼女の下宿先を訪ねたが、探し当てられなかった。翌日出なおして探し当てたら、そこの主婦は同郷のひとだった。野島嬢に会えたのかどうか、何も書いていない。

野島嬢との出会いはこの年の初め、冬休みの帰省中にあった。小学校の教員をつとめていた彼女の家に友人とともに遊びに行き、深夜までカルタ取りをする。その翌日正馬が酒を飲みに行った知人宅に彼女が来て再び百人一首をして深夜にいたる。さらに翌日正馬は友人を誘って野島嬢のオルガンを聴きに行き、彼女の下宿先で唱歌を習い、百人一首で深夜まで遊ぶ。三日目には野島嬢は姉妹で正馬の家を訪ねてきて、手風琴、月琴、三味線など弾いて遊ぶ。四日目には、野島嬢とともに小学校へ行ってオルガンの稽古をする。

独身の女性と単独でないとはいえ四日間もともに過したという例は他にない。恋愛感情が全く伴っていないとは言えないように思われる。正馬の方にはなくても野島嬢にはあったかもしれない。この間、久亥と正馬の母は久亥の妹の縁談のことで騒ぎがあり夜須へ出かけていて不在だった。

この半年後、夏休みに高知へ帰省すると、〈久亥、余が野島を愛すとて嫉妬的の口説あり〉という展開になる。東京での出来事が高知に伝わっていたのか、それとも高知でのことか、久亥の耳に入ったのである。

この夏休みが終わると、正馬の母がともに上京することになる。

九月一〇日〈母上と共に（中略）人々に送られ岸本沖に土州丸に乗る、十三歳の妹を残して母上が一年間東京に行くこと、母上も余も妹も互に口に語らずして共に名残惜しき限りなりき。〉

母の上京は日記では前触れなしの突然の感があり、その理由については触れていない。久亥が上京できないので代わりに病気がちの正馬の身の回りの世話をするため、というのがもっともありそうな理由だ。しかし、母はまだ森田家の大切な働き手であり、正馬へ送る学資を考えれば家を離れるのは簡単でないはずである。考えすぎかもしれないが、母の上京は正馬の女性関係を心配した両親の深謀遠慮だったと考えられないでもない。

一年後に母に代わって久亥が上京しようやく夫婦そろった生活がはじまるが、ある日正馬あてに男名前の封書が届く。開けて見ると野島嬢のものであった。女手であったのを久亥が見破ったのである。妻の疑いを解くのに二日かかった。野島嬢は当時としてはまれに見る積極的な女性だったらしい。両親や久亥は、そういう女性であることを知って心配したのではないだろうか。後に『恋愛の心理』を出版するほどの正馬であるから、若いときに恋愛の一つ二つはあってもおかしくないと思うが、このほかに事件らしいものはなかったようである。

昭和になって正馬のもとに入院した副島民雄が書いた追悼文（『形外先生言行録――森田正馬の思い出』収載の「愛の人・森田先生」）に歌誌『ほむら』掲載の正馬の短歌が数首あげられている。そのひとつが珍しい恋の歌である。

〈不図《ふと》今宵夢に通ひし初恋の人そのかみの面影にして〉

片思いであろうか。中学生時代のことかと想像されるが、正馬にも初恋があったらしい。

母との生活

郷里での夏休みから母と共に帰京する。有田家の下宿部屋はふたりの生活には狭すぎるので貸家を探し、一八九九年九月一九日に追分町九番地の貸家に転居する。〈東京の例に倣いて家主及隣三軒にそばを配る。かまど、米櫃その他の家具を買ひ求む、総計九円許なり。〉正馬の自筆年譜によると、このとき高知中学以来の学友野並、田中と同居とある。家賃を分担するためであろう。

新居での母との生活にまもなく波乱が起きる。

〈副食物の不平をこぼして母上に叱られる。母上は余が親をくるめて親を叱るとて怒らる。余は常に母に対する過言を悔ゆといへども中々直らず。高等教育を受けながら自ら母に事《つか》ふる事出来ず涙双眼に溢れて母の前を逃げ出したりき。〉

さらに一月後〈この頃余は母に対して短気なる事多かりしが、今日は母上も共に帰国せんなどいひ出し、世の中の思ふやうにならぬ事をかこたれたり。〉

母とふたりの生活のすべりだしは雲行きがあやしかった。

母を連れて銀座に遊んで鉄道馬車に乗り、天長節に青山練兵場で共に観兵式を見たり、大学の運動会へ行ったりと、親孝行につとめてしだいに落ち着いていった。

一九〇〇年一月におなじ番地の隣の貸家に転居する。さらに七月三日には真砂町の友人の家に転居している。やがて一年が過ぎ、二年目の夏休みに母とともに帰郷する。途中、京都では母を清水寺ほかの寺院に案内し、神戸を見物し、友人知人と会い、ゆっくりと家族の待つ高知に帰る。

母との愛情に富んだ関係は母の死までつづいた。母はときに前触れなく上京し、突然こんにちは、と玄関を入ってきて正馬を愕かすことが一再ならずあったという。この母をもっとも喜ばせたのは、正馬が学位を取得したときのようである。一九二四年一一月一九日の日記を見よう。

〈夜は児童学会評議員会にて余の祝賀会を催さる。出席一三人。先づ高島氏挨拶あり。次に余は答辞す。余の感想数々あれども諸君の御迷惑を思ひて述べず、と坐につきければ、兎も角述べよと勧めらる。然らばとて、学位論文の経過を語る。母は「其方が学位を得たるは我力なり」といへるを物語す。人々甚しく感動されたる様にて、続ひて三輪田、石川、高島氏の余に対する讃辞と感想あり。余も大にうれしく思ひたり。〉

正馬の母に対する思いの深さがにじみ出ている。

久亥との生活

二ヶ月にわたる郷里での長い夏休みが終わると、妻の久亥をともなって上京する。夫婦の生活がようやく始まるのである。

久亥については正馬が最晩年に書いた『久亥の思ひ出』がくわしい。『森田正馬全集』第七巻で読むことができる。

久亥は一八七五年（明治八年）夜須村の郷士田村正郷の長女として生れる。母は正馬の母の妹寅である。正馬の従妹にあたり、ひとつ年下である。夜須村の小学校に入学するが三年で退学。一八歳のとき高知実業学校に入り二年間裁縫を学ぶ。二〇歳のとき製糸講習を受け、その後製糸教師をつとめていた。二二歳で正馬と結婚するが、上京して家庭をもったのは二六歳のときであった。ふたりは真砂町に借家住まいをするが、翌一九〇一年（明治三四年）二月に、弥生町三番地の貸家に転居する。この家に久亥の妹繁野が上京して住まい、また正馬の友人の杉が同居して医院を開業することになった。正馬が弥生医院の看板を書いて掲げた。しかし、二ヶ月足らずで医院は閉鎖し、同年四月おなじ弥生町三番地八号の長屋に転居する。六畳と三畳で家賃三円であった。

久亥と正馬はしばしば口喧嘩をした。〈朝、久亥と争論し、後久亥が離縁せんと云ひ出すに至る。夕方に至り更に久亥の陳謝するありておさまる。〉時には激しいこともあった。〈久亥と争ひ怒に乗じて膳をひっくりかへす。〉

だいたいその日のうちに納まるのであるが、喧嘩は以後もしばしば起きた。いとこ同士という近すぎる関係から、結婚しても互いに新鮮さを感じず、互いに遠慮する必要がなかったのであろう。日記による限り愛情の深い夫婦のようには見えない。『久亥の思ひ出』にあるような、互いに補い合い信頼しあうようになったのは、長男の誕生後か自宅で入院療法を始めてからかもしれない。

夫婦仲が好くならなかったのは、子宝に恵まれなかったことが一因ではないか。一九〇三年に女児を産むが難産のため死産に終わる。翌年も妊娠するが、帰郷時の疲労のためか流産する。ようやく長男正一郎を得たのは一九一一年、結婚して一五年後であった。その後も流産があり、一子をもうけただけで終った。

久亥は習い事を好み、郷里では小笠原流礼法や茶道を習い、上京後は琴、謡曲、仕舞、生花などの稽古をつづけた。一九〇〇年、東京に出てきてまもなく、正馬は久亥に勉強を教え始める。一〇月二四日〈今日より久亥に独逸及び和文を教ゆ。〉

一〇月二五日〈久亥に科目を授く、日本歴史、日本文典、独逸語、本朝文範、徒然草、古今集、論語等なり。〉その後しばらく勉強に触れていないが、〈久亥に英語を教へて喧嘩す〉〈久亥に日本外史を教へ争ひて泣かしむ〉などの記述が見える。『久亥の思ひ出』には〈西洋歴史は、同郷の文科大学生の服部君に、和漢文は同じく渡辺君に教へて貰つた。〉〈英語は余が教へたが其教へ方で、しばしば口論になつた。習ふ時間よりも、却て口論の時間が多かつたかも知れない。〉この教育は〈一年ばかりも続いたらうか、二年とはならなかつたと思ふ〉と書いている。夫が妻の家庭教師をするのはたやすくないようである。しかし、友人にまで頼んだり、正馬自身が学年末試験の最中なのだからその熱意は買わなければなるまい。

これは間もなく久亥が音楽学校の声楽科を受験する準備のためであった。

〈朝、久亥と争論す。久亥は少しく遅刻して泣く泣く音楽学校入学試験に行く。余も久亥を気遣ひ上野図書館に行きたるも落付かず、上野を彷徨して家に帰る。〉

その後まもなく、久亥は体格検査で不合格となり、音楽学校入学の夢は果たせなかった。その後も正馬は久亥の勉強の面倒を見ている。算術と日本外史を教えている。喧嘩はしても仲が悪かったとはいえない。ふたりはよく喧嘩していたという門人たちの証言が多く残っているのは、互いに自己主張の強い性格だったから、傍目には仲が悪く見えたためであろう。

久亥との生活がはじまったころのエピソードをひとつ。さして重要ではないが正馬の一面がうかがえる。

一九〇一年の暮れ、正馬と同郷の藤次という男が親に無断で正馬を頼って上京する。明治法律学校入学をめざしているというので家に同居させた。彼の生活のため書生の口を探してやるが見つからず、車夫になることに決まる。警察へ同行して車夫の鑑札を取得させる。正馬自身、中学生のとき親に無断で上京し辛酸をなめた経験がそうさせたのであろうか、まことに面倒見がよい。初日は正馬がまず客になる。

〈車夫の稽古にとて先づ余を載せて上野に遊び、帰途藤次は客を得て載せて走り行きたり。〉その三日後。

〈夜、余はハッピを被り車夫の出立ちにて藤次を乗せて上野に行き、後余は車を曳き藤次は後より従ひて客を求めたれども得ず。上野に藤次と共に牛飯を食ひ少しく酒を傾け更に出て客を求めたれども得ず、再び大学赤門辺より藤次を乗せ他の車夫に劣らず走りて藤次を驚かせたり。〉

当時の超エリート、東京帝国大学の学生で車引きをした者がはたして他にいただろうか。親切心を超えた正馬の飾らない性格を見る思いがする。変人の奇行ともいえるが、正馬もちまえの剽軽さと好奇心に藤次への思いやりが加わった振る舞いであろう。

藤次は二ヶ月足らずで下宿先をみつけて正馬の家を出て行くが、転居後も勉強の面倒をみている。論理学、心理学などを教え、明治法律学校入学の目的をはたすよう藤次に援助を惜しまなかった。しかし、半年後には藤次が女をつくり身を持ち崩しているところを発見する。借金の返済を肩代わりまでして面倒を見るが立ち直る様子はみられず、やがて絶交するに至る。正馬にとって親切を尽くして裏切られる最初の体験となった。

病気

一八九九年は「必死必生の体験」のあとも病が残っていた。

一〇月七日〈夜に入りて母上と共に家事の計算などなせるに急に心悸亢進し脈拍百二三十に達す。物言へば今にも心臓停止するが如き心地して静かに横はりたるまま母に返事も出来ず、母は大いに驚き、医者を迎へんとするに医者のある処をしらず、隣人鍛冶の妻親切に医者に走り呉れたり。医者の来りたる頃には心臓は大方静かとなりぬ。脚気も少しあれども神経性のものなりとの事なり。〉

この三日ののちにも心悸亢進があって、碌に勉強できないとこぼしている。

一八九九年一〇月一四日の日記に自らの病歴をまとめて記している。大方すでに述べたことだが、おさらいのために見ておこう。

〈余の既往病歴

＊十五歳より二年間許、頭痛及び心悸亢進症にて心臓病と診断され医療を受く。

＊十九歳六月、東京にて乾性脚気にかかり後帰国し前後二ヶ月位にて治す。

＊二十一歳四月、腸チフスに罹り、二ヶ月半許にて治す。腸出血もありたり。

＊同七月、或日自転車に乗りたる夜、心悸亢進発作を起し死の不安に襲はる。

＊二十三歳頃より坐骨神経様の腰痛にかかり、消長ありて今日に及べり。

＊二十五歳、大学入学後、神経衰弱症及脚気にかかる。

現在症は

（一）下腿内面に限局せるしびれ感、時々腓腸筋《ちょうちょうきん》の攣縮《れんしゅく》疼痛。

（二）胃酸過多症

（三）心悸亢進

（四）その他物事に倦き易く忍耐力なく時々悪寒あり、陰鬱となる。〉

あの必死必生の体験から四ヶ月を経てもなお、現在の症状として心悸亢進を挙げている。母と同居を始めたこの頃はとくに病状がおもわしくなかった。この一〇月だけで四回も医師の診察を受けており、二回は脚気の診断を受けている。翌月も立て続けに二度大学病院で診察を受け、脚気は治ったが神経衰弱症といわれ、直後に再び脚気の徴があるといわれる。そのため三週間大学を休んでいる。

その後も心悸亢進、脚気のほか〈神経衰弱のため時々悪寒発作あり、今夜も同発作あり〉〈この頃神経痛激しく痛む〉〈近来、腰、神経痛甚だし〉〈脚の痛み堪へ難し〉と、母との同居の一年間これが続いたのである。母と帰郷の途上に京都に到ってなお〈神経痛甚し〉という状態であった。

久亥との生活がはじまっても一九〇一年中は病状に変化はなかった。隔月くらいに心悸亢進発作をおこし、脚気、頭痛、神経痛に悩んでいる。

〈杉君に勧められ大学にて神経痛の電気療法をなす。〉

〈大学病院に大黒安三郎君の診察を乞ひ、余の病気に対する心配を大に笑はれたり。〉

〈三浦先生の診察を乞ふ。神経痛は主にあらず、神経衰弱症なりといはる。委しく診察されず。〉

医者が持て余している様子が見える。大学病院の医師や教授たちは正馬の病気が神経性のもの、心気症と見当がついていたのであろう。当人はなおはっきりと自覚してはいないようである。

一九〇二年は大学最後の年であり、年末に卒業する。一八九八年九月に入学してから一九〇一年まで病気で苦しんできた正馬であったが、なんとこの年の日記には病気に関する記述は、五月に〈雨の日は神経痛不良なり、前には右側のみなりしが、この頃左腰部にも痛みを起すに至る〉と一度記したのみで、ほかにはまったくない。日記をつけない日があるから病気がこれ以外まったくないとは言えないのだが、心悸亢進や脚気のように命取りの病が起きても記さないことは考えにくいから、なかったものと推測してよいだろう。これは大きな変化である。

ついでに、学生時代の正馬の体格を記しておく。一八九九年五月の記録で、大学で健診の際に測定したもののようである。身長五尺二寸七分（約一六〇センチ）、体重五〇キロ。当時としては中肉中背の部類であろう。

学業成績

一学年の期末試験で勉強不能に陥った正馬のその後の学業はどうなったのであろうか。卒業までの試験の様子を日記に見てみよう。

一九〇〇年は六月に入ると勉強時間についての記述が目立つ。〈今日は勉強十一時間〉〈十時間〉〈十三時間〉といったぐあいに、試験勉強に集中している。勉強に手がつかないという姿はまったくない。七月四日に発表になった二年次の成績は〈解剖五八、薬物八〇〉で友人の国沢よりよかったと記している。

一九〇一年六月一日〈試験勉強忙しく、倦めば謡曲をうたひ、又、八宗綱要など読む。〉

六月一一日〈余が試験中時々三味線を弾くを見て隣の老人、余の不勉強に驚きたり、今日より久亥に英語を教ゆ。〉

余裕綽々である。三年次の成績はつぎのとおりである。

〈内科六〇、精神科八三、眼科九〇、外科九八、約点八二・三。余の試験成績今年は甚だ不良にして七十番に下る。〉

約点は平均点のこと。勉強はしていたが足りなかったのであろう。

一九〇二年六月に四年級卒業試験があった。成績は〈衛生九六、法医九〇、婦人八六、皮膚九五、精神一〇〇、約点九三・七〉であった。三年次よりも改善した。同級生四人の成績が列記されており、平均点では首席の小川とは差があるが、他とはほぼ同点であった。

このあと一息つく暇もなく九月から大学卒業試験があった。各学年ごとに行われる学年末試験のほかに、入学以来履修した全学科の試験が卒業にあたって課された。この試験を通過すれば医師免許を申請できた。一二月まで四ヶ月にわたる長丁場であった。

一九〇二年一二月末に発表された成績はつぎのような結果であった。

〈卒業試験成績

解剖八五、組織八〇、生理及医化学七二・五、病理八八（第一学科約点八一・三）

外科（実地）八〇、（学説）七〇、眼科九五、薬物九〇（第二学科約点八三・七）

内科（実地）八二、（学説）七八、婦人科八八（第三学科約点八二・六）

総約点八二・五、席次凡五十番〉

『我が家の記録』には、四年級の試験席次は一九番、卒業試験の席次は五三番と記されている。親しい友人五人のなかでは最低の成績だったが、全体ではちょうど中ごろというまずまずの成績であった。ちなみに、親しい友人の成績は、小川瑳五郎九五・六、永井潜九三・七、広瀬益三八八、住田正雄八六・二、国沢八五・八であり、正馬がもっとも低かった。小川が首席であった。正馬は生来いわゆる学校秀才のタイプではなかった。学年でトップはもとよりクラスのトップにもなったことはなく、なろうとしたこともなかったようである。

二年生から卒業まで、勉強不能とはまったく縁がなかった。一年生の終わりの試練を乗り越え、勉強不能を完全に克服していたのである。

医業の開始

帝国大学の学生は卒業すれば無試験で医師の免許を得られたことは既述のとおりであるが、在学中でも医療行為をおこなうことが許されたらしい。公認ではないだろうが。

一九〇一年二月三日〈弥生町三番地に転宿す。車力を借りて自ら荷物を運ぶ。〉
二月六日〈杉君はここに開業する事となり、弥生医院と名《な》づけ、余はその看板を書きて出す。〉
二月一一日〈大工の預け置きたる道具にて薬局の棚を作る。〉
二月一三日〈杉君と相談し、開業祝として隣人を招待す。夜に入りて大工と共に三人の来客あり。強ひて案内したる客は立派なる贈物を携へたりしかば、一同面目なく顔を見合せたり。〉
二月一七日〈今日は外来患者三名ありたり。〉
三月一〇日〈午後、伊藤君の気管支カタルを往診す。〉
三月一一日〈午後、杉君と共に患家に往き女患者の腹水を取る。〉
三月一九日〈杉君も亦開業を中止する事となる。夜、東片町に六才男児を往診す。〉

杉君がここに開業と書いているが、医師免許をもつ友人の開業に便乗して正馬もこっそり診療したのであろうか。三月一〇日に〈午後、伊藤君の気管支カタルを往診〉というのは、正馬のはじめての医療行為の記録である。これ以降三ヶ月ほど診療の記事は無いから、表向きは診療を中止したらしいが、その後も近所や親しい知人に頼まれて月に一、二度の診療をしている。

宗教観

大学入学の翌一八九九年（明治三二年）の春、友人とふたりで本郷近くの壱岐坂基督教会へドイツ人シウレル氏の講義を聴きに行く。高等学校時代には聖書の研究会にはいるなどキリスト教にたいする関心の強さを示していたが、大学時代ではこれが唯一であり、これ以後キリスト教に関する記述は日記にまったく見られなくなる。宗教への関心はその対象が仏教に収斂していった。

一年生の学年末試験中の日記に〈試験前より毎日、夕方は般若心経及び同秘鍵を読誦す〉とある。試験開始から四日目の猛勉強中にこう書いているのを読むと、単なる試験勉強の気分転換とはいえない求道者的な姿が見えてくる。箱根の寺で禅僧をからかったひととは思われない。その三ヶ月後〈夜は心悸亢進して碌に勉強出来ず、般若心経講義を読む〉と書いている。不安が高まったときに読んでいるのは、それを和らげるなにかがあったのかもしれない。

一九〇〇年二月に文科大学の哲学科から在学生の宗教心に関するアンケート調査があった。この調査は、今田恵の『心理学史』（岩波書店）によると、元良勇次郎教授がおこなったものである。その結果は『哲学雑誌』（同年一五号）に「現代学生の宗教心に関する調査」として報告された。正馬の答えが日記に書きとめられている。

〈（一）経歴

（イ）家庭に於て宗教心を惹起すべき感化又は刺戟を受けたる事ありや。

答。幼時は神も拝し仏も祈り木にも石にも祈りたり。悪病災難は祈りて避くるを得べしと思へり。常に神仏に対しては「何の年何才の男悪病災難を遁れます様云々」と祈りたり。是等は、皆母及周囲の感化なり。余の家は真言宗に属すれども、葬式の時などは南無阿弥陀仏と唱ふること一般なり、大師講の時のみ南無大師遍照金剛といふ。又余は十歳頃寺にて地獄の絵を見、その後甚しく死の恐怖を起したり。父は無宗教なり。余は宗情は否定する能はざりき。

（ハ）読書上には如何。

答。余は生死の疑惑に駆られて仏書、バイブル様々のものを読むに至れり。

（ニ）家庭にて宗教を厭忌せしむるが如き感化を受けたる事ありや。

答。長ずるに従ひ、淫祠邪宗に対する反感を起したり（家族隣人の迷信を見て）。

（二）現在の状態

（イ）宗教を信ずるや否や。

答。哲学的に仏教を好み釈迦世尊を尊敬すと雖も、クリスチャンがキリストを信ずるが如くなる能はず。

（ロ）宗教を求むる心ありや。

答。余は知を満足せしめて安心立命を得んと欲するものなり。仏教に就ては種々の宗派の統一の必要を感ずるものにて、此点に就て基督教の方法に模倣すべき処多きを思はしむるものなり。〉

このころ釈尊降誕会に参加し、井上円了の講演を聴いている。また、文科大学に在学中の子息に頼んで仏教学者村上専精博士に面会を求めている。日記には〈仏教の信仰及その形式に就て質問〉ということしか書いていない。アンケートに〈仏教に就ては種々の宗派の統一の必要を感ずる〉と書いているのは、村上の主著『仏教統一論』の影響があったかと思われる。

この年の夏休みに帰郷した際には、寺（森田家菩提寺の真言宗智山派金剛寺）で和讃講があり、正馬も説教をしている。また寺に村の有志を集めて相談し、富家仏教青年会を設立する。さらに、寺で自ら祈祷を行い、光明真言を一一二二遍唱えた。その夜、友人を寺に誘って仏教青年会の規定をつくり、翌日主意書を作成する。

ところで、先のアンケートへの回答のなかに〈余の家は真言宗に属すれども、葬式の時などは南無阿弥陀仏と唱ふること一般なり、大師講の時のみ南無大師遍照金剛といふ〉という一行がある。いうまでもなく南無阿弥陀仏は浄土宗・浄土真宗の六字の名号であり、親鸞が〈まかせよ、必ず救うの仏の呼び声〉といったそれである。したがって、真言宗の金剛寺を菩提寺にしてきた森田家で唱えられるのは不思議といわざるを得ない。これには明治初期の廃仏毀釈の歴史が絡んでいると思われる。

土佐藩は、薩摩藩などとともに廃仏毀釈が激しく行われた藩のひとつであった。藩の社寺掛が国学の信奉者であり、神祇改正掛が国学者平田鉄胤の門人であったため、明治元年の神仏分離令の発布とともに厳しい廃仏が行われた。増谷文雄（『明治文化史6宗教編』第三章「明治仏教史」）によると土佐では〈一切の仏式行事は神式に改められ、藩の寺院に対する経済的援助は断たれ、また寺領も廃されたので、一般の寺院は維持に窮して、寺院総数五一五カ寺の中、四三九カ寺が廃寺の止むなきに至った。ただ、真宗寺院のみは民衆の支援によって維持せられた〉という。

藩内の八割以上の寺が廃寺になったのであるから、土佐藩における廃仏毀釈の激しさがわかる。末寺から藩外の本山へ藩の富が流出するのをくい止めるという藩政改革の一環でもあった。藩内のほとんどの寺が廃止される中で森田家の菩提寺も例外ではなく、既述のとおり一八七一年（明治四年）に廃寺となる。しかし、八年後の一八七九年には再興される。明治仏教史をひもといて見ると、廃仏ないし廃寺については詳しく論じていても、再興について書かれたものはない。したがって金剛寺の再興が早かったのかどうかわからないが、世の廃仏の動きが緩むとともに復興したのである。真言宗の寺で浄土真宗の念仏が唱えられたというのは、檀徒たちが廃寺になっていたあいだ差しさわりのない門徒になりすましていたためではなかろうか。その習慣が三〇年後正馬の青年時代まで残っていたのではないかと推測される。正馬がふしぎの理由を知っていたかどうか、残念ながらわからない。

ともあれ、小さな寺であるが金剛寺がもし廃寺のまま無くなっていたら、地獄絵を見て死の恐怖に襲われるという幼時体験はなく、正馬の仏教とのかかわりもかなり変わったものになっていたかもしれない。

自選経文

大学二年目を無事終えた一九〇〇年の夏休みは、母とともに帰郷した。この夏は仏教に打ち込んだといってよい。

八月一二日〈寺に窪君と共に自ら毎日読誦すべき経文を余の考案によりて草稿し初む。〉
八月一四日〈夜は寺に和讃講あり、余も一場の説教をなす。〉
八月一七日〈午前常石金熊其他の人々来り仏教信仰に就て論じ、夜は寺に有志を会し、富家仏教青年会成立す。〉
八月二一日〈午後寺に祈祷をなす。光明真言、千百二十一返唱ふ。夜は窪君と共に仏教青年会の規定を草案す。〉
八月二二日〈寺に仏教青年会主意書を草稿す。〉
九月三日〈夜は窪君来り余の考案による在家勤行の経文完成す。〉

正馬が自ら経文をつくったというのは興味深い。幸い『生の欲望』に採録されている（『森田正馬全集』第七巻『生の欲望』一二八）。ここでは後年書いた前文のみを引用し、経文自体は注に掲げた。興味ある向きは巻末を見ていただきたい。

〈余が青年時代、多年、宗教を求めたけれども、得られない。南無阿弥陀仏も、余りに、あつけない。キリスト教も、浅薄に思はれる。さればといつて、諸宗の教理を追求すれば、するほど益々信仰から遠ざかる。

とも角も帰依《きえ》し信仰するには、先づ心を任せ、身を投げ出さなければならない。それには必ず何か依る処がある事を要する。而かもそれは、平易であつて、実行し易く、且つ真理に契《かな》つて居なければならない。斯く気がつくと共に、吾人は、何宗にも共通し得べき日常読誦《どくじゅ》の経文の必要を考へた。是に於て惟《おも》んみるに、吾人が宗教を求むるのは、先づ自ら省みて、自己の弱小を知る事から、其原《みなもと》を発し、ここに懺悔《さんげ》の心の起ると同時に、全能の神に対する帰依の情を起す。則ち経文に、先づ発端の開経偈《かいきょうげ》を挙げ、次に懺悔文及び帰依文の順序の起る所以である。次に自己の暗愚無能を知りて、向上心を起し、正思《しょうし》修行の念を発して、無明文《むみょうもん》、正思文となり、益々万徳円満の無上尊に対するあこがれを起して、嘆仏文《たんぶつもん》となり、終にこの道を得て、之を四海に普及せんとする信念を発するに至る。之が信仰に入るの過程ではなからうかと考へたのである。

明治三十三年といへば、余が二十六歳の時である。上の趣意に従ひ、余は親友、真言宗の僧、窪君にはかり、種々の経文の内から、抜き書きし、選定し、つづり合せたものが次のものである。

引出しの底から出て来たものを、このまま捨てるのも惜しく、吾が青年時の名残りを、ここに印刷に止めて置かうと思ふのである。

目次……一、開経偈《かいきょうげ》。二、懺悔文《さんげもん》。三、帰依文《きえもん》。四、無明文《むみょうもん》。五、正思文《しょうしもん》。六、嘆仏文《たんぶつもん》。七、回向文《えこうもん》。〉

平易で日常に実行しやすくしたと言っているが難解であり、長さも『般若心経』の二倍ほどある。はたして日常の勤行にどれだけ利用されたのであろうか。ここでは、正馬が経文を編纂するだけの仏教智識と仏教に対する深い関心を持っていたことが伝われば十分である。

大学時代の読書

大学時代の読書ぶりを日記に見てみよう。高等学校時代よりも著者を明記してあるものが多い。

『佳人之奇遇』『西郷隆盛伝』『光秀論』『西遊記』『児童研究』『ベネケ伝』『心理学』『死』（加藤博士）『記憶術』『失念術』『哲学一夕話』『哲学一朝話』『仏教活論』『破唯物論』『妖怪百談』『妖怪学』（上記八点は井上円了著）『般若心経講義』『俳句入門』『骨相学』『座右の銘』『東洋哲学』『心理学十回講義』（元良勇次郎）『世範』『精神病学』『新羽衣物語』（幸田露伴）『俳句評釈』『フランクリン』『俳句集』『狂言傑作集』『名士と家庭』（民友社『家庭叢書』全一四冊の号外）『八宗綱要』『思出の記』（徳富蘆花）『カーネギー』『福翁百話』（福沢諭吉）『一年有半』（中江兆民）『後世への最大遺物』（内村鑑三）『児童心理学』『処女の良人観』（静陵女史）。

読書の内容は、伝記、文学、心理学、児童教育のほか、井上円了を主とした哲学、宗教など多方面にわたっている。『精神病学』という専門書を挙げているのは正馬の日記では例外的である。専門書は当然多数読んでいるはずなのに他には全く挙げられていないからである。外国語の本もまったく書かれていない。

四年間の大学時代に読んだ本が四〇冊ほどというのは少ないように思われる。書き漏らしたものがあるのかもしれない。それでも大まかな傾向は読み取れる。目立つのは井上円了の著書が多数を占めている点である。あいかわらず西洋哲学の本が欠けている。目新しいところは、ドイツの心理学者の伝記『ベネケ伝』をはじめとして児童心理学への関心が芽生えたことである。『児童研究』は富士川游が主宰する日本児童研究会の雑誌である。学生のうちに入会し、後に幹部になる。

『般若心経講義』は、高等学校以来この経にたいする関心が持続していることを示している。『般若心経』は般若経典群の内容を「空」という核心に凝縮してまとめた短い経典である。もっとも普及している玄奘訳で三〇〇字足らずのものであり、浄土真宗と日蓮宗系を除く諸宗派でつねに読誦され写経にも用いられているから、わが国でもっとも親しまれている経典といえよう。

『世範《せいはん》』は、南宋の地方官袁采が子孫のために立身処世の道を説いた家訓で、『袁氏世範』としてわが国でも読まれてきた古典である。

『八宗綱要』は、奈良六宗に平安時代の天台、真言の二宗を加えたわが国古代仏教の概説書、入門書である。鎌倉時代華厳宗の学僧凝然《ぎょうねん》が書いた。はじめに仏教の基本を説き、ついで奈良・平安時代の宗派である倶舎《くしゃ》宗・成実《じょうじつ》宗・律宗・法相《ほっそう》宗・三論宗・華厳宗・天台宗・真言宗について、宗派名の由来、歴史、拠りどころにしている経論、教理の要点などをしるしている。おわりに、新しい宗派である禅宗と浄土宗について短い解説が加えられている。要領よく各派の特徴がまとめられているので、いわば日本仏教についての教科書として長く読まれてきた。概説書とはいえ、教理の説明は『大乗起信論』なみに難解である。これを読んだ正馬の探究心は並々ならぬものがある。

『福翁百話』は高校時代以来の再読である。

中江兆民の『一年有半』は、兆民が喉頭癌の宣告を受け、余命一年半と医師に告げられてから書いたエッセーである。実際は八ヶ月後に死去した。思想書というより、政治家や相撲取りの評判記を含む社会時評といったものであり、正馬が何か影響を受けたとすれば、正岡子規の場合のように、余命いくばくもない兆民の寸暇を惜しんで書く最期の生き方にあったように思われる。

内村鑑三の『後世への最大遺物』は大学卒業が近い頃、すでにキリスト教嫌いになってから読んでいる。あまり説教臭くないからであろうか。一八九四年、箱根のキリスト教会夏季学校における二日連続の講演をまとめた数十ページの短い本で、取り立てて触れる必要もないが、内容と正馬の生涯がとても似ているのが面白い。

金をためることを汚らわしいという宣教師がいるが、金をためる能力は神から与えられた特別の才能であるから大いに発揮してためるがよい。世の中の役に立つように使えばよい。金をためる能力のないものは何か事業をやればよい。事業ができなければ本を書き、若者を教育して思想を伝えることも後世のために役立つ。しかし、これらはいずれも欠陥があって最大遺物とは言えない。〈勇ましい高尚なる生涯〉こそ尊いのである、と。

正馬は医者になり森田療法という事業を創始して金もためた。村の小学校に講堂を建て、大学に学術奨学金を寄附して社会に役立てた。そして多くの若者を教育し、たくさんの本を書いて後世に思想を伝えた。内村鑑三が理想とした人生かもしれない。内村に習ったかと問われれば正馬は言ったであろう、正しい人生観を持って努力すればこうなる、と。

井上円了

正馬の大学時代の読書では、井上円了のものが目立って多い。井上円了との出会いは、高等学校のときに購読をはじめた雑誌『東洋哲学』に始まるが、集中的に読んだのは大学に入ってからである。

『我が家の記録』に〈井上円了博士の著書は殆んど皆之を読みたり〉と書いている。一行に満たない記述だが、うかつに読みすごしてはならない。「殆んど皆」というのは、実は容易ならない分量だからである。

井上円了の著作の現在ある最大のものは、東洋大学が一九八〇年代の終わりから二〇〇〇年代はじめにかけて出版した『井上円了選集』全二五巻である。六二年の生涯としては驚くべき執筆量である。井上円了の著作は、哲学・宗教学・妖怪学・心理学（教育学を含む）の四分野にわたっている。著作の分量としては、妖怪学六巻、宗教学五巻、哲学四巻、心理学二巻、旅行記五巻その他という構成である。井上の場合、哲学といっても、哲学のなかで宗教を論じ、宗教論を哲学の観点からおこなっているからその区別はかならずしも明確ではない。宗教学はほとんどが仏教に関するものである。井上の著作は今日あまり顧みられなくなったが、妖怪学は殊のほか近年脚光をあびており、選集ののちに東洋大学が編集した『妖怪学全集』全六巻（柏書房）が出ている。

正馬は、井上が取り組んだ四分野すべてに関心をもっていた。妖怪学は特殊であるが、正馬はこれを好んで読んだ。井上円了を読んだ時期は、『東洋哲学』を購読をはじめた二二、三歳からの約一〇年、高等学校から大学を経て巣鴨病院に勤めながら大学院に学んでいた時期、つまり正馬の思想の形成期にあたっている。読書による精神的影響を考えるならば、井上円了に勝るものはないといってよい。

三浦節夫の『新潟県人物小伝・井上円了』（新潟日報事業社）および高木宏夫・三浦節夫執筆の『井上円了の教育理念』（東洋大学）によって、その生涯の概略を記す。

井上円了は、一八五八年（安政五年）現在の新潟県長岡市浦（長岡藩領）の浄土真宗の寺慈光寺の長男として生れる。一〇歳のとき、石黒忠悳《ただのり》（わが国軍医制度の確立者）が弱冠一七歳で隣村に開いた塾に通い、漢学と洋算の初歩を学ぶ。尊皇攘夷を抱懐していた石黒は少年たちに〈ひとしお力を入れて尊皇心を注入しました〉という。石黒の塾に学んだのはわずか一年にすぎなかったが、とりわけ勉学に熱意を示した。石黒は〈実に井上は子供の時から学問に熱心で、心がけが他と異っておりました〉と回想録（『懐旧九十年』岩波文庫）に書いている。まだ一八歳だった石黒が身につけた江戸の雰囲気が田舎の少年円了の胸に憧れとして残った。

余談だが、正馬はこの石黒と接触があった。一九一五年八月二〇日の日記に〈午後石黒総監の紹介により同氏と共に鎌倉、山内氏（麻病）を往診す。初めて汽車一等に乗る〉とある。石黒は陸軍軍医総監を退いて久しいが、正馬は日本医学会名誉会頭でもある医界の先輩に敬意を表して最終階級を用いた。石黒は貴族院勅撰議員だったから汽車も一等だった。

石黒が江戸へ去った後、井上は長岡藩儒者の木村鈍叟《どんそう》について多くの漢籍を学ぶ。一五歳で六年にわたる漢学修行を終わる。藩校レベルの本格的な漢学教育だったという。その後に英学を志して高山楽群社という英学塾で数ヶ月間学び、一六歳のとき旧長岡洋学校に入学。ここでは英語で世界の歴史、地理、数学などを学んだ。洋学校を二年間で卒業したのち、抜群の学力をかわれて漢学と英語の助教に採用された。そのとき校内に和同会という校友会を創設、現在も県立長岡高校に存続するという。一八七七年、東本願寺が開国後の新時代に対応する教員養成のため英学科生のひとりに選ばれ、大谷派の京都教師教校に入学する。翌年、さらに学内から選ばれ留学を命じられて上京し、東京大学予備門に入学する。東本願寺から毎月七円の給費を受ける。

一八八一年二三歳のとき東京大学文学部哲学科に入学。西義雄（『井上円了の学理思想』（東洋大学）によれば、モースからダーウィンの進化論を、ドイツ語のクーパーからカントの哲学を、アーネスト・フェノロサからミル、スペンサーのほかカント、フィヒテ、ヘーゲル等のドイツ哲学を学んだという。フェノロサの学生のひとりでのち教授になった井上哲次郎はフェノロサの教育についてつぎのように書いている。

〈フエノロサ氏は、哲学的見地からは大体当時流行の進化論を基調として講義し、これにヘーゲルの哲学をもつて加味されたのである。ヘーゲルの哲学には矢張り精神的進化の方面があるので、精神的進化はヘーゲルに拠り、生物的進化はダルウインの進化論に拠るといふ態度で、この二傾向を自分から融合統一することに努力された。〉（「フエノロサ及びケーベル氏のことども」）

『井上円了の教育理念』には〈明治十四年の東京大学文学部哲学科の新入生は井上円了ただ一人であった。彼は井上哲次郎に東洋哲学を、原担山にインド哲学を、フェノロサにカント、ミル、スペンサーの西洋哲学を学んだ〉とある。

江藤淳は『漱石とその時代・第一部』（新潮社）に、東大におけるフェノロサについて書いている。

〈大学時代すでにハーバード・スペンサー・クラブの一員だったフェノロサは、進化論を文明史に適用したスペンサーのソーシャル・ダーウィニズム（社会進化論）を中核として講義をおこなった。ヘーゲルをはじめて紹介したのも彼である。〉

大森貝塚の発見で知られる東京大学の動物学教授エドワード・モースがはじめてわが国に進化論を紹介して、知識人に大きな影響を与えた。そのモースの推薦で来日したのがフェノロサであった。

井上は学友と哲学研究会をつくって、カント、ヘーゲル、コントなど研究討議する。一方で、曹洞宗の原担山による『大乗起信論』講義を聴く。『大乗起信論』の真如説つまり「あるがまま」の一元論を学んだ。原担山は昌平黌で儒学を、多紀安叔の塾で医学を学んでから出家して曹洞宗に入門した変り種で、西洋医学の知識を生かして『心識論』を書き、東京大学のインド哲学の初代講師として『起信論』を講じ、のちに曹洞宗大学総監をつとめた人物である。

哲学科では創立時から心理学の講義があり、このころは外山《とやま》正一が社会学とともに担当していた。西川泰夫の『心理学史』（放送大学）によれば、外山の心理学は、ベイン、スペンサー、カーペンターなどの著書に基づくもので、従来の哲学的、道徳学的、倫理学的心理学であったという。井上円了は心理学的関心をもって不思議研究会を組織し、妖怪の研究をはじめる。

一八八四年、学生の身でありながら教授の井上哲次郎や三宅雄二郎らの先輩、後輩に呼びかけて哲学会を創立する。東京大学の初代総理加藤弘之が会長、井上円了が副会長となる。一八八五年東京大学哲学科を卒業。学位授与式で総代をつとめる。卒業生は全校で五〇名足らずという小さな大学だった。卒業論文は「荀子」であった。仏門出身者として第一号の文学士であった。（ちなみに、一八九六年に『仏教哲学系統論』で文学博士の学位を受領する。論文によって学位を授与されたわが国の博士第一号である）。

東本願寺から京都に帰って教師教校の教師になるよう命令があったが、仏教の勢力挽回のため在野で活動する必要や、東京に学校を開設する志などを説き、再三の交渉の末みとめられる。石黒忠悳からは文部省入省を慫慂《しょうよう》されるが、志を語って断り、生涯在野を決意する。この生き方がのちの正馬の、官途につくことを断って在野の生活を選んだ決断に影響を与えているかもしれない。

一八八六年、結婚。『哲学会雑誌』の発行を決め、一八八七年自ら哲学書院を興して『哲学会雑誌』第一号を発刊する（後に『哲学雑誌』と改題）。若い井上円了が巻頭論文「哲学の必要を論じて本会の沿革に及ぶ」を書く。その要旨は「哲学は諸学の根源である。哲学研究は国家の文明興隆に不可欠である。西洋哲学ばかりでなく東洋哲学を研究するべきである」の三点であった。

哲学書院に集まった仲間のなかから、明治維新以来の欧化主義が極端に走りすぎた、日本固有の宗教、教育、美術、政治、生産制度などの長所を保存し、日本人の主体性を回復しなければならない、との声が上がり、賛同者をつのって結社が組織された。それが日本主義をスローガンとする政教社である。東京大学出身の三宅雪嶺、島地黙雷、棚橋一郎や井上などのほか、札幌農学校出身の志賀重昂《しげたか》らが参加した。政教社の雑誌『日本人』は明治中期の思想界を二分するほど大きな運動に発展した。正馬は開化思想ののちにこうした国粋的思想の影響を受けて中学高校時代を送ったのである。

一八八七年六月、哲学館設立に際して井上は「哲学館開設の旨趣」を書き、そのなかでつぎのように述べている。

〈夫れ哲学は百般事物に就て其原理を探り、其原則を定むるの学問にして、上は政治法律より下は以て百科の理学工芸に及び、皆其原理原則を斯学に資せざるはなし。即ち哲学は学問世界の中央政府にして、万学を統括するの学と称するも決して過褒の言にあらざるなり。然るに当今哲学を専修するを得るは、独り帝国大学に限り、世間復之を教ゆるの学校あるを聞かず。〉

哲学を学ぶことの重要性を高らかに述べ、帝国大学に学ぶ余裕のない者のため短期間に、論理学、心理学、社会学、宗教学、教育学、純正哲学などを日本語で学べる学校を開く、と宣言した。

同年九月、本郷龍岡町に哲学館を創立し、麟祥院の一室で授業を開始する。哲学館は創立当時から通信教育を始めた。地方に住む志あるものに、講義録を印刷して送った。わが国における講義録の始まりという。学校は短期間のうちに新築移転をくりかえし、漢学科、仏教専修科などが増設されるとともに、卒業生に中学校教員の無試験資格取得の特典がみとめられ、充実発展していった。その後、京北尋常中学校を創立し、井上円了は哲学館大学学長と中学校長を兼務する。

一九〇二年、いわゆる「哲学館事件」が起きる。哲学館講師の中島徳蔵の倫理学講義が国体をそこなう不穏当なものとして、文部省が中学教員無試験検定の特典を取り消す処分に出た。賛否両論が新聞雑誌をにぎわせるが処分は解除されず、世界周遊中の井上円了には打つ手がなく、大きな試練であった。事件の詳細は省くが、松本清張の『小説東京帝国大学』(新潮社)にその顛末が、官学の私学いじめと捉えて詳しく書かれている。

哲学館創立の三年後には地方の「巡講」を開始する。私立学校の経営は容易でなく、はじめは資金集めと生徒募集のためであった。(晩年の勝海舟が円了の意気に感じ、「筆奉公」と称して哲学館へ寄付してくれたものに謝礼として渡す揮毫を数え切れないほどしたという。)一九〇六年に哲学館が大学となったのを期に学長を辞任した井上は、哲学普及ならびに啓蒙のための講演旅行に出る。さいごの巡講は一九一九年(大正八年)の旧満州で、大連で講演中に倒れ帰らぬ人となった。

一九一一年(明治四四年)に過去二〇年三ヶ月間の巡回講演を自ら記録し整理した。それによれば訪問先の総計は全国一五七九市町村に及び、北は樺太から南は台湾まで、西は朝鮮半島から中国の遼東半島にいたる、当時日本の主権が及んだ地域を網羅している。

三浦節夫の『小伝』によれば、二七年間かけて巡講した市町村数は、今日の市町村に置き換えて全国の六〇パーセントに及ぶという。三浦の推計では、巡講日数の総計は三六〇〇日、丸一〇年間に及んだという。一日に二回以上講演したことも珍しくないから、講演の回数はおびただしい数にのぼる。交通不便な時代であるから、その姿は「歩く巨人」とでも形容できるような、大遊説家であった。講演の内容は、修身・勅語が四割強でもっとも多く、つぎが妖怪・迷信、三位が哲学・宗教で、教育、実業、雑談などがつづく。教育者・啓蒙家の面目躍如といえよう。

井上円了の思想

井上円了の思想について総てを語るのは膨大な著作ゆえに困難であるから、哲学・心理学・妖怪学の順にかいつまんでその特徴を挙げ、正馬がどのような影響を受けたかを考えてみたい。

井上円了は、大学では西洋哲学とインド哲学を学び、卒業論文では「荀子」を書いた幅広い哲学者である。西洋哲学を中心に学んだが、本格的な西洋哲学の論考はなく、西洋哲学史入門や哲学の勧めといった初学者むけのものが多かった。井上円了にとって西洋哲学は、仏教の再検討、仏教再興のための手段としての役割が大きかった。

もっともよく読まれた哲学書の『哲学一夕話《いっせきわ》』では第一編「物心両界の関係を論ず」で、まずふたりの弟子に唯物論と唯心論の立場で議論をさせ、最後に先生が登場して結論を示す。

〈物を論じて論じ極めれば心となり、心を論じて論じ極めれば物となり、物心を論じて論じ極めれば無差別となり、無差別を論じて論じ極めれば差別となり、差別のそのまま無差別にして、無差別のそのまま差別となり、差別と無差別とはその体一にして差別なし。差別なくして差別あり、差別ありてまた差別なし。これを哲理の妙致とす。〉

弁証法的な議論を展開し、唯物論と唯心論の一面的なところを批判して唯理論を最上とする。フェノロサから学んだヘーゲル哲学の影響が濃厚に見られる。

第二編「神の本体を論ず」では、四人の弟子に無神論と有神論の議論をさせている。

〈円東は唯物論をもって無神論を唱え、了西は唯心論をもって無神論を唱え、円南は物心の外に天神を立てて有神論を唱え、了北は物心の内外に天神を設けて有神論を唱う。〉〈諸説相合して、よくその中を得たるもの、これを円了の中道と称するなり。けだし円了の義たる道理の円満完了するところにして、諸説諸論の回帰してよくその中和を得るものをいう。〉

釈迦は苦行主義と快楽主義のいずれにも偏らない「不苦不楽の中道」によって悟りを得たとされる。この仏教における中道を弁証法によって哲学的な裏づけをしているように思われる。

『井上円了選集』第一巻の解説で、針生清人が井上円了の仕事の核心をつぎのようにまとめている。

〈井上円了はまさしく観念論、特に純正哲学の見地から、日本古来の仏教がヨーロッパ近代の理学(自然科学)の批判に耐え得る合理的なものであり、純正哲学(形而上学)と合致するものであることを論究した。それはいうならば、日本にも哲学があったということを論証するものであり、それを通しての仏教再認識の遂行であった。〉

井上円了は「護国愛理」を唱え、仏教を擁護しキリスト教を排撃する先鋒となった。『真理金針』は、その最初の著作である。

まず旧約聖書の創世記を取り上げて批判する。〈天帝初めに天地を作り、後に日月を作りて昼夜を分かつという。すなわち地球をもって宇宙全系の中心とし、日月星辰はその周囲に羅列するものとす。これをここに地球中心説とす。〉これは近代科学によって否定されているから〈ヤソ教の説は偽なりといわざるを得ず〉とする。〈ヤソ教の所説、論理に合格せず、事実に応適せざる諸点を左に掲げて、いちいち論及すべし〉とぜんぶで一二の項目をかかげ、キリスト教攻撃を展開する。

これに対して仏教は〈物心二元を真如の一理に帰して、この理の外に物もなく、また心もなしと立つるによる〉として、真如縁起の唯理論を最上の真理を表すものとしている。〈真如と物心との関係は、同すなわち異、異すなわち同、一にして二、二にして一なり。これを仏教にては円融相即の法門という〉として、〈真如と万物と同体不離なるゆえんを論じて、万法是真如、真如是万法、色即是空、空即是色という〉と相即論を展開する。正馬が造語してしばしば使った〈煩悶即解脱〉〈不安心即安心〉などの相即論は、井上円了と無関係ではなかろう。

破邪顕正という言葉を井上は好んだ。邪説・邪道を打ち払い正しい道理を顕わすことである。キリスト教を邪道とし、仏教を正道とする。『仏教活論序論』にいう。

〈ヤソは天神の子にしてヤソその人は神なりと断定し、ヤソ教は世界不二、万世不変の宗教にして、その外に

真理なしと公言するに至りては、余が百方信ぜんと欲するも信ずることあたわざるところなり。〉
〈ヤソ教のごときは情感の宗教なり、回教もまたしかり、ひとり仏教に至りては、概してこれをいうに知力の宗教にして、その聖道門《しょうどうもん》のごときは正しく哲理をもって組成したる宗教なり。〉

井上円了のキリスト教攻撃はその激しさから当時は注目されたが、教義に関する議論が欠けており、やや表面的でキリスト教の本質に迫っていないところが物足りない。

キリスト教排撃の一方で仏教を称揚したのではなく、仏教の現状は死物化しているとし、僧侶の堕落を批判して仏教界に活を入れた。そして、西洋哲学によって仏教を改良することを生涯の目標としたのである。そのために激しい調子で『仏教活論序論』を、つづいて『仏教活論本論』を書いて世間に訴えたのである。

正馬は「破邪顕正」について後年語っている。『八宗綱要』の「三論宗」に説かれている言葉であるが、正馬は井上円了を先に読んでいる。キリスト教を認めなかった点にも井上円了の影が見える。

井上円了の心理学は前述の通り哲学的な旧時代に属するものであるが、哲学館の講義録として数冊の著書があり、わが国の心理学の普及に一役買ったひとである。心理学から心理療法にも関心を広げ、『心理療法』には、正馬の共感を呼ぶような先駆的な記述が見られる。

〈心理療法を講究するには、人体につきて身心の関係を考察せざるべからず。そもそも身心相関の理は、生理学および心理学の一端をうかがうものの熟知せるところにして、ほとんどここに証明の必要を見ざるなり。〉
〈ある病気は肉体の方面より起こるも、他の病気は精神の方面より生ずることあり。〉
〈医療の目的は人身自然の性に従い、種々の妨害を除き、もってそのもとに復せんとする勢いを助成するに過ぎず。〉
〈かく余が自然療法を主唱するも、その意決して生理療法を排して自然療法のみを勧むるにあらず。力の及ぶ限り生理療法を尽くしながら、これと同時にその心内にては、自然に一任するの心掛けあるを要すというにあ

り。〉

井上円了の『心理療法』が正馬の精神療法専攻に刺激をどの程度与えたかはわからないが、その道の先導者ではあった。心身相関の理とか、自然療法という言葉は、正馬の心身一元論や自然良能という考え方を思わせる。井上円了の先進的な発想は侮れず、正馬への影響を無視することはできない。

井上円了の妖怪研究は、全国遊説するなかで、民衆の後進性を打破するために迷信を排除する必要を感じたことが動機になっているようである。全国津々浦々を歩いて膨大な量の妖怪話・伝説・迷信を収集し、それを整理し体系付けた。啓蒙の目的を超えた深さが、今日注目される所以であろう。

講義録『妖怪学講義』を見ると、妖怪学は心理学や哲学など他の研究分野と不即不離の関係にあったことがわかる。その内容は、総論につづいて理学部門、医学部門、純正哲学部門、心理学部門、教育学部門、雑部門の七部に分けられている。

たとえば理学部門では、日食・月食・虹・蜃気楼・地震・津波などの天変地異とされてきた現象や、鬼火・狐火・天狗・雪女・釜鳴りなど科学的に説明可能な自然現象を扱う。心理学部門では、夢・睡眠・霊夢・憑依《ひょうい》・狐憑き・こっくり・霊棒（杖占い）・催眠現象・読心術・降神術・幻覚・予言など、宗教学部門では、霊魂不滅論・幽霊・死後の世界・たたり・加持祈祷・神通力を扱うといったように、じつに対象が広く、人が不思議と感じるあらゆる現象を網羅している。

なぜ哲学の学校で妖怪学を教えたのか。東洋大学で妖怪学を担当する菊池章太は『妖怪学の祖　井上円了』(角川書店)でつぎのように説明している。人が妖怪を恐れるのは迷信に過ぎない。実体のないものを恐れたりせず、自らものを考えることが哲学の第一歩である。学生に客観的な観察と主体的な思考をうながし、哲学の合理思考を身につけさせるためであったという。

井上円了は妖怪学の目的を高らかに述べている。

〈余輩は宇宙間唯一の必然の天則のみ存することを論定せざるべからず。これ、妖怪研究の起るゆえんにして、かつ、学理にもとづきてその道理を考究するの必要なるゆえんなり。〉

正馬は井上円了の妖怪学を知る以前から妖怪、迷信などに興味を抱いていた。迷信好きがやがて「犬神憑き」や「祈祷性精神病」研究の先駆者になる。井上円了も要するに妖怪好きが高じて妖怪学者になったのではないだろうか。正馬と井上円了の妖怪学との出会いは宿命的なものがあったようだ。

井上円了は何事によらず問題点を整理してたちどころに系統付ける、鋭い頭脳の持ち主であった。著書にはおびただしい数の系統図が出てくる。正馬は井上円了を読むことによって問題点を整理して思考する訓練をしたように思われる。変質の分類や神経質の整理に役立っているにちがいない。

井上円了が愛した「護国愛理」という言葉が東洋大学の校是になっている。真理を探究して国家に貢献するというほどの意味であろう。井上は愛国者であった。正馬は井上の国を愛し真理を愛する心を受け継いでるように思われる。

正馬が受けた井上円了の影響を見てきたが、何よりも重要なのは、仏教が真理を表す哲学であるという思想である。今日から見れば、愛理より護国が強すぎたとか、仏教擁護の護教精神が過度であるとかさまざまに批判は可能であるが、正馬は概ね井上円了の思想を支持していたと思われる。最後にもう一度『仏教活論序論』の言葉を引用して、井上円了の仏教哲学の核心を見ておこう。

〈釈迦は三千年前の上古にありて、すでにその一端に偏するの弊あるを察して中道の妙理を説けり。そのいわゆる中道とは非有非空、亦有《やくう》亦空《やくくう》の中道にして、唯物唯心を合したる中道なり、主観客観を兼ねたる中道なり、経験本然を統合したる中道なり。（中略）一論として欠くるなく、一説として足らざるなく、真にこれ思想の大海、哲理の源泉にして、古今東西の諸論諸説みなその一滴、または一分子に過ぎず。実に広大無辺の中道なり、円満完備の中道なり。〉

〈その哲理を応用して安心立命の道を立つるをもって、仏教は哲学上の宗教なること問わずして明らかなり。すなわち知力的の宗教なり。〉

〈余は知を満足せしめて安心立命を得んと欲するものなり〉という望みを抱いていた正馬にとって、井上円了はまことに意に適う思想家だったのである。

『般若心経秘鍵』の読誦

大学時代の読書の最後に『般若心経秘鍵』に触れておく。

一八九九年六月二五日〈試験前より毎日、夕方は般若心経及び同秘鍵を読誦す。〉

一九〇二年一月一日〈元日の儀式終わり、般若心経秘鍵を読誦し、藤次の車に乗りて回礼に出づ。〉

『般若心経』についてはすでに触れた。『般若心経秘鍵』は、空海が真言密教の立場から『般若心経』の解題を試みたものであり、空海の独創的な思想が読み取れる点でも重要なものといわれる。真言宗ではこれを読誦する習慣があったのであろう。九九年六月は「必死必生」の危機の最中であり、二五日は試験の最盛期であった。正馬のこと、試験を乗り越えるためのたんなる神頼みではあるまい。精神集中の工夫でもあったか。案外、空海の青年時代のエピソードにならったものではあるまいか。空海が大学での儒教の勉強にあきたらなくなっていたとき、ひとりの僧に出会い虚空蔵救聞持《こくうぞうぐもんじ》の法を授けられた。この経の真言つまり呪文を百万遍唱えればあらゆる経典を暗記することができるといわれ、この教えに従って四国の山河を跋渉し修行に励んだ。空海が仏道に入る大きな転機になった数少ない青年時代の逸話のひとつである。空海二四歳の著書『三教指帰《さんごうしいき》』の序に書いている。有名な話であるから真言宗の熱心な檀徒であった正馬は知っていただろう。

正馬の日記には空海の『即身成仏義』を読んだ記録は見当たらない。仮に読んでいなくとも、空海の独創的な即身成仏の思想は知っていたと思われる。

酒量の減少

五指にあまる親睦会の幹事あるいは評議員をつとめていた正馬は、どの会にもまめに出席していたから、酒を飲む機会は非常に多かった。ところが、高等学校時代にくらべるとかなり酒量が落ちてきた。酒に弱くなったように見える。不品行の土佐出身者の退会処分について幹部で相談していた半月間は酒を断つという倫理的な理由もあったが、健康状態がそうさせたのかもしれない。酒を過ごすと嘔吐することが多くなった。心悸亢進、脚気が入学後に発作の回数が増えたほか、胃酸過多、胃痛など高等学校時代に無かったものが加わったからである。入学した一八九八年には胃酸過多だけで七回日記に登場する。酒量を自慢するようなことはまったく見られなくなった。

一八九九年の春には、一ヶ月半ほど酒や宴会の記事が絶えたのち〈夜は有田にて一二杯の酒を飲む。久しく禁酒せる事なれば、その味転《うた》た美なり〉と。かつてなかったことである。しかし、これは頻繁にあったわけではなく、健康が回復すれば飲み、試験が終われば連日のように友人と杯を交した。

滑稽家

一九〇〇年二月一八日〈夕方、医科大学二年生会に上野三宜亭に出席す。会するもの三十余人、酒酣《たけなわ》にして大に興ず。余は風邪にて呼吸切迫、心悸亢進ありたるも終に権兵衛《ごんべい》の種蒔を踊り大喝采を博したり。宴会にて踊る事は之を初とす。〉

その後正馬は、宴会での余興に滑稽綱渡りと権兵衛の種まきをしばしば演じるようになる。

自ら幹事をしている宴会の途中で、飲みすぎによる会費不足が判明したとき、正馬は一計を案じた。髯を生やした者、眼鏡をかけている者に税金をかけ、さらに箸拳やめくら拳をやらせて一回五銭の税金をかけて金を集め、不足分を補った。

後述する謡曲の「酔謡会」新年会で各自持ち寄りの福引の余興に、正馬は〈日本一のご機嫌にて候〉と題してエビスの面を出した。これは謡曲『小袖曽我』に因んだ洒落であり、この日もっとも喝采を博した、と自慢している。この種の工夫は正馬のもっとも得意とするところであった。

郷土の先輩として親しかった詩人・評論家の大町桂月宅で大きな宴会が開かれたとき、正馬は宴酣《たけなわ》を見計らって持参のものを振舞った。それは、便器《おまる》に入れた土佐の鯖寿司その他、尿瓶《しびん》に入れた酒であった。大うけだったという。

当時は宴会の余興に芸のひとつくらい出す人は少なくなかったのであるが、そのなかでも正馬ほど滑稽な芸で人を笑わせ場を盛り上げる人は稀であった。一見生真面目な人がときに滑稽な芸を見せる、その落差は笑いをよぶが、中学の終わりから笑わなくなった正馬には、滑稽を生む才があったのかもしれない。

趣味

手先が器用で、絵がうまいことはすでに触れたが、東京に来るとまもなく、上野が近いためか美術展をまめに見に行くようになる。白馬会、日本美術院、共進会などの展覧会と博物館である。

一八九九年（明治三二年）四月一九日〈午後弓場君に誘はれ上野美術学校展覧会を見る。狩野芳崖の稚児観音を見て感嘆措く能はず。見かへり見かへり去る能はざりき、その価一万円なりとか。〉

稚児観音とは「悲母観音」として知られる明治日本画の代表的傑作である。すでに世間で評判になってから見に行ったようであるが、圧倒的な感銘を受けたようだ。噂されている値段を記しているところが面白い。

スポーツも高等学校時代からやっているテニスをしばしばする。三味線は下宿のとなりのおばあさんから習い、オルガンも弾く。正月はかならず帰郷するので、連日のように百人一首をし、囲碁、将棋をして遊ぶ。

一九〇〇年一〇月、学友に勧められ、大和田建樹が主宰する酔謡会に入会する。謡曲を習いはじめたのである。大和田は明治の国文学者・詩人で、謡曲の注解・研究に先鞭をつけたひとである。一般には『鉄道唱歌』ほかの唱歌の作詞者として知られる。大和田は専門の能役者ではないし、会名からしても謡曲を楽しむ会だったのであろう。正馬の趣味はたくさんあるが、師匠について継続的に稽古事をするのは、中学時代の柔術、高等学校時代の居合いらいのことであり、やや本格的な趣味といってよさそうである。

上記のほか、風琴、月琴もやり、一時的には活花と日本舞踊を習っている。寺田寅彦夫妻が遊びに来て、琴、三味線、月琴の合奏を楽しんだのもこの頃である。俳句、短歌も中学以来続けているから趣味に加えてよかろう。まことに多趣味の人であった。

交友

正馬はさびしがりやで、人付き合いを好み、友人が多かった。そのなかの主要な人物との交友のありさまを見ておこう。

正馬は、中学、高校、大学そして職場と、つぎつぎに新しい友人ができた。終生の友人というのはその一部であるとしても、交友を楽しみ大切にしていた。友人が多いゆえの悩みもあった。高等学校二年生に進んだときの、高知から熊本へ到着したときの日記。

一八九六年九月二〇日〈旅費の計算をなす。甚だ多額にて十円許を費したり。旅行に友の多きに、懲りたり。船の都合など思ふ如くならず、交際の費へ甚だ無駄多し。〉

少し遡るが、正馬が中学校を腸チフスで卒業できなかった年の日記に友人について書いたものがある。

一八九四年六月二二日〈屢々往来せる学友には市村、中内、岡村、黒岩、若尾、下司、石河、西岡、澤本、五藤、山中。隣の家には中山先生下宿し居たり。遊ぶ友達は中山先生と囲碁将棋、中島と囲碁、市村、中内君抔と風琴明笛の稽古、山中君抔と自転車乗。談話の友は小松先生、市村。絵を画く友は若尾君。勉強の友は島崎、黒岩、市村、中内君等。〉

絵を画く友とされている若尾章吾(瀾水)は、正馬の中学校時代の親しい友人のひとりであった。若尾は落第した正馬より一年はやく中学を卒業し、正馬が日記を書き始めて半年後には別れているので、日記に短い期間しか登場しないのは不思議でない。若尾が京都の三高へ進み、まもなく仙台の二高へ転校したため会う機会も減った。若尾が京都へ去る直前の夏休みの日記の数箇所に名前が見える。

一八九四年八月一一日〈洗面の時鼻血あり。初めての事なり。福田君を訪へば若尾、長尾君等ありて、京都の学校に行かん相談などなせるあり。余も共に中学を卒業する能はざりし事遺憾なり。夜は若尾、下司君等と共に磧《かわら》に遊ぶ。女の力持を見る。〉

八月一六日〈午後若尾君明日の手結《てい》潮干狩同行の目的にて泊りがけに余を訪ね来る。夜は此土地に最賑やかなる落合川祭に行く。殆んど立錐の余地なし。若尾君と共に早く帰れるに、母等はまだ帰らず。蚊帳の置場を知らぬまま二畳づりの蚊帳に斜めになりて二人共に寝る。〉

翌一八日は、父、弟、若尾の四人で手結岬へ潮干狩りに行き、若尾は二〇日まで正馬の家に逗留して帰った。

一八九六年九月に高等学校ではじめての夏休みが終り高知から熊本へ戻るとき、神戸まで若尾と同船する。

九月一四日〈中学校ボートハウスよりボートに乗り、人々に送られて漸く土佐丸に乗り組みたり。船に入れば渡辺、中田、若尾君等既にあり。先日来若尾君とは互に行き違ひて相会するを得ずして遺憾なりしが計らず互に再会に打悦びぬ。船中には只二人場所を選びて語る。若尾は宗教上の過去現在未来に就て盛んに気炎を吐く。余は船暈に心弱きものから碌々語を交ゆる能はざりき。〉

一八九七年三月七日〈先に余が坊主となりたる写真を贈りたる返事として瀾水君より端書あり。

行く春を僧となりたる男哉

髪を薙《なひ》で浮世の春をそむきけり　金剛坊瀾水〉

その後若尾は東京帝大法科大学に進んだので、正馬が進学してからはともに東京で過ごすのだが、正馬の日記に名前が登場しない。高知県人の会や中学の同窓会などで出会っているかもしれないが、東京で親しく交わっていた様子はない。野村章恒が『森田正馬評伝』に若尾について詳細に書いたのは、若尾が野村の母の弟という近い関係にあった故の身びいきかもしれない。それはそれとして、若尾瀾水というのはなかなか興味深い人物である。

『追手前人物列伝』（高知県立高知追手前高等学校校友会・岡林清水筆）によると、若尾は高知市南西部の春野町の豪農に生れた。京都の三高時代に俳句界に入り、高浜虚子と河東碧梧桐を知り、彼らに伴われて東京根岸に正岡子規を訪ねる。二高に転入して仙台の奥羽百文会に加わり瀾水と号して中心となる。一九〇〇年東京帝国大学法科大学政治学科に進む。正馬の入学より二年後である。子規庵の常連となるが、一九〇二年正岡子規が没したとき、兵庫県豊岡の俳誌『木兎《ずく》』に追悼文「子規子の死」を書く。それが子規にたいする痛烈な批判であったため子規一門からの反撃を浴び、俳壇から遠ざかる。「子規子の死」の一部を掲げる。

〈要するに先生は文士として尤も多技多能の人なりき。而して其関与したる文芸に就ては強盛なる精力を以て悉《ことごと》く或る程度まで成功したるに至つては充分に人の驚駭《きょうがい》を買ひ得べし。先生の賞賛すべきは洵《まこと》に此点に在り。然れども更に厳密なる眼を以て先生の製作を検査する時は、予は却《かえっ》て先生を尊敬すべき所以《ゆえん》を見出すに苦しむを覚ふ。何ぞや、先生の諸作は、悉く前人の模擬に外ならざればなり。先生が第一の生命とせる俳句に就て見るも、明治の新機軸として誇るべきものは一つもなく、皆な元禄天明に其粉本《ふんぽん》を発見するにあらずや。和歌に就ていふも蒼蝿《うるさ》き迄に萬葉を模倣し、死語の臚列《ろれつ》を見るにあらずや。例の写生文につきていふも、西欧の詩集に其元物を見るのみならず、一九が膝栗毛の或章の如き、描法に於て材料に於て、先生の新機軸と誇る写生文に髣髴《ほうふつ》たるにあらずや。尚ほ之より近きは　江見水蔭が小品文にあらずや。実に二者の差は一は写生し

一は空想するにあるのみ。結局は先生は一つも新機軸と誇称《こしょう》するものを有せざるなり。〉(『子規全集』別巻二・講談社)

まことに冷厳なまでの批評である。子規の死の直後であったから、子規の弟子たちの憤激を買ったのは当然かもしれない。若尾は子規を神格化せず一文学者として長所短所を端的に述べたつもりだった。反撃にあった若尾は俳壇の狭量さに嫌気を催し、俳句界から離れる。大学卒業後高知に帰って家業をつぎ、日本画をたしなみ、郷土史の研究に勤しむ。十数年のちの一九二一年に俳誌『海月《くらげ》』を創刊して俳壇に復帰した。

若尾のような反骨精神を土佐では「いごっそう」というのであろう。「いごっそう」は広辞苑には〈(高知県で)気骨があること。信念を曲げない、頑固者〉とある。寺田寅彦の定義は少し違う。〈「イゴッソー」というのは郷里の方言で「狷介《けんかい》」とか「強情」とかを意味し、またはそういう性質をもつ人をさしていう言葉である。〉(随筆「自由画稿」の四「食堂骨相学」)広辞苑は好意的であり、寺田の定義は非難のニュアンスが含まれている。

『新聞日本』に五百木《いおき》瓢亭《ひょうてい》が若尾に対する反駁文を書いて俳壇を騒がせる事件となった。在京の土佐人である友人が起した騒ぎだから、正馬の耳にもすぐ入ったであろう。正馬は、重症の肺結核と脊髄カリエスの激痛にうめきながら、三五年という短い生涯に俳句と短歌の革新をやりとげた子規の生き方を〈人の性《しょう》を尽くす〉ものとして最大限に評価していた。

正馬は若尾の行為にどのような感想をもったか。何も書いていないが、おそらく、子規の生き方を尊敬してやまない正馬は、死者に鞭打つ非人情と感じたのではないか。正馬は神経質者の生き方という観点から子規の生き方に関心があり、一方の若尾は文学者ゆえに文学としての価値を重んじたのである。

若尾の主張は黙殺されることになったが、だれにも出来なかった斯界の権威に対する大胆な批判は、歴史的な価値をもつことになった。若尾の死後『子規全集』へ掲載されたことがその証左である。若尾は晩年を、俳句の指導や美術品の収集など自適のうちに送って、一九六一年高知市で八四歳の天寿を全うする。俳句の代表作のひとつに〈凧の尾や糸をのばせば海の上〉がある。

田中茂穂は、正馬にとっては付き合いやすい友人だったらしく、行き来が多かった。一八九九年に母とともに追分町の貸家に住んだときには田中が同居している。田中は正馬の四歳年下で高知中学で正馬の一年後輩、つまり寅彦と同学年であった。病気のため一年遅れて一八九七年に卒業し、第一高等学校を経て東京帝国大学理科大学動物学科に入学する。魚類分類学の草分けとなり、日本魚類学の父といわれる。

一年間留学した米国スタンフォード大学の学長で生物学者のジョーダンらとの共著『日本産魚類目録』(英文版・一九一三年)は画期的な出版であった。田中茂穂が記載した魚類の新種は一七〇種に及び、このうち九〇種は今日でも認められているという。東京帝大教授に就任したのは遅く一九三八年(昭和一三年)であり、翌年には定年退職している。三〇〇篇に及ぶ論文と五〇冊の著書を遺し、日本動物学の発展に寄与した。

学問上の功績の大きさに比べて不遇なひとであったらしい。『追手前人物列伝』は、ある「いごっそう」として知られる人物に田中評を聞いたところ、土佐人のなかでも珍しい「いごっそう」だと言ったという話を伝えている。あまり気安くないひとにも上官に対しても遠慮なくものを言った。処世の上では損をするタイプだったのであろう。お世辞が嫌いな率直な性格、変人ぶりが正馬と通じ合ったのかもしれない。大学の動物学教室では、教授陣ばかりでなく学生もみな白衣を着ていたなかで、田中だけが黒繻子《しゅす》の作業着を羽織り異彩を放っていたという。

一九二八年に田中茂穂が若き日の昭和天皇に魚類学についてご進講する。それを知るや正馬は、友人たちを誘って祝いの席を設けている。皇室好みの正馬にとって祝福に値する出来事だった。

正馬の弟徳弥が日露戦争に出征の際には、田中は正馬とともに新橋駅へ見送り、帰り道で悲嘆に暮れる正馬を慰めている。心の通うよき友人であった。

若尾と田中のどちらがより「いごっそう」と呼ぶにふさわしいのか県外の者にはわかりにくい。しかし、こういうふたりと親しかった正馬もかなりの「いごっそう」であったように思う。他人にどう思われ見られているかを気にしないところ、中学のおわりごろから笑うのをやめたところ、議論をして引き下がらないところなど、「類は友を呼ぶ」ということばを思い出す。

中学、高校、大学を通じて正馬や寺田寅彦とおなじ学校に学び、ふたりと終生親しかったのが竹崎音吉である。

〈余は土佐の悪い風習として、学生時代から、酒を飲む癖があツた。この狭い家にも、時々数人の友達を呼んで来て、酒を飲んで気炎をあげる事があツた。久亥は様々に料理の工夫をして、イヤな顔せず、こころよく人々をもてなした。きりつめた財政であるから、そこに中々の苦心もある。（中略）こんな際に、法科大学の竹崎君は、よく其座を取りつくろツて、主人も客も、物足らぬ事のないやうにしてくれたといふ事は、久亥の常に感謝の思ひであツた。此竹崎君が、今度十一月二十五日に、急に逝去された。久亥の弔ひに来てくれたのは、ほんの此間の事だが、誠に人生は無常である。〉（『久亥の思ひ出』）

久亥が一九三五年（昭和一〇年）一〇月二一日に死去し、竹崎音吉が一ヶ月後に亡くなった。終生の友であった。

竹崎の名は正馬の高等学校時代の日記にしばしば登場する。

一八九六年二月二六日〈竹崎より忠告を受けたるあり。曰く、余が人に対して礼儀の薄き事、首を前にこごむる事、咳嗽する事等なり。〉この翌月にも〈余は屡々竹崎等に苦言を受くる事多し〉と書いている。

正馬と竹崎の親密さが深まったのは、第五高等学校時代に竹崎が腸チフスで入院したときであろう。中学生時代におなじ腸チフスで苦労したから、正馬は竹崎の看病につとめた。

一八九六年一〇月六日〈午後竹崎のチフスにて熊本病院に入院せるを見舞ふ。夜は、山本君と交る交る睡りて

病院に竹崎の看護をなす。〉
一〇月九日〈夜は徹夜竹崎の看護をなす。〉
一一月二日〈竹崎は山本と共に今日より余の下宿高並に退院し来る。余は粥の世話など竹崎の為になせるも中々竹崎の気に入る様に出来ず。〉
一一月三日〈粥の思の如くならざるより病院に行き看護婦の煮たる粥を取り寄せたり。夕方は又病院に行き竹崎が七日許看護婦を傭ひ入るる事に約したるを中止する事としたり。〉
一一月七日〈病院に竹崎の薬取りに行く。十時を過ぐれば竹崎は常に余に対して消灯して就床せん事を促す。余は常に之に対して不満を抱く。〉
一一月九日〈学校より帰り、竹崎の為に米を買ひ来る。〉

大学時代には正馬の日記に竹崎の名はあまり登場しない。竹崎は酒が好きで座持ちのよいひとであったから、土佐同志会や高知県人会で出会っていたと推測される。

『高知県人名事典』新版（高知新聞社）によって竹崎音吉の生涯の概略を記す。

竹崎音吉は、一八七五年（明治八年）高知県安芸郡奈半利《なばり》村の素封家に生れる。奈半利は高知市の東南、室戸岬の北西の土佐湾に面したところ。正馬の一歳下である。東京帝国大学法科大学政治科を卒業後、郷土の先輩で当時大蔵省専売局長だった浜口雄幸に面会して就職の斡旋をたのんだところ、高等文官試験に合格しなければ一流の官吏になれないといわれ、猛勉強の末高文を通って大蔵省に入る。東北から中国四国各地の専売局長を歴任し、東京専売局長を最後に一九三〇年（昭和五年）退官する。在職中、清廉潔白で公私の別を明らかにし、贈り物は一切受けず、無用の宴会には決して出なかった。転任の引越しの際、役所から届けられた荷造り用の箱にも代金を払ったという。五高では夏目漱石から英語を習った。

竹崎は大学卒業して高文に通った後大蔵省に入ったように書かれているが、寺田寅彦の日記によると、一九

○五年卒業するとすぐ日鉄（日本鉄道会社、ＪＲ東日本の前身・注）に入社した。その後、浜口雄幸の助言に従って一念発起し、高文試験を通って大蔵省に入省した。

寺田寅彦は竹崎音吉が逝去する前月から転移性骨腫瘍のため死の床にあった。竹崎の訃報が病床に届いたとき「歔欷《きょき》して悲しんだ」という。歔欷《きょき》は看病した長男東一の表現らしい。すすり泣く、むせび泣くである。この二字に心の友を失った痛恨の姿がうつされている。寺田はこの年の大晦日に死去した。寺田寅彦の日記を見ると、竹崎は寅彦と刎頚《ふんけい》の友といってよい親しさだったことが分かる。

中学以来の友人である間崎純知の高等学校時代の回想を見よう（小林勇編『回想の寺田寅彦』岩波書店）。

〈寺田は中学時代と同じに学問は出来、超然としたところがありましたが、どこか矢張り毅然とし心の底にしつかりとしたところがありました。僕はこの時代も寺田とそんなに懇意ではなかつたのですが、僕と兄弟のやうにしていた竹崎は、これが又ボートは選手、撃剣はやる、居合は上手、酒は一升位は平気といふ剛の者でしたが、一方に文学趣味をもつてゐて、秋の夕暮など寂しがる処が良く寺田と似て居りました。穏健派で余り乱暴な事は好まぬのでよくうまが合ふ。だから竹崎は寄宿舎から寺田の下宿へ度々遊びに行くのです。そして寺田の話を始終僕に向つて言つて聞かせました。〉

竹崎が寅彦と親しくなったのは気質が合ったからだが、大学に入ってともに東京に出てきてからより親しくなったのは、妻同士が高知高等女学校でいっしょだったからである。

間崎とともに東京では三人組をなした。さらに間崎の回想である。

〈寺田は淋しくてたまらぬものですから天気が悪いと言つてはやつて来る。風が吹くと言つてはやつて来る。こんな日に何故やつて来るのだときくと、来たくなつたからやつて来たといふのです。それで酒をいくらものまぬ寺田と、竹崎とわたしとでは二人で一升以上ものむといふやうな変な取り合せの三人が出かけるのですが、よく三人で青木堂へ行きました。我々二人は青木堂でチョコレートなどを飲むのは閉口なのですが、青木堂を

つき合つて置いて、次には本郷三丁目裏のやぶそばへ行つて酒をのむのを寺田がつき合ふといふ段取りです。〉
竹崎音吉は正馬の生涯にわたる友人であったが、寺田寅彦とはそれ以上の心の友であった。二人が会った回数が如実に示している。大学在学中で寅彦がまめに日記をつけていた一九〇三年の前半だけで、三二回お互いを訪問し、ともに散歩し、食事をしている。
正馬はそういう竹崎を通じて寺田の消息に接していたのであろう。
正馬には山崎四郎という東京で同居したことのある同郷の友人がいた。東京帝国大学医科の選科を出てから高知に帰って開業し成功したという。正馬が帰郷したときの日記によく出てくる山崎である。正馬にとってもっとも気の置けない生涯の友は山崎四郎だったかもしれない。しかし、書くべき資料が入手できず、書くことができないのは残念である。

寺田寅彦

一八九八年四月一五日〈寺田君来る。人の人たる所以を論じ、記憶術など談ず。余は同君が頭クリアーにして系統的に且つ応用の才に富むに感心す。〉
正馬の長い日記の中でひとの頭脳に脱帽しているのはこれが唯一の例である。熊本の五高三年生で大学に入る年だから中学以来の付き合いはすでに長く、寅彦の才能に感服したのはこのときが初めてではないであろう。
ふたりの交際ぶりを寅彦の側から見てみよう。寅彦の日記に正馬がはじめて登場したもの。五高時代である。
一八九八年一月一六日〈正午より森田に至る。渡辺君も来て居た。やがて西内亦彦君も来て、森田君の近ごろ求めたる刀など振り回し、立ち木など切り倒す騒ぎなり。わが破れ蝙蝠傘《こうもりがさ》も犠牲となりて、森田君の太刀風《たちかぜ》に両断となり、ついにはみかんを買うて来て釣り切りをするやら、大ふざけにて、をしまひは橙《だいだい》ころばしまでもして笑ひこけぬ。それより通町に行き、蝙蝠傘を求め（中略）帰る。〉

同日の正馬の日記〈渡辺、寺田、西内君等来り、竹の立て切り、つり切り、味柑のつり切り等して暮らす（居合刀にて）。〉

正馬の日記は面白くない。寅彦のはさすがに感受性表現力ともに豊かである。

七月一五日〈寺田に遊ぶ。楊弓《ようきゅう》を引く。割合的中する事あり。〉

五高を卒業して帰省したときの正馬の日記である。

一九〇〇年一〇月一日の正馬日記〈夜、西片町に寺田君の家を訪ふ。同君も新婚夫婦にて家を持てり。〉

大学入学後東京で貸家を転々としていた正馬は、すでに家をもっていた寺田を羨んだ。

一一月六日〈夜、寺田君夫人来り、琴、三線、月琴を合奏す。〉

二組の新婚者が妻同伴で楽しんだ稀有な一夜であった。寺田寅彦の美しい愛妻夏子は、この二ケ月足らずのちに喀血して高知の種崎で独り療養生活に入り、翌年二〇歳の生涯を閉じる。

寺田寅彦も一九〇一年九月初めに肺尖カタルと診断され、高知市の西の須崎に半年あまりの転地療養にはいる。妻の夏子はすでにこの年の二月に肺結核のため帰郷し、高知の種崎海岸で療養生活をしていた。東京で妊娠していて、五月に長女貞子が生れた。寅彦は、病気の妻に会うことを禁じられ、生れたばかりの娘は高知の寅彦の両親のもとに預けられており、一家三人が別居生活をするという悲運に見舞われた。

夏目漱石はこのころロンドンへ留学中であった。寅彦への心情溢れる手紙がある。

〈今十一月二十日君の手紙を拝見、何か肺尖カタルとかで御上京にならぬ由コイツは少々厄介の事と遠方から御心配申上る先日大学宛にて手紙を一通出したが恐らく君の処へは届くまい。油絵やバイオリンや俳句や寔《まこと》に小説の主人公見た様で結構に思ふが其上に病気で海浜へ養生に来て居る抔は近頃の文学狂が好んで写し出す種と思ふが既に妻あり子ありとなつては少々相場が下落する。（中略）君の妻君の御病気はどうです君の子供は丈夫ですか。学校抔はどうでもよいから精々療治をして御両親に安心をさせるのが専一と思ひます。〉

寺田寅彦といえば、科学と文学というふたつの異なる世界で成功をおさめた稀有な人物として知られる。寅彦の物理学の弟子で名文家として知られる中谷宇吉郎は、『寺田寅彦――わが師の追想』に、寺田寅彦は東大、理化学研究所、航空研究所、地震研究所にそれぞれ研究室を持ち、多彩で天才的な研究を同時に進め、英国の大学卒業レベルといわれる巧みな英語で三千ページに及ぶ論文を書き、英国の科学雑誌『ネイチュアー』に最も多く掲載された日本人科学者、と書いている。

寺田寅彦の文学の仕事のほうは一般によく知られている。高知市には生家が復元され、高知県立文学館には寺田寅彦記念室が設けられている。その他の作家は大部屋にひとまとめだから、高知県民が寅彦を格別に誇りにしていることがわかる。

彼の文学的才能を引き出したのは夏目漱石であった。漱石との出会いは、五高で英語を習ったことに始まる。寅彦の親友で同級生の間崎純知はその消息を伝えている（『回想の寺田寅彦』）。

〈夏目先生は英語を教へるのですが、教室での質問は一切英語でやらせました。寺田は秀才ですし、語学が達者で先生の御答に困られる様なよい質問をするので夏目先生は非常に寺田を可愛がつて居られました。寺田はよく僕の質問には夏目先生も御答出来ん事があると得意で言つて居ました。〉

寺田が個人的に漱石に接したのは、土佐会の仲間で親戚筋の男が英語の試験にしくじって落第しそうになったとき、寺田が命乞いに漱石の自宅を訪ねたことがきっかけだった。その話のあとで〈自分は「俳句とはいったいどんなものですか」という世にも愚劣なる質問を持ち出した〉（「夏目漱石先生の追憶」）これが契機となり、漱石が俳句を通じて寺田の文学的才能を引き出すことになる。

寺田は短編小説でも手腕を発揮したが、重要なのは随筆であることは言うまでもない。

一九〇一年五月四日の寅彦の日記に〈高知県人大親睦会。竹林寺の和尚も出席せり。余興講談〉という一行がある。正馬の日記にもあるから、この日ふたりは出会っているはずである。正馬の日記には頻繁に県人会の記録があらわれるが、寅彦の日記では稀である。二年後の四月の日記に〈夜は高知県人大親睦会ある筈なれど行かず〉とあるように、寅彦は酒をほとんど飲まなかったし、この種の世俗的な会合を好まなかったようである。漱石邸におけるような知的な会話を好み、バイオリン、チェロ、オルガンやピアノを弾くなど洗練された趣味を愛した。正馬は寅彦の知性に敬服していたが、寅彦のほうは正馬にさほど関心がなかったかもしれない。漱石が亡くなったとき、寅彦が〈行くところがなくなって困る〉と語っていたと、夏目家の家庭医であり寺田家の家庭医でもあった尼子四郎が伝えている。

一九一二年二月九日〈午後大学に寺田寅彦君を訪ふ。〉正馬の日記である。

五月一六日〈夕方小松君来り、鷹城会につき共に寺田寅彦君を訪ひ演説を頼む。〉

一九二九年一月三日〈夜、寺田君を訪ひ、短冊及色紙を頼み、溝淵君不在、六時半帰る。〉

この一行が正馬の日記にあらわれる最後の寺田寅彦である。寅彦の書は誰かに頼まれたのであろう。頻繁ではないが交際が続いていたことがわかる。

三人目の夫人が語る寅彦は〈一体声は小さく静かな方でしたし、家へ来るお客様は皆静かな人が多くて、人がゐるのか居ないのかわかりません。もう帰つたのかと思つて玄関へ行つて見るとまだ履物があつて、ひそひそと話し込んで居ります〉(『回想の寺田寅彦』)というぐあいで、「寂しい人」といわれた。

正馬も淋しがりやであったけれども、誰かに会っていれば淋しさを感じないという風であった。にぎやかな会に出たり、同郷者の集まりに出ればそれでよかった。正馬はその後、巣鴨病院、根岸病院、慈恵医学校、女子体操学校と勤め先が増えるにつれ、心理学会、児童学会、精神病談話会等々参加する会が増えて交際範囲が広がり、友人が増加する。いきおい過去の友人との交際はつづいていても薄くなった。一方の寅彦は誰かに会いたくなったとき、相手は竹崎音吉でなければならい、というところがあった。竹崎でなければ漱石だった。正馬と寅彦がふたりだけで会うことはほとんどなかった。竹崎が大学を卒業して就職し、地方勤務になり、間崎も朝鮮に赴任すると、三人組も会う機会がなくなる。寅彦が訪ねて行く先は夏目漱石が目立って多くなった。

ついでだが、もうひとり土佐の著名な文学者をあげておこう。月の美しい桂浜を雅号とした美文で名高い大町桂月である。桂月は正馬より五歳年長の土佐の作家である。ともに酒を愛したこともあって親しくした。一九〇一年一〇月一七日の日記に〈朝より大町桂月氏来り囲碁し、夜は酒を饗せられ十一時家に帰る。〉

正馬の家で終日囲碁に興じ、夜は外で先輩のご馳走にあずかったのである。桂月はのちに正馬に医療のことで相談を持ちかけている。年がすこし離れており、すでに帝大国文科の学生時代から評論、新体詩などを発表して令名高い文学者だったから、正馬にとっては憧れの先輩というところであろう。『国文学大綱』全一三巻を編集してわが国の文学の研究・紹介につとめたほか、さまざまな雑誌に寄稿して、硬派の評論家として高山樗牛と並び称される活躍をした。なによりも桂月の面目は紀行文にあった。生来の旅行好きとあいまって美文の才が発揮され、紀行文の第一人者と目されるにいたった。十和田湖を紹介した『奥州一周記』は名高い。既述のとおり、正馬は旅に出ると長い日記を毎日書いた。紀行文を得意としていたから、桂月を目指していたにちがいない。正馬の紀行文好みは、わが国伝統の箱庭的風景賛美を脱して地理学にもとづく新しい風景観を詩情豊かな文章で展開した志賀重昂の『日本風景論』の影響も無視できないにしろ、大町桂月の影響であるようだ。

大学を卒業

四年と四ヶ月の充実した大学生活が一九〇二年（明治三五年）の年末に終了し、めでたく東京帝国大学医科大学を卒業して医学士となる。

医学の専門教育を最高学府で受けたのだから、その内容がどのようなものであったか興味のあるところであるが、残念ながら詳細はわからない。日記にあらわれた医学修行についての記述を少ないながらとりあげておく。

一九〇〇年（明治三三年）五月一日〈午後入沢先生の診断実習あり。一組三十人許り病室患者に就て交る交る診察す。患者は気の毒なるものなり。〉
九月一八日〈今日初めて下谷第二院に青山先生のポリクリあり。外来患者の既往症を取る。〉ポリクリはドイツ語のポーリ・クリーニクの略、大学病院の外来患者診察のことである。
九月二〇日〈朝大学第二院に車にて行く。青山先生の臨床実地に胃癌患者に当り余は之を一般の胃痛と誤り叱られたり。〉
一〇月三〇日〈第二院臨床実地にて立派なる紳士の十九才の女を連れて診察を乞ふあり。脊椎カリエスなり。学生かと問へば芸者なりといふ。後に同僚と共に学生かと問はずもがな、などいひて笑ふ。〉
この年の日記には、学友が持っていた被害妄想患者の「手跡」に興味を持ち、借用して久亥に写させるなど、講義とは別に自主的な探求が記されている。ほかに、爪の生長観察の記録がある。〈凡そ百四十日間に生長したる手足の爪、全量一・二瓦を測る。即ち百十七日間に一瓦の割なり。〉これにどれほどの意味があるのかわからないが、半年近くにわたり切った自分の爪を溜めておいて計量するという、根気のよい研究心が見られる。
一九〇一年七月二四日〈学校に外科手術の魔睡を介補す。〉
九月一九日〈初めて婦人科の内診の稽古をなす。〉
九月二六日〈午前、ベルツ先生の外来診察あり。先生は苦痛を訴ふる患者などに対しては「おお可愛想に」などお世辞をいふ、余は神経痛甚しくして苦しむ。〉
一一月四日〈法医学に犬の窒息死の実験あり。〉
一一月二九日〈午後巣鴨病院臨床講義を聴く。〉
一九〇二年三月九日〈大学産泊八回にして漸く産に遭ふを得たり。朝二時頃、看護婦、産ありと告げ来る。安産にして朝六時頃分娩したり。生児の泣声を聴き、且つ身軽となりたる母の喜びは如何ならんと思ひやられた

り。〉
五月一五日〈細菌実験中誤りて白金線にてコレラ培養を頬辺に突き当てられ、直ちに消毒したるも夜は食事後心地悪しく吐気を催したり。〉
六月六日〈三浦先生臨床講義に有田きんのヒステリー、催眠術あり、之を以て学年講義を終る。〉
六月一〇日〈ベルツ先生、最後の臨床あり。〉

一八七七年（明治一〇年）の東大医学部開設当時の教官は、ドイツ人一二人に対して日本人七人であったが、正馬の在学中には、外国人教師は外科のスクリバと内科のベルツのわずか二名になっていた。彼等も先にスクリバが、つづいてベルツが正馬の卒業と同時にやめ、日本人教官のみの体制となった。文部省の遠大な計画が大学創立いらい四半世紀をへてようやく実現したといえるであろう。『東京大学医学部百年史』（東京大学出版会）の正馬が在学中の全講座の教授名を見ると、すでに外国人の名前は無い。正馬がどんな教授の指導を受けたのか、参考までに当時の「講座別教授」を記しておく。二名の名があるのは途中で交代したものである。

解剖学（小金井良精・大沢岳太郎）・生理学（大沢謙二）・生化学（隈川宗雄）・病理学（山極勝三郎）・薬理学（高橋順太郎）・衛生学（緒方正規）・法医学（片山国嘉）・内科学第一講座（三浦謹之助）・内科学第二（入沢達吉）・内科学第三（青山胤通）・外科学第一（近藤次繁）・外科学第二（佐藤三吉）・産科学婦人科学（浜田玄達・千葉稔次郎）・小児科学（弘田長）・眼科学（河本重次郎）・皮膚科学（土肥慶蔵）・泌尿器科学（土肥慶蔵）・精神医学（呉秀三）・耳鼻咽喉科学（岡田和一郎）。

正馬は卒業試験が全部終了した一九〇二年一二月二四日先輩の三宅鉱一を訪ねて巣鴨病院への入局について依頼し、翌日巣鴨病院に呉教授に面会を求めて助手の希望を伝える。すでに、この年四月二四日の日記に〈今日、精神病助手志望願を出す〉とある。精神科へ進んだのは同学年で正馬独りであったらしい。後年の『我が家の記録』に書いている。

〈この頃同級生はみな将来の目的につき、互いに相はかる。多くは収入の多きを目標とするものなりき。余はこれを聴きて常に甚しく不快を覚えたり。余はともかくも大学を卒業すれば何科を選ぶも少なくとも生活に困ることはなかるべし。ただ己の志す所を学ぶべきのみと考へたるなり。〉

一八九八年（明治三一年）九月に入学して一九〇二年の年末に卒業。四年と四ヶ月にわたる大学生活が終了した。

第三章 精神医学者の道

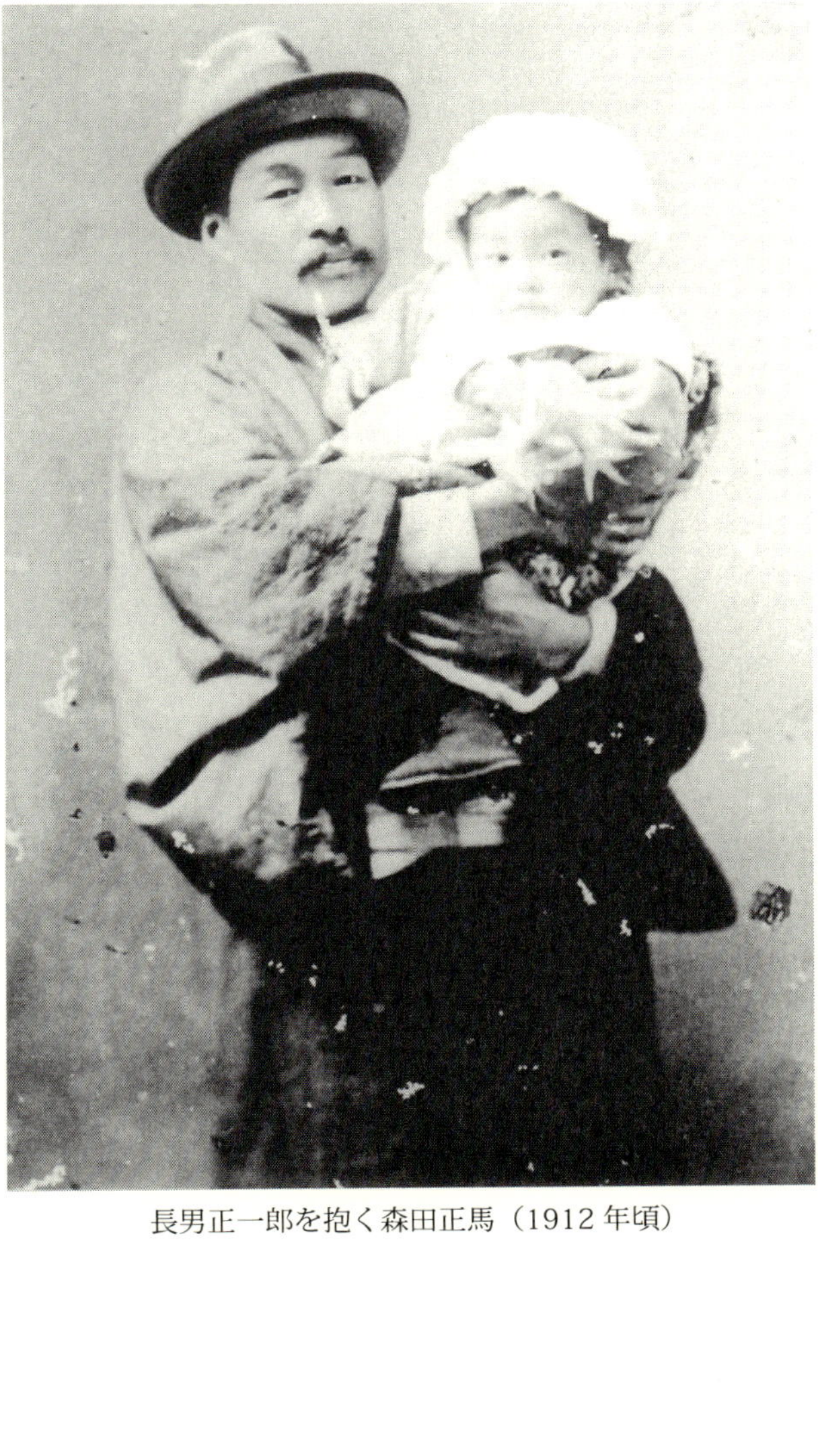

長男正一郎を抱く森田正馬（1912 年頃）

巣鴨病院と精神病学教室

一九〇三年（明治三六年）が明けると正月の五日に巣鴨病院へ初出勤する。大学ではなく巣鴨病院へ出勤したのは、東京帝国大学医科大学の精神病学教室がそこに置かれていたからである。精神科は本郷の校舎内にまだ教室を得られなかった。一八八六年にドイツ留学から帰国して精神病学教室を開いた初代教授榊俶《さかきはじめ》の力が足りなかったか、周囲の精神病にたいする無理解によるものか。秋元波留夫の『実践精神医学講義』には、今となってはその理由がわからないと書かれているが、他のすべての臨床学科が本郷キャンパスに外来と病室を置いていたにもかかわらず、精神科だけが例外であった。二代目の呉秀三をはじめとする精神科の歴代教授にとって本郷に教室を獲得することが大きな課題となった。（その実現は一九三四年まで待たなければならない。）

精神医学が遅れてきた若い学問分野であったと同時に、わが国医学界の精神病に対する理解の低さが関係するのであろう。内村祐之は『わが歩みし精神医学の道』に、学内の実力ある教授陣に精神病者を入れるまいとする根強い偏見があったと指摘している。精神科を志望する学生は変わり者扱いされており、医科大学卒業生が一〇〇名以上いたのに精神科を志望する学生が正馬独りであったのも不思議ではなかった。志望者がいない年もあったのである。

正馬に大学から正式に辞令が出たのは一九〇三年二月五日付けであった。〈森田正馬を東京帝国大学医科大学助手に任ずる。九級俸を給与する〉と漢文で書かれていた。月給は二〇円であった。

巣鴨病院は小石川の駕籠町（現文京区本駒込二丁目）にあり、当時の写真を見ると赤レンガの門の右柱には「東京府巣鴨病院」、左柱には「東京帝国大学医科大学精神病学教室」の大きな門札がかかっている。一九一九年（大正八年）にいまの世田谷区上北沢の地（荏原郡松沢村）に府立松沢病院ができて移転するまで存在した。秋元波留夫の『実践精神医学』および『東京大学医学部百年史』の「精神医学教室　沿革」（秋元波留夫・石井清執筆）によって、その歴史を概観する。

巣鴨病院の前身は一八七九年に上野護国院跡に設置された東京癲狂院であり、その基は一八七二年に東京府が本郷加賀屋敷に難民救済のために設けた救済所の癲狂室であった。一八八六年に東京癲狂院は小石川の駕籠町に移転し、一八八九年に東京府巣鴨病院と改称される。その規模は一八八一年では一五〇床、その後しだいに拡張され、一九〇八年には四四六床というわが国最大の精神病院になる。榊が教授に就任した翌一八八七年、東京府知事が帝国大学に東京府癲狂院の医務を委任し、そのかわりに収容患者を臨床講義に供するという組織ができ、榊教授が医長を兼任する。精神病学教室員はすべて病院の医員を兼ねることになり、わが国の近代的な精神病の治療と研究の出発点となった。癲狂院という名称を廃したのも、榊が志したわが国の精神医療改革の一環だった。精神病学教室をここに置いたのは、大学構内に場所を得られなかったための一時しのぎの策であったが、これがかえって学内に教室をもつことが遅れる要因にもなった。医科大学の学生は本郷から駕籠町まで通って講義を受けることになる。

一八七七年東京大学医学部が出来た当時は各学科の教授はドイツから招かれたが、精神医学だけは専門家がおらず内科のベルツによる兼任であったから、ドイツ留学から帰国した榊に期待するところは大きかった。しかし、正馬が入学する前年の明治三一年に榊は三九歳の若さで急逝する。呉秀三がすでに助教授となっていたが、おなじ年に呉はドイツに留学、その留守中は法医学の教授片山国嘉が精神病学講座を兼任することになる。片山はわが国の法医学の建設者といわれるひとであるが、ウィーン留学中に精神医学に関心を持ち、テオドール・マイネルトに精神病学を学んでいる。精神病学教室では主としてテオドール・チーヘンの精神病学を講義した。その内容は、生理的心理学の理論を臨床に応用する、従来の精神病学より一歩進んだものであったという。

一九〇一年には四年間のドイツを主とした欧州留学から呉秀三が最新の学問的成果を引っさげて帰国し、教授に就任する。呉は一九二五年に退官するまで二四年間在職した。一九〇四年には制度が改正され、教授が巣鴨病院の院長を兼任することになった。このとりきめは一九四九年までつづいた。わが国の精神医学と精神病治療の革新と確立はこのときに始まるのである。

医者修行の開始——助手・医員・大学院生

東京帝国大学医科大学の助手になった一九〇三年（明治三六年）は、正馬の後半生のさまざまな仕事のスタートとなる興味深い年である。正馬の時代の助手（いまの助教にあたる）の生活は現在と比較にならないほど多彩多忙なものであった。そもそも大学院生兼助手というのは今はないであろう。

精神科の医局は巣鴨病院内にあり、医局員はむろん病院の医師を兼ねていた。入院患者を分担し、毎週のように当直があった。担当患者が縊死した際には急によばれて事後処理もしなければならない。回診中に精神に異常を来たした患者から糞塊を投げつけられる目にもあった。病院の園遊会の当日には、売り子を買って出て回診箱に扇子や煙草を入れて場内を売り歩くなどした。正馬は呉教授がわが国ではじめて取り入れた作業療法の主任をつとめた。病院の空き地で患者の作業用に牧畜や農作業を始めたのである。脊椎注射の稽古など医療技術の習得にもつとめている。

大学を卒業して精神科の助手になり巣鴨病院で働くとともに、翌年は精神療法研究のため大学院に進んだので、大学にも通った。病院で行われた呉教授の精神病学の講義のほか、文科大学の心理学および医科大学の内科の講義を受講した。文科大学では、元良勇次郎教授の心理学、松本助教授の実験心理学、内科では三浦教授と青山教授の臨床講義を聴いた。これらの講義が重なったときには、大学と病院を一日に五回往復したこともあった。二キロ近く離れているところを一日になんども往復したのだからたいへんだった。

呉が帰朝して神経学（内科）の三浦謹之助教授と共に始めた日本神経学会（現在の日本精神神経学会）は正馬のいる医局が事務局となったから、さらに忙しくなった。

その間に妻の久亥が妊娠する。軽度の骨盤狭窄はあるが初産だから自然分娩でと大学の産科で勧められ入院したが難産となり、夫婦の期待にもかかわらず死産に終わる。

六月はじめ、根津須賀町に家を見つけて移転する。友人の山崎四郎が同居することになる。家賃一七円五〇銭であったから、二〇円の月給では払いきれないので同居したのだろう。すでに区役所から開業免状を得ていた正馬は山崎を代診に立ててここに弥生医院を開く。在学中に開いてすぐやめたのと同名である。薬局の棚など、しつらえは正馬が手ずからつくった。開業の翌日〈今日は余の出勤中、外来患者四人ありたりといふ〉と記している。一〇月七日には〈自宅患者、神経質〇〇に催眠術を施す。二回に及べども成功せず〉という記述がある。正馬の日記にはじめて登場する「神経質」の文字である。これが自宅で治療にあたった最初の神経質患者かもしれない。

このときの開業について、晩年の『久亥の思ひ出』につぎのように書いている。

〈余が大学卒業後半年余で、家計の補助のため、内職の開業を始めて、山崎といふ開業免状を取りタテの同郷の男を代診といふ事にして、共に患者を診療する事にした。余は大学助手の余暇に、朝夕患家に回診するのであるから、或時は「先程、先生に診てお貰いしました」とかいつて、余が診察して後に、手水さへも出さなかつた家もあつた。山崎は、肥満して立派な風采であり、余はみずらしい身ナリでもあるから、多くは余自身が代診と思はれて居た事を、余は却て責任が軽くて安楽な事と考へて居たのである。こんな事で、余の呑気な為でもあつたらうし、患者は甚だ少なくて、家賃が高いのが、却て損失であるという事で、僅かに七ケ月の経験の後、終に断念して、再び長屋建の小さな六円の家に引越す事になつた。この山崎は後年、高知に開業して成功したが、其後全く兄弟のやうに親しんで、今日に及んでゐる。〉

生活費の話のついでに、『久亥の思ひ出』に記された家計の記録を引用しておく。

〈卒業後の第一年は、洋服の仕入れや、其他の費用に、父から五百円の補助を受けたが、其後は様々にヤリクりして、経済的に独立して居た。こんな時に勿論、久亥の倹約がなければ、独立経済の出来る筈はない。余が熊本五高から、明治三十五年十二月、大学卒業後一年、総て九年間に、父から受けた学資金が、二千五百八十七円である。そして其後に、これだけの金を残すのに、卒業後八年間を要した。

そして、卒業後九年の明治四十四年には、明治三十九年以来、借家して居た今の家を、四千円で買入れた。其金は、父や東京の親戚やから借り集めたものであツた。其後六年間、即ち卒業後十五年間で、計算上、一万余円の財産状態になツたが、其以前、何かにつけて、余は常に久亥の貯金を借りて、年一割の利子を払ツた。余は妻や、姉妹弟に貯金をこしらへてやるけれども、自分の方は、経常費に喰ひこむから、此年代頃までは、常に彼等に利子を払はなければならなかツたのである。〉

父親からの学資金を端数まで記録しているところに几帳面さがあらわれている。

このころ、人に勧められて生命保険に加入しようとする。保険医の診察を受け、左肺尖の異常を指摘され保険加入を断られる。この年はじめ、すでに自ら痰に血が混じっているのを確認している。不吉な予兆である。

八月一一日から一ヶ月間、郷里の高知県へ「犬神憑き」の調査に出かける。呉教授の厚意あってのことであろう、調査費用が出た。犬神憑きに関するおそらく初めての科学的調査である。これについては項を改めて記す。

調査旅行から戻ると、呉教授から慈恵医学校の精神病学の講義を担当するよう命じられる。これには二つ返事で応えている。九月二九日付で慈恵院から〈教授を嘱託〉される。わずか一五円という報酬だが、生活が保障されるのを喜んだであろう（翌年一月に二〇円に昇給する）。このときは、これが終生の勤めになるとは考えていなかったのではないか。〈講義の下調べに忙しく、二時間の講義に八時間を要す〉と書いている。人に教えるのは勉強することであるというが、その言葉どおりの生活が始まった。

裁判所から禁治産者の鑑定の依頼があり、甲府へ出張もした。遺産相続人が精神病であるかどうか、相続の資格があるかどうかの鑑定である。患者の周囲が欲望にうごめくため鑑定人はしばしば騒動にまきこまれる。このときもいかがわしい新聞記者が近寄り、金品を送り付けてきたのを送り返したため甲府の地方新聞に中傷記事を書かれるという、不快な目にあっている。

こうして一年が過ぎてゆくが、この多忙さは一大学助手の生活とはとても考えられない。日本がまだ建設途上にあった時代のエリートに特有な密度の濃さというものではないか。

そうはいっても仕事や勉強ばかりしていたのではない。正月には、恩師や知人をあいさつ回りしているうちに、新調のフロックコートを着たまま友人宅で酔いつぶれて寝てしまったり、酒を飲んで宴会で騒いだり、カルタ会を楽しんだりしている。高知県人会のあとで羽目をはずし、仲間とともに在学中あんなに忌嫌っていた吉原にも行っている。一夜あけたら財布の金では足りず、嫌みを言われた上に家まで取りに帰って勘定をすませるようなこともあった。

この年末には嬉しいことも重なった。上京して予備校に通っていた弟の徳弥が慈恵医学校の入学試験に合格し、三年生に編入を果たした。そのおなじ日に、同居している山崎四郎が正馬の口ぞえで医科大学皮膚科の選科に入学を許可され、正馬自身に大学院入学許可がくるという慶事もあった。家族でささやかながら祝宴を張った。（正馬の大学院入学許可が卒業の一年後に出ている理由はわからない。）

呉秀三

このへんで呉秀三について触れておく必要があるだろう。正馬に直接間接に教えあるいは影響を与えた先人の数は少なくないが、恩師の名にもっとも相応しいのは呉だからである。東京大学と松沢病院の呉の後継者である内村祐之の『わが歩みし精神医学の道』と秋元波留夫の『実践精神医学』、秋元波留夫・石川清共著『日本精神医学史』（『日本精神医学全書』1所載）、小俣和一郎著『精神医学の歴史』などによって、その業績と人物を追ってみよう。

呉秀三は明治を三年後にむかえる一八六五年江戸に生まれた。父は広島の蘭医呉黄石、母は蘭学者として著名な箕作阮甫《みつくりげんぼ》の長女せきであった。

一八九〇年東京帝国大学医科大学を卒業し、翌年榊俶《さかきはじめ》を初代教授として開設されて間もない精神病学教室に入局する。一八九七年榊が三九歳の若さで急逝したとき、呉は助教授に昇進したばかりで、精神病学講座の担当と東京府巣鴨病院医長の後任となるが、まもなく文部省より精神病学研究のためドイツ・オーストリアへの留学を命じられる。榊教授の死と呉助教授が留学した一八九七年は正馬の入学前年のことであり、正馬は榊の教えを受けることはなく、呉とも入学後三年間は会うことがなかった。呉の留守中は法医学の片山国嘉が兼任で教授をつとめたことはすでに記した。

呉は、一八九七年一〇月ウィーンに到着すると、クラフト・エビングとその後継者ユリウス・ワグナー・フォン・ヤウレッグについて精神医学を、ハインリヒ・オーバースタイナーについて神経解剖学と神経病理学を学ぶ。

二年足らずでウィーンを去り、ドイツのハイデルベルク大学に移る。早発性痴呆（統合失調症・注）という疾患概念を提唱して学界の注目を集めていたエーミール・クレペリンの教えを請うためであった。（クレペリンの『回想録』に登場する唯一の日本人となる。）同大学で内科教授ヴィルヘルム・エルブに神経学を、クレペリンの助手フランツ・ニッスルからは神経病理学に革命をもたらしたニッスル染色法という新技法を学ぶ。一年でベルリンに移り、フリードリヒ・ジョリーおよびテオドル・チーヘンから精神医学を、ヘルマン・オッペンハイムから臨床神経学を学んだ。

三年の留学予定を一年延長して、呉は最後の留学地パリへ赴く。サルペトリエール病院でジャン・マルタン・シャルコーについて臨床神経学を、さらに、長年鎖につながれていた精神病者を解放し近代精神医学の始祖と目されるフィリップ・ピネル以来の人道主義を人権思想の本場フランスで学び、丸四年滞在した欧州から帰国する。榊が留学してから一五年ぶりの精神医学を目的とした留学であったが、その成果はわが国の精神医学史を一新する画期的なものであった。その理由は、榊が用いたのはクラフト・エビングの教科書であり、片山が用いたのがチーヘンの教科書であったのに対して、呉が持ち帰ったのは、クレペリンの『精神医学』第六版であったからである。クレペリンは、フランスのピネルが唱えた単一精神病説（精神病を単一の経過をたどる単一の疾病であると見なす学説）という一九世紀を通じて支配的だった学説に対して、精神病を内因性・外因性・心因性の三群に大別したほか、躁うつ病と早発性痴呆の二大精神病を内因性疾患とし、それぞれをひとつの疾患単位としたのである。これは精神病分類のクレペリン体系と呼ばれ、その後さまざまな修正が加えられているにもかかわらず、一〇〇年あまりを経た今日なお精神病疾患の分類の基本として踏襲されている精神医学教科書の決定版であった（第八版までクレペリンの生前に改定を加えて刊行された）。呉は、いわゆる正統派のクレペリンの生理学的精神病学をわが国に植えつけようとしたのである。

内村祐之は、その後の呉の活動をふくめてつぎのように評価している。

〈文字通り、わが国精神医学の建立者で、また育ての親であった。（中略）呉秀三は、この道における私の師匠であるが、私はその末っ子であるために、壮年の活動期の先生をよく知らない。しかし、伝え聞くところによると、大変な努力家でまた勉強家であったらしい。ことにクレペリンの精神医学の価値を見抜いて、逸早くこれを採り入れたことは、驚くべき卓見であった。しかし、あらゆる学問的業績にもまさって先生を特徴付けるものは、その高い人道精神であった。先生は、偏見に包まれた精神病者を一個の悩める同胞として扱い、これに最善の保護を加えた人類愛の戦士であったのである。〉

秋元波留夫は、呉の留学の成果を三点にまとめている。第一は、クレペリンの臨床精神医学の体系を採り入れたこと。その疾患単位の学説と思弁を排除した記述論的方法論が精神医学を癲狂院の高い塀のなかから解放して、神経学などの一般医学とおなじ地平に位置づけることを可能にしたことにある。第二は、神経解剖学および神経病理学の新しい知識と技法を採り入れたこと。巣鴨病院で始められた脳の研究から数々の俊秀が育ち、この分野の発展の基礎がつくられたことである。第三は、これが最大の成果であるが、精神病者の人道的処遇を学んできたことである、とのことだ。

余談になるが、欧州留学を終えた呉は、ロンドンから日本への便船で帰国する。その埠頭には夏目漱石が見送りに来ていた。味の素の発明者として知られる池田菊苗（漱石とロンドンで一時おなじ下宿にいて親しかった）と、漱石の推薦で熊本の五高の英語教授に赴任するスウィートが同船していた。彼らふたりの見送りが目的だったのであろうが、三人を見送ったと日記にある。呉が一年ほどのちに漱石を診察することになるとは、どちらも予想していなかったであろう。

一九〇一年帰国と同時に精神病学教室の教授に就任し、後進の教育ばかりでなく巣鴨病院の改革に手をつける。呉の設計によって改築に着手した病院は、一九〇九年に、赤レンガ造りの四四六床の病棟を持つ近代的な病院に生まれ変わることになる。それよりもはやく実現させたのは、患者の処遇の改善であった。それまで、手革、足革、縛衣などの拘束用具が公然と使用されていたのを厳禁にしたのである。これは歴史的にみても画期的なことであった。

狂の字を排除したのも呉の創意であった。偏執狂を偏執病に、麻痺狂を麻痺性痴呆に改めた。今日用いられる精神病学用語には呉が命名したものが多数残っているという。これは専門知識の深さや人道精神とともに呉の文学的能力に多くを負っている。

さらに、病院に作業療法を採り入れようとしたが東京府の理解がなく、財政的裏づけが得られなかった。そこで西欧にならって民間の篤志家の協力を求め、医科大学教授の夫人、民間の医師の夫人、その他慈善事業に熱心な知名の婦人たちの賛同を得て組織したのが精神病者慈善救治会である。一九〇三年にその寄付を受けて裁縫、農業、園芸、木工などの作業に必要な用具をそろえて作業療法を開始した。その主任をつとめたのが森田正馬であった。救治会は巣鴨病院のための組織であったが、やがて全国的な精神医療改善、精神衛生の知識普及の運動に発展する。

巣鴨病院はやがて移転して松沢病院となり、さらに規模を拡大する。その設計はほとんど呉の独力によるものであったという。このときに、精神病学教室は病院から独立してようやく大学構内に置かれるが、それはまことに呉の意に満たない不十分なものであった。

東京帝大の内科教授でフランスのシャルコーのもとで神経学を学んだ三浦謹之助とともに設立した日本神経学会とその機関誌『神経学雑誌』の創刊も呉の仕事である。今日の日本精神神経学会、『精神神経学雑誌』の前身である。

呉の業績としてもうひとつ忘れてはならないのは、留学中の一九〇〇年に公布された精神病者監護法にまつわる件である。これは、わが国精神医学史上の記憶すべき出来事「相馬事件」を契機としてつくられた法律である。「相馬事件」とは、一八八三年（明治一六年）、旧相馬中村藩の家令志賀直道（作家志賀直哉の祖父）が主君相馬誠胤《ともたね》を帝国大学教授らと謀って不法監禁し主家を乗っ取ろうとしたと、旧藩士錦織剛清《にしごりたけきよ》が家令をはじめ東京癲狂院長中井常次郎や東京帝国大学教授榊俶らを告発した事件である。一〇年以上にわたって争われたが、裁判所は医師団の「時発性躁暴狂」の診断を支持し、一八九五年、事実無根として錦織を誣告《ぶこく》罪で重禁固四年の刑に処し、世間を騒がせた事件が決着した。これには当時内務省衛生局長という要職にあった後藤新平が錦織の有力な支持者としてかかわっていた。錦織が夜陰に乗じて入院中の相馬誠胤を東京巣鴨病院からひそかに連れ出した際、後藤が自宅に匿《かくま》った。そのため後藤も連座し、誣告罪で逮捕される（その後東京控訴院で無罪となり衛生局長に復帰する）。

この事件により、精神病者の処遇の劣悪さを欧米から国の後進性として非難を浴びたため、折から動いていた欧米列強との不平等条約の改定交渉に差し支えるとして政府を動かし、この「精神病者看護法」を制定させたのである。ところが、実はこの法律は座敷牢に精神病者を閉じ込める古来の私宅監置を合法化し、精神病院の設置を遅れさせる悪法であった。呉は帰国すると、この悪法を廃絶する運動に立ち上がる。呉の支持者だった代議士の山根正次によって提議された「官公立精神病院設立に関する建議案」がようやく衆議院で可決を見るのは一九一一年のことであった。さきの悪法が精神病者の取り締まりに偏していて肝心の医療を阻害していることを批判し、精神障害の医療機関の建設を推進するための法案であった。しかし、呉の苦心が実って法令は実現したものの、政府の対応は法令がほとんど空文に化するようなひどいものであった。官公立精神病院の開設が一向に進まない状況に業を煮やした呉は、一九一八年の日本神経学会総会で、精神医療の推進と充実を政府に要求する建議をおこなった。

一方、おなじ年に樫田五郎との共著で『精神病者私宅監置ノ実況及ビ其統計的観察　附、民間療法』を発表する。秋元波留夫が〈これは東大精神病学教室の全教室員が呉の指導によって、明治四三年、一九一〇年から大正五年、一九一六年に至る七年の歳月を費やして、全国にわたって私宅監置の実情を調査した貴重な資料を駆使して書かれた迫力のある一篇のドキュメントである〉と記しているように、不潔な座敷牢あるいは家畜同然の小屋に押し込められた精神病者のおぞましいばかりの不幸の実態が明らかにされた。これがひとつの力になって、一九一九年、今日の精神衛生法の原型となる「精神病院法」が公布された。「精神病者看護法」の廃止に呉が取り組んでから二〇年の歳月が過ぎていた。

〈わが国十何万の精神病者は、実にこの病を受けたるの不幸のほかに、この国に生まれたるの不幸を重ぬるものと言うべし〉という呉の人道精神を象徴する言葉は、精神医学者の間で受け継がれている。いまでも精神障害者が社会的な注目を集める事件を起し取締りの強化が叫ばれるとき、精神医学者たちは呉のこの言葉と行動を想起して障害者のために立ち上がるのを常としているという。

東京帝国大学を定年退職した後は、公職にはつかず、医学史の著述に専念する。『シーボルト先生其生涯及功業』全三巻（平凡社・東洋文庫）はいまも読みつがれる名著である。『華岡青洲先生及其外科』も日本の医学の先達の業績を描いた多くの著作のひとつである。

呉は一九〇七年に音羽関口台町の鉄砲坂の途中、現在の東京カテドラルの東北部に接するあたりに、自宅に隣接して有床の精神科診療所を開設した。音羽養生所である。院長には正馬の親友尼子四郎がついた。精神障害者の家庭的看護による治療を試みるためであった。教授の内職を問題にする議論があったが、呉は意に介さず進めたといわれる。

自転車を愛した呉は、音羽から駕籠町の巣鴨病院まで自転車で通勤していた。鉄砲坂は急峻で雨後は泥濘で歩行も困難だったといわれ、途中も起伏の多い地形であるから往復は楽ではなかったはずである。呉の飾らない人柄が現れているようだ。自転車好きだった正馬は、なんどか教授とともに上野、浅草や隅田川の大学のボートトレースなどを見物に行くために銀輪をならべている。入局した年の末に呉の義父が死去したとき〈午前、呉先生夫人の父君の訃を聞き、病院総代として弔詞に行く〉と日記に記している。先輩同僚が何人もいるなかで入局一年目の正馬が代表したのはふたりの親しい師弟関係を偲ばせるものがある。しかし、巣鴨病院での呉の指導は厳しいものだったようで、正馬は入局半年ほどの日記に〈呉先生より医局にて新聞を読む事を禁ぜらる〉と記していることからも察しられる。

正馬は、一九三二年に呉が世を去った翌年門弟たちによって編纂された『呉秀三小伝』（呉博士伝記編纂会編）に、呉の思い出を寄せている。

〈私共が初めて呉先生の御講義を聴いたのは、明治三十四年九月であつた。先生は、たしか此年に、独逸から帰られたかと思ふ。私は初めから、精神病学が、志望科目であつたから、特に先生の御講義に興味を覚えた。先生の御講義は、どちらかと云へば、枝葉に亙つて委し過ぎたといふ風であつたが、私は却つて之がうれしか

つたのである。卒業試験の問題は、「妄想に就て」といふのであつたが、私は百点を頂戴した。〉

〈呉先生は、一般に学術研究上の事については、吾々に対して注意し・刺戟し・問題を誘導して下さる等の事が少なかつた。吾々は初め、此事に不平をこぼしなどした事があるが、後から考へれば、先生が実行により、身を以て、人格的に吾々を薫陶されたといふ事は、其後次第に其有難さが、身にしみたのである。〉

〈先生は総て物事を粗略になさる事がお嫌ひであつて、文字・文章なども、精密に正され、例へば私が原稿中に身体といふ字を書けば、先生は必ず體と直された。又聴は耳できく事で、聞は噂にきく事であるとかいふ事を教へられたのである。〉

〈先生は物事に几帳面で（中略）病室をお廻りになる時直ぐ後に返られる時にも、必ず戸を閉められるとか、廊下に落ちた反古紙など、一つ一つ拾はせるとかいふ風の事もあつた。（中略）私が先生により指導され体験せしめられた事で今でも特に有難く感謝して居る事は、「今日の事は今日為せよ」、「必要な事は、直ちに手を下せ」、「権力は実行のある処に伴ひ来る」とかいふ事である。〉

正馬の精神療法の基礎をなしたのは呉教授から受けた精神病学の講義であることはいうまでもない。その中心はクレペリンの教科書である。正馬がクレペリンから受けた影響はどのようなものであったか。パウル・ホッフの『クレペリンと臨床精神医学』（那須弘之訳・星和書店）によって学風の特徴と、正馬への反映を探ってみよう。

ホッフによるクレペリンの精神医学の特色と功績はつぎのようなものである。従来の思弁的な精神医学から合理的・科学的な精神医学へ転換させるためにヴントの実験心理学を取り入れたこと、精神疾患を正しく分類し解釈できるよう調査集計カードを採用し疾病記述学と疾患分類学を確立したこと、臨床的観察を重視し病理解剖学・原因研究・症候学によって「自然の疾患単位」という疾患概念を築いたこと、健康と病気の中間に変質という概念を設けたこと、等々。

一九〇八年に、正馬が初めて変質を論じた『偏執狂に就て』で〈余等の最も尊敬する精神病学の大家にして、精神病学を最も臨床的に研究せるクレペリン氏〉と賞賛し、〈余は爰に偏執狂を論ずるに当りクレペリン氏の着眼点によらんと欲す〉と書き、最晩年にも〈クレペリンは、今日の精神病学の臨床的研究に於ける第一のオーソリチーであツて、余等の恩師呉先生の師匠であるから、吾々は其孫弟子に当るのである〉(『健康と変質と精神異常』)と生涯クレペリンを尊敬していた。呉の教育の狙いはかなり忠実に受けとめられていたようである。

しかし、すべてに忠実だったわけではない。心身の問題については、クレペリンが身体的現象と精神的現象は明らかに別のものだが極めて密接に結びついているとして心身並行論の立場をとっていたのに対して、正馬は心身一元論を主張した。正馬は自らの心悸亢進や脚気の経験からか、または仏教哲学からか、心身は分かちがたく一体であると確信していたのである。

正馬の精神病学に対するクレペリンの影響は大きなものがあったが、精神療法についてはあまりなかったであろう。ホッフが〈クレペリンにとっては同時代の大多数の学者にとってと同様、神経症性障害も「精神病」、「精神障害」としてみられていたことを常に頭に入れておかねばならない〉〈彼が今日の意味での精神療法に関心を持った精神科医でなかったことについてはとくに言う必要もなかろう〉と書いていることから想像できる。精神医学の先進国ドイツでも精神療法は未開拓の分野だったのである。

弟徳弥

弟の徳弥をほかの家族と分けて記すことにしたのは、ふたりの兄弟が東京で短いが濃密な時間をもっただけでなく、弟が忠実な後継者になる可能性が開けたとたんに戦死するという悲劇によって兄が痛切な思いをいだいたことを書いておきたかったからである。

徳弥は一八七八年(明治一一年)兎田に生れた。発育よく、満一年にしてよく歩行したという。村の小学校を経て香美郡城山高等小学校に入学する。兄に勉強を強いた父親は徳弥にたいしてはまったくの放任だったが、成績は中の上で数学、地理、物理等を好んだ。中学への進学を切望したが、〈此頃父は家貧なりといふには非ざりと雖《いえど》も財産を投じて従学せしむることを欲せず、柔順なる徳弥は父と争うことなく〉あきらめる。わずかに、家の農業を助けるかたわら何人かの師について漢学などを学んで渇を癒したという。

一九歳のときに電気通信技術員養成所の伝習生となり、半年で卒業して赤岡郵便局の通信技術員となる。赤岡から中村郵便局、愛媛県多度津電信局に転勤したのち、再び赤岡局に戻る。二一歳のとき徴兵検査に合格し、依願免職となる。郵便局勤務中も将来に向けて法律や経済の講義録を取り寄せて勉強していた。

徳弥は一八九八年朝倉歩兵第三連隊に入営するが、三年間の兵役をつとめあげ、品行方正、学術技芸の熟達を評価されて連隊長から善行証を受けて予備役に編入される。二五歳のとき結婚するが不仲のため数ヶ月で離婚する。正馬がちょうど大学を卒業する年にあたり、卒業すれば自分が親に代わって弟の面倒を見てやれると考え、徳弥を東京に呼び寄せる。弟の向学心を知っていたから医者にしようとした。一九〇二年（明治三五年）末のことである。

従順な弟は兄の勧めにしたがい、上京して医学前期の受験参考書を買い、勉強を始める。根を詰めたためか一時は精神的に不安定になって、正馬が鎮静剤を投与して立ち直らせたりしたが、一年後に医学前期の試験にみごと合格する。すでに二六歳になって始めた勉強は容易なことではなかったはずだが、独学に近かったにもかかわらず一度で合格したのは兄の見立てどおりの頭脳の持ち主であったということだろう。一九〇三年一二月に慈恵医学校の入学試験にも合格して三年生に編入される。高知の田舎で農業を継ぐはずだった青年に、一気に医者になる展望が開けたのである。本人はもとより一家の喜びはいかばかりであったか。

しかし、明るい未来が暗転するのに時間はかからなかった。慈恵に入学してわずか二ヶ月足らずのち、日露戦争が勃発したのである。開戦となれば予備役も動員される。徳弥は宣戦の詔勅が発せられたその日のうちに、高知の連隊へ向けて出発する。形ばかりの送別の宴をして新橋駅へ弟を見送った日の日記。

〈徳弥は余に勝りて良き頭脳を持ちながら余の如く学校に入るを得ず、兵役のため目的を転々し、医学もこの後僅かに一年にて中折せるなど思ひ同情の涙禁ずる能はず。田中君は余の有様を見兼ねて車中余を慰め呉れたり。上野にて下車し途上嘔吐す。〉

当時帝大理科の動物学科にいた田中茂穂が新橋へともに見送りにきてくれたのである。正馬は悲嘆に暮れた。

出征にあたって弟に言い聞かせたことばを正馬が『我が家の記録』に書き残している。

〈弾丸飛来の前面に立ちて死の恐ろしきは人情の常なり。然れども怯懦《きょうだ》にして逃ぐること勿れ。戦術のために地物に寄るべし。匹夫の盲勇を鼓して誤りて金鵄勲章を得る勿れ。怯懦と匹夫の暴勇とは共に男子の最も賤しむ所なり。只願くは誠実に軍人の採るべき勤務をなせ。恐るべきは弾丸にあらずして却て病なることを忘るべからず。〉

徳弥が配属された高知の第四四連隊の上官小松少尉の正馬宛の手紙が、正馬の筆で書き写されて残っている。戦地に赴く前の手紙である。

〈御令弟が小生と同隊なること行軍中に初めて承知致候。げにも御兄弟にてその気質のかくも違うものかなと驚くばかりに候。承れば令弟は医学修行の半途に有つて候由、戦争は是等の人を容赦なく召上げ申候。〉

誰の目にも兄弟の性格の違いは明らかだった。

正馬は大学に入った年の暮れの日記に弟を思う気持ちを記している。

〈徳弥入営の報あり。父は我に学問させるため、徳弥を学校にやらず終に一兵卒となりて入営す。彼の心情を思ひやりて涙を催したり。将来我が幸福の半分は彼に分たる事を潜かに誓ふ。〉

一九〇四年五月七日、徳弥の連隊が高知を出発したという連絡を受ける。連隊は乃木希典指揮下の第三軍に所属し、日露戦争の最激戦地旅順の攻撃にあたる。九月六日、正馬は八月二一日の第一回旅順総攻撃で徳弥が負傷したとの報に接して大いに心配し、一九日になって戦死の確報を得る。正馬のよき後継者になったはずの前途を期待された若者はあえなく戦場の露と消えたのである。享年二七であった。

この第一回二〇三高地攻撃で日本軍は一万五千人余の死傷者を出して失敗に終った。徳弥はその犠牲者のひとりであった。一〇月の第二回攻撃にも失敗し、一二月の第三回攻撃でさらに一万六千人もの死傷者を出してようやく二〇三高地の奪取に成功する。甚大な犠牲を払った上での勝利であった。

正馬は、知友を集めて自宅で徳弥の追悼会を開き、肖像画を依頼し、やがて戦勝の後、人を介して乃木将軍に墓碑銘の揮毫を依頼する。いまも郷里の森田家の墓地に、正馬が建てた徳弥の大きな墓碑が立っている。

正馬自身も翌一九〇五年一月に陸軍予備病院戸山分院に幇助医員として招集される。陸軍省から奏任官待遇の辞令が出て、戦場から送還された一二〇人の傷病兵の治療を担当する。

徳弥の戦死から二年のち、日露講和条約から一年後に、正馬にはからずも満州（現在の中国東北地方）を訪れる機会がやってくる。国の将来を担う青年に日露戦役の現場と満州各地の実情を見せるため陸軍の教育部が企画した見学旅行であった。高等師範学校の教職員と生徒合わせて一九五人に、医師として同行する予定だった校医蓮村氏から代行を頼まれたのである。徳弥の古戦場に立てると知って二つ返事で引き受けた。一九〇六年七月一三日、九州の高等学校生も加わり、総勢六〇〇名の一団が広島宇品港から一ヶ月にわたる旅に出発する。新橋を発つときから、なぜか他の教職員より低い、生徒と同じ三等席を当てられたことから正馬が不平を鳴らし、乗船してから教職員が病気をしても診ないと抗議してようやく一等に昇格されるという波乱があったが、ぶじ大連港に到着する。

七月二一日に旅順に到着。兵隊の姿を目にすると何となく人を探す。徳弥に似た顔を探している自分に気づくのである。翌日は二〇三高地に軍人の案内で登る。展望台に立って亡き弟をしのぶ。

〈盤竜山は余の愛弟徳弥の戦死せる処にして、険しくもなき低き坊主山なり。夏草しげり草花咲きキリギリス鳴けり。山は凹凸もなく隠れ場所もなく、徳弥が如何にして如何なる場所に戦死せるや想像し難し。人々の去りたる後に久しく低回去る能はず。撫子の花など圧し花として持ち帰る。

盤竜の露と消えにし同胞の御魂はいづこなでしこの咲く

名におはばなでしこの花我につげよ我同胞は何地行きぬと〉

ここで正馬は奇妙な行動をとる。

〈余はここに一露兵の頭骸骨の完全なるを拾ひ帰りたり。（中略）余は頭蓋骨を持ち帰るに人の目に立たぬためなでしこの花をさしてハンケチに包みたり。〉

研究資料にするためであろう、ロシア兵の頭骨を拾ったのである。悲しみに沈んでいても学者魂は生きているのである。

このときの旅日記は、めずらしく毎日欠かさず書いており、平常にくらべてとても長い。三〇日間でノート八〇ページ、優に一冊の本になる分量である。生涯唯一の海外旅行であり、見るものすべて珍しかったからであろう。観察が極めて細かい。風俗や風景のスケッチが多いのも特徴である。紀行文を得意にしていたことがよくわかる。長大な記録のなかから細密描写の一例を挙げておこう。大連の町で見かけた理髪店の情景である。

〈市中希に支那人の理髪店あり。先ず毛を剃り、後按摩をなす。その法は日本にも見ず、西洋流にも思掛けなきものなり。頭部をつまみ、肩背部を音高く打ち、ひねり、もみ、擦《さす》り、腕を後方に引き、前に廻し、組み合はせ、上体を後方に引き、横たへて大腿前面を打ち、その身体を後に引き倒し又引き起す様に、恰も柔道の型を見るが如し。その他首をねじまはして引く等の方法あり。終れば理髪人は長き烟管を差出し、客は之を受取りて二三服吸ふ。喫烟の間は小さな箸大の棒にマツチにて火を点じ、軽く吹けば火燃え、強く吹けば消ゆ。〉

床屋に入ったのではなく外から観察したものであろう。見て記憶し、その日の終りに宿で記した、細部の再現力に驚嘆する。

心理学の研究

一九〇三年一月一四日〈今日より文科大学に元良先生の心理学講義に出席す。〉一月二三日〈今日より文科大学に松本先生の実験心理学講義を聴く。〉

日記のこの二行は、正馬の本格的な心理学の勉強の開始を告げるものである。すでに述べたように、中学生のときに元良勇次郎の『心理学』を読み、大学時代を通じて心理学会に参加して勉強もしてきたが、ようやくじかに心理学の第一人者に学ぶ機会が到来したのだ。まさにわが国の心理学が夜明けを迎えるというよい時に正馬は遭遇した。欧米でも哲学的・思弁的な心理学から、ドイツのヴントによる実験心理学が主流になってまださほど年を経ていなかったこの時期、ほとんど時間差無く最新の心理学をわが国にもたらしたのが、元良でありその後継者松本亦太郎であった。

佐藤達哉・溝口元編『通史日本の心理学』によると、一八七五年にウィルヘルム・ヴントがライプツィヒ大学の哲学科教授になり、感覚生理学の技法を用いつつ内観による意識の研究を行い、大学内に実験室を設け、ついでカリキュラムに心理学演習を設定し、学位論文も書けるようにした。この年を心理学成立の年とするという。ヴントの実験心理学をアメリカへもたらしたのがスタンレー・ホールであった。ホールはハーヴァードのウイリアム・ジェイムズのもとで学位をとった心理学者であったが、ヴントのもとで実験心理学を学び、帰国後ジョンズ・ホプキンズ大学の教授となり、一八八二年に米国ではじめての心理学実験室を開設した。ホールは、心理学が教育学や育児に対して重要で実用的な利益を提供しうると考えた最初のアメリカ人であった。そこに学んだのが元良勇次郎である。

元良勇次郎は一八五八年（安政五年）摂州三田《さんだ》藩士で儒者の家に生まれ、明治維新後、一五歳のときに宣教師デビスと出会い洗礼を受ける。七五年、新島襄の同志社英学校（同志社大学の前身）に第一回生として入学。

ここでヘブンの心理学を学ぶとともに、キリスト者としては珍しい進化論の研究者ギューリックの講義を受けて大きな影響を受ける。卒業後上京して学農社（津田梅子の父津田仙が開いた農学校）で教鞭をとり、一八八〇年東京大学理学部の選科生（数学専攻）となるが翌年やめて、東京英学校の設立に加わり、数学を教える。

一八八三年（明治一六年）元良は哲学研究のために渡米し八八年まで留学する。はじめボストン大学に学ぶが、教授と宗派上の意見が合わないことから、八五年にジョンズ・ホプキンズ大学に移り、生物学教室に学ぶ。ここで心理学実験室を開設して間もないホール教授に出会い、実験心理学を学ぶ。元良は在学中にホールと共同研究をおこない、その成果を「圧の漸次変化に対する皮膚の感受性」と題して『アメリカ心理学雑誌』に発表し、師から激賞され、授業料を免除される。帰国後、東京英和学校（もと東京英学校、青山学院大学の前身）で哲学・心理学・社会学などを講じたのち、八九年九月に帝国大学の講師となり、「精神物理学」を講義した。〈精神物理学は精神の現象を物理学より学ぶものなり〉とする新しい心理学の思想を表明したのである。出席した学生はわずか四名であった。九〇年には教授に就任し、心理学・倫理学・論理学の第一講座を担当する（第二講座は、ハーヴァードのジェイムズのもとに留学していた中島力造で、倫理学担当）。研究方法を身につけた教授が講座に責任をもち、専門的な心理学の学習・研究をするという、わが国の心理学界に転機をもたらすできごとだった。さいしょの学生のうち、大西祝《はじめ》は哲学者として、大瀬甚太郎と谷本富《とめり》は教育学者として思想界・教育界でのちに重きをなす。

元良は帝国大学教授になるとただちに心理学実験室の開設を計画する。米欧に留学した松本亦太郎に設計を命じ、実験器具を購入させた。完成したのがちょうど正馬が心理学を学び始めた一九〇三年であった。元良がアメリカからもたらした心理学は、精神物理学的な内容が中心で、新心理学と呼ばれた。今日で言う実験心理学や比較心理学に相当するという。その後元良は心理学会を設立して会長となり、わが国の心理学の発展に寄与したばかりでなく、社会学研究会や教育研究会（日本児童学会の前身）を発足させ、障害児教育に着手するなど、一九一二年に現職の教授のまま死去するまで幅広く活躍した。

一九〇六年度の元良の講義内容がある。これを見ると、正馬がなにを学んだかを推測することができる。「心理学の特性または心理学と他の科学」「心理現象とは何ぞや」「注意」「意識経験及抽象作用」「神経及び筋肉」「感覚及び感覚機関」「表象」「人格論」「外界と云う観念に就いて」「言語と思意」「人と外界との関係」「感情総論」「表出運動」「運動性」「心理学説の変遷」「科学としての心理学」「心理学の基礎的概念に就いて」「心的発達に就いて」「結論」以上である。

松本亦太郎は、『通史日本の心理学』および西川泰夫・高砂美樹編『心理学史』によると、群馬県高崎藩士の家に生れ、元良とおなじ同志社英学校などを経て第一高等中学校へ入学する。同校では夏目金之助と同級であったが、文科の主席で卒業し、一八九〇年帝国大学文科大学哲学科に入学する。元良が教授になった年であり、彼のもとで学ぶ。卒業と共に大学院に進み、一八九六年米国のイエール大学に私費留学する。ヴントの弟子スクリプチュア教授のもとで実験心理学を専攻する。元良の計画した大学の心理学実験室のために、スクリプチュアと相談の上設計図と設備一覧を送る。九七年、イエール大学の助手に任じられるが、翌年、高等師範学校長の嘉納治五郎の配慮によりドイツへ官費留学の命令がくだり、ライプツィヒ大学のヴントのもとに移る。これがわが国初の心理学研究のための官費留学であるという。滞欧中に東大の実験室の実験機材購入のために奔走する。九九年東京帝国大学大学院を修了して文学博士となり、イエール大学からも「音空間の研究」でＰｈ．Ｄ．を取得する。翌年帰国するとともに、東京高等師範学校・女子師範学校教授に就任し、一九〇一年東京帝国大学文科大学講師となり、実験心理学を担当する。

正馬が元良と松本の心理学講義を聴講するのは、一九〇三年の一年間である。松本には実験心理学および心理学実験演習のほか、ヴントの『生理学的心理学原理』『心理学概論第四版』を用いた講義を聴いた。元良の委嘱のもとに松本が行った東京帝大の実験演習の内容は、精神作用・時間（時間経過の判断）、心身の動作（腕の回転運動）、空間知覚（聴空間）、覚閾（両耳の聴差）、感覚の質（色彩方程式）などであった。

松本の仕事として記憶されるべきことのひとつは、わが国の最初期の心理学実験室の開設にかかわったことである。東京帝国大学にはすでに一二六坪の堂々たる実験室があったが、松本は京都帝国大学の教授となり、ここにも東京を凌駕する実験器具を備えた実験室を作り上げた。その規模は一〇八坪の平面に、聴覚研究室・動作研究室・暗室・視覚室・精神作用時間測定室、それに教授室・講義室・電池室・工作室を備えた国際級のものであった。松本はやがて東京帝国大学に戻り、元良の後任教授となる。東西で多くの心理学の俊秀を育成し、文字通り心理学会の重鎮となる。

正馬は心理学会の会員として医科在学中から、学会に熱心に出席している。巣鴨病院へ入局後は心理学会のために巣鴨病院で妄想患者を供覧したり、同学会で妄想について演説している。一九〇七年一一月の日記に〈文科大学に桑田氏実験心理学講義に出席す〉とあり、松本につぐ三代目の東京帝国大学の心理学教授となる桑田芳蔵の五回にわたる講義にも出席している。

正馬にとっての実験心理学が持つ意味は何だったのであろうか。ヴントを師と仰いだクレペリンが述べている言葉からうかがうことができる。要旨はつぎの通りである。ヴントの生理学的心理学が初めて健康な精神事象についてはっきりした像を得る基礎を築いた。それによって精神科医は観察された異常を正しく分類し解釈することができるようになった、と（パウル・ホッフ『クレペリンと臨床精神医学』那須弘之訳・星和書店による）。まさに将来の正馬の成果を予告するような言葉である。とるべき進路を進みはじめたといえよう。

元良勇次郎の感情論

元良勇次郎が一八八七年に出版した最初の著書『心理学』は、新心理学の立場から、自らの実験データや日本文化を取り入れたわが国ではじめての心理学の概説書であった。漢文や和歌を例に挙げた独創的な心理学であったが、後に自ら絶版にしている。どこか飽き足りないものがあったのであろう。

一八九七年（明治三〇年）には『心理学十講』（冨山房）を出版する。その第二回「意識および注意」のなかに正馬が参考にしたと思われる一節がある。『元良勇次郎著作集第三巻』（クレス出版）から現代表記になったものを引用する。「注意の病症」という題の一文。

〈注意の活動には必ずその方法がある。外来の刺戟のために動かされ、あるいは内部の思想によつて動かされる。その内外のどちらでも、注意を動かす状態は時々刻々変化するので、注意はある一つの物に拘泥せずに、外物の経過に従うか、あるいは思想の変化に従つて共に転移する。しかしながら、時には精神衰弱、その他の原因によつて注意を他に転ずることができなかつたり、あるいは常に同一の思想が浮んで来て注意がここに停滞して他のことを思慮しようと試みても、それができない場合がある。あるいは、これを注意の病症に帰因する場合があるといえるが、その実はそうではなくて、他に病症の原因があるのである。すなわち、一つの思想が心中に浮んで、その観念活動が強いため、強さの法則によつて注意を引くものであり、注意その物の病症とは言うべきではない。観念がその活動の度を増し、平素にない強さで活動するのは観念活動の変体であり、注意はただ強さの法則に従つて活動するものであろう。〉

正馬の主著のひとつ『神経質ノ本態及療法』の第一編「神経質の本態・第四」に「注意の執着」という項がある。

〈神経質者が多夢であるといひ、或は一定の強迫観念に関するものが、絶えず念頭に現はれるといふのは、之を単に注意の執着による意識の関係から説明することが出来る。〉

〈神経質の症状は、或る動機から、或事実に対して、注意集中により、自己暗示的に執着したる信念的のものであつて、単に患者が、自ら之を病的と固執する処の、主観的のものである、といふ事が出来るのである。〉

正馬の神経質理論の中に元良の注意に関する心理学説が生かされているのは確かであろう。

正馬は、一九〇七年九月二八日の日記に〈心理学会に出席す。晩餐後元良先生の感情の研究演説あり〉と、聴いた講演の演題をめずらしく記している。感銘をうけたらしい。この講演の内容は不明だが、おなじ年に出版した元良勇次郎の『心理学摘要』（弘道館）から推測できるかもしれない。「感情論」としてつぎのように書いている。

〈感情とは何ぞや。感情と云ふのは、英語のフィリングに当たり心の快及び不快の有様を意味して居るのである。即ち快楽であるとか、不快楽であるとか云ふ心の状態に名を付けたものである。（中略）古来感情と云へば快、不快に限るものと見て来たのである。〉

〈ヴント教授は此の感情と云ふ事に就て、一の新説を出したのである。その説に拠ると、感情と云ふものは快、不快に限らない。快、不快と云ふのは、感情の一方向を表はしたもので、其外に衝動若くは休止と云ふ方向及び緊張若くは弛緩の方向がある。此を以て感情の三の広がりと見るのである。（中略）ヴントが此説を立たのは、直接経験上から割り出して来たと云ふのではない、それは脈拍の上に表はるる変化の研究に拠たので、単に快の時には脈が遅くして強く、或は緊張の時には速くして弱くなると云ふ様な風に脈拍の変つて行く所から割り出したのである。尤も此に就ては異論がある。余は矢張り感情と云ふものは、快若くは不快に限り、衝動、休止及び緊張と云ふことは生理状態から起つて来るので、感情から直接に起つて来るのではあるまいと思ふのである。〉

〈快楽、不快楽と云ふものは性質の余程分り悪いもので、その研究は、古来学者の脳を痛めたものである。古代は多くは苦痛と云ふ者が積極的の存在を有つもので、其の苦痛を取り除けると云ふ事が快である、即ち苦痛の消極が快であると云ふ風に見たものの様である。是れは希臘《ギリシャ》に於ても、ソクラテース、プラトーの時代には一般にさう云ふ考へであつた様に思はれる。（中略）夫から又印度に釈迦の出た当時の社会状態も、所謂《いわゆる》衆生済度などと云て、人類の幸福を増進せしむるにはどうするかと云ふ方向よりは、寧ろ此の苦んで居る人類をどうして苦より免れしむる事が出来るかと云ふ事を説教したのである。（中略）古代の考へは、苦痛若くは不快楽を元にして、快と云ふ事は之れを苦痛の消極と見たのが一般の状態であつた様に思はれる。併しながら古代にもアリストートルは已にそう云ふ説は誤つていると云ふ事を看破し、快楽と云ふものを積極的に見て説いて居る。其の説に拠れば快楽と云ふものは畢竟《ひっきょう》精神の完全活動を云ふので、他より妨げらるることなく活動するのである。そして其の完全活動が妨げらるるか若くは精神の進まない時分に強ひて活動させらるると云ふ様な場合には不愉快を覚ゆると云ふのである。此の説は殊にベイン、スペンサー等が主張して居るのである。〉

元良は、感情とは快楽と不快楽のことであると感情の本質を指摘し、快と不快の関係とその研究史を紹介し、さいごに不快の処理について不平家のたとえを用いてつぎのように述べている。

〈世の中には不平家と云ふものがある。不平家と云ふ者は外より見れば可なり善き境遇に居るやうに見えても常に不平を懐くと云ふ習慣の人である。固より世の中は万事が凡ての人の満足なる様には行かないので不平の事もあらう。けれども各自其の分に安んじて社会に順応するより外致し方ない。例へば男であれば或る職業を得て其の分に安んじ、自分の居場に全力を尽し、又婦人であれば婦人の居場を守らねばならぬ。一家の主婦ならば、家事を整へることに喜んで尽さねばならぬ。各自が居場々々に順応し、自分の義務を尽して行つたならば不平はかへつて一種云ふ可からざる愉快に変ずるのである。〉

感情とは快楽と不快楽の心の状態であると明快に述べ、古代においては不快ないしは苦ばかりを問題にしたと、ソクラテスや釈迦の例をあげる。アリストテレスに始まりベイン、スペンサー等が主張したという「快楽とは精神活動が妨げられず完全におこなわれることをいう」と。

この考え方は、正馬が受け継ぎ発展させている。

〈生物は皆自己保存発達のために、快を求め不快を避けようとして各々その機能を発揮して居る。之が努力である。人は此の快を名《なづ》けて幸福といひ、不快を名けて不幸といつて居る。（中略）此の快は生物の機能発揮、個

体の発展に適応するものであつて、不快は其の破壊障害となるものである。〉（『神経質及神経衰弱の療法』第八章）

「精神の完全な活動」を正馬は「個体の機能発揮」と言い換えているのは「身心同一論」の立場に立っているからで、おなじものを指していると考えてよいだろう。生物は自らの機能を十全に発揮したときに快楽をおぼえる。その機能発揮を努力と名づけて、正馬の〈努力即幸福〉という思想が生れてくるのである。

元良の「不平家」は「神経質」におきかえることができるだろう。これは、つぎの正馬の説に直接つながっている。

〈夫れ人生の目的は吾人の意識し思弁し得る範囲を超越して居る。吾人の思惟し得べき人生の目的は唯僅《ただわずか》に目前のこと、卑近の理に止るのみである。〉（同前）

日常の目前の用事をひとつずつ片付けてゆくことのなかに快楽があり、それが人生の目的である、というのである。正馬はゲーテの『ファウスト』にある〈人生は努力なり〉ということばを引いている。

元良は『心理学摘要』から二年後の一九〇九年の『哲学雑誌』第二六五号から七号に「心とは何ぞや」という論文を連載執筆している。これも正馬に重要な示唆を与えているとおもわれるので、一部を引用する（『明治文学全集』第八〇巻『明治哲学思想集』筑摩書房による）。

〈オストワルド教授は斯う言ふて居る、エネルギーと心とは同一物の二個の異りたる方面なり〉と心のエネルギー説に賛意を示しながら、なお〈私はオストワルドの此概念にもう少し概念の内容を附けたいと思ふ〉といってつぎのように論じる。

〈エネルギーの中にも精神になつたものと精神にならぬものとある。此処に火が燃へて居る如きは精神にならぬエネルギーで感覚感情等の如きは即ち精神化せられたるエネルギーであります。それが心の源でありますから此を心元と名づけたいのであります。心元といふのは一体どう云ふものであるかといふに単にエネルギーが運動して居る訳でも無く、又チンダルが言ふ様に唯々輪状運動をして居る訳でもない。私は一種分極が出来ると見る。丁度電気に両極ある様な分極が出来ると見るのであります。〉

〈之を吾人の心的活動の事実に当嵌《あては》めて言ふて見れば、例へば甲を快と見るならば乙は不快である。即ち快不快の感情である、それで中央の辺は中性である。其の中性の処でも矢張り引力はある。唯其の働きが弱い。それで快は快と引き、中性は中性と引き、不快は不快と引合ふといふことである。(中略)それからエネルギーの強度を標準として言ふときはその強度は中性の処が最も小である。〉

〈今此を吾人の経験に照して考へて見るに、強度の極く弱い時には快とか不快とかいふものが極く不明瞭で即ち中性であります。少しエネルギーが強くなつて来ると快になつて来る。それがズツと強くなると不快になるといふことは普通一般の経験に照して明らかなことであります。〉

〈心元が中性の状態に在るといふのは是は吾人が知的活動の状態に在る時のことで、其の時には快とか不快とかいふことは感じて居ないのであります。〉

元良の、感情とは快と不快である、人間の心とは快と不快の感情のことである、という理論は、正馬に強い影響を与えた。さらに、ひとが知的活動をしているときは、快からも不快からも離れているという。これは、正馬がいった、仕事三昧のときひとは不安も安心もないというのとまったくおなじことであろう。『神経質ノ本態及療法』で〈余の神経質に対する精神療法の着眼点は、寧ろ感情の上にありて、論理、意識等に重きを置かない〉といっている。元良勇次郎の感情理論から得たものは小さくないとおもわれる。

犬神憑き調査行

一九〇三年(明治三六年)の八月、正馬は郷里の高知県へ犬神憑きの調査に出張する。高知県は犬神憑きが多く、中国地方の狐憑きとならんで知られていた。この方面の医科学的調査の必要がようやく認められるようになり、大学から調査旅費五八円という正馬の月給の三倍に相当する予算がついた。調査の許可には呉教授の厚意があったであろう。単身での一ヶ月にわたる学術調査のため、県知事への紹介状をもち、県庁、新聞社、警察などへ協力を要請して県内各地を回った。

老母と娘ふたりの犬神憑きの家庭へ案内され、調査の後には迷信の誤りを説いて老母に感謝され、その夜は町長の家に泊まり、三、四〇人のひとを集めて迷信について講話をする。別の村では三人の興味ある犬神憑きに出会って記録する。診察の予告をして患者を集め、興味ある患者に催眠術の実験をしたり、耳鳴りや頭痛を治してやったりもしている。

家が五軒しかない小集落で、犬神憑きが伝染した例に遭遇するという稀な経験もしている。第一の患者は早発性痴呆の精神病者であり、そこから四軒へ次々に犬神憑きが生じたことがわかった。

正馬の来訪は新聞紙上で報じられたので、行く先々でさまざまな患者が相談に押しかけてくる。ときには求めに応じて往診もしたが、診察代はもとより車賃さえ出さない家が多いため、興味の無い患者は断ることもあった。

調査の合間に、高知の岡村女学校の校長から頼まれて五六百名の生徒を前に迷信について講演をしたり、高知医学会主催の講演会において、犬神の迷信や祈祷と催眠術との関係などについて話している。これを〈学術演説の初陣《ういじん》〉としている。

この調査行の成果にもとづいて、翌一九〇四年の神経学会総会で「犬神憑きに就て」と「神経病の伝染」という二題の報告をおこない、『神経学雑誌』第三号に「土佐ニ於ケル犬神ニ就テ」として発表している。前掲の『日本精神医学史』によれば、第二回同学会で門脇真枝《さかえ》による「狐憑症」の報告がなされているから、この分野の科学的研究の嚆矢とはいえないが先駆的な研究のひとつであり、正馬の初の本格的学術論文である。犬神憑き研究の趣旨は左のとおりである。

犬神憑きのほかに、狸、狐、死霊、猿、蛇その他の憑依《ひょうい》がある。憑依は、宗教的あるいは恐怖の感情が強く刺激されたとき無知なひとの誤った考えから生じるものである。身体に病的変化があれば周囲から奇病とみられ、妄覚がこれに加わると憑依にかかったと迷信するのである。調査した例はほとんどが一時的な精神障害によるものであり、憑依妄想といえるものは、一部の純粋な精神病者に見られるだけである。憑依病は西洋でもヒステリーに多いといわれるように、日本でもヒステリーの患者が自ら不思議なことと思い込んだのち、突発的にあるいは祈祷によって人格変換をきたして犬神憑きとなる。身体症状は、筋肉の痙攣、胸中苦悶その他がある。憑依患者三六例（男五、女三一）の病症を分類すると、ヒステリー四、ヒステリー性五、ヒステリー狂二、早発性癡狂《ちきょう》四、神経性三、筋肉痛四、胃カタル四などが主で、そのほか多岐にわたった。人格変換が憑依病本来の症候であり、人格意識に障害をきたし、自己意識が消失して他の人格が生じ、自分を三人称で呼び、しばらくすると自己にもどる。

『日本精神医学史』では、この論文のうちとくに、人格変換の由来について精神病理学的に詳しく論じた点を評価している。

少年時代からの正馬の迷信への興味がようやく学術論文として結実したといえる。迷信の探求はこれを嚆矢として長く続き、研究生活の主要主題のひとつとなる。数々の論文や啓蒙的な記事として発表し、あるいはたびたび講演をしている。四半世紀のちには、この分野の集大成ともいうべき著書『迷信と妄想』（一九二八年刊）にまとめられる。

犬神憑きの論文は後のものに比べると文章がいわゆる論文調で読みにくい。やがて一般向けのものとかわらないほど読みやすい学術論文を書くようになる正馬であるが、このころは学界一般の風潮に従っていたようである。このなかで興味深い一節に出会ったので、読みやすく少し手を加えて紹介しておく。

精神作用は意識界と無意識界とに分かれ、後者の領域は広大無限である。すなわち、われわれが日々五感に感受する刺激は無量無数でありながらもこれを了解し記銘して、意識上に認識するのはごく一部分にすぎない。その他はみな無意識の間にあって、一定の観念群をなし、大きな力として潜在している。これが内外の刺激に誘引されて、あるいは夢となり、幻覚となり、思いがけない観念の現出となることがある、と。無意識に対する強い関心を示しているのは注目に値する。

巣鴨病院時代

巣鴨病院に入った一九〇三年（明治三六年）の一年間の生活についてはすでに触れたが、それから一九〇六年一二月に助手を辞職し根岸病院の顧問に就任するまでが、正馬の医者としての修行時代である。

一九〇三年七月一五日〈病院空地に患者の作業として牧畜、殖産等をなさんことを計画す、余はその主任となる。〉

作業療法は、呉教授が欧州留学で学んできたものを巣鴨病院に採り入れたと推測されるのであるが、正馬が自らはじめたという記録もあるので、主体的にかかわったのであろう。

正馬は精神病院での看護法に関する業績を早くから残している。巣鴨病院入局にあたって看護部門を担当していたらしいことが日記からうかがえる。

一九〇三年三月七日〈病院に看護人が患者を殴打するを見付けて譴責す。〉

三月九日〈同看護人を免職す。〉

六月二二日〈病院に看護人講習規則の案を作る。〉

一〇月二一日〈夜、病院看護法講習の草稿を作る。〉

一一月二〇日〈病院に看護講習会始業式を行ふ。余は職員総代として来賓に対する挨拶をなす。〉

一九〇四年二月二三日〈病院に看護婦に体操を教ゆ。〉

六月二二日〈病院看護婦寄宿のため貸家を探す。〉
七月二日〈看護婦寄宿舎創設され、余はそばを寄附し、講話をなす。〉
七月二二日〈当直。病院に看護人にマッサージの稽古をなさしむ。〉
七月二五日〈当直。看護婦寄宿舎に訓示をなす。〉
一〇月三一日〈午後看護婦十名を伴ひ大学外科を参観す。同道して家に帰りそばなど接待す。〉
一二月二八日〈今日も当直。教室書籍目録を作る。夜、看護長は看護人の忘年会を催し義太夫の余興等あり。余も二円寄附す。〉
一九〇五年三月二六日〈当直。夜は例の如く永松看護長に頼みて西洋料理を作り、医専属及看護長と共に晩餐を共にす。秋山看護長と囲碁して二時に至る。〉
六月九日〈終日講義の下調べ及び看護法の原稿を作る。〉
六月二六日〈石川氏来り、呉先生の名にて余の看護法の出版につき相談あり。〉
六月二七日〈看護法を書きて原稿料十六円を受く。〉

引用が長くなったが、正馬が巣鴨病院に入ってからの看護にかかわる記事を日記からひろってみた。看護婦の生活の世話や教育の面倒を見ていた様子がうかがえる。そうして精神病院における看護の専門家になり、看護法を書くにいたった。石川氏は出版社のひとか。教授の代筆をして、正馬は原稿料だけもらうことになったのであろう。

『呉秀三小伝』に書いた追悼文「呉先生の思ひ出」で、正馬は看護法と看護規則に触れている。
〈或る通俗講義録の看護法の項目を呉先生の御名で、私が引きつづいて書いた事があつた。此時は、先生は私の文章に筆を加へられなかつたが、何かにつけて先生の気に向かれた時は、随分親切・丁寧に修正して下されたのである。私が巣鴨病院の看護人講習規則の原案を起草した時には、五六回も清書を命ぜられて、結局は初

めの案に逆もどりしたやうな有様になつた事もある。〉

二〇一四年の第三二回日本森田療法学会で芳賀佐和子（慈恵医大看護学科客員教授）による『『根岸病院看護法』の意義」と題する発表があったが、呉秀三の看護法は無いとのことであった。正馬が代筆した看護法は出版されなかったのであろうか。共著書の一部であったため見落されたかもしれない。

一九〇四年には巣鴨病院の主任となり、主任回診を行うようになる。一九〇五年初めに正馬の担当患者は八五名いた。一九〇六年には女子部長となる。外来患者は他の医師に任せて毎日女性患者の部長回診をすることになる。大学出たての助手が大病院の女子部長というのも今日ではありえないことであろう。

ときどき患者十数名を引率し、治療の一環である構外活動として散歩をしている。九段、上野を回っての帰路、自宅へ立ち寄り患者たちにそばを供したこともあった。

楽しいことばかりではない。患者が縊死してその対応に追われたり、他の患者の眼を突く患者がいて取り押さえるのに苦労したり、興奮して暴力を振るう患者に注射するために大勢の看護人で取り押さえたり、チフス患者が出て大騒ぎになったり、麻痺狂患者某が夜中に自宅へ来て門をたたき、夜通し門前に座り込むなどさまざまなことが起きた。

巣鴨病院では研究にも励んだ。死体解剖をおこない、脳の標本をつくり、脳組織の研究をしている。

巣鴨病院の医局が神経学会の事務局になっており、初めのうちは毎年東京で学会が開かれたから、その時期は多忙であった。第四回学会で正馬は、医療器具や標本などの学会陳列の担当を命じられ、大学の各研究室からの陳列品の借用や陳列作業に忙殺されている。みずからの学会報告も、第四回総会では「犬神憑き」を、第五回総会では「精神療法」の報告をおこなっている。

慈恵医学校での講義は週二回続けている。巣鴨病院へ生徒を集めて患者を供覧し、臨床講義をしている。はじめ慈恵の臨床講義は呉教授の担当であったが、しだいに正馬が代わっておこなうようになった。

病院の事務が多すぎて勉強する時間がないと日記に愚痴を書き、医局の会議でも訴えている。一九〇五年九月二一日〈終日忙し。近来自ら益々言語障害あるを覚え、麻痺狂にかからん事を恐る。〉

精神病の恐怖に襲われるほどであるから、想像以上の多忙であったのだろう。

その間に精神病学字書の編集委員となり、定期的に開かれる精神病院の医師の会である精神病談話会では幹事をつとめている。談話会では「治癒せる強迫観念症について」「従軍を希望せる初期精神病患者」「精神病学は無形の学にあらず」などの報告あるいは講演をしている。このほか、芸備医学会で催眠術の講義、成医会大会で「麻痺痴呆の早期診断」の講演、小児科学会で「小児の精神病について」の講演、国家医学会、心理学会、日本聯合医学会委員会への出席など学会活動も多かった。

この時期に書いたものは、「小迷信」(一九〇三年『児童研究』)、「精神病の感染」(一九〇四年『神経学雑誌』)、「土佐ニ於ケル犬神ニ就テ」(同前)、「生理的老衰ニ神経衰弱症ヲ兼タル準禁治産被告事件鑑定」(同前)、「催眠術ノ供覧」(一九〇四年『芸備医事』)、「治癒せる強迫観念狂の一例」(一九〇五年『中外医事新報』)、「人体の形相」(一九〇五年『日本美術』)、「小児精神病ニ就テ」(一九〇六年『児童雑誌』)、「満韓の旅」(一九〇六年『日本美術』)のほか、翻訳であるが重要なものとして「O・ビンスワンゲル著『精神病療法梗概』」(一九〇六年『臨床彙講』)がある。

これらの文章のうち「小迷信」は迷信の数々を箇条書きにしたものであり、学術論文の名に値しない。「精神病の感染」も犬神研究の一部を学会で述べたものである。したがって「土佐ニ於ケル犬神ニ就テ」が正馬の実質的な処女論文といってよい。

巣鴨病院に入局以来続けていた図書目録の作成が一九〇五年末に完成する。呉教授のタイプライターを借りて仕上げたのである。精神病学研究の基本資料として大事な仕事であった。

これも呉教授に命じられ、西洋の精神病院についての調査に医局の同僚とともに取り組んでいる。欧米の精神病院の組織や活動について海外の医学雑誌や書籍を調べ上げたのである。

精神療法の研究にも余念が無い。ある既婚女性の強迫観念患者の治療に催眠術を試みている。三ケ月間にわたって一九回施術を続けた結果、尿意頻数による外出恐怖が治ったという。この治癒例を中心として精神病談話会でおこなった講話の速記を雑誌に掲載したのが「治癒せる強迫観念狂の一例」である。強迫観念狂という名称からしてもまだ発展途上の見解ではあるが、精神療法の分野では最初の発表として意味がある。内容は、まず強迫観念の概念について欧州の先学たちの見解を紹介し、治療法を身体的治療法・狭義の精神療法・催眠術の三点に分けて論じ、治療上に醒覚暗示と仮面暗示が有効であることを説き、さいごに自ら治療にあたった婦人の治癒過程を説明したものである。

このような多忙を極めた日常を送っていたにもかかわらず、一九〇五年の初めに、日本女学校から講師を委嘱され、「生理衛生」の講義を担当する。

このころの正馬の収入を見ると、助手になりたては大学からの月給二〇円のみであったが、それに慈恵医学校から二〇円、巣鴨病院の経営母体である東京府からの二〇円が加わり、大学卒業の一年後には合計六〇円の月給を得るようになっていた。豊かとはいえないけれども親掛かりの生活からようやく脱却できたのである。一九〇四年一一月に〈父上に初めて五十円を送る〉と誇らしげに書いている。つづけて〈徳弥あらば心配なく勉強し得る事を喜ぶならんに悲しさやる瀬なし〉とも。

一九〇四年一月に住まいを千駄木に移す。六畳・四畳半・三畳というこれまでで もっとも広い長屋を家賃六円で借りた。それまで同居していた山崎四郎はその隣を借りた。

一九〇六年二月一日にはさらに蓬莱町六五番地に転居する。最後の引越しである。ここが正馬の終の棲家となる。

このころ正馬の毎月の収入は、助手になりたてのころの二〇円から七〇円に増えていた。しかし、支出は八〇円と収入を上回っていた。妹の磯路が上京して日本女学校の裁縫科に入学し同居したり、正馬の父母や姉、叔父など親類がつぎつぎに東京見物に来て滞在するなど、支出の膨張はやむをえなかった。

高木兼寛と慈恵医院

正馬の慈恵医学校教授就任についてはすでに触れたが、慈恵医学校の歴史を手短に見ておこう。『東京慈恵会医科大学百年史』と学校法人慈恵大学のホームページによった。

慈恵の基礎は高木兼寛《かねひろ》(一八四九―一九二〇年)が中心となって一八八一年(明治一四年)にいまの銀座四丁目に開いた成医会講習所にはじまる。医師の養成のために、とくに患者中心の医療をめざした高木らは、有志から資金を募って一八八四年芝愛宕町の旧東京府病院跡地に有志共立東京病院を開設する。皇族や貴族による鹿鳴館でのバザーの収益金によって、翌年病院付属の看護婦教育所が設立されてさらに発展し、皇室の協力を得て病院の基盤が強化される。一八八七年に皇后の臨席を仰いで東京慈恵院の開所式が行なわれた。このころから昭和初期まで毎年皇后の行啓が行なわれるほど慈恵と皇室との関係は深かった。

成医会講習所は一八九一年に東京慈恵院に付属する教育機関となり、東京慈恵医院医学校と改称される。それまで海軍医務局学舎と同居していた状態からようやく新たな校舎を得て独立したのである。一九〇三年、つまり正馬が教授に就任した年に公布された専門学校令に則って、わが国初の私立医学専門学校となり東京慈恵医院医学専門学校と改称される。たびかさなる名称変更だが、これが正馬が就任したときの正式学校名である。その二年後には、本科卒業生は国の医術開業試験を受けずに医師免許を与えられる文部大臣指定校に認定される。その後は病院と学校を運営する社団法人慈恵会が設立され、徳川家第一六代の徳川家達《いえさと》が会長に、財界の大御所渋沢栄一が副会長になり、皇室のほかに財界の協力を得ることに成功して病院・学校ともに施設の拡充が図られてゆく。やがて、一九一八年の大学令の公布を受けて学校の体制を整え、二〇年に財団法人東京慈恵会医科大学の設立認可を申請し、翌年大学昇格の認可を受ける。

　正馬が就任した当時の東京慈恵医院医学専門学校の設立申請書にはその規模が記されている。

〈生徒定員　本科生徒二百五十名〉〈経費及維持の方法　本校経費は一ケ年凡そ金一万二千円を要し其維持は生徒より徴集する授業料を以て之を為す。〉

　学校規則も制定され、文部省の認可を得た。授業料は年額五〇円、在校生のうち中学校卒業生は本科生、その他の者は別科生とされた。徴兵猶予の申請もなされ認可された。

　成医会講習所時代に海軍医務局学舎と同居していたことから、高木らは海軍とともに英国風の患者本位の実学的医学を取り入れ、東大の研究至上主義のドイツ医学に対抗しようとした。高木兼寛は薩摩人で、英国公使館の医官だったウイリアム・ウイリスが維新後西郷隆盛に招かれて鹿児島医学校兼病院の教師になったときの教え子である。海軍軍医となり、一八七五年（明治八年）海軍の生徒として英国セント・トーマス病院医学校へ五年間留学する。帰国すると海軍軍医のかたわら、英国で学んだ人道主義・博愛主義にもとづいた患者を研究材料ではなく病に悩む人間と見る医学をわが国で実現することを図った。

　海軍の高木とはライヴァルであり同時に日本の近代医制確立のため協力した同志でもあった、陸軍軍医総監石黒忠悳《ただのり》の高木評を記しておく（『懐旧九十年』岩波文庫）。

〈高木兼寛男（男爵・注）は薩摩の人で、もと漢医でしたが京都に学び、明治維新の際藩兵に従って東北に出征しました。軍務の諸官はその主脳たる者いずれも薩藩の人であるのに、独り医学に至っては頭角を現す者なきを見て慨然《がいぜん》去って京都に入り、某医家に就いて学んだのでしたが、得るところなく帰国したところ、あたかも鹿児島において英医ウリースを聘し医学を興すに会し、就いて勉励し、進歩駸々《しんしん》、成業するに至って遂に海軍に召され、英国留学を命ぜられ、留学五年、帰って海軍々医に任ぜられ、声名隆々たるに至ったのです。実に海軍々医制度を築き上げた人です。〉

高木は、海軍から脚気を撲滅したひととして知られている。当時軍隊では脚気が大きな問題だった。ドイツ医学を祖述する東京大学やドイツ留学組の陸軍軍医団は石黒や森鴎外をふくめて脚気の伝染病説を採っていたのに対して、高木ら英国留学組の海軍軍医団は栄養欠乏説を唱えていた。

長期間の遠洋航海訓練に出ていた軍艦で白米食を摂っていた水兵の半数が脚気にかかるという事態が生じたため、高木の提案を受けた海軍軍医団は、翌年の訓練艦に同期間同じコースを航海させ、兵士に改良食を摂らせて比較実験した。その結果、改良食のほうからはひとりの患者も出なかった。高木らの栄養欠乏説の正しさが証明された。有名な陸海両軍の脚気論争である。それでもなお、ドイツ学派は自説を容易に曲げなかったといわれる。高木は一八八五年海軍軍医総監となる。

高木の英国流の実学的な学風は、ドイツ医学の洗礼を受けた正馬にも影響を与えたかもしれない。正馬の後年の事実を重んじる思想と共通するものがある。しかし、正馬の学問は深く自らの体験に根ざしている。体験という事実を踏まえた学問だから具体的で実学になるのは当然であろう。ドイツ風でも英国風でもなく、正馬風としか言いようの無い学風なのかもしれない。正馬が慈恵に入って高木の学風を知り、それに共鳴したとするのがよいように思われる。

東京慈恵医院医学専門学校教授

正馬が巣鴨病院に入局した年に呉教授から勧められた慈恵の教授就任の経緯は以下のとおりである。

一九〇三年九月一七日〈呉先生より余に慈恵医学校精神病学講義を担任するべき事を仰出さる。〉
九月二九日〈慈恵医学校より教授を嘱託さる。〉
一〇月六日〈慈恵医学校講義開始。六時前起床、車にて学校に行く。講義は火曜日二時間の事となす。〉
一〇月一七日〈慈恵医学校講義の下調べに忙し。二時間の講義準備に八時間を要す。〉

今から見ると、呉教授はずいぶん大胆なひとだった。大学を卒業して本格的に精神病学の研究を始めて一年足らずの助手を医学校の教授として送り出したのである。教えることは学ぶことと言うが、これが呉の人の育て方だったのであろう。

後年、正馬は講師を務めていた日本大学の教授会晩餐会に招かれて一場のスピーチを求められたときのことを日記に書いている。

一九二九年四月二二日〈専門学校の実際教育の必要、大学教育の統一などいふのは机上論にて、今日の教育は実際を離れたるマラソン競争の如し。教育の注入主義を排する事。教育は基礎より積み上るにあらずして、逆に必要に応じて研究を進むる事の必要などに就て演説せり。〉

型どおりの詰め込み式基礎教育をやめ、実際に応じて臨機応変に世の役に立つ教育をするべきだというのであろう。まさに呉教授を思わせる教育論である。

慈恵での講義ははじめ週一回であったが、一九〇五年五月からは月金二回に、一九〇七年五月からは木金の二回になっている。

これに関する記述が『我が家の記録』にもある。

〈明治三六年（三十才）九月二十九日、吉川君の後を継ひで私立東京慈恵医院医学専門学校教授となり（月給二十円）、一週一回二時間精神病学の講義をなし、医科大学に昇格したる後、引続ひて今日に至る（月給五十円）。初めの程は一回の講義に八時間以上の準備を要したり。〉

精神病学担当の教授といっても、精神病学教室が設置されたのではない。慈恵からの給与二〇円（はじめの四ヶ月は一五円）は巣鴨の助手と同額であり、正馬は教授と書いているが待遇は講師並みのようである。一九二八年一〇月九日の日記に〈慈恵講義、二十五円に増俸す（満十一年）〉とある。

『東京慈恵会医科大学百年史』によると、一九〇三年三月に文部省が専門学校令を公布し、慈恵はその二ヶ月後に専門学校令に則った東京慈恵医院医学専門学校の設置を申請して六月に認可された。慈恵医学校が新たなスタートを切った年に正馬は教授に就任したのである。

同書の明治三六年五月現在教員一覧表には、内科・外科の主要科目は三名ずつ、他の学科は一名ずつ教員名があげられ、〈精神病学　医学士森田正馬〉と記されている。それにつづく学科ごとの異動の説明中につぎのように書かれている。

〈精神病学　明治三十六年（一九〇三）九月以降森田正馬が担当した。この間一時期、精神病学臨床講義が巣鴨病院で呉秀三により行なわれたことがあった。〉

一九二一年（大正一〇年）大学に昇格し、金杉英五郎が学長に就任する。申請していた教授及び講師陣が翌年認可されたが、そこにはなぜか組織学・生理学・衛生学・法医学・皮膚病学とともに精神病学の教授の記載がない。『百年史』の後半にある各学科の沿革を記したなかにつぎのような説明がある。

〈森田正馬が正式に東京慈恵会医科大学教授を委嘱されたのは大正十四年三月である。同教授は昭和十二年三月退職、名誉教授となるまで精神病学講座を担当した。しかし同教授はすでに明治三十六年から東京慈恵医院医学専門学校教員として、東京帝国大学医科大学教授呉秀三とともに精神病学の講義を担当していた。〉

大学昇格後、正馬が教授に就任するまでに四年の年月がかかったことがわかる。この間に関東大震災が起き、大学のほとんどの施設が壊滅したことが一部の教授の認可が遅れた原因かもしれない。震災による二ヶ月の休講はあったが講義はつづけられたので、この四年間正式の教授ではなかったというわけであろう。

〈医学専門学校の教員として、東京帝国大学医科大学教授呉秀三とともに精神病学の講義を担当していた〉という記述は曖昧である。呉秀三は始めのうち巣鴨病院で慈恵の臨床講義をしたが、まもなく正馬自身が臨床講義も担当し、根岸病院でも行なうようになったのである。一九〇三年以来二〇年あまりのあいだ「教授」ではなく「教員」だったように見えるが、正馬は〈教授を嘱託さる〉と日記に明記しているし、自筆の年譜にも〈明治三十六年九月、慈恵医専、精神病学教授となる〉と書いているうえ、当初から教授会にも出席しており、教授だったことはまちがいない。当時官立の専門学校や高等学校の教員も教授といわれていた。給与が低いのは、精神科は講義の時数が少なく、規模の小さな医学校には高給を支払う余裕が無かったからではなかろうか。大学に昇格後、正式に教授になって五〇円に昇給したが、薄給にかわりはない。

昭和初期に慈恵の講義に同行した井上常七から直接聞いた話では、教授とはいえ待合室も無く講義開始まで小使い室で待機するのが常であったというから、講師のような待遇だったことがわかる。

『百年史』の専門学校申請書に〈校舎諸室〉として〈講義室三、事務室一、教員室二〉と記されているのを見ても、小さな学校だったことがわかる。

一九三七年に慈恵医科大学を卒業した中川四郎が書いた卒業当時の回想が『医療法人社団根岸病院一三三周年記念史』に転載されている。

〈当時は大学に精神科の外来も病室も無く、医局というようなものもなかった。私が卒業した昭和一二年という年は、慈恵の精神科にも大きな変動があり、森田教授が退職されて名誉教授になられ、高良先生が教授に就任された。私は同級生の上村安一郎君とともに森田先生、高良先生の許可を得て、精神科を勉強するようになったが、前述のように大学に教室が無いので、附属病院に準ずるような役割をしていた東京下谷区の根岸病院の医員という形になり（森田先生が顧問、高良先生が医長をされていた）、月給を頂戴することになった。他の友人の多くは無給助手で大学の教室に入ったから、ずいぶん恵まれた方で、確か六〇円ぐらいの月給であったが、これで洋服が一着買えた（イージーオーダーではなく）のを覚えている。そしてその年初めて精神科に助手ができ、私と上村君が大学から助手の辞令をもらった。（中略）毎週一回慈恵医大の精神科の臨床講義には根岸病院から自動車で患者さんを二名、慈恵大学まで連れて行くのが私の仕事で、高良先生の指示で患者さんを選んだが、これは勉強になった。もし根岸病院の医局が大学の医局ということであれば、こんなのんびりした

雰囲気の中で勝手に仕事ができることはなかったであろう。〉

正馬が教授に就任してから退くまでの三五年間、慈恵には精神科の教室が無く助手さえいなかったのである。

根岸病院顧問

一九〇三年五月二一日〈夜、榊君を訪ひ根岸病院に奉職する事などに付き一身上の相談をなす。〉

六月一日〈夕方、松村氏に招待され、精養軒に榊君と共に余が根岸病院医長となる事に付て相談す。〉

一九〇六年一一月一四日〈夕方、松村氏来り、伊予紋に招待され、根岸病院に余を医長とせんとの相談あり。〉

一一月二三日〈夕方、尼子君を訪ひ根岸病院招聘の事に付き相談す。尼子君は医長にあらずして顧問たるべしと忠告さる。〉

一一月二五日〈夕方松村氏を訪ひ根岸病院顧問となる事に決定す。其条件は、給料は病院一ヶ月収入百円に付五円の標準となす事。勤務時間は毎日二時間の事とす。〉

一一月二九日〈夜、呉先生と余と松村氏に浅草草津に招待され、呉先生の媒介により余が根岸病院に傭せらるるに付き、松村氏と余との間約定成立す。〉

以上が日記に見る根岸病院への就職の経緯であるが、松村清吾院長の要請は正馬が大学を卒業して巣鴨病院に入局した直後に一度あったことがわかる。はじめに相談したのは榊保三郎であった。彼は長兄の榊俶、次兄の榊順次郎（産婦人科学）とともに著名な医学者三兄弟の末弟である。このとき東京帝国大学医科大学の助教授であり、この年精神病理学の研究のため欧米留学に出発し、帰国後九州帝国大学の医学部教授となった。正馬は榊とともに松村に会っているが、面談は一回きりで、榊の助言があったのか松村の招請を断った。

学生時代の貧乏暮らしに懲りて、はやく収入を得て生計を確立したいと考えていたであろうが、精神医学の道に入ったばかりであり、精神療法の勉強も始めたところであったから、時期尚早として松村の求めに応じなかったのであろう。
三年後あらためて松村から要請があった。そのころには並行して、青山脳病院の斉藤紀一からも再三の誘いを受けていた。しかし、すでに斉藤茂吉が紀一の養子となり医科大学に入学して後継者となる準備をしていたからであろうか、話を聞いただけでこれを受けなかった。三年待ってあらためて声をかけたところをみると、松村は正馬に執心していたようで、こんどはすぐに受けた。松村は医長就任を期待していたが、正馬の希望が通り顧問となる。給与が収入の五パーセントの歩合制という高給をもって処遇したのは、経営にも責任をもつ立場であることを明らかに示している。正馬は責任が軽く勤務時間も短くできる顧問を望み、松村は医長として責任ある役割を求めた。形は顧問、実質は医長で、契約書はないから曖昧なまま出発した。友人尼子四郎に相談し、呉に媒介を頼むなど慎重を期したのは、巣鴨病院の助手を辞任しての転職であり、大きな決断だったからであろう。この就職は、正馬が官途に就くことを阻害する一因になったから、結果として大きな転機であった。

一九〇六年一二月一日、根岸病院に初出勤する。

一二月三一日〈初めて根岸病院より百八十五円の俸給を受取り、久亥等にも貯金を与ふ。〉

巣鴨病院時代の収入から一挙に二倍以上に増えた。(自筆の年譜には〈半日勤務百八十四円〉と書いている。)ところで、正馬の月給一八五円はどのていどの高給であったのか、同時代の人物と比較してみよう。

夏目漱石がこの一年後の一九〇七年(明治四〇年)に朝日新聞に入社する。小宮豊隆の『夏目漱石』(岩波書店)によると、月給二〇〇円、盆暮の賞与各二ヶ月分、それに退職金は役所並みを保証するというものであった。漱石の義務として、朝日側は文芸欄の担当と百回の連載小説を年に二本書くよう希望したが、漱石は約束できないと返事している。漱石の場合、連載した小説を後に単行本にするのは作者の権利として保障されたから、印税を加えればその収入は正馬をかなり上回る。『吾輩は猫である』や『坊ちゃん』を書いて文名隆々のときであったし、連載した小説の評判を考えれば、朝日としても高すぎる出費ではなかったといえよう。

漱石の二年後に、石川啄木が校正係として同じ朝日新聞に入社する。啄木が友人宛に書いた手紙に〈月給二十五円、夜勤手当一夜一円（但し午前一時頃までで徹夜ではない。）都合三十五円許りの約束〉とある。漱石と啄木の待遇の違いは歴然としている。一般の勤め人は啄木と同程度だったのであろう。

当時の大企業の役員の例をあげておこう。赤上剛の『田中正造とその時代』（随想社）によると、一九〇〇年代はじめに東京鉱山監督署長だった南挺三が、鉱毒問題で騒がれていた古河鉱業に天下りして足尾鉱業所長兼一等支配人（重役）となる。そのときの月給は二三〇円。役人時代の月給が六〇円だったから、月給四倍増でヘッドハントされたわけである。国家公務員は中堅幹部でも正馬の半分に満たなかったことがわかる。

正馬の月給は、午前だけの勤務という時間を考えれば世間では思いもよらない高額というべきである。顧問就任半年後の一九〇七年七月の日記に〈夜、計算す。漸くにして借金をすませ剰余金を生ぜり、晩酌す〉と書いている。生活にゆとりができたことがわかる。

なお、正馬は一九二九年八月に根岸病院を辞めたとき、恩給として毎月一〇〇円ずつ受けることになったと自筆年譜に記している。

根岸病院

根岸病院は正馬の半生にわたる精神病治療と研究の場であり、生活を支える職場であるとともに精神療法を生み出す重要な基地でもあった。『医療法人社団根岸病院一三三周年記念史』によって、病院の概要を見ておこう。

根岸病院は、一八七九年（明治一二年）東京府北豊島郡金杉村に渡辺道純（一八三九―一九〇〇）によって開設された。はじめ私立癲狂院と称したが、名称が不評のため翌年根岸病院に改称した。巣鴨病院の前身である東京府癲狂院の開設と同年であり、私立では前年の加藤瘋癲病院につぐ東京で二つ目の精神病院であった。全国には他に越後と京都に維新前にできた二つの私立精神病院があったが、根岸病院より古い精神病院はいずれも戦前のうちに廃絶したので、私立では現存最古の歴史をもつ精神病院ということになる。渡辺道純について詳細は不明だが、現新潟県加茂市にあった鵜の森狂疾治療所で治療に携わったのち上京し、熱心な法華信者で精神病者への同情者であった巣鴨の煙草商石場文右エ門の援助を得て病院を開いた。当初病院の敷地は一六五坪だったという。

二代目の院長になった松村清吾は、岡山県の旧勝山藩士族の家に生れ、岡山県師範学校を卒業して教職にあったが、医学を志して東京の独逸専門学校を経て東京医学専門学校（現東京医科大学）に入学する。三年の医学修行ののち医術開業免状を得て、一八八八年赤十字病院に入るとともに根岸病院にも勤務する。さらなる精神病学の修行の必要を感じて、巣鴨病院の榊俶のもとで研修を受ける。老境に達した渡辺道純の代理を松村がつとめたことをきっかけに、一八九〇年根岸病院を渡辺から譲り受けて院長となる。松村が入った頃は入院患者が五、六人に対して職員が九名おり、入院患者が二〇名を越えることはなかったから、経営が困難な状態だった。漢方医だった渡辺の草根木皮を用いた旧式の医療を松村は近代化した。経営の才にも恵まれていたのであろう、院長になったのち年々増改築を進め、一九〇一年には敷地二〇六四坪、建物は二一棟で五五五坪、病室八〇を数えるまでに発展させ、東京府代用精神病院指定となった。

一九〇三年に読売新聞が「人類の最大暗黒界　瘋癲病院」という長い記事を連載しており、六月一二日から一五日までの四回分が根岸病院にあてられている。当時の精神病院の一端がうかがえるので記事を引用する。

〈入院料、本院の入院料ハ一日分二円五十銭、一円五十銭、一円、七十五銭の四等に分ち、一等ハ一室に一人、二等ハ二人、三等ハ三人と云ふ規定なれども、四等若くハ市町村委託患者ハ一室に数人群居し、喧噪狂呼《けんそうきょうこ》の体《てい》、治療の効果如何あらんかと思はる。仮令《たとい》入院料に次第あるも、最も憫《あわれ》むべきハ、下等細民にして此病に罹る

者なれバ、寧ろ博愛的に此等の患者も人数に制限を置き、十分の治療をするこそ、医は仁術の本意に適《かな》ふものなれ。〉

一日一円でも一ヶ月三〇円となり、普通の家庭では負担しきれないほどの金額である。いきおい市町村委託の患者が多くなったのである。市町村の公費負担は四等より低い一日六〇銭であり、病院としても十分な患者の取り扱いはできなかったという。貧しい家庭の患者は哀れであった。記事の最後に〈本院の将来〉に触れている。

〈兎に角松村ハ六人の患者より引受けて、今日私立の瘋癲院中収容患者の数最も多き地位に至るまで漕ぎ付けたる手並ハ感ずべし。更に鋭意改良の緒に就バ、将来の見込十分なり。故に吾人は其欠点を恕《じょ》して、望を他日に属す。〉

問題はあるけれどもここまで発展させた松村の手腕を評価し、さらに改善をはかってゆけば将来有望である、と結んでいる。

一九〇一年、松村は浅草区会議員選挙に出て当選し政治活動をしていた。一九一一年には再選されるとともに区議会議長に就任する。『一二三周年記念史』によれば、おなじ年に東京府会議員選挙に出馬して当選したという。政治家になった理由として同書は松村自身のことばを引用している。

〈今日未だに精神病者に対する一般の認識不足ということを変えるのは、我々の努力が足りないと思うのです。(中略)どうかこの認識不足という言葉をできるだけ早く除きたい。〉

ともかく松村は年々忙しくなり、院長の肩代わりを求めていたのである。

一九〇六年に正馬が顧問になったのちも施設は拡張をつづけ、一九〇八年ころには敷地四八〇〇坪、病室は三一棟で建坪一六七九坪、収容可能患者数は男二〇〇名・女一五〇名（収容実数は男一七〇名・女一二〇名）、医員六名、薬局員四名、事務員四名、看護人は男三五名・女三〇名、小使三名、炊事四名、洗濯六名を擁する大病院になっていた。松村が入った当初に比較すると、およそ敷地は三〇倍、職員数は一〇倍、入院患者数は五〇倍となっている。病院の位置は、一九四一年当時の病院名が載っている地図を現在のものと照合すると、現在の台東区根岸四丁目一二番地および一三番地にあたる。根岸病院は戦後東京都府中市武蔵台に移転し、現在も活動している。

松村清吾には作業療法の歴史の上で重要なエピソードがある。一八九六年（明治二九年）根岸病院が入院患者に袋張り作業を課したとして警視庁が停止を命じ始末書を取った、という。煙草ばかり吸っている患者に、手で何かしているほうが患者にとって良いと考えて松村が前年に始めたものであった。始末書は提出したが、袋張りは止めず今日までつづけている、と一九三六年（昭和一一年）の『巣鴨時代を語る』座談会で松村自身が語っている。正馬が主任になって巣鴨病院で作業療法を本格的に始めたのが一九〇三年であるから、松村はかなり先行していたことになる。正馬ものちに森田療法のなかに袋張り作業を取り入れている。

根岸病院の位置は、正馬の家とは日暮里駅をはさんでほぼ反対側にあたる。家から直線距離で二・二キロほどである。大正四年七月の日記に〈病院へ行く途中に新坂出来す、新たに歩数を測る、家より病院迄二十七町〉とある。歩測が正しければ三キロメートル弱である。当時なら徒歩通勤圏内といえよう。

『根岸病院看護法』

松村が正馬を高給で迎えたのは、政治活動をはじめたために代理の必要が生じただけではないであろう。大組織になった病院の信用と発展のためには帝国大学出身の医師を医局のトップに据える必要があり、また呉秀三譲りの最新の精神病学を根岸病院に導入したいという積極的な目的があったと思われる。

正馬は顧問に就任するとともに根岸病院の改革に積極的に取り組む。まず手がけたのは看護日誌および容態表を新たに作成することであった。クレペリンに倣ったのである。『看護法』を書き、こう述べる。

〈精神病患者の病室内に於ける平常の状態は、医師の短時間の診察によりて知るべからず。只此看護日誌及び容態表によりて始めて知るを得べきものなれば、此看護日誌は精神病の診察治療上一日も欠くべからざるものなり。〉

看護人を集めてその使用法を説明し、診療の改善を進める。この改革ひとつをとっても、医療体制の向上を図ろうとする責任感が感じられる。根岸病院の制度改革についてはほかに、看護課に看護長をおき、事務局に事務長をおくなど責任体制を明確にした。彼らと夕食をともにしたりして部門間の意志疎通をはかっている。

正馬が根岸病院における仕事のうちもっとも情熱をこめたのは、看護法の改善、看護人の教育だったようである。正馬の教育者の一面が濃厚にあらわれていると思う。看護法だけは正馬の業績としてかたちになって残っている。先の芳賀佐和子の研究によると、正馬の看護法はわが国で三冊目の精神科の医師の手になる看護法である。実物は失われたとのことで、二〇一四年の日本森田療法学会の会場にコピーが展示されていた。大方はこのとき初めてその存在を眼にしたと思われる。

根岸病院の顧問就任の半年後に、看護法執筆に着手している。看護規則とともに一組のものと考えていた。その経過を見よう。

一九〇七年七月三〇日〈根岸病院に看護法の原稿を書く。〉
八月二一日〈根岸病院看護法原稿を終る。〉
八月二二日〈根岸病院看護規則編制原稿に取りかかる。〉
九月二日〈毎日、看護規則編輯に従事す。〉
一〇月二一日〈巣鴨を休み、根岸病院規則草稿を作る。〉
一九〇八年三月一八日〈病院を休む。根岸病院看護法原稿完成す。〉
一九一〇年七月七日〈今日より病院看護婦有志に看護講習を始む。〉

一九一一年八月二日〈根岸病院講習会を開始す。〉
八月一四日〈午後一時看護法講義をなす。〉
九月二四日〈根岸病院看護法校正終る。〉
一〇月一〇日〈午後巣鴨に廻り根岸病院看護法出版を寄贈す。〉

根岸病院規則というのは、自筆年譜にある根岸病院職務規定であろう。看護法につづいて看護規則をつくった。看護法の原稿は、着任半年後に着手し半年あまりで完成する。しかし、完成後しばらく日記上の記載はなく、三年後にようやく出版にこぎつける。せっかく出来上がった原稿がなぜ眠っていたのか。看護講習会が始まった直後に印刷に付されているところを見ると、講習会のテキストとして使用が実現するまで必要性が認められなかったのかもしれない。

看護講習会は内部の有志を対象に小規模ではじめたが、やがて外部に広げた公開の講習会になったと考えられる。『一三三周年記念史』には〈関東一円の精神病院に呼びかけ、これをテキストとして講習会を開催し始めたようである〉と短く記されている。いつまで続いたのか。芳賀は〈森田は明治四三年から看護の講習を開始し、昭和四年に離職するまで続けている〉と書いているが、日記によれば、看護講習会に関する記述は一九一五年（大正四年）六月二九日の〈午後、看護法講義〉というものを最後に途絶えている。講習会は続いていたとしても正馬自身はこのへんで講師の役目を終えたと推測される。

『根岸病院看護法』は総一三二ページあり、その内容は、『一三三周年記念史』に目次と約三分の一のページの写真版およびその現代語訳が掲載されている。

扉の裏に〈序〉がある。

〈此書は根岸病院普通看護人教習のため極めて通俗に、最も簡明に、其要を摘《つま》みたるものにして看護人は此書を誦《そら》んじ、之を本として、講義と実地教育とを受け、初めて精神病神経病者の看護を完《まった》ふする事を得べきな

り。〉

編者の意図が簡潔に記されている。〈明治四十一年九月編者誌〉と文末に記されているから、原稿完成の年にすでに書かれていたのである。看護人にこれを読ませるだけでなく、講義と実地教育を行なうことを前提にしている。精神病だけでなく神経症も対象とされている。これは、正馬が自宅で神経質の入院療法を始めるまでは、根岸病院で精神療法を行っていたことの裏づけになっている。

全体は第一編から五編までの五部構成であり、〈解剖生理〉〈内科的看護法〉〈外科的看護法〉〈精神病看護法〉〈伝染病看護法〉からなっている。〈精神病看護法〉に入るのは半ばをすぎた七七ページから一二二ページまでである。本題に入るまでに、生理学から内科・外科の看護法について詳細に論じている。

たとえば第二編内科的看護法は六章からなっているが、その一、二章の目次は次のとおりである。

〈第一章、一般看護法――光線通気及び病室清潔、病室温度、患者身体清潔法、臥床及び被服、飲食〉

〈第二章、各種看護法――脈拍、体温、呼吸、咳嗽《がいそう》及び喀痰《かくたん》、嘔吐及び吐出物、便通、尿、消化器、皮膚、睡眠、患者臨終〉

それぞれ二ページほどの簡潔な説明であるが、行き届いた教科書になっているように思う。

さて本題の〈第四編、精神病看護法〉は以下のようである。

〈第一章、精神病学の歴史〉〈第二章、精神病〉とふたつの概説にはじまる。

第一章では、〈今を去る凡そ二百年前より精神病学次第に進歩の傾向を生じ、精神病治療上記憶すべき大革命は、今より百年許《ばかり》前、仏人ピネル氏の主張によりて初めて精神病者の鎖を解きたる事にして其後次第に西洋諸国が精神病者治療に開放主義を採り虐待の器具を用ひざるに至り、一方には精神病学益々発達して今日の進歩を見るに至れり。〉

とくにピネルの名前をあげて精神病者に対する人道的な扱いの必要を説いた。つづいて第二章では、前もって詳しい内科・外科的看護法について記した理由を述べている。

〈およそ身体を離れて精神なく、精神は身体より発する一の機能なれば、精神病の療法には身体の治療を本《もと》とし、之に精神の療法を加ふるものなり。〉

身心一元を説いた正馬らしい。また、精神病は治る病気であると注意を喚起している。

〈精神病は多くは慢性なれども、決して不治の病にあらず。退院患者の五分の一は全治し、五分の一は軽快す。その早く治癒するものは一ヶ月にも足らず。発病して早く入院し医療看護のよろしきを得ればその治癒は甚だ速《すみやか》なり。〉

精神病は不治の病という誤解を解くことにより看護の重要性を説いている。

〈第三章、精神病の症状〉として二条ある。

〈第一、精神症状――まぼろし、考への間違ひ、気のふさぐ症、ぼんやりの症、気のはつしる症、興奮の症、夢中の状態、無言・他言及び取りとめなき症、記憶あしき症・痴鈍の症、怠惰の症、いふ事きかぬ症、強情、自殺企図、不潔・色情・濫集、破衣・器物破壊、病の感じ、病を匿《かく》す事、病を佯《いつ》はる事〉〈第二、身体症状――不眠症、体重、痙攣《けいれん》、褥瘡《じょくそう》〉

以上、病名を二二項に分けて特徴と対応の仕方を説明している。病名に難読の医学用語を使わず、だれにでも理解できることばに言い換えた、正馬ならではの苦心の作である。

暴力を伴う症状や自殺企図の患者の対応など緊急時の対策について繰り返し述べているが、ここでは神経質に通じる欝と躁の患者についての注意事項をあげておく。

〈気のふさぐ症には、看護人は患者を悦ばさんとて決して口やかましく慰むべからず。また面白き事を見せ、聴かしむるも甚だ害あり。されば看護人は只患者の傷《いた》はしき心を思ひやりて親切に周囲の騒がしきを避け、言葉少なく静かに看護すべきなり。〉

〈気のはつしる症は、前の気のふさぐ症とは反対に、訳なく愉快に気が大きくなり、動《やや》もすれば忿怒し易くなるもの（中略）この二病症は必ず全治するものにして、病中の看護人の親切は患者の忘るる能《あた》はざる所なり。〉

〈第四章、病院内に於ける看護人一般の注意——患者入院時の注意、入院患者を同伴する時の注意、看護日誌及び容態表、医師回診時の注意、患者の病状を医員に報告する事、患者来訪人及び参観人ある時の注意、精神病看護人の職務種類〉

〈第五章、必要なる精神病の一般療法——精神病院、精神病者の臥褥療法、水治法、作業・運動及び遊戯、患者の生活状態を正規にする事、狂躁患者の看護法、患者に薬剤を与ふる時の注意、臨終患者の看護〉

さいごの精神病の一般療法のなかに、後年森田療法で用いられる臥褥療法、作業療法、生活状態を正規にするなどの治療法が明記されている。作業療法以外のものも巣鴨病院時代にすでに試みていたと思われるから、神経質の治療法は想像以上に早くから積み上げられていったと考えてよいであろう。〈精神病者の臥褥療法〉の前半部分を引用する。

〈臥褥療法は総て急性の精神異常、自殺企図患者、身体の甚だしく衰弱せるもの及び慢性の興奮状態等に用ひ又新入院患者は、入院後数日間臥褥せしむるをよしとす。然る時は患者自身も自ら病人なりとの考へを起し治療に便を与へ、又病症の観察に便あり、気のふさぐ患者にして、特に苦悶あるものには常に臥褥を最も必要とし、又激しき躁暴興奮の患者は其為に急に虚脱に陥る事あるが故に力《つと》めて臥褥療法を施すべし。然るに患者は常に臥褥を拒み、安静なる事能《あた》はざるが故に之に持続浴、催眠術等を兼ね多数の看護人にて強制的になすべし。初めは甚だ困難なるが如く見ゆれども臥褥と共に周囲の刺激及びかかわり合ひをなくする時は、日ならず之に慣れて安静となり却つて臥褥を好むに至る。前の苦悶ある患者も之と同等なり。〉

〈病症の観察に便あり〉というのは、後に臥褥療法が神経質かどうかの判別に役立つと言っているのに通じる。さいごの〈苦悶ある患者も之と同等なり〉というのは、神経質あるいはそれに近いものを想像させる。

『形外先生言行録』（白揚社）にある元入院患者の伊藤龍生の回想記「森田先生の素顔に接して」につぎのような一文がある。

〈私は起き出て大分気分が軽くなった気がした。後日先生のお話によると、自分が臥褥療法を初めたヒントは、郷里（高知）で嫁姑の間にいざこざが起るとどちらかが三日も四日も臥褥することがよくあること。〉

筆者は、二〇一五年三月八日に正馬の生地野市町での「森田正馬の生家保存を願う会」発会式に参加した際に、会場で四〇〇人ほどの来場者に、このような習俗があったかどうか訊ねてみた。知っている人は誰もいなかった。農家で三日も四日も寝ているような余裕があったとは考えられないと言う人がいた。さらに、高知県立歴史民俗博物館で、学芸員に助けてもらい高知県の民俗学に関する資料を調べたが、見つけることができなかった。伊藤の回想は、記憶違いかもしれない。臥褥療法はヨーロッパで行われていたものがすでに取り入れられていたからである。

おわりに作業療法に関する一部を引用しておく。神経質治療に通じる考えが披瀝されているからである。

〈病症により、好んで作業をなさざるものには、力めて之を勧誘するの方法を取るべく初めは多少の困難あり、且つ作業に趣味を有せざるも、次第に大なる興味を有するに至り、之により初めて病症大に軽快するものなり。屋外作業は、新鮮なる空気、強壮なる運動、其他自然の趣味等により其効甚だ大にして農作、園芸、牧畜等病院内の広狭により、各適当なるものを選ぶべし。屋内作業は患者の男女、従来の教育、社会的境遇、病症の如何等によりて、種々の手工を選み、痴鈍なる患者には袋張、紙撚《かみより》等の簡単なるものを授け、其他 賄《まかない》、洗濯、裁縫等をなす事を得べし。〉

農作、園芸、動物の飼育、袋張り、炊事など、神経質の作業療法に用いたものが少なくない。正馬の精神療法の構築は、精神病病院での経験を抜きに語ることは難しいようである。

精神療法研究の進展

一九〇七年（明治四〇年）元旦〈七時前起き出づ、早々より朝寝罰金二銭なり。三十四才となる。なすべき事業延滞してはかどらず。三十才以来、徒に年取る事早くして進歩の遅々たる甲斐なし。〉

根岸病院に勤務するにあたって、朝寝坊をしたら罰金を一回につき二銭を課し、貯金することにしたのであるが、前月の三度につづいて元旦早々また罰金を払ったのである。その後の〈なすべき事業延滞してはかどらず〉は、おそらく卒業後のテーマ「精神療法」の研究が進捗していないことへの苛立ち、自戒ではなかろうか。

根岸病院に勤めてしばらくの間、午後は巣鴨病院で研究をするか、大学の講義に出席した。〈午後巣鴨、三宅君講義、毎日の巣鴨行は日暮里より汽車にて、昼食は常々五厘のアンパン九個なり〉という忙しさである。根岸、巣鴨、大学の三箇所を廻る日もあったからたいへんである。慈恵の教授と病院の医長を勤めながら勉強にも余念なかった。

大学院修了後も心理学の勉強にはことに熱心だった。桑田教授の実験心理学の五回にわたる連続講義を受けた。巣鴨病院では、延髄の連続切片の作成につとめるほか、欧州留学から帰国したばかりの三宅鉱一の最新の精神病学の講義に欠かさず出席している。巣鴨病院では「集談会」という研究会や臨床討論会が開かれており、医師たちがお互いに研究成果を発表して切磋琢磨した。

このころに発表した正馬の研究に、一九〇七年一一月の芸備医学会での講演「精神療法」がある。翌年『医学中央雑誌』に掲載された。『森田正馬全集』では第一巻論文篇の冒頭にかかげられている。正馬の精神療法に関するはじめての論考であるから見逃すことができない。

「精神療法とは何ぞ」から始め、チーヘンの「五感の刺激による治療」説を紹介しながら〈精神療法は詰り心理作用の影響で、病的の精神異常、或は身体の異常を治するもの〉としている。精神療法の歴史を述べて、未だ充分に研究する人は少ないとしながら、メスメルによる催眠術療法、シャルコーの観念説を紹介し、〈フロイド、レーヴェンフェルド、チーヘンなどは多少系統的に精神療法を研究しております〉〈フロイドは近頃精神療法の講義をして催眠術をやってゐる、さういふ風に精神療法の研究はまだ極微々たるものであります〉といっている。

〈精神と身体との関係を知らないでは精神療法の応用は出来ない〉〈精神活動に上意識と下意識、或は意識と無意識という状態がある〉〈我々の生活には下意識の精神作用が重に活動してゐる〉といいつつ〈フロイドは面白いことを言つてゐる、総てヒステリーの症状は意識以下の下意識に於ける不用要素の働から起るものが多い〉とフロイトのヒステリー研究を紹介し、〈総て外界の刺戟は我々に感覚を起し、感情を伴ふものであつてこの感情は必ず常に身体に一定の影響をおよぼす〉と元良説を祖述している。

精神療法の応用範囲については〈精神療法が主として用ひらるるものは人々の今日能く唱ふる神経病性の病、或は精神神経病性の病、即ちヒステリー、ノイラステニー等であつて最も必要なものである〉と述べている。ノイラステニーとは神経衰弱のことである。

つづいて治療法に言及する。「特殊療法」という見出しを掲げて具体的に論じる。〈或観念に執着し或はその観念から病的の状態を起す時にはその観念を取除けることが必要である〉とし、その方法は三つあり、その観念が起る動機すなわち刺戟を避けること、その観念を起すことのないよう仕事をさせること（作業療法）、その観念によって起る心痛、苦悶の感情を撲滅するために泣く、懺悔、祈祷などによって放散すること、という。

治療法はより具体的に、まず「生活法の調節」をあげる。生活を規則正しくする。神経衰弱には、滋養法、運動法を時間割を与えて規則正しくさせ心と身体とを練習することがほとんど唯一の方法である。ヒポコンドリーの患者には、生活を正し栄養を良くして身体を強壮にし同時に意志を修養することが欠くことが出来ない精神療法である、と。

「精神の転導法、鬱散法」としては読書が有効とし、一定の目的を定めた散歩も必要、としている。「精神の操練」として規則正しい生活のほか水治法をあげ、神経衰弱には数学の勉強なども効果があるとしている。

さいごに「醒覚暗示《せいかく》療法」と「催眠術療法」を記す。醒覚暗示には、言葉による暗示と仮面暗示とがある。仮面暗示とは、電気とか薬剤による治療法を用いて患者に病が治るとの観念連合を起させるものをいう。催眠術は効能が著しい場合もあるが、効能が不確実という欠点もあると述べている。

論文を結ぶにあたってつぎのように述べている。

〈病が治つて健全になるのも労に報ふる結果であるといふことを患者の知識の程度に応じて何となく知らしめて、始めて患者に強い意志を持つてこの病気を治療するといふ精神を与える事が出来る、即ちこれは精神療法の基礎であると思ひます。〉

ここにはまだ「神経質」の文字はなく、「ヒポコンドリー性基調」とか「精神交互作用」といった森田神経質理論の基本語彙もない。神経質の題で論文を書き始めるにはあと十年またなければならない。つまり、この論文はまだ未熟であり、精神療法の研究開始の宣言にすぎない。しかし、神経質治療法の萌芽はつぎのような論説の中に見える。

〈生活法の調節の必要なものは神経衰弱ことに慢性あるいは体質性の神経衰弱症等のごときであつて、これらの患者には滋養法あるいは運動法その他の時間割を与へて、患者の生活状態を規則正しくして心と身体とを練習するといふことが、ほとんど唯一の方法であります。〉

われわれはこの論文から、正馬がかのフロイトと同時代人であることを知る。本格的な精神療法研究は先進国でもまだ緒についたばかりであり、正馬はまさに世界の学者と肩を並べて未知の大海に乗り出したところなのである。

根岸病院における精神療法

正馬が一九三〇年（昭和五年）一月に創刊した雑誌『神経質』に根岸病院の広告が載っている。上に〈神経症　脳病　精神病〉というキャッチフレーズが大きく書かれ、下に〈院長松村清吾　医学博士森田正馬　医学博士高良武久　医学士河野弘　佐藤政治〉と右から左へ医師団が並んでいる。このキャッチフレーズがいつごろから使われていたのか正確にはわからないが、かなり古くからあったようである。神経症専門のクリニックがなかった時代だから、患者は精神病院へ行った。その際少しでも入りやすいように軽い神経症を冒頭に掲げていたのであろう。脳病はいまや死語である。神経症と精神病を含む心の病をあらわす意味の広い通俗語だが、明治時代から戦前までは広く使われていた。小説にもよく出てくる。

巣鴨病院時代の正馬は、精神病の治療にたずさわるとともに心理学を学び、精神療法の基礎を固める時代だったが、根岸病院に移ってからはしだいに精神療法の研究も本格化していった。神経質の治療はずっと後に自宅ではじめられたと考えられがちであるが、根岸病院においてすでに行なっていたのである。

この試行錯誤の時代を主著『神経質ノ本態及療法』の「付録」で回顧している。

〈余が大学卒業後、所謂神経衰弱症に対する余の治療法は、初めは固《もと》より、今日一般に行はるる処方例に於けるが如く、臭剥、吉草丁幾《チンキ》等を与へ、頭痛、耳鳴、不眠等には、各々之に対する種々の薬物、新薬をあさつた。其体質を改善せんとしては、燐酸カルシウム、砒素剤等をも用ひた。其他之まで長い年数の間には、学者の説は固より、俗療法でも、苟《いやし》くも効があるといふものは、一通り試みて来た。新陳代謝に影響を及ぼさんとしては、ヌクレーン酸ナトリウムや、リンヂヤ氏液注射などもやつた。〉

〈又強迫観念の苦悶の甚しい場合やヒポコンドリーで甚しく病を気にする時などには、今日でも多くの医者が、往々にして阿片療法を用いて来た。（中略）神経質の本態に触れた療法ではないから、結局無駄な骨折りである。〉

〈世界第一流の学者たる仏人シャルコーでさへも、神経病が宗教信仰の聖地巡礼によつて治癒するのを見て、

「総て病に効あるものは何でも必ず之を試むべきである」といつた事がある。〉

正馬は著書になんどもこのシャルコーのことばを記しているが、オキシヘラーや紅療法など大正時代に流行した迷信的な通俗療法を虱潰しに試しているところを見ると、忠実に先覚者の忠告に従ったように見える。しかし、誤解を招かぬよう付け加えることを忘れない。

〈之を試みて、其効果の存する所以を何処迄も学問的に研究しなければならぬといふ意味に解せなければならぬ。〉

〈精神的方面の事に関しては、余は高等学校から、大学時代にかけて、腹式呼吸もやつた。白隠禅師の内観法等も試みた。大学卒業後も、気合術や大霊道や、其他何でも奇跡的療法の如きは、講演を聴いたり、或は実験したりした。加持や祈祷や、之によりて起る加持台又は巫女の人格変換の状態や、被術者の状態をも実験した。催眠術は、精神療法の最も必要なものと考へて、多年熱心に其研究に腐心した。〉

正馬が神経質の多数の症例を挙げて書いた最初の本が、一九二一年（大正一〇年）に日本精神医学会から出版された『神経質及神経衰弱症の療法』である。四三例の神経質患者の症状を紹介しているが、第二二例「尿意恐怖の例」は明治四〇年（一九〇七年）ころに根岸病院で診察・治療したものである。四三例のなかには、正馬が自宅で入院治療をはじめてからのものが多いが、それ以前の二〇年近い間に根岸病院で治療したものが含まれていると思われる。

『神経質及神経衰弱症の療法』の第八章五「神経質に対する余の特殊療法」に療法の完成に至る過程が記されている。

〈余は十五六年も前には、神経質を治すに大に催眠術の奇効を得んとして、久しい間努力した。（中略）又所謂説得療法は、人が神経質の病的心理に就いて或ものを知らば、当然患者に対して説得せざるを得ない事になるものである。で、余は赤面恐怖などに対しても、無暗に催眠術と此説得とを以て、其の病症に突貫肉薄したものであつたが、半年も一年も治療を講ずる間、余も閉口すれば患者もくたびれて、何時とはなしに中止するやうになり、赤面恐怖症の如きは一時は不治のものとあきらめた事もあつた。〉

一五、六年前というのは一九〇七年前後にあたる。根岸病院においてこのころ、ヨーロッパの最先端の精神療法として催眠術、説得療法と生活正規法を主とした神経質の治療を試みていたことがわかる。強迫観念のような複雑な症状の治癒には成功していない。説得療法について『神経質ノ本態及療法』につぎのようにいっている。

〈説得療法は、ドユボアに限らず、自然に誰でもやることであり、勢ひやらざるを得ないものである。素人でも、皆各々其分に応じてやるものである。余等も昔もやつた。今もやる。余等も昔はドユボアがいふやうに、哲学的、人生観的に知識を尽して説得した。終には随分じれつたくなり、腹立たしくなる。(中略)ドユボアが患者に対して「勇気を鼓舞せよ」、「病を恐るる事を止めよ」とかいふやうな事は、余から見れば、唯自分ばかりの理論で、決して患者に有効の力を与へるものとは思はれない。〉

『神経質及神経衰弱症の療法』第八章九に「正規生活法」がある。〈ビンスワンゲルは神経衰弱で、心悸亢進、不安苦悶等ある患者に時間割を定め生活法を与へて大いに好結果を収めてゐる〉として、その具体例をあげて五週間の入院療法を紹介し、自ら試みたことを書いている。

〈余も又嘗て之に倣つて神経質や変質者に対して病院若くは家庭に於て、時間割を与へ之を実行させた。之が明治四〇年頃であつた。例へば六時起床、十時就床とし、起床時及び就床前、冷水摩擦をやらせ、又朝は冷水摩擦後、夜は其前に三十分乃至一時間、論語の如きものを高声音誦せしめ、庭内散歩、習字、写生、手工、作業、読書等を其間に割り当て、七時半から一時間内に其日の日記、感想等を付けさせたのである。が之も中々思ふやうに実行が出来ず、又余り機械的になるといふ事の弊がある。是等の法は軽い神経質には有効であるが、身心の疲弊とか、重病後の軽快期とかいふものに対しては、こんな機械的な、即ち生活は規則正しくなければ不摂生であるといふ理屈から割出した模型的の机上論的の事も別に必要を認めぬし、又少しく込み入りたる精神的の神経質には、こんな方法も余り其効果を認めぬのである。（中略）で、余の現在の特殊療法は、斯の如き方法から次第に変化して来たものである。〉

これも明治四〇年ころの取り組みの例である。ビンスワンゲルが勧めた治療法についても〈併し余は加留多とか小説とか談話とかは屡々神経質に甚だ有害な事があつて、容易に之を許さないのである〉と、試みた上で評価している。

精神分析を試したのは、すこし後のことだった。

〈精神分析法は、余が之を試みたのは、神経質の治療が出来だして後のことである。或場合には、患者の発病の動機から追求して、其原因を探り、屡々随分興味ある事実を発見する事がある。然し乍ら之は単に心理的に興味があるといふに止まり、実際の治療に就ては、余りに閑事業であり、直接の必要を認めないのである。〉

作業療法と臥褥療法についてはすでに巣鴨病院時代から試みていたと『神経質ノ本態及療法』にも書いている。

〈余が此作業療法の研究は、先づ余が巣鴨病院に居た時、自分の受持患者に、女には毛糸の編物とか、男には写字とか袋張りとか、いふやうな仕事を与へた事から初まる。精神病患者であるから、総て危険な物を与へる事は出来ず、其仕事は甚だ制限されて居る。此仕事を与へた出発点は、余の心持からいへば、単に治療のためといふのでなく、年中病院内に監禁されて、病室内にのみ居る患者の無聊《ぶりよう》の苦しみが、気の毒に思はれたからである。之も実は余が自分の心に比べて、患者を推しはかつた同情であつて、患者の身になつては、あながち、さうでないかも知れぬ。世の多くの人々は、年中何もしないで、ノラクラとして居る人を安楽、幸福と思つて居る事がある。然しそれは食ふ事にも困つて、苦労して居る人の想像であつて、実際は世に何の欲望も仕事もない人ほど、哀れなものはない。

斯くて患者に作業を与へた結果は、色々の種類の患者に、種々の良影響を認める事が出来た。思つたよりも障碍はなく、危険はなく、患者は益々活気づいて来る。此作業療法が次第に拡張して、明治三十八年頃から、戸外の作業をもやらせるやうになつた。巣鴨病院では、余が初めて此作業療法の主任になつて、後には農作、開墾、養鶏、養豚等も、やらせるやうになり、益々発展の端緒を開いたのである。こんな経験が次第に積んで、余の今日の作業療法に進歩したのである。〉

〈臥褥療法に就ては、余等が精神病患者の取扱ひに於て、憂鬱病とか躁病其他の興奮患者とかで、之を看護人に命じて、強制的に無理に抑へて寝かせる時に、意想外に落付いて、静かになる事がある。それは他動的でも何でも構はぬ。兎も角も身体を安静にして居れば、同時に精神も安静になる。精神は身体機関の活動の現象其ものであるからである。〉

〈学生が神経衰弱、其他の病気で、之を臥褥させる事があるが、余は其時には、本箱等を押入の内に入れさせる。それで、唯一重の襖で、患者の眼に刺激物がない、といふ事ばかりで、患者は精神の安静が得られるのである。〉

こうした経験をつみかさねて、遮断された環境における絶対臥褥という手法を完成させていったのである。あらゆる療法を試みてその効果を確かめては試行錯誤をくりかえしていくうちに徐々に独自の精神療法理論と具体的な治療法の構築がなされていった。

千葉医学専門学校教授を断る

根岸病院の顧問（医長）に就任して半年足らずの一九〇七年（明治四〇年）五月に、正馬の生涯の進路を左右する出来事があった。呉教授から、千葉医学専門学校に精神病学教室を設けるにあたって、初代の教授に就任しないかという打診があったのである。その経緯を日記で追ってみる。

一九〇七年五月二七日〈午後巣鴨研究室にある時、呉先生来られ、千葉医専教授の希望なきやを問はる。晩酌をなし、後尼子君を訪ひ相談す。〉
五月二八日〈午後、千葉教授の事につき松村院長に相談す。〉
五月二九日〈根岸を休み、巣鴨に呉先生に千葉の事を相談す。〉
六月一日〈午後、千葉に萩生医専校長を訪ひ学校内の事情を尋ね、長尾美知君を訪ひここに泊る。〉
六月三日〈千葉医専教授、高等官六等、従六位の位置と根岸病院顧問と孰れを捨て孰れに就くべきや中々に定め難し。父上にも手紙にて相談す。〉
六月六日〈千葉の位置の棄て難き煩悶に久亥は周易に行けりとの事なり。〉
六月一一日〈午後呉先生に面会し千葉に行かざる事に決定す。松本高三郎君に譲る。〉

明治政府は西洋医学を重要視し、他部門に先駆けて医学専門学校を全国の主要都市に開設していった。やがて大正から昭和にかけて地方の国立大学が再編成される際に、他の専門学校と統合されてその核となった学校である。医学専門学校には内科・外科などより遅れて徐々に精神病学の講座が設けられ、呉の門下が教授として全国各地へ赴任した。医学専門学校の精神病学の教授資格を持つ者は帝国大学出身者、つまり呉の門下しか当時はいなかったのである。

正馬は半月間迷う。そして結局千葉の教授就任を断り、根岸病院顧問の地位を選んだのである。相談した相手の反応や助言は一切書いていない。

この年七月には巣鴨で同僚の石田昇が長崎医専の教授に、翌年は北林貞三が名古屋医専の教授として赴任している。少し時代は下るが、一九一七年に正馬の後輩斉藤茂吉が呉教授の命で、米国へ留学する石田昇の後任として長崎医専へ赴任する。そのときの歌が茂吉の代表歌集『あらたま』にある。〈おもひまうけぬ長崎に行くことになりつ〉の前書きに続けて〈さむざむとしぐれ来にけり朝鮮に近き空よりしぐれ来ぬらむ〉とうたっている。思いがけない恩師の指示を断ることもできず、気の進まない僻遠の地へ赴任する気持ちを歌に託したのである。

教授の勧めを断ったというのは稀有な例ではなかろうか。教授の打診はほとんど命令だったであろう。呉教授は当時の精神病学界の権威者であり、教授の勧めを拒絶するのは学者として将来を危うくするものだったであろう。今回断れば二度とこういう話が来ないであろうことは正馬も分かっていたはずである。なぜ断ったのだろうか。二〇年ほど後に回想している（『我が家の記録』）。

〈余は今根岸病院にあり一方には慈恵医専の教授たり。又巣鴨病院には余の整理したる図書の自由に使用さるべきものあり。千葉医専にはワイガントの精神病学ただ一冊ありたるのみ。現地位と官位とその孰れを選ぶべきやと迷ひ、苦心煩悶一ヶ月余に亘りたり。父にも計り妻にも相談したり。この時余は初めて分外の欲望に対する煩悶は、不運失望の悲嘆よりも更に大なるものなることを知りたり。この両地位は孰れも人の望む処なりしが故なり。妻はこのために潜かに易者に行きたることありと後に語りて笑ひたることありき。漸くに思ひきりて現位地に止まることとなり、二年の後輩松本君に譲ることとなり、石田君は長崎医専に奉職することとなりぬ。今にして思へば余が徒らに東京に恋々たりしこと、余の後来の発展に対する失策なりしなり。〉

医専の教授になった人たちは数年後には欧米に国費留学している。欧米で最先端の研究を学ぶことが学者としての重要なステップと考えられていた時代である。国費による留学というチャンスを失ったことは、自費以外に慈恵から留学する可能性はなかったであろうから、学者としての立身を断念するに等しい行為だったのである。

千葉の地位を譲った後輩の松本高三郎は、千葉医専が一九二三年に千葉医科大学に昇格したのち二代目の学長に就任している。

『我が家の記録』に、高等学校時代の思い出として〈余の最も好まざるものは外国語の会話なりき〉と書いている。高等学校を卒業する年の日記にも〈ボルヤーン（ドイツ人の若い教師・注）の独乙課外講義を聴く。人々は皆解せりといふ。余はよく聴き分け難く腹立たしき限りなり〉とある。

ドイツ語文法の成績は好かったがヒアリングは苦手だった。些細なことだが、案外外国語会話の苦手意識が海外留学への抵抗感を生んでいたかもしれない。

根岸病院の顧問に就任して数ヶ月しかたっていないという時期が悪かった。三年がかりで口説かれた、高給の地位だったからである。学資で辛酸をなめてきた正馬は、安定した収入を強く望んでいた。収入だけではない。千葉には本だけでなく精神病院がなく、根岸を離れれば精神療法の研究も停滞することは眼に見えていたであろう。

〈余が徒らに東京に恋々たりしこと〉というのは、交通不便な時代の千葉は遠く、せっかく高知から東京に出てきた正馬には田舎に戻る思いがしたのであろう。千葉医専に行くというのは、東京を引き払って千葉に居住することであった。

〈余の後来の発展に対する失策なりしなり〉は何を意味するのだろうか。あるいは学位取得が遅れたことを後悔しているのか。一年先輩の三宅鉱一は帰国して数年を経ない一九〇九年に助教授になるとともに早くも学位を受けている。正馬がようやく学位を得たのは一九二四年（大正一三年）、五〇歳のことである。当時、医学博士の称号は医者の世界では社会的な価値があった。三宅の博士号祝賀会が開かれて数ヶ月後の一九〇九年七月二九日の日記に〈洋行の夢を見る〉と書いている。無意識のうちに、海外留学のチャンスを逸したことを悔んでいたのではなかろうか。

片道一ヶ月もかかる船旅や数年にわたる外国生活に耐える体力、健康に自信をもてなかったのかもしれない。留学を望んでいる様子がまったくみられないのも、東京に拘ったのも健康上の不安に根ざしていた可能性はある。

正馬が官途における栄達を断念した一方で、この決断が後半生の方向を決定した。すなわち、欧米の先進国に留学する必要のあった精神病学よりも、神経症の精神療法という先進国でもまだ未発達な分野で第一人者になる道を選択する決意を固めざるをえなかったからである。精神療法を学ぶために師事するに値する学者は欧米にもいないと考えていたのではなかろうか。フランスにはシャルコー門下の神経科医がいたはずだが、正馬には物足りなかったのであろうか。それとも語学の壁があったのか。

呉秀三の師クレペリンの教科書『精神医学』第八版の第四巻が一九一五年に刊行されている。前半部が「生得の病的状態」として神経質と強迫神経症に充てられている(日本語訳は『強迫神経症』みすず書房)。二〇世紀初頭の独・仏両国の諸学者の研究を踏まえて症例が網羅的に挙げられ充実しているが、治療法については強迫神経症の治療法としてデュボアの説得療法を最良とする程度のレベルにとどまっており、先進国といえども精神療法は未成熟であった。教授就任を断った時点で、精神療法研究のためには海外留学がぜひとも必要という状況ではなかった。それにしても、クレペリンの書が出版された頃には正馬の療法が出来上がりつつあったというのは驚くべきことである。

精神療法を専攻したときのことは『呉先生の思ひ出』に見える。

〈私が大学院生となり、其研究題目として、「精神療法に就て」といふのを呈出した時には先生は一言の批評もして下さらず、何の注意も与へて下さらず、何だか賛成なされぬやうな御顔付であつたのは、甚だ物足らぬ事であつた。〉

呉が日本に新しい精神病学を植えつけようと意気込んで帰国したのに、教授になってもっとも早い教え子の一人が別の道に進もうとしているのを、教授は苦々しい思いで見ていたのではないか。呉の教えに基づき、脳の切片を作って顕微鏡をのぞき、精神病の病理学的研究もした。しかし、正馬の思いは、器質論的な精神病理学より、心因的な精神医学の方向を向いていたのである。呉教授の思い通りになる人ではなかったのだ。教授の無念のまなざしが見えるようである。正馬にたいする呉の評価はいずれ変わることになるが、それには一〇年以上の歳月が必要であった。

人生上の重要な決断には、人となりが表れるものであろう。これがまさに森田正馬なのである。若いときの奇人変人といわれた人の意表に出る行動や振る舞いを見ると、世間体や他人の常識的な意見に従う性格ではなかったことがよくわかる。独自の学風に向かう舞台の幕が切って落とされたのである。

正馬の側近井上常七に、筆者がこの教授就任辞退について疑問を投げかけたとき、井上は〈もし官立の教授になっていたら、神経質の治療法はできていなかっただろうと森田先生は言っておられた〉と証言している。辞退が正しかったと考えていたようである。しかし、すこしちがう証言もある。『形外先生言行録』にある高良武久の「森田先生を偲んで」を見よう。

〈博士自身かつて「自分が帝大の教授ででもあったら、自分独自の学説は生れなかったかも知れぬ。しかし官立大学で多くの弟子をひきいてやったら、もっと大きな発見ができたかも知れぬ」といわれたことがある。〉

もし千葉医専へ行っていたら少なくとも森田療法の誕生は遅れていたであろう。研究の拠点である精神病院がないからである。しかし遅れても、国立大学の教授として新しい療法を発表したら、普及は早かったかもしれない。

歴史に「もしも」はない。しかし、後に論文をドイツ語訳してドイツの医学雑誌に投稿したことがあったが、受け入れられなかった。もし留学していればそういう苦渋をなめずにすんでいたかもしれないし、生きているうちに海外に知られる可能性はあった。

随筆集『生の欲望』の末尾に置いた「すなほの心」につぎのように書いている。

〈親や師に戒められ、命ぜられる事は、或はこれを無理と思ひて、腹立たしく・疑はしく・反抗の気分が起らうとも、先づ其ままに・仮りに・試みに・其いふ通りに従ふ事である。又自分の職務や事業に対しては、或は人に対する不平・呪ひや・或は自分の能力に対する疑惑・不安があらうとも、其ままに、自分の仕事に、其日々々と、かじりついて行く事。（中略）慈父の言は、無理らしくも、当然正しかるべしと考ふるを、科学的にいふ「仮説」と称し、其いはるるままに実行するは、「実験」に相当し、後「子を持つて知る親の恩」とかいふ事を、初めて知るに至るを「証明」といつて、仮説・実験・証明の科学的研究法にもかなつて居るのである。〉

悔悟の思いは深かったようである。

女子体操学校と藤村トヨ

巣鴨病院での役職の増加のほかに、陸軍省から奏任官の辞令を受けて戸山病院への出勤も加わって忙しくなったさなか、一九〇五年（明治三八年）の元旦に、日本女学校から生理衛生の講義を依頼され、引き受ける。二週間後には講義を始めた。手当てはわずか五円。女学校の講義であるから、慈恵医専に比べれば準備の手間もかからないから気軽に引き受けたのであろう。ところが、はじめてみると講義のほかに、生徒を連れて理科大学を見学に行き、女学校生徒の心中事件が起きれば全校生徒を集めて「自殺」について講演をし、あるいは女学校では珍しい犬の解剖をし、毎年の泊りがけの遠足に三〇〇名の生徒とともに参加し、家族を伴って運動会に参加するなど、お座なりの講師の域をはるかに超える身の入れようである。ほんとうに教育好きだったのである。日本女学校は一九〇七年に破産により閉鎖となった。講師の謝礼はほとんど貰わなかった、と『我が家の記録』にある。

日本女学校閉鎖の翌年、一九〇八年三月に私立東京女子体操音楽学校の校長藤村トヨが尋ねてきて講師を依頼される。

藤村トヨは、藤村学園ホームページの「学校紹介」および寺田和子著『気骨の女——森田正馬と女子体操教育に賭けた藤村トヨ』（白揚社）によれば、わが国の女子体操教育の先覚者の一人である。一八七六年に香川県の裕福な商家に生れ、教育熱心な母親に育てられて、香川県立師範学校に入学するが一年で中退、三年後東京高等女子師範学校に入学するが、ふたたび病気のため中退して帰郷する。郷里の小学校で体育やダンスを教えているうちに健康を回復して、女子の体操教育に生涯をささげる決意をする。一九〇三年に文部省の体操科教員検定試験を受けて女性合格者第一号となり、その翌年、東京女高師の恩師高橋忠次郎が創立して校長をつとめる東京女子体操音楽学校に奉職する。やがてわが国に徒手体操を中心としたスウェーデン体操が入ってくると、ダンスを取り入れたリズミック体操をはじめる。この教育方針が軟弱との非難を浴びて高橋がアメリカへ去ってしまい、藤村が廃校の危機に瀕した学校の経営にかかわらざるをえなくなり、校長になる。

藤村トヨは日本女学校で教えていたときに面識のあった正馬の助力を求めに訪れたのである。学校の窮状を聴き、三〇歳そこそこの女性校長のひたむきな熱意に動かされたのであろうか、講師を即座に引き受ける。トヨによれば、このとき「無給」でお願いしたという。

女子体操音楽学校は、明治三五年に創立され、第四代の校長になったトヨの熱意と努力によって、女子体操教員を養成するわが国最初の認可を受けた学校となり、東京女子体育専門学校を経て一九五〇年に東京女子体育短期大学となった。トヨの死後は、同校を卒業した実妹の伊沢ヱイが後継者となり、短大のほかに四年制の東京女子体育大学を創設するまでに発展している。しかし、創立以来茨の道が続いたのである。学校といっても名ばかりで、校舎は大きな民家や寺を間借りし、一九〇五年までに七回の移転をくりかえした。定員一五〇人と謳いながら生徒数は二〇人前後で推移し、常に経営難に瀕していた。修業年限は半年（後に一年になり、昭和になって二年制となる）。入学金五円、卒業まで半年間の授業料が九円であったという。正馬の一九〇八年一一月二六日の日記に〈朝、藤村校長のために田端脳病院に後藤省吾君を訪ひ、運動場借用の承諾を得〉とある。運動場のない体操学校というのは驚きであるが、それが実情だったのである。

トヨは、校長になってから受験資格をとった上で東京女子医学専門学校に入学し、校長をしながら四〇代半ばで卒業するという努力のひとであった。一九二四年には日本女子体育協会を設立し、『婦人と体育』をはじめ『健康な女性』『女性美』『女性体育』『女子体育』などの雑誌をつぎつぎに発刊するが、当初は後年の発展が想像もできない惨状を呈していた。

正馬の最初の一年間の講義は、「身体と精神との関係」であった。その後長く心理学や生理学を教え、ときには論理学や修身まで受け持つことがあった。正馬は日曜日に講義をした。他の職を持つ講師が多かったから、小さな学校は講師の都合に合わせて日曜日に授業をしていたのである。岩波茂雄もここで漢文を教えていた。岩波書店を始める前の貧乏時代のアルバイトである。

正馬は生徒とともに運動し舞踏することを楽しみとした。一週間に五日続けて行くこともあった。運動は、薙刀《なぎなた》体操もしたが、テニスをすることが多かった。舞踏は、コチロンと日記に記しているので、四組の男女が踊るフランスの社交ダンス、コティヨンであろう。学校で夜におこなわれるこの舞踏会を楽しみにしていた。

正馬が講師になった年の末に学校が日暮里に移転すると、家から徒歩の距離になったので、授業のない日にも頻繁に出入りした。ときには、生徒や職員を自宅に招いてカルタ会や舞踏会を開いている。学校の泊りがけの遠足に参加し、生徒とともに品川へボラ打ちにも行った。久亥を学校へ呼んで生徒とともに料理をし琴の合奏もさせた。家族旅行に生徒を招いたこともあった。

野村章恒の『評伝』には、一九五四年の森田正馬一七回忌の際に開かれた追悼座談会における藤村トヨの興味深い回想談が載っている。

〈学校もまだ経営難で苦しんでおりましたころに、私は森田先生に、あつかましくも、お礼なしで講義をしていただけませんかとお願いしたのです。先生は心よくお引きうけ下さいました。それから長い年月にわたって心理学の講義をつづけて下さいました。学校の経営もどうやら軌道に乗りましたので、私は何をおいても、森田先生にお礼をしなければならないと思い、わずかばかりの謝礼金をお届けするために森田先生のお宅にうかがったのです。すると先生は「貧乏な君なんだから、わしに、そんな心づかいをする必要はないんじゃよ。わしは、そんなつもりで講義をしているんじゃない。自分が楽しいんじゃ」といって叱られました。〉

トヨはさらに語っている。

〈私は、昭和四年にドイツにいくことになりまして、ご報告に森田先生をお訪ねしました。先生は非常に喜んで下さいました。そして、「旅費がたらないだろう。こんなときに返そうと思って、今まで君からもらった謝礼金は全部、郵便貯金にしておいたから持ってゆきなさい」といわれました。私はびっくりしました。先生は二千円あまりのお金を私に下さいました。〉

一九二八年（昭和三年）五月七日の日記に〈六時起床、藤村トヨ子の洋行を見送る（久亥と共に）〉と記している。時期はトヨの記憶違いである。また、トヨの渡欧に際して正馬は、トヨを自宅へ招いてドイツ語を教えている。

『我が家の記録』の一九二四年四月二一日の項につぎのように記している。

〈女子体操音楽学校に十五年勤続記念として百円を贈らる。余は当校には明治四十一年三月来無報酬にて講義し、盆暮に五円の礼金ありたるのみ。生徒の最も少なきは六人許にて十二人位の年も多かりしが今は漸く発展して生徒二、三年来八十人、百人となりたるものなり。〉

この記述によれば学校からの報酬を全部積み立ててもとても二千円にはなりそうにない。日銀の物価指数統計によって比較すると、今日の三〇〇万円に相当する。餞別としては破格の金額である。正馬の気前のよさを見ることができる。

野村章恒は、正馬は藤村トヨにたいして恋心を抱いていたのではないか、と指摘している。はたしてどうか。両親は別として、村や学校などにはもっと多額の寄附をしているが、個人に贈ったものとしては異例の金額であるから、正馬が藤村トヨに対して特別の好意を抱いていたことは確かであろう。

正馬は週に何日もテニスや舞踏を楽しみ、自宅から近かった体操学校へ遊びに行っている。夕方までいるときには、トヨが正馬の好きな酒肴を出し、帰りが遅くなることもあった。正馬がひとりで行くことが多かったが、久亥や正一郎を連れて行くことも稀ではなく、トヨが森田家を訪れることもあり、家族ぐるみの付き合いであった。正馬も男である、年下の女性に対する恋心を否定することは難しい。しかし、いわゆる恋愛感情とはすこし違うように思われるのである。何よりの証拠は、すでに見たように正馬の女性関係に敏感だった久亥が、藤村トヨと正馬の関係にはまったく疑いをもたなかったことである。口論が絶えなかった夫婦がトヨのことで喧嘩になったことはなく、破格の餞別を贈ることにも久亥は快く同意しているのである。

トヨは少女の頃病弱だったからであろう、校長になってからは、冬でも毎日冷水浴を欠かさなかった。学校は完全寄宿制であり、全国から来る女生徒と文字通り寝食をともにしながら率先垂範の生活を送った。授業のときだけでなく、炊事や食事中も、終日生徒の教育に身を捧げる人であった。乾布摩擦さえ長続きしなかった正馬は、ひとりの若く献身的な女性教育者に接して自分が及ばないものを見出し、恋心以上のもの、「敬愛」の感情を抱いた、というのがふさわしいように思われる。

藤村トヨの生徒との同居生活は、正馬の家庭療法と形式が似ている。トヨから学ぶところがあったかもしれない。

寺田の『気骨の女』に、トヨが主宰した雑誌『女性美』一九三二年四月号に載った正馬のことばが引かれている。

〈私が藤村校長とあい知つたのは、明治三十七、八年ころ、本郷の日本女学校においてである。女史は体操の先生で、私は生理・衛生の講師であつた。その二、三年の間、私は女史とまれにお目にかかるだけで、さほど親しく語りあつたこともなく、お互いにその経歴をも知らなかつたけれども、私は女史は何となく信頼・畏敬するやうに直感し、女史もまた私を真面目な者とみてくださつたやうである。〉

二人の関係はこのようなものだったのであろう。野村はこの記事を読んでいないかもしれない。

一九二三年に学校が吉祥寺（現在そこに藤村学園がある）に移転してからは、あまり行くことができなくなったが、藤村校長の正馬に寄せる篤い信頼はかわらず、名誉校長就任を要請しにくる。正馬はこの申し出を断り顧問になっている。

正馬の生涯における業績として、女学校での教育はさほど重要な位置を占めていないかもしれない。しかし、正馬が教育を好みいかに教育を重視していたか、それが正馬の資質の重要な一面であったことを指摘しておきたい。正馬がやがて創始する森田療法が、教育という側面をもっているからである。秋元波留夫が『実践精神医学講義』（日本文化科学社）のなかで、〈森田療法は一種の人間教育である〉いっているのは、正鵠を射ている。

安定した生活

根岸病院の医長と慈恵医学校教授という「本業」が定まり、正馬の生活は安定した軌道に乗る。大正時代の中ごろ、これに自宅での特殊療法（森田療法の名称は正馬没後のもの）が加わり、これら三つの仕事がいわば正馬後半生の主軸となるのである。

一九〇六年に駒込蓬莱町に終の棲家を得てからは、健康状態も比較的よかった。どこでもらってきたか淋病に悩んだり、これまでなかった喘息の発作に襲われることはあったが、神経衰弱症状はなくなり、健康上の不安が減少した。

一九〇七年八月にはじめての富士登山をしている。根岸病院の医師二人とともに新橋を汽車で出発し、吉原富士病院に二泊したのち、頂上を目指す。二合目から五時間で頂上に着く。

〈八合目以上は特に多くの人々を追ひ抜き、強力には「東京の人としては感心なり」などいはれ頂上に第一着

す。〉

誇らしげに書いているが、帰路は苦労した。

〈強力にシャツなど預けて寒さにふるへたるため頭痛し、下山には甚だ苦しかりき。〉

すでに一九〇四年から画家川崎安の教室へときどき絵を描きに通っているが、一九〇八年には高知県出身の画家たち（太平洋画会の中心だった石川寅治ら）が興した土陽美術会の賛助会員になっている。このころ、日本画の横山大観の家が売りに出たというのを耳にして久亥とともに見に行くが、気に入らずやめる。川崎安の案内で、当時最高の木彫家高村光雲の観音像を見に行き、その夜は久亥や妹磯路とともに能楽を鑑賞している。生活に余裕が出てきたことが感じられる。

一九〇七年一〇月には、東京滞在中の正馬の母、姉、妹を連れ、根岸病院の医師三人が加わって日光へ一泊旅行する。

〈剣ケ峰の紅葉に壮大興奮の情を味はひ、時雨の華厳に峻烈緊張の感を覚ゆ。〉大町桂月張りの美文をものしている。

おなじころ、脚気に悪いといわれてやめた自転車を、古物だが買いなおし、ふたたび東京を乗り回すようになる。大隈伯爵邸の園遊会に招かれ、上京中の母や姉妹とともに出席したとき、正馬だけは自転車で行った。一九〇八年五月一日〈慈恵講義、自転車にて行く。家より学校まで三十分余、之より病院まで四十分余。午後法医学教室に神経学会評議員会に出席。〉

おなじ月にこんな一日もあった。

五月一九日〈午後、浅草千束町祭礼に、だし、てこ舞の行列を見、松村（浅草にあった根岸病院院長の自宅・注）に酒を饗せられ、酩酊して浅草公園に行き自転車にて一人の壮士と衝突し、更に酩酊せる角力取りに自転車を妨害され、且つ野次馬に囲まれて進退出来ず、終に角力取りを投げ倒して之を取り抑へたるに、自転車を持ち去られ、之を探すも見当らず。終に、浅草警察分署に行き漸くにして此処に自転車を運ばれたるを得たり。已に日暮れたれば再び松村に引かへし、再び酒を飲み、帰途自転車より落ち少しく擦過傷を受く。十二時過家に帰る。〉

少年の日のような武勇伝を記している。

九月一六日〈午前病院に行く途、御隠殿坂下にて自転車にて小児（四才許）と衝突し、終に坂下町分署に行き示談となり七十銭を与ふ。〉

自転車にまつわるエピソードが少なくない。

時間の使い方にゆとりが出てきたので、持ち前の器用さを生かして踏み台をこしらえたり、納戸に棚をつくったりするようになった。こんどの蓬莱町の家には庭があったので庭いじりも楽しみになった。同居の土居光知に手伝わせて春には菊畑をつくる。秋には鬱散会と称する菊見の会を開いている。

一一月一五日〈午後二時開会。会するもの次第に集まる。出席者総て十七名。接待はビール、酒、菓子、折詰の準備あり。遊戯にはピンポン、輪投げ、玉投げ、羽子、玉ころがし等あり。余興には音楽、唱歌、舞踏等あり。夜に入りて後は思ひ思ひに隠し芸あり。就中《とりわけ》、小山君の滑稽画最も興あり。又小山君の福引（芸入り）あり。又職業当てと称し、皆に例へば大食家、車掌等書きたる紙をはり、之が相手の表情を見て之を当てるもの面白かりき。十一時過散会。費用凡そ十六円なり。〉

正馬の気前のよさと賑やかなことが好きな性格は生涯変わらなかった。健康なときは、年に何度もさまざまな工夫をこらした宴会を開いた。

土居光知

土居光知《どいこうち》は帝大に入学してから二年間ほど正馬の家に同居する。大観音横丁をまっすぐ南に一キロメートルゆけば大学という便利な場所だったからであろう。光知は正馬の姉道の夫田原秀明の妹ことの三男である。英文科を卒業後東京女子大学を経て東京高等師範学校教授となり、米英仏伊に留学。帰国後東北帝大の教授となる。『日本近代文学大事典』(太田三郎執筆)によれば、英文学では浪漫主義文学を専攻し、古典学者としては日本古代の伝説歌謡の生成の源を求めて黄河とインダス河の流域の文化、さらに西方の古代文化をきわめ、そこからくだって日本と西洋の文化を通観する文学観を確立した。主著『文学序説』は、英文学と原始文学の研究、さらにそれより導かれた日本古典の研究と日本文学の展開を論じ、文学研究に新しい方向と態度を示す古典的名著となった。一九三七年にはケンブリッジ大学ほかから日本文学の講師として招かれる。日本英文学会会長、学士院会員になり、広辞苑にも載るくらいの著名人になったのである。正馬とは、ピンポンやテニスなどのスポーツを共にし、女子体操学校のダンスや芝居、旅行に同行している。転居した後も近くにいたから正馬の家にしばしば出入りしていた。一九一二年に光知が結婚の際には媒酌をし、東京での結婚式では〈光知君の親元として万事取計らひたれば気苦労容易ならざりき〉と親身の世話をしている。ふたりはときに詩歌論を戦わせたことが日記にみられる。光知は一回り年下の学生だが、文学研究を専攻していたから正馬にとって手ごわい相手だったに違いない。

土居光知は『形外先生言行録』に同居時代の思い出をつぎのように書いている。

〈その頃伯父は根岸病院につとめ、慈恵病院大学で研究と講義をしていたが、健康状態に戻すことの困難な病人に接していたので、自身も相当疲労し、憂鬱になるらしく、自宅ではユーモラスな話を好み、ピンポンの相手をしたり、庭で菊作りをしたりして、気分の転換を計っていた。〉

富士川游

正馬は中学生のときに心理学への関心が芽生え、同時に教育にも目覚めたようで、郷里から高知の中学へもどるとき『教育哲論』を歩きながら読んだ。

心理学と教育哲学、この二つの分野への関心が深まった結果であろう、大学に入ってから児童の研究に興味を持ち始めた。ちょうど急速に児童研究の機運が盛り上がったときだったこともあるだろう。

一八九〇年（明治二三年）に心理学の元良勇次郎、英語学の神田乃武、社会学の外山正一、教育学の高島平三郎らによって日本教育研究会が設立された。その後心理学の塚原政次、松本孝太郎らが加わり、一八九八年、月刊の機関誌『児童研究』が発刊される。正馬は一八九九年の大学一年目が終わった夏休みに郷里でこれを読んでいる。〈帰省以来読みたるものは僅かに独逸外科八頁、児童研究四冊、東洋哲学二冊、小説一冊なり、徒に遊ぶ〉と日記に書いているが、『児童研究』はこの日記が初出である。大学の教科には手がつかないが、いわば趣味の児童と仏教哲学の雑誌は熱心に読んでいる。翌日の日記に〈心理学を読む〉とあるのは、このころの正馬の関心のありどころを示していて面白い。日本教育研究会は、一九〇二年に日本児童学会に改称される。このとき、心理学・教育学・医学の三分野から総合的に児童を研究する「児童学」の学会を標榜することとなる。

おなじ一九〇二年に富士川游《ゆう》によって日本児童研究会が設立される。ドイツ留学時に知った教育病理学にもとづいて、児童の研究を心身両面から行なうべきであるとの考えから始めたのである。正馬は一九〇八年に富士川の日本児童研究会のほうに入会している。

富士川游は、呉秀三と同じ一八六五年（慶応元年）に広島の医師富士川雪《すすぐ》の子として生まれた。呉秀三も広島人ではあるが江戸で生れており、面識はなかった。『呉秀三小伝』の富士川の追悼文には〈私が故呉博士を知ったのは明治二十年、私が広島から東京に出てより後のことであります〉とある。

『日本医学史綱要』（平凡社）の解説（小川鼎三）によると、富士川は一八八一年広島県病院付属医学校（卒業時の名称は広島医学校、広島大学医学部の前身）に入学する。ここで生涯の刎頸《ふんけい》の友尼子四郎を知る。尼子は正馬の親友になったことはすでに触れた。広島医学校卒業とともに一八八七年上京して明治生命の保険医となる。かたわら中外医事新報社に入社し、医事雑誌『中外医事新報』の編集主任となる。富士川は医学史に強い興味を持ち、仕事上全国をあるく機会に恵まれていたので、機会を逃さず過去の名医の遺著やわが国の医学の歴史に関するうずもれた資料の発掘と収集に精力的に取り組んだ。そして、帝国大学医科大学の学生で医学史の研究を志していた呉秀三を知って意気投合する。呉を介して土肥慶蔵とも親しくなり、ともに医史学の重要性について語り合うことが多かったという。土肥は皮膚科の教授となり、のちに『世界黴毒史』を著して内外の注目を浴びる。富士川は『呉秀三伝』にそのころの思い出を記している。

〈故博士は又、史学の上に多大の興味を有し、殊に医学の歴史を研究するの志が深かつたのであります。私が故博士と相知つたときは、故博士が大学に入りて医学を修め始められてからまだ間もない頃でありましたが、私も医史を修むることに志して居つたので、話がよく合いまして、私はしばしば故博士の下宿して居られた本郷釘町の本間をたづねたのであります。さうして、歴史の研究に就て、両人が相談して、或は名家の跡を尋ねて、資料の採集に努力しました。如此にして、この時に獲たる資料によつて故博士と私とは分担して伝記を綴り、それを当時私が主宰して居つた中外医事新報に載せました。それは明治二十五年のことであります。私も故博士と庚子《かのえね》を同じくして居りますから、両人ともなほ二十八歳の青年でありました。故博士は別として私は尚ほ乳臭黄嘴《にゅうしゅうこうし》を離れざるほどの未熟者でありましたが、故博士の驥尾《きび》に附して、日本医籍考、日本産科叢書、木骨考などを著述して、臆面もなく、これを世に公にしました。〉

富士川は、一八九〇年にドイツに留学する。まずウィーンで留学中の呉秀三に会い、それからドイツのイエナ大学で内科ことに神経病学、理学的療法を学ぶ。その他、性科学・教育病理学・教育治療学・犯罪人類学など新興の医学に触れると同時に、多くの医史学書を読み、その研究の方法と態度を学ぶ。その間にドイツの医学雑誌に「日本按摩史」の論文を発表した。イエナ大学からドクトル・メヂチーネの学位を得て帰国し、東京日本橋の中洲養生院の内科医長となる。ちょうどその年、第一回日本医学会が開催されるや記録幹事をつとめ、『解体新書』翻訳で日本医学の進歩に貢献した前野良沢への贈位を、政府に要請するよう提案した。これが採り上げられて、前野良沢に正四位が遺贈される。

富士川の代表的な仕事は、ドイツから帰国後全力を挙げて完成させた『日本医学史』（一九〇四年刊）の出版である。一千ページを超える大著であり、古代から明治中期にいたる日本の医学の発達の過程を詳細にあとづけ、医学史という分野をわが国に確立した。これを超えるのは困難といわれるほどの不朽の名著であり、一九一二年、帝国学士院から第二回の学士院恩賜賞が贈られる。一九一四年に本書によって東京帝国大学から文学博士の学位を得る（『日本医学史』の内容を著者自ら体系的に整理しなおし修正増補を加えたものが一九三三年刊の『日本医学史綱要』であり、一般にこの縮約版がよく読まれている）。その後、医学史の第二の巨弾ともいうべき『日本疾病史』を出版する。上巻のみでおわったが、内容的に日本疫病史としてまとまっており、非常に価値が高いといわれる。これによって一九一五年京都帝国大学から医学博士号を授与される。学位令の大改正で博士が続出するのは一九二〇年以降のことであり、まだ帝国大学出身者でない者の学位取得は困難な時代であった。このときも強い反対論があったが、それを乗り越える力作であった。

呉と富士川の医史学における共同作業は、『医資料』『日本産科叢書』『日本医籍考』などの共著の出版として結実している。一八九五、六年のことであり、二人はまだ三十代前半の若さであった。富士川の収集した医学史資料はその後九千冊余が京都帝国大学に（慶應義塾大学にも一部が）寄贈され、そのなかの貴重資料は京大図書館のホームページで全頁が画像公開されている。

一方で富士川は医学史にくらべて数はすくないが、わが国の教育史関係の資料を収集しており、こちらは東京大学に寄贈され、教育学部の『電子版富士川文庫』で全目録、全頁画像が閲覧可能である。

正馬は、富士川の教育、児童研究にたいする熱意から少なからぬ刺激を受けていたはずである。日本児童研究会に入会すると熱心に出席し、ここを舞台に「小迷信」「小児精神病ニ就テ」をはじめ数々の児童のこころに関する論文を発表するようになる。

正馬の日記によると、一九二八年に名称が日本児童研究会から日本児童学会に変わっている。その後も正馬は日本児童学会に深くかかわり、評議員や編集委員をつとめる。その後の主な研究としては、一九一六年の日本児童学会総会における宿題報告「児童の恐怖——精神病学的方面」がある。正馬の『児童研究』に掲載され、のちに全集に収録された文章には、「女学生と迷信」（一九〇九年）、「中学生に多き神経病性苦悶状態」（一九一七年）、「児童の歌」（一九一九年）などがある。

すでにあげた芸備医学会は、広島地方の医学を振興するために富士川が呉秀三とともにはじめたものである。奨進医会のほうは富士川の父富士川雪が広島に創設した医学研究会であるが、それを受け継ぐとともに、のちにこれを発展的に改組して日本医学史会とする。正馬はこれら二つの学会に、巣鴨病院に入ってまもなく加わり、しばしば講演もしている。

富士川はこのほかにいくつもの学会を立ち上げて、日本の近代医学の発展期に少なからぬ貢献をしている。富士川が設立にかかわった日本内科学会、癌研究会、看護学会、日本医師協会、人性学会のうち、正馬はあとの三つの学会に加わり、特に人性学会では熱心に活動する。人性学会の機関誌『人性』は、医学、心理学、生物学、文化人類学、教育学、犯罪学、社会学、宗教学、哲学その他多種多様な分野を網羅した人間研究の準学術雑誌であり、一九〇五年から一三年間にわたって刊行された。正馬が『人性』のために書いて、のちに全集に収録されたものには、「神経衰弱性精神病体質」（一九〇九年）、「迷信と精神病」（一九一五年）、「常識に就て」（一九一六年）、「趣味に就て」（一九一八年）などがある。一九〇九年二月に正馬は富士川から頼まれて『人性』の幹事を引き受けている。

富士川は、医学的生物学的な知識にもとづく性教育を奨励していたことから、一九〇八年に高輪中学校（現、高輪高校）の龍口校長の依頼を受け、同校生徒に性教育の授業を行ない世間の話題になったという。

その翌年、東洋大学の教授となる。井上円了が哲学の普及と中学校教師養成のために設立した哲学館が発展して東洋大学と改称されてまもないころである。この地位はやがて正馬に譲られる。

一九二四年四月一日〈朝、富士川博士来り、東洋大学、教育病理の講義受持を依頼さる。〉

『我が家の記録』にも書いている。

〈東洋大学に教授となり、教育病理の講義を嘱託さる。富士川博士の紹介なり。本大学は、前に井上円了博士の哲学館と称せる時代、余が中学時代より東洋哲学と称する雑誌を十四年に亘りて講読して因縁のあるものなり（昭和五年四月、東洋大学教育病理講座中止となる。在職五年）。〉

井上円了との縁を感じたのであろうが、富士川と正馬の長きにわたる親しい関係を物語るエピソードである。富士川は正馬より九歳年長だが、一九四〇年、正馬の死の二年後に没したから、正馬の後半生を覆う交流だったのである。

一九〇八年一月一三日〈夜は上野に看護学会創立会に出席す。〉

これは富士川がはじめた学会である。まことに幅広い活躍をした人物であった。正馬が尊敬してやまない学術界の先輩のひとりであった。

永松アイ

巣鴨病院に、永松アイという看護長がいた。正馬とおなじ一八七四年に佐賀県に生れ、東京帝国大学医科大学の看護長養成コースを卒業して、正馬が入る一年前の一九〇二年に巣鴨病院の看護長になった。彼女は現職のかたわら、看護婦派遣業をはじめる。正馬が千葉医専の教授就任を断ってまもないころである。永松看護婦会設立会が開かれる。

一九〇七年六月二六日〈夜、永松看護婦会設立会に出席す。呉先生、富士川、藤根、三宅、尼子君及び余の六

人、顧問となる。〉

藤根は富士川の秘書の藤根常吉で、一九一〇年に正馬を谷中の両忘会へ坐禅に誘う人物である。恩師呉教授や富士川をはじめとして先輩の三宅鉱一、親友の尼子四郎も加わっている。彼らは巣鴨病院での戦友ともいうべき医師と看護長の関係であり、明治時代にはまだ珍しかった女性事業家の看護婦の養成・派遣という意義ある仕事を応援するために集まったのである。

永松は、看護婦会の文化事業として仏教講話会を始めた。正馬は毎月欠かさず例会に出席し、深くかかわるようになる。案外正馬が永松から相談にあずかって始めたものかもしれない。講師の名前は日記にないが、僧侶や仏教学者であろう、熱心に聴きに行くのであるから正馬を満足させるレベルの講演だったものと思われる。正馬はときには久亥をつれて聴きに行く。まもなく正馬もこの仏教講話会の講師をつとめることになる。

一九〇九年九月二五日〈余も懺悔について講話をなす。〉

これが仏教講話会における講演の最初である。大正時代に入ると「迷信に就て」と題して一〇回にわたる連続講演をおこなう。この講演は一九一六年六月までつづき、一九二八年に刊行される正馬の迷信研究の集大成『迷信と妄想』の基礎をなしたと考えられる。

永松アイは、表向きの関係だけではなく、正馬の家に遊びに来て久亥と琴を合奏したり、正馬に借金を頼んだりする、親しい間柄であった。なによりも、永松は正馬の神経質療法に重要な転機を与えることになるのであるが、それはあらためて触れる。

正一郎の誕生

根岸病院の医長に就任してから以降、正馬の生活に大きな変化はない。高給に恵まれて余裕ができたので、一九一〇年（明治四三年）には父親に五〇〇円送金する。さらに五年後の一九一五年には一〇〇〇円を送っている。孝行息子である。『久亥の思ひ出』に〈余が熊本五高から、明治三十五年十二月、大学卒業後一年、総て九年間に、父から受けた学資金が、二千五百八十七円である〉と書いているから、これでも父から受けたものの半分にすぎないのだが。

一九〇六年に引っ越した蓬莱町の住まいは借家だった。

一九一一年二月七日〈午後、区役所に行き美の村より家屋買受約束成る（四百八十円）。〉
三月二二日〈美濃村に買家約束手付金百円を渡す。〉
四月一三日〈午後、九段登記所に美濃村未亡人と同行し家屋買受登記をなし区役所に届出して帰る。〉

このような経緯でめでたく前の家主から家を買い取った。『久亥の思ひ出』には〈卒業後九年の明治四十四年には、明治三十九年以来、借家して居た今の家を、四千円で買ひ入れた。其金は、父や東京の親戚やから借り集めたものであツた〉と書かれているから、四八〇円はその一部であろう。

なにひとつ足りないもののない生活になったが、正馬と久亥には子供ができなかった。何度か久亥は妊娠したが、初めは死産に終わり、その後流産を経験していた。結婚して一五年、ふたりはまだ三〇代であったが、ほとんど子を持つことを諦めていた。そんな中の一九一一年九月一一日、待望の長男が誕生したのである。待ちに待った子であり、ふたりがどれほど喜んだか想像にあまりある。子供は正馬の長男をあらわす正一郎《しょういちろう》と名づけられた。正一郎の誕生五〇日の祝い（いかの祝い）を終えるとすぐ、正馬は家の改築に取り掛かる。茶の間を建て直した。茶の間だけでなく、温室をつくり鶏小屋を建て直す。夜は大工仕事を手伝うなど、日記から正馬の浮き立つ気持ちが伝わってくる。

正一郎が生まれてから自らの日記とは別に「金太郎の日記」と題する子育て日記をつけはじめる。命名にあたって、はじめ金太郎と名づけたのだ。三歳になる甥が病院を見舞ったとき、赤子を見て「金太郎」と呼んだのが気に入ったからである。その数日後友人の尼子四郎が伝え聞いて、小学校でからかわれて精神的によろしくない、とわざわざ忠告に来てくれた。家族に相談し、正一郎に改めた。

一九一二年四月一二日〈遅く帰る時、常に小児の事気にかかり、帰れば先づ正一の事を問ふ。久亥も親の危篤の時に臨めるよりも子は更に激情を覚ゆといふ。子に対する情は生物以来最も強き愛なり。兼好法師も『徒然草』の内に「子なき人は其心恐ろし」といへるが、子を持たぬ以前余は決して此情を知る能はず。同情する能はず。只人並々に人に対して相当の挨拶もし、子の愛をも認め之に関する意見をも口にしたりしが、今思へば只形式的の人真似なりしなり。余は此子の生れたる時、多くの親しき人々に対する通知に「余も始めて人並のものとなりたり」といひしが、此心を意味するものなりき。〉

後に正馬が書いたものから一子の誕生と子育ての苦労の顛末を引用しよう。

〈余は、分娩は容易な事でないからと考へ、退屈な時に読む本など携へて、午後一時半に再び大学に、産室を見舞ふた。処が、生児の泣声がして居る。隣室の出産かと思ふて、室に入れば、妻は已に分娩を終つた処であつた。看護婦が来て、「男のお子様です」といふ。余は急に咽頭《のど》がグッとつまつて、涙を催し、挨拶する言葉も出なかつた。余は、念の為に、医員に向ひ「赤ん坊の衣類を取り寄せてもよいでしょうか」と問ふた。実は「此子は育ちましようか。死にはしないでしようか」との間接の問である。固より馬鹿げた問である事は、後で自分で、直ちに気のつく事である。

直ちに車夫に命じて、祖母（上京した正馬の母・注）に知らせた。車夫が門から、「坊ちやんです坊ちやんです」と駆け込めば、祖母は其まま飛出して、二町ばかり距たつた親戚の高島（久亥の妹繁野の嫁ぎ先・注）へ駆けて行つて、「出来た出来た」と怒鳴り込むといふ風である。大学へは、直ちに義弟の眞鉏《ますき》（妹磯路の夫・注）君が来り、続いて母・妹・高島の妹・三歳の甥等が来た。予ねて用意してあつた赤木綿の産衣・赤布団などが到着した。

母のみもいかで助けんと思ひしを産声高く男の子なりけり〉

〈前に出来た子は女児で、体重は四千瓦であつたが、此児は、僅に二千十瓦で、若し冬であれば、孵卵器の中でも、生ひ立ちは難かしからうと思はるるものである。〉

〈四月十日（七ケ月）の事、其前から、母が乳腺炎にかかり、発熱して居たが、此日、母が、自分の薬を間違へて、甘汞《かんこう》（塩化水銀・注）〇・五を児に飲ませたため、一時重態になつたけれども、二十日許りで恢復した。此時から、母の乳が不足になつた。然るに唐沢博士から、牛乳の危険を強調されたため種々の困難に陥つた。乳母を得る事がむつかしく、漸く志望者があつて、其血液を検べて、其無毒な事が確かめらるれば、児が其乳に付かないで、乳母は逃げ帰るとか、中々思ふやうにならず。此頃から、近隣の心安い人から、三軒で貰ひ乳をした事が、四ケ月余りつづいた。〉

〈八月二十四日と九月三日とは、暑さが甚しくて、余は、妻と交代して、夜中、団扇であをぎ明した事もある。後で考へれば、ちと常識はづれの事ではある。〉

〈余が、まだ子を持たぬ前には、他所の子が、本などかき散らし、お膳の上など、かき廻すのを見てはうるさく思ひ、なぜ親は、之を知らぬ振りして放任するかと、潜かに考へて居たけれども、今は、之を平然として傍観し、却て之を楽しむ事さへもある。それは、親は、只、其子の健康と、精神発達の状況とを観察して、之を楽しむがためである。〉

〈或時には、余が、晩酌の時に、正一郎が、余の膳先で、大便を漏らして、散乱した事がある。正一は、常に下痢する事が多かつたから、此時の良便を見て、余は却つて、酒の肴になるといつて、打ち興じた事もある。〉

（以上『亡児の思ひ出』より）

待望の嫡男を授かった正馬の、人並みの親馬鹿ぶりに接することができて、微笑しい。

久亥の人柄と日常

正馬の身近に最も長くいたのはいうまでもなく妻の久亥である。正馬の生涯を語るには、久亥がどんな人物で、正馬の日常にどのようにかかわっていたか書いておく必要があるだろう。『久亥の思ひ出』には、幼時から晩年まで久亥の一生が詳細に語られている。死去の直後に書かれたから、欠点にほとんど触れず、いくぶん美化されているがやむをえないであろう。久亥の特徴が明らかな部分を引用する。生前の久亥を描きながら鏡に映った正馬の姿が描かれており、家庭生活を伺うことができる。日記では読めない性質のものである。

大学三年生のときから始めるが、かならずしも時代を追っていない。

〈此当時の吾等の経済は、授業料や書籍代や、臨時費を省いた経常費が、一ケ月十七円五十銭であツた。其内から、二人協力して、毎月成るたけ一円以上の貯金をする事につとめた。〉

〈久亥は、屢々此当時の思ひ出を語り出でて、「自分の生涯で、此時代が最も楽しい時であツた。欲しいものは、何でも買へるやうな身分になり、又家庭に一通りの道具が整ひて後は、却て張合ひがなく、楽しみも少ない」などといツて居た。〉

〈余は土佐の悪い風習として、学生時代から、酒を飲む癖があツた。この狭い家にも、時々数人の友人を呼んで来て、酒を飲んで気焔をあげる事があツた。久亥は様々に料理の工夫をして、イヤな顔も見せず、こころよく人々をもてなした。きりつめた財政であるから、そこに中々の苦心もある。初めに見積りをたてて、酒を買つて来る。若し余ればムダだから、さうはしない。酒飲みは、アトをひく癖があツて、下戸から見れば、誠に不快な事である。酒が足らぬと見ると、お客の目にたたぬやうに、酒の追加を一合買ひに走る。又足らぬ。又酒屋に走る、といふやうな事が多かツた。其時に酒が一合でなく、五勺でも買ふ事が出来れば、便利であらうものを、と考へたとの事である。〉

〈余は我侭で、客も主人も、形式ばらず、自由に好きなやうにするといふ主義で、お世辞などはいはない、といふ処にある。例へば、夫婦喧嘩の最中にお客の来る時など、久亥は、今までの憤懣の感情も取ツてのけたやうに、忽ちに温容になツて愛想よくするが、余はそんな時でも、中々急には、苦虫顔が変らないで、プンプンしてゐるといふ風である。之も或は女と男との相違もあらうけれども、余は又格別の我侭者である。〉

〈すべて倹約といふ事のために、久亥はお客用の料理でも、悉く自分でこしらへた。其為に後年、料理に関する種々の工夫・発明もあり、近来の料理講習などを受けた人達よりも、よく日常実際のこまかい処へ、心が行き届くのであツた。〉

〈ドヂヨウ鍋なども、自分でこしらへた。或時は、ドヂヨウを割く事は、男は女よりも上手だらうと余がいひだしたので、二人で競技をした事がある。五分間に、久亥が十四疋・余が十三疋三分で、余が敗を取ツたのである。〉

〈久亥は、十人・二十人のお客の時でも、飯炊の分量に見積りをたてて、過不足のないやうに、恰度《ちやうど》に炊く事が出来た。之は男女や、老壮や、空腹の如何等により、種々の場合に変化するから、相当にむつかしい事である。こんな風で、久亥が入院患者に対する、飯炊や炊事の指導等も、よく適切に出来たものである。〉

〈久亥は、経済上に関して、多くの人を世話したが、或る看護婦会長の帳簿を監督して、種々の経営上の忠告をしてゐたり、又十幾年か余の家に勤めてゐた婆やに、下宿屋をやらせて、其婆やの金遣ひが早かツたり、貯金をする事をいやがツたりするものを、殆ど強制的に、貯金させたりしてゐた。又女中や従業員やに、皆貯金を奨励して、其貯金帳を預ツてゐたものが、東京と熱海とで、十数冊に及んでゐたのである。

又久亥は親しい人の困窮を見て、之を見捨てる事が出来ず、余に頼んで金を貸すので、余はそれがために損害を受ける事、一寸見積ツて、五六千円にも達するのである。〉

〈余が十四歳、中学入学後は、交際は殆どなかツたけれども、余は母や其他から、何かにつけて、ヒイキ目に、久亥が成績優秀な事を常に聞かされて居たから、それが先入主となツて、余も何となしに、彼の頭のよいものと思ツて居た。彼も又、余の事を身内の者から、過分に優秀なもののやうに聞かされて居たから、常に余に対して、其信用を持ツて居た。然るに余は、結婚後、前に余分に買ひかぶツて居た事の反動として、却て気がかぬもののやうに考へて、物足らぬ事が多かツた。

それが今度、彼の突然の死に遭ツて、初めて彼の淑徳の結果、少しも表面には現はれなかツたけれども、彼に潜んだる偉大なる人格の力があつたといふ事が分ツた。〉

〈久亥の愛読書は、源氏物語であツた。数種類の異本を集めて居た。余はそそツかしくて、こんな本を、ゆツくり玩味して読んで居る事が出来ないで、其の梗概本を通読して間に合はせておくといふ風であるから、久亥は、常に余を「どうしてこんな人情の機微をうがツたものが、面白くないかしらん」といツて、あやしみ且つ物足らなかツたのである。

悪くいへば、虚栄ともいはふか。善くいへば、人生向上の欲望といはふか。つまり相当の人間になるには、タシナミといふものが必要であるといふ考から、人のするほどの事には、何でも手を出した。

生花・礼法・茶の湯・琴・習字等、皆其タシナミとして稽古した。金のない時代の事であるから、知人につき、又はそれからテヅルを求めて、殆ど人並の月謝などを払はずにしまツた。それでも、よく師匠から可愛がられて、特別に親切に教へられたやうである。それは本人が、其事に当りて、忠実に熱心に勉強するからであツたやうである。〉

〈礼法や琴やは、多少有効で女中や家庭見習の娘やで、心ガケのよいものには、誰彼れを選ばず、悦んで之を教へてゐた。琴は初めから、長い年数に亘り、相当進んでも居たやうである。〉

〈謡曲と仕舞とは、最も長い年数に亘り、今日迄もつづけて居た。之も殆ど隠し芸のやうなもので、全く家庭団欒のためには応用せず、余が頼んでも中々やツてくれなかツた。故に余はしばしば不平もこぼせば、悪口もいツた事がある。〉

〈余の家庭に於ては、収支の総計算は、余がシメククリをして、妻には家計の経常費の総予算額と、翌月分に持ち越すべき余分とを加へて渡して置く。そして毎月初めに、前月の決算を、食費・器具・被服・客費・雑費等の細目に分ツて出させ、余の方で総決算をする。妻の決算には、二時間余も要したやうであるが、余は之が三十分間余で出来上がるのである。それで家計の内容は、両人が互に知り合ツて、金の不足の時は、倹約の工夫をし、余る時は共に喜ぶといふ風である。〉

〈世の多くの人は、散歩・旅行・骨董・料理屋遊び等、思ひ思ひの道楽といふものがあるが、余の家庭のママゴトには、こんな道楽気分の多くの要素がはゐツてゐるかも知れない。余の散歩は、或は妻の用事を聞いて、庭箒やヤマト糊などを買ふ事を口実に出かけるのが、一般の人の散歩に相当し、旅行といへば、講演とか何か、仕事をこしらへて行く、とかいふ風に計画する。又料理屋での食事や、芸者を揚げるなどは、余は青年時代からも、其贅沢のために嫌いであツて、それに費やす金を、家庭や女中や村の人やにやれば、僅かの金額で、どれほど有効か分らない。つまり余のこんな気持は「転んでも只では起きぬ」といふ、功利主義から起る事でもあらうか、或は田舎者の質実な気風か、扨は親からの遺伝か、家庭の雰囲気からでもあらうか。これは妻も同様の気風であツて、夫婦互に和合して居たのである。〉

〈余は昔から、子供のやうに、物を買ふ事が好きで、妻は常に余を牽制するの立場にあツた。それで、家具や美術品や台所道具までも、総て余が買ひ入れた。妻の机や鏡台までも、余の好みで買ふた。茶碗や石鹸のやうなものに至るまで、余は妻に頼まれて、買ひ物を口実の散歩に出かけたのである。〉

〈只不思議な事に、余は衣服を買ふといふ事には、少しも興味がない。それで、余の衣服は、妻が適宜に作ツてくれるので、余は自分の衣服に、どんなものが幾枚あるかといふ事を知らない。外出の時は、妻が適当なものを着せてくれる。妻が忙しくて、衣類を出す事の間にあはぬやうな時などは、余は「このままで出かけるよ」などと、ダダツ子をいふ事もあツたり、或は紹羽織のまま、庭木の手入れなどをして、妻にいやがられたりした事もある。

余等二人は、衣類に限らず、凡そ身の贅沢に費やす金は、互に自分には成るたけ倹約して、相手には勧めて買はせるといふ風である。このために妻は、冠婚葬祭の式服さへも、夏冬のものを、完全に揃へては居なかツたのである。老年になツて後には、互に「少しは贅沢もしようぢやないか」といツて、申合せたけれども、昔からの習慣は性となツて、中々思ひきツて買ふ事が出来ず、互に笑ひ合あツた事である。〉

以上の久亥の思い出に説明は不要であろう。

離婚

大原健士郎の『日々是好日』(白揚社)に〈結婚後も夫婦喧嘩が絶えなかった。井上常七や田原あやによると、久亥が実家に帰ったり、離婚話が出たり戸籍上籍を抜いたりしたこともあったという〉と書かれている。正馬も若いときは欠点だらけの人間だったという一例としてあげているのだが、田原あやは正馬の親類で大正時代のおわりから長く住み込みの看護婦として森田家にいた人であり、井上常七は正馬の晩年仕えた身内のような存在だった。ふたりの森田家に関する見聞は今日までもっとも有力な証言としてひとびとに信頼されている。

離婚の危機があったとすればいつなのか。日記で見るかぎり、正馬と久亥の最大の危機は一九二二年の春にあった。前年の末に久亥が高知へ帰郷し、その間に久亥の父親が病気になって看病のため長く東京を留守にしていた間のことである。正馬の母は正馬とともに東京にいた。

一九二一年一二月二三日〈久亥、一昨日、父上病気の由岡崎に通知ありて母上甚しく心配す。久亥は内に通知せずして他人に大事の用を頼むなど非常識なり。〉

一九二二年三月七日〈母上頭痛にて終日床にあり。久亥が秘密に宮崎氏の名前にて家を買ひたる事を知りて、其他久亥の不孝を恨みての事なり。(中略)帰りて後、母上と久亥の事に付きいひ争あり。一時半に至る。〉

三月二一日〈夜は原安民氏の招きにより晩餐を饗され、久亥の事に就き相談す。十二時帰る。〉
三月二六日〈宮崎夫人より久亥が自ら秘密に同夫人の名にて久しき前貯金せりとの事を聞く。〉
四月一一日〈朝思ひ掛けなく突然に久亥帰京す。〉
四月二〇日〈久亥の事に就き母上と共に従来の心得違ひを云ひ聞かせる事あり。二時に至る。〉

妻が夫に内緒で他人名義の口座を作って金を貯め、無断で家を購入するとは大胆なことをしたものである。夫が怒るのは当然であろう。本人の留守中に暴露し、姑《しゅうとめ》がからんでいたから事態は深刻だった。離婚話が持ち上がってもふしぎではない。ところが、実際は正馬はあまり怒ってはいなかったようである。久亥が帰京した夜には性生活が通常にもどったからである。なぜそんなことがわかるかというと、正馬が性生活の記録を克明に日記につけているからである。

野村章恒が『森田正馬評伝』に紹介して性生活が記録された日記としてそのユニークさが広く知られた。記録は一九〇一年（明治三四年）二月からはじまる。一九一七年までは点線で記し、この年の五月からはｂｇ（ドイツ語で性行為を意味するBegattungの略か）に変わり、一九二六年からふたたび点線にもどる。日記が失われた昭和五年以降もつづいていたことだろう。月末には合計回数が記される。つけはじめて数年後には、飲酒の回数が加わる。その後はさらに、病気、宴会、晩酌の回数などが記録されるようになり、年末には年間の集計が行なわれた。たとえば一九〇八年（明治四一年）末の合計は〈「病気」発熱、下痢、感冒、歯痛、足痛、胸痛、十九日間。大酔嘔吐二回、病院休十二日間、宴会八十三回、晩酌二十九回、……八十一〉というぐあいである。記録魔といってよいほどである。おそらくこの長期にわたる記録は、健康のバロメーターとしてなされた。性生活も例外ではなかった。記号化したのは、妻に知られたくなかったのであろう。妻が旅行で留守中の記録もあるからである。ただの几帳面を通り越している。脳の切片を着色して顕微鏡でのぞくような科学者の目が感じられる。

離婚の危機に見えたが、離婚しなかった。
離婚騒動には、姑と嫁の関係がからむこともあろう。一九二三年の日記、郷里に帰省中の出来事である。一月三日〈晩餐後、母上が久亥を悪くいふ事甚しきより、余は此心が常に一家の平和を破るものなる事を説き、母上も一時は甚しく怒りたるも後には打ち解けたり。〉
一月五日〈朝、母上が久亥の手紙につき久亥の心行悪しき事を怨み憤り、嘗て東京にて宮崎未亡人等より聞きたる事など思ひ出して夜も眠らず泣く。之を慰め説諭し漸く心解くるに至る。〉
その一年後実際に離婚したのである。正馬の除籍謄本を見ると〈妻久亥ト協議離婚届出大正拾参年弐月弐拾八日受附〉とあるから確かな事実である。
しかし、離婚届出につづけて〈田村久亥ト婚姻届出昭和六年参月拾六日受附〉とある。戸籍謄本の久亥の項にも〈香美郡夜須村西山千百六拾弐番地戸主昭和六年参月拾弐日森田正馬ト婚姻届出同月拾弐日夜須村長中澤伊勢吉受附同月拾六日送付入籍〉とあるので、ふたりは一九二四年に離婚し、一九三一年に再び婚姻したことが明らかである。
この事実は、日記にまったく触れられていないし、晩年の『我が家の記録』にも『久亥の思ひ出』にも書かれていないことは前述のとおりである。日記に、なにか関連する記述がないか、くりかえし探してみたが徒労におわった。井上と田原の〈戸籍上籍を抜いたこともあった〉という証言は事実だった。正馬にとって不名誉な話だから控えめに話したのであろう。田原と井上が、離婚の理由や離婚と再婚の時期について正確に伝えていないのは、戸籍調べまではしていないからだろうか。夫婦仲が悪かったと見ていたとすると、案外彼らは離婚の真相を知らなかったように思われる。
離婚届を出した後の二人の生活は日記に見る限りなんの変化もないのである。息子の病気をふたりで交代でみたり、一家そろって百貨店へ買い物に行ったりしており、別居するわけでもなく、以前と同様である。離婚の翌年の夏には、家族三人そろって高知へ帰郷し、途中、大阪見物をしている。この離婚していた七年間余はそれ以前に比べて自宅への入院患者が急増しており、久亥の内助の功なしには乗り切れない時期であった。

病弱の息子ひとりで久亥にふたたび妊娠の可能性がないため、後継者の心配をした正馬が他の女性に産ませようと考えたことがある、しかし止めた、との聞き書きを記している人がいる。そのような考えを起すことはありえないではないが、親類の子を養子として迎えることは可能だから後継者問題だけならば久亥と離婚する必要もないであろう。

謎は謎のままにしておくほかはないのであるが、久亥の戸籍に記されている〈香美郡夜須村西山千百六拾弐戸主〉のうちの〈戸主〉が秘密を解く手がかりになりそうに思う。

一九二四年一月三〇日〈九時半夜須父上死〉と、妻の父田村正郷が娘の看病を受けながら亡くなったことが日記に書かれている。離婚したのはこの一ヶ月後で、二月二八日に受け付けられている。

久亥は妹の繁野と二人姉妹であり、男がいないので長女の久亥が田村家の家督を相続した。先祖伝来の田畑や屋敷を失うのは惜しかったからである。そのためには、正馬と離婚して田村家の戸主になる必要があった。実際に別れるつもりはなかったので、経済上の理由からいわば離婚を偽装したのである。このように解釈すれば納得できる。仲が悪くて離婚したのではない。父親が残した土地などから得られる収入を、みすみす失うのはもったいない、とふたりで話し合って決めたのだ。世間体のよくないことだから内密にして、日記その他にも一切書かなかったのである。離婚の偽装は違法行為にあたるかもしれないが、戦前はありふれたことで、とくに地方ではさして問題にならなかったらしい。夫婦仲が悪かったため籍を抜いたという解釈はまちがいであろう。むしろ夫婦関係が磐石だから、このような大胆なことができた。夫婦の気持ちが通じあっていたことの証拠とさえいえるように思う。

田原あやも井上常七も正馬夫婦が結婚してから二五年ないし三〇年後に身近に接したのであり、喧嘩をよくする仲の悪い夫婦に見えたのは無理もない。しかし、口論をするから夫婦仲が悪いとはかならずしもいえない。昭和のはじめころ、神経学会の総会における正馬と東北帝大の丸井清泰との精神分析をめぐる激しい論争は学会の名物といわれた。正馬は、相手がまちがっていると思えば、家庭内でも論陣を張って引き下がらなかった。久亥も勝気だったから、人前もはばからず口論をくりかえす、いささか世間の常識を逸脱した夫婦ができあがった。

『久亥の思ひ出』につぎのように書いている。

〈余の場合は、幼時から互に従兄妹同志であるから、同胞と同様の愛情はあツたけれども、普通にいふ男女の恋愛の情といふものは、余り感じた事がなかツた。それがために余としては、若い間、少なからず物足らぬ感もない事はなかツたが、それよりも却て、親愛の情といふものは、強い底力があるかもしれない。〉〈互に心を知り、心安くて、隔意がないから、若い時には、相当口論をした。しかしそれは、皆単なる我侭ではなく、家のため、双方の身の為を思ふための争ひ事であツて、争ひの後には、却て平和があツた。こんな体験から、余は常に、夫婦の間に、全く争ひのないのは、寧ろ外面的で、真に家のため、身のために思ひ余ツて、互に戒めるといふ感情のない結果であツて、其の争ひ事の間に、却て真の愛があるのではないか、と考へてゐるのである。〉

従兄妹同士で幼時から身近にいた二人が結婚することは今日ほとんど考えられない。若い頃はやはり恋愛感情のないのが物足りなかったのだ。年を経るにつれて、しだいに恋愛結婚の夫婦などにない兄妹のように強固な夫婦となり、その好さを知るようになっていったようである。

正馬の生地野市町に住む森田家一族の人から、田村家についての情報がもたらされた。田村家は、正馬の父方の塩井家とおなじ譲受郷士で、久亥の父正郷は田村元平の二男であった。田村家の家系図の久亥のところにつぎのような書き込みがあるという。〈室の処一時離婚正郷の家名を継ぎ（養女）田村富美を相続指定、再び森田正馬に嫁ぐ〉と。養女の富美については不明で、久亥を最後に田村正郷家は絶えたという。正郷夫妻の墓は田村家の墓地にあったが、その後森田家の墓地内に移され、現在はないとのこと。久亥の妹繁野（家系図では重野）は高島氏に嫁いだが子どもがなかったことが、田村正郷家が絶えた理由でもあるという。田村正郷家の土地は森田家の所有に帰した。

正馬最後の写真かと思われる、病床に横たわる正馬を多くの弟子や看護婦や近親者が取り巻いた写真が知られるが、その最前列中央に美人が写っている。これは、田村正郷の兄田村親吉の曾孫貞子であるという。正馬の病床の世話をするために上京していたのである。

尼子四郎と夏目漱石

森田家の主治医、家庭医は、正馬の同級生の広瀬益三と尼子四郎であった。正一郎の生れた後久亥は乳腺炎に罹り、正馬もしばしば下痢や腹痛をおこし、腸カタルや風邪あるいは扁桃腺炎で発熱し、伏って勤めを休むことがすくなくなかった。正一郎も生来虚弱であり、幼時から病気がちであった。正馬は広瀬と尼子を頼りにし、しばしば往診してもらった。とくに正一郎誕生以後は、小児科を得意とした尼子に頼ることが多かった。

広瀬は正馬と医学部の学友であり、正馬は彼の内科医としての能力を高く評価し、後に肺結核が顕著になってからはとくにその診断を信頼していた。郷里に滞在中に悪性の腸カタルで数ヶ月の療養を余儀なくされたときには、東京の広瀬に手紙による診断をあおぎ、広瀬の忠告にしたがって療養につとめた。正馬が入院治療を自宅で始めてからは、患者にまず広瀬の診断を受けさせた。大学卒業後の広瀬と正馬は、医者と患者の関係のようであった。広瀬について『久亥の思ひ出』につぎのように記している。

〈余の同期卒業に、広瀬といふ人がある。内科であつて、余の主治医でもあるが、医術の実地の技能は、非常に優れて、得がたきものである。しかし、開業もせず、独り静かに、自宅で診療の需めに応じて居る。余が同君に対して、助手を置くとか、書き残すとか勧むれば、「一般の事は、成書で解るし、技術のコツは、教へても解らせる事は出来ない」とかいつてすましてゐる。余は常に、診断の困難な内科の患者がある毎に、余の弟子を広瀬君の処へやつて、其診断のコツを会得する事を心がけるやうにしむけてゐる。この広瀬君も、自分の技能の恒産を、後継者に残したくない人の組に属するのである。〉

一方、尼子四郎は少々変わった経歴の持ち主である。正馬とは公私ともにさまざまな関係をもった。斉藤晴恵（鶴見大学文学部）の『尼子四郎と夏目漱石』によってその経歴を見よう。尼子四郎は一八六五年（慶応元年）広島県の代々庄屋をつとめる家に生まれた（一九三〇年没）。富士川游と同年の生まれである。広島の開成社で漢学や英語を学び、政治家を志していたが、恩師から医師になることを勧められて広島県病院付属医学校に入学する（卒業時は広島医学校と改称）。ここで生涯の友富士川游と出会い、一八八七年ともに卒業する。上京して順天堂医院などで修業した後さらに勉強のため東京帝国大学医科大学選科に入学し、青山内科、ベルツ教室などで学ぶが、腸チフスのために中退を余儀なくされる。郷里に帰って療養につとめるうち結婚、父の死に遭ったのち、初めは生地に、やがて山口県下松に医院を開業する。医院は盛況であったが、一八九四年に腰椎カリエスのため医院を閉鎖のやむなきにいたり、親友の富士川を頼ってふたたび上京する。富士川の家に同居していた内国生命保険の保険医の紹介で同社の診察医となる。

一八九六年、呉秀三、富士川游、三宅良一らとともに芸備医学会を創立する。広島医学会の前身である。その後会長の呉はじめ幹部が欧州留学のため留守になり、尼子が学会の機関誌『芸備医学』（『広島医学』の前身）の編集はじめ、学会活動の責任を負うことになる。

一九〇三年、内国生命保険会社を退職して谷中に尼子医院を開業し、間もなく千駄木に移転する。同年、尼子は個人事業として『医学中央雑誌』を創刊する。この『医中誌』の編集方針は、抄録誌、網羅主義、分担抄録、速報性、科目別分類、海外原著論文紹介、その他（学会記事、新薬紹介、医療機器紹介、新刊図書など）

である。創刊号は、収載誌六四誌、収載文献一八八六件である。月刊で毎号一〇〇頁以上とした。『医中誌』は四郎の死後、長男で日本の老人医学の開拓者といわれる尼子冨士郎によって継承され、戦後は個人事業から株式会社となり、冨士郎の死後は任意団体を経て特定非営利活動法人（ＮＰＯ法人）医学中央雑誌刊行会として現在も存続している。今世紀に入ってからは冊子体の刊行をやめ電子版での刊行となった。創刊時の速報性という編集方針が今日に生きている。医中誌のホームページによれば、医学・薬学・歯学および看護・獣医学などの医学関連領域の内外の約五〇〇〇誌（累計）の定期刊行物から年間三〇万件以上の文献情報が採録されており、約七五〇万件の内外の論文情報が検索できるという。医学研究や論文執筆に欠かせないものになっている。尼子四郎のわが国医学界の発展への貢献は小さくないのである。

尼子は、自宅での診療、芸備医学会の運営、『医中誌』の刊行と多忙な仕事のかたわら、呉秀三の勧めにより一九〇四年臨床精神医学の研究のため巣鴨病院の精神病科医局に入る。森田正馬に一年遅れての入局である。このときから正馬は、自分より九歳も年長の後輩にたいして「尼子君」と君付けで呼び、親しくする。一九〇六年に正馬が引っ越した蓬莱町の家から、尼子医院までは大観音横丁をまっすぐ南へ四〇〇メートルほどであったから、転居以来ますます親しくなり、往診を頼むようになる。『医中誌』の抄録や論文の相談のために会い、酒を酌み交わしあるいは囲碁の敵として、繁く行き来した。一九一二年五月二日の日記に〈病院を休む。正一の相談のため尼子君を訪う事四回に及ぶ〉とあるのは、ふたりの近さを如実に物語っている。正馬はしばしば『医中誌』のために抄録を書いたばかりでなく、一九〇八年に医学中央雑誌精神神経病学欄主幹を引き受けたのも、このようなふたりの関係からであった。

尼子四郎には夏目漱石との縁があった。尼子医院が谷中から千駄木町五〇番地に移転してまもない一九〇三年三月に、漱石が英国留学から帰国して千駄木町五七番地（現在の文京区向丘二―二〇―七）に借家住まいする。秦郁彦著『漱石文学のモデルたち』（中公文庫）によれば、尼子医院は漱石の家から北へ五〇メートルほどのところにあった。当時漱石は尼子より二歳下の三六歳である。漱石は第一高等学校と帝国大学英文科の講師をつとめながら、ここで『吾輩は猫である』を執筆する。漱石は一九〇六年末に本郷西片町へ転居するから住んだのは四年足らずであったが、『猫』の家として知られている。この家は漱石と第一高等中学から大学、大学院まで寄宿舎もいっしょだった歴史学者の斉藤阿具の持ち家だったが、それと知らずに通りがかりに見つけて借りたという。漱石よりも十年あまり前に、一八九〇年から一年数ヶ月、森鴎外も最初の妻と別れたのち二人の弟とともに新築間もないこの家を借りて住んでいた。由緒あるその建物はいま明治村に移築保存されているが、住居跡は現在文京区指定の史跡となり、川端康成の筆になる「夏目漱石旧居跡」の碑が立っている。石碑の上に猫の銅像が鎮座しているのはほほえましい。川端康成も同じ千駄木に住んだことがあるから、その縁で筆を執ったものだろう。

尼子四郎は、『吾輩は猫である』に登場する「甘木医学士」「甘木先生」のモデルであることが、近年ようやく知られるようになった。近年知られるようになったというのは、主要人物でなかったため、漱石研究者が熱心に調べていなかったからにすぎない。尼子自身が大正六年の『新小説』臨時号に漱石との関係を語っている。話題が森田正馬からすこし離れるが、興味深いので『近代作家追悼文集5』(ゆまに書房)から一部を引用しよう。

〈漱石さんにはお弟子その他若い方々の交際も多かつたが、私などのやうな全く方面の異つた年寄り仲間とも呑気な交際をされた。あの『猫』を書いて居た三十五六年頃は千駄木五十七番地のつい私の家の近くに居たものだから、互ひに懇意にして話しなどに行つたりしたが、私などが漱石さんのところへ行くのは、何もこれと言つて話しの種があつて行くのでなく、ただ呑気に遊びに行くだけであるのだから、長い間繁々と行つて居たので、これと言つて纏まつて思ひ浮ぶやうなことはない。

千駄木に居たころから胃の方が悪いと言つて、私なども診たこともあつたが、それよりは私の注意を惹いたのは、漱石さんの心理上に於ける医学上の面白い現象であつた。言はば一種病的な現象なのである。尤もそれが漱石さんの芸術の上に現はれて居るとは思はない。しかし私は断えずそれから目を離さなかつたし、それに就いて面白い話もある。漱石さんの紹介で懇意になつた寺田寅彦氏などもこの心理上の現象は認めて居て、時々私と語り合ふのであるが、今その現象について細かい説明をすることは、ある事情の為いささかはばかるところがある。

まあ私などの見た漱石さんは、いつも怒つたこともなく、不機嫌なこともなく、微笑をつねにたたへた人で、こちらが天真爛漫で行けばあの人ほど行きよいところは無かつた。（中略）私のことは『猫』の中に、甘木医師として書いてあるさうだ。あの時分千駄木の家に黒い大きな猫がのそりのそりと歩いて居たが、ある時私が、これがさうですか、と尋ねると漱石さんは微笑をうかべて、これぢや無い、と云つて居た。〉

尼子と漱石の気の置けない関係が充分に推察できる。尼子を相手にしたときの漱石は、われわれ読者がもつ気難しそうな印象とは大分違う。

尼子の長男冨士郎は中学受験に英語の試験があったため、速成に漱石から英語の個人教授を受け、無事合格したという。一方、冨士郎の出来が悪いと漱石から四郎に伝えられて大変弱った、という逸話も残っている。いずれも冨士郎から聞いたという友人・知人の証言である（『医中誌』ホームページによる）。

尼子四郎は夏目家の家庭医であり、しばしば往診したことは、『猫』に描かれたとおりだったことが漱石夫人夏目鏡子の『漱石の思い出』から知られる。漱石には女児四人がいたので、往診を受け薬を貰いに行くという行き来が多かった。尼子は漱石の胃病の診察をしており、漱石の神経衰弱についても夫人から相談を受けて診察し、師の呉秀三教授を紹介している。漱石の病状について、鏡子夫人は呉から精神病の一種という診断と、一生治りきることがないと説明を受けたと語っている。それ以上細かいことはわからない。尼子も精神病の一種と判断したらしいが証言を遺していない。医師としての守秘義務に従ったのであろう。

漱石の症状が「鬱病型」か「分裂病型」か、あるいはまた「混合型」かでいまだに専門家の間で意見が分かれているようだが、鏡子夫人の証言くらいしか直接の手がかりがないから仕方がないかもしれない。幻覚、幻聴、妄想があり、家庭内では奇妙な言動がくりかえされたことは確からしい。漱石の精神状態は千駄木時代がもっとも悪かったようである。

漱石の病的な心理を分裂病型とする精神分析の土居健郎は、漱石の小説を精細に分析した『漱石文学における「甘え」の研究』（角川文庫）という魅力的な本を書いている。その終章の一部を引用する。

〈彼が数多くの小説の中で試みたことは結局自己分析であったといって過言ではないようにおもわれる。〉

〈漱石がフロイドの思想の影響を直接受けたということは考えにくいが、であるとすると尚更漱石が小説によってなしとげた自己洞察はフロイドに匹敵するほど偉大であるといわねばならないであろう。〉

〈フロイドの仕事の方が学問的には実りが多かったのであるが、自己洞察の深さとその普遍的意義という点では、漱石の方がフロイドに勝るとも劣らないのではないかと私はひそかに確信しているのである。〉

〈漱石は自己分析によって治癒に至った稀有な例であるといわなければならないのである。〉

漱石のむすこ夏目伸六が〈臨終の父にとっても、「則天去私」の悲願は、まだまだ容易に手の届かぬ、遥か遠い彼方の道標にしか過ぎなかった筈である〉（『父・夏目漱石』文芸春秋新社）といっているから、土居の説は、「病気」そのものを否定しようとする漱石門下生の小宮豊隆の漱石伝と同様やや理想化されているように思われるが、確かに小説（『吾輩は猫である』）を書き始めたころから改善したことは、鏡子夫人の回想によっても確かのようである。

正馬も晩年の著書『健康と変質と精神異常』（『森田正馬全集』第三巻）で漱石の病気について触れている。

〈漱石は屢々被害妄想の時期があり、妄覚をも伴ツたやうな風で、一、二の専門大家が、之を早発性痴呆（統合失調症・注）と診断した事もあツた。其妄想の状態は、殆んど定期的に、数ケ月或は半年許りもつづき、又平常に復するといふ風であツた。其非常に悪かツた時でも、大学の講義や著述には勉強で、少しも怠慢のやうな事はなかツた。之を余は、乖離性変質者が、其環境と機会との関係から、早発性痴呆様症状を起すものであるといふ憶説を立てて、後日の研究に待ちたいと思ふのである。〉

正馬は乖離性素質と見ていた。天才に多いとされるタイプである。文中の「大家」のひとりは呉のことであろう。尼子から漱石の症状と診断について、専門家同士の会話として聞いていたのではないか。

正馬と漱石が近くに住んだのは三年ほどだけれども、尼子四郎を介して知り合う機会もなかった。熊本の高等学校でも縁がなかったふたりは、ここでもすれ違いに終った。漱石が精神科医を信用していなかったから、尼子も紹介する気持ちにならなかったのかもしれない。

川崎安と雅号「形外」

『我が家の記録』一九〇五年九月のところに〈此月より毎月『人体の形相』を『日本美術』に連載す。余は従来、是空と号したりしが、日本美術、原氏の案により形外と改めたり〉とある。

『日本美術』はもと日本美術院（現在も「院展」の名で知られる）の機関誌だったものを川崎安が譲り受けて編集し、この年から一〇年間続いた美術雑誌である。原氏としてあるのは川崎安が後に故あって医師原老柳の家を襲《つ》ぎ原安民と改名したからである。川崎安は東京美術学校に学んだ鋳金家であり、東京帝国大学解剖学教室で人体解剖図を製作したという。正岡子規門下の歌人であり、俳句も好くした。子規の死後その石膏製掛け額半身像を作っている。それを手に入れた夏目漱石が〈病中は成程こんな顔であった。御蔭で故人と再会する様な気がします。初時雨故人の像を拝しけり〉と贈ってくれた友人へ礼状を書いている。まことに多才のひとで、正馬はデッサンを学びにおなじ駒込にあった川崎の家へ通っている。その川崎が編集を始めた雑誌の最初の号に頼まれて書いたのが『人体の形相《ぎょうそう》』である。六回の連載であった。一回目は人体骨格図を示すほか

「はしがき」として、形とは何かという認識論的な総論をのべている。

〈思ふに無形とは精神、而かも我の精神即ち主観なるものの他に非ずして、我以外のものは我に対して皆有形のものなり、然らざれば我は之を知覚、認識するに一の対象なければなり。且つ我そのものさへも、形即ち五官に触るるもの、いひかふれば外界の万象を除きて之を認むること能はず、猶鏡に照して初めて我顔を認識するを得るが如し。我といふ観念は外界を認識し、我と外界との区別を明にするによりて初めて生ぜるものにして、外界ありて初めて我あるを得べし。〉

〈吾人は主観によりて他の形を観、以て其精神の一部を認むるを得べく、外界と我との関係は、恰も紙の表裡に於けるが如く密なるものにして、有形を中心として我を認め、且つ他の精神を知るを得べきなり。〉

〈余の尊敬する当代の画伯、雅邦翁の曰く「画の真形は形に非ずして其神にあり、神ありて而して後、形動く、物、我、相会し、心、筆、一致し、余情の紙外に溢るる所以なり、若し夫れ形相を追ひ、筆墨を事とせば、唯に斧痕の鑿々《さくさく》たるを見るのみ、本を忘れ末を求む、猶水月を捉ふるが如し、仮令能く之を手にし得るも、終に空影たるを免れず、云々。〉

〈雅邦翁は「画の真形は形にあらずして、其神にあり」といへり、神とは何ぞ、象の真髄なり、有形の中心なり、有形を極め象に達し、初めて後に得らるべきものなり、……。〉

一回目は美学を論じてやや特殊であるが、二回目以降は、「眼は如何に物を見るか」「色とは何か」「眼の余論」「人体の外形異点」「活動せる人体の姿勢」と、眼、頭骨、骨格など人体の構造や機能について、男女、幼老、人種による相違に触れながら解剖学的、心理学的な解説を行なっている。美術学校で必須の解剖学の講義を思わせる。六回で終わったが、堂々たる「はしがき」から見て一冊の本にするくらい長い連載をかんがえていたのではないだろうか。読んでみると終わりかたがやや唐突な感じがする。

『森田正馬全集』第六巻を見ると、この『人体の形相』は明治三八年九月発行の『日本美術』第八〇号から同三九年三月発行の第八五号まで連載された。中川四郎の解説によると、第一回の署名は医学士森田正馬、第二回是空、第三回は森田是空、第四回以降は森田形外であるという。川崎から「形外」の雅号を贈られたのは第四回目の発行前ということになる。残された自筆年譜には〈明治三十八年（三十二才）十二月　従来（中学時代から）是空と号したりしが原氏の撰により形外と改む〉と記している。十二月というのは、第四回目の発行が一月であるから原稿を渡したころと考えられる。

連載記事の題名『人体の形相』からして、形外は内容に関係がありそうである。第四回「眼の余論」の終わり近くに〈今美術品に就て形相の外に精神を認むることあらば、正に其一部分の要素として此感情を強く発揮せる所に非ざるなからむか〉という一文がある。外界と主観、形と形でないものを論じた「はしがき」から、「形外」の号との関係を予想させたが、正にそのままの「形相の外」という正馬自身のことばがここに書かれている。川崎はこれを読んで、正馬に雅号を提案したのかもしれない。

いや、はたしてそうなのであろうか。学者や文人の雅号は中国の古典からの引用が主流である。自ら名乗る場合は雅号のつけ方に法則はないが、ひとに贈る場合はとくに古典の成語をもとにした有難味が必要であろう。川崎は正馬が一目置く教養人である。「形外」には正馬を喜ばせるような典拠があったはずである。以下「形外」の出典について私見を述べてみたい。

北京の故宮博物院その他に王羲之の『蘭亭序』という書道史上の最高峰とされる名品が秘蔵されている。真筆は伝わらず種々の模本があるが、名手による原本の臨模あるいは精確なしきうつし本は模写にもかかわらず王羲之の神技を味わえるものとして、中国では国宝中の国宝とされている。わが国の書道界でも神格化されていることはいうまでもない。正しくは『蘭亭集序』といわれるこの一文は、晋の穆《ぼく》帝の永和九年（三五三年）三月三日に謝安ほか当時の名士四一人が会稽郡山陰県の蘭亭に集まって、禊《みそぎ》や祓《はらい》いののち曲水に觴《さかづき》をうかべて酒を楽しみながら詩を賦《ふ》した、その詩集に王羲之が序をつけたものである。読み下せば〈永和九年、歳《とし》癸丑《きちゅう》に在り。暮春の初め、会稽《かいけい》山陰の蘭亭に会す。禊事《けいじ》を修むるなり〉で始まる二八行三二四文字である。

その中ほどにつぎの件《くだり》がある。

〈夫人之相與俯仰一世。或取諸懐抱。悟言一室之内。或因寄所託、放浪形骸之外〉というものである。さいごの「形骸之外」が「形外」の典拠と考える。読み下し文と解釈は以下のとおりである。〈夫れ人の相與《あいとも》に一世に俯仰《ふぎょう》するや、或は諸《これ》を懐抱《かいほう》に取りて、一室の内に悟言《ごげん》し、或は託する所に因寄《いんき》して、形骸の外《ほか》に放浪す。〉意味はつぎのとおりである。

〈一帯人がこの世に互に天を仰ぎ地に伏して起居生活している場合に、ある人は平素蓄えて、胸に抱く識見を取り用いて、友と一室の中で向いあって語り合うこともあろうし、またある人は自分の心身をあずけている所の、自己の好む生き方に身をまかせて、心は肉体の束縛を超えて自由にさまよう、自適の生活をすることもあろう。〉（星川清孝著『新釈漢文大系一六・古文真宝（後編）』明治書院）

書聖と謳われる人の代表作を出典とするのは、いかにも書家のものであり美術雑誌の編集者らしい。自己の好む生き方に身を任せて自由にさまよう、というのは正馬の雅号として恰好の言葉ではないか。

正馬は川崎（原）についてつぎのように思い出を書いている。

〈余の懇意の人の内に、今は故人となつた原といふ人があつた。もと美術学校出で、後年、美術鋳物工場を経営したが、死後に恒産を残す事が出来なかつた。此人は、余が「萬屋《よろづや》博士」と渾名《あだな》したやうに、読書家で何事にも通じて居た。故事や歴史や其他何でも、余は此人の処へ尋ねに行つて、非常に便利であつた。しかし此人も、自分の知識の頭の蔵庫を、自ら灰燼にする事を惜まなかつた人で、能書家であつたけれども、其書も幾らも残らず、俳句の宗匠にもなつたけれども、其俳句も僅かしか残つて居ない。〉（『久亥の思ひ出』）

川崎（原）は読書家で故事や歴史に通じ、おまけに能書家であったという。それならば行書の最高の手本として古来珍重されてきた『蘭亭序』は知悉していたはずであり、稽古のために臨書したにちがいないし、文章を記憶していてもおかしくはない。雅号は自ら考案する例が多いが、正馬が川崎の教養を高く買っており、選提された「形外」が気に入ったのであろう。

このほかにも「形外」の出典の候補として、諸橋轍次著『大漢和辞典』の「形骸之外」の項にある『荘子』の「内篇」や『大学』の言葉があげられるが、いずれも孔子を批判したり、聖人を自称するような表現だったりするなど、雅号にふさわしくないのである。他に出典がありえないなどと言うつもりはまったくないが、『蘭亭序』が出典である蓋然性が高いように思われる。

さて、なぜ正馬は雅号について説明しなかったのか、慈恵医大や形外会に大勢いた門下たちが誰も意味や出典を伝えていないのはふしぎである。正馬自身は典拠の意味はそれとして、身なりを構わず世辞も言わない、外相より実質を重んじる自らの生き方に相応の雅号と受け止めたのではなかろうか。典拠を説明すれば外装を飾ることになると考えたのではないか。周囲が訊ねなかったのは、本人に訊ねるまでもなくその人柄に似つかわしい雅号だと納得してしまったからであろう。川崎安は、雅俗二重の意味合いをはじめから考慮していたように思われてならない。

川崎安の著書に『人体美論』（一九〇八年）『人体画法』（一九一二年、ともに隆文館）がある。前者は、わが国には人体美を論じた本がないとして、女性の裸体美を美の基準とした西洋美術の思想を紹介し、〈理想的西洋裸体美人〉を示してそれに〈理想的東洋服装美人〉を対比し、日本人の美的趣味を論じた独自の人体美研究の書であった。西洋女性のヌード写真を掲載したために発禁処分を受けた。時代を先取りした美術観を持っていた人のようである。

香取秀真

ところで、おそらく川崎を介して、正馬はひとりの優れた鋳金作家を知った。香取秀真《かとりほづま》である。川崎より三年若く、正馬と同年生れである。一九〇〇年のパリ万博で銀賞牌を受けるなどの活躍をしたほか、金工史の研究者としても四〇冊を超える著書があり、東京美術学校教授として多くの俊秀を輩出した。作品は香炉、花瓶、釜、梵鐘、置物など古典的なものが多いが、伝統的な技術に近代的な感覚を取り入れてわが国の金属工芸を格調の高いものに押し上げた。金工ばかりでなく日本の工芸界への永年の貢献により一九五三年、文化勲章が贈られた。香取は一方で、川崎と同様、正岡子規門下の根岸短歌会に属してアララギ派歌人として活躍し、歌会始の召人《めしうど》にもなっている。芥川龍之介が隣に住むようになって家族ぐるみの付き合いだった。龍之介は随筆「田端人」に書いている。

〈香取先生は通称「お隣の先生」なり。先生の鋳金家にして、根岸派の歌よみたることは断る必要もあらざるべし。僕は先生の隣に住みたる為、形の美しさを学びたり。勿論学んで悉《つく》したりとは言はず。且又先生に学ぶ所はまだ沢山あるやうなれば、何ごとも僕に盗めるだけは盗み置かん心がまへなり。(中略) 時には叔父を一人持ちたる気になり、甘つたれることもなきにあらず。〉

近藤富枝の『田端文士村』(中公文庫)に、ある年の正月に秀真と龍之介が隣同士で交わした歌が引かれている。秀真が届けた歌〈ひとり酌みて酔ひていねつつ酒のみのきみならぬをばかこつ雨かな〉これにたいする龍之介の返歌〈一杯の酒ものまねど夜語りのあとはうつべしわれをよばさね〉から、二人の心が通い合っていたことがわかる。

正馬の家から香取家までは一本道を徒歩で一五分ほどのところであり、根岸病院や女子体操学校からも遠くなかったから、勤めの帰路にしばしば立ち寄った。一九〇九年九月には、一週間のうちに四回も訪ねた。呉教授への贈り物をはじめ記念品としてなんども秀真の作品を買い上げている。正馬の生活を豊かに彩る人物の一人であった。

根岸病院での活動、その後

一九〇六年（明治三九年）一一月三〇日付けで大学助手を辞職し、一二月一日に根岸病院へ初出勤した。この日をもって正馬は、公式には巣鴨病院ならびに大学の精神病学教室を一応離籍したが、副手を志願してその後もしばらく巣鴨病院へ行って研究生活をつづけていた。

巣鴨病院で麻痺痴呆患者の知覚測定の研究をし、その結果を「両脚触覚計の診断的価値に就て」の題で一九〇七年の神経学会総会で発表している。この知覚計を正馬はみずから工夫して作ったらしい。他の医師に貸与したことが日記に見える。正馬は巣鴨病院でも慈恵医学校の臨床講義をしており、解剖のほか頭蓋容積の測定法の研究もしている。一九〇七年に巣鴨病院で臨床討論会が始まるとまめに出席する。集談会と呼ばれるようになる研究会である。同年一〇月には巣鴨の雑誌整理及び精神病に関する索引をつくる委員となっているから、義務がなくなったわけではない。

一九〇八年夏には久しぶりに巣鴨へ通い、脳の連続切片の研究に没頭している。一九〇九年七月一五日の日記に〈巣鴨病院創立三十年祝賀会に招待さる〉と外部の者のように書いている。毎月の集談会や臨床講義、さまざまな学会・研究会があるときには行くが、就任から二年たった本業の根岸病院医長の責任が重くなり、午前だけの勤務ではすまなくなっていたから、自然に遠のいていったのであろう。日記によると、翌一〇年は九月から一〇月にかけてワッセルマン氏反応の実験のため午後だけ一〇日間ほど巣鴨の研究室に通っている。ワッセルマン氏反応は梅毒の血清診断法として開発されたばかりであった。当時最も恐れられた精神病のひとつが進行麻痺であり、梅毒の感染者に発症した。梅毒の病原菌スピロヘータが野口英世によって発見され原因が確定するのが一九一三年、ワグナー・ヤウレッグのマラリア発熱療法が発見されるのが一九一七年であるから、進行麻痺の研究はまだ手探りの時代だった。これが正馬の巣鴨における研究らしい研究の最後である。精神病学から精神療法へと研究の軸足が移りつつあったのではないかと思う。正馬の安定した日常にも、ゆるやかだがいくぶんかの変化があったのである。

このころの正馬の風貌を伝える文章がある。後輩の下田光造が正馬を追悼して書いたものである（『形外先生言行録』中の「森田博士の追憶」）

〈森田博士は東大精神科（巣鴨病院）医局の大先輩であり、自分等が入局した明治四十四年頃には、すでに当時の慈恵医専、今の慈恵医大の教授であり、根岸病院の医長であったから、教室にたまに本を読みにこられるのと、精神科談話会に出演されるので知っているくらいなものであった。そのころは催眠術の研究を主にやっておられた様である。談話会では催眠術に関することや、夢の研究などを演説しておられた。所説は奇抜で独断的であったが、少しも厭味がなかった。座談も理屈っぽく、曖昧が嫌いで、直ぐ揚げ足を取ったり、非協調的であったが、邪気衒気がないので、誰も不快に思わぬという得な人であった。これには博士の風貌態度が大いにあずかっていたようである。以前から痩身で血色は悪く、いつも枯れ木の如く寒そうであったが、眼光は柔らかであった。超然としていてしかも気取ることなく、演説の時は古風な羊羹色のフロックのチョッキのポケットに下足札をはさんで、すました顔をして悠然と話された。でっぷり肥えた呉先生や、清楚な三宅助教授とよい対照であった。〉

一九〇九年頃から、根岸病院の運営に熱意がこもってくる。二月には、病床日誌の整理を毎日つづけ、手伝いを使いつつ八日間かけて仕上げる。四月には患者名簿を作成する。助手がいないので何事もひとりでやると書いている。五月には病院のために統計用紙二千枚を作るが、院長の許可が得られないため自分で費用を負担している。九月には病院で慰楽会を催す。患者の芝居や太神楽の余興を患者やその家族とともに楽しんだのである。巣鴨病院の医局のひとびとや友人も招いてもいる。医長就任以来はじめての開催だから、正馬の意思で始めたものらしい。賑やかな事が好きな正馬らしい発想といえよう。

一〇月には病院の医師たちに昼食後の時間を使ってドイツ語の教授を始める。医学専門学校出身の医師たちには充分な語学力がない人もいたのであろう。医師としてドイツ語の文献くらい読めるようになるべきだと考えたのではないか。

翌一九一〇年の七月には看護講習を始める。はじめは根岸病院看護婦の有志を対象にした。その一年後には外部の希望者を加えて規模を拡大した看護法講習会を立ち上げ、年末には看護講習試験を実施している。合格者には何らかの資格となったのであろう。一一年一〇月には『根岸病院看護法』を出版する。一〇月一〇日の日記に〈午後巣鴨に廻り根岸病院看護法出版を寄贈す〉とある。わざわざ寄贈に出向いたのであるから正馬の自信のほどがうかがえる。

ドイツ語教授といい頻繁に行なった看護法講義といい、正馬の教育に対する熱意が感じられる。一一年には松村院長が東京府議会議員に当選したから、いよいよ病院の運営は正馬の双肩に負わされるようになった。一一年から巣鴨へはあまり行かなくなり、一二年には根岸病院での終日勤務が増えており、実験なども根岸でおこなうようになる。

一九一〇年八月には、医長就任以来二度目の水害にあう。病院へ行く途中で乗っていた自転車を預け、ズボンをまくりあげて駆けつける。水が臍に達していて、患者を二階へ移動させるなど泊り込みで対応する。数日して水が引いた後も清掃や患者の収容に追われる。清掃にあたって院長と対立する。〈院長が余のなせる事を無視して無遠慮に命令するため余も憤慨して衝突したり。〉病院の運営を正馬が負う体制になっていたことの現れであろう。

一九一二年三月二五日の日記に〈毎日、麻痺痴呆瞳孔に関する調査に忙し〉とある。麻痺性痴呆の早期診断に興味を持ち、根岸病院医長になったころに始めた臨床研究のひとつである。一〇年の日本医学会総会で「麻痺性痴呆ノ初期の診断ニ就テ」と題して演説している。診断法の研究をさらに発展させ、瞳孔障碍が有力な診断法であることを発見して一九一三年の学会で「麻痺性痴呆ノ瞳孔障碍ニ就テ」の新知見を報告した。翌年二月『医学中央雑誌』に同題で発表された、正馬の精神病学研究のうえで重要な研究のひとつである。一九二三年に学位請求論文として『神経質ノ本態及ビ療法』を呈出した際、この論文を副論文として添付した。

慈恵医学校の臨床講義は、正馬が教授になってからもしばらくは呉教授が巣鴨病院でおこなっていたが、まもなく正馬に任されるようになり、正馬はそれを根岸病院でおこなうようになる。慈恵ばかりでなく、正馬が教授就任を断った千葉医学専門学校の生徒のための臨床講義をも、巣鴨で後輩だった松本高三郎教授の依頼により根岸でおこなう。千葉には精神病学の教育用病院が無かったためである。千葉の生徒たちは教授に伴われて泊りがけで東京に講義を受けに来た。正馬は講義だけでなく、ときには生徒の招待を受けて宴会にも出席し、生徒たちを激励した。

明治から大正にかけて正馬がかかわっていた学会・研究会には次のようなものがある。

日本神経学会・心理学会・児童研究会・奨進医会・芸備医学会・成医会・国家医学会・本郷医師会・下谷医師会・医師協会・法医学会・犯罪学会・精神病科談話会・巣鴨病院集談会・人性学会・心象学会など、年一度のものから毎月開催のものまでさまざまである。心象学会とは、心象会のこと、平井金三、松村介石らの心霊的現象研究会のことである。この会で、火渡りや探湯術を見、自ら熱湯に手を入れて軽いやけどを負っている。西洋人による読心術をこの会が催したとき、売名行為を助けるものとして厳しく批判している。上記の学会のうちいくつかで評議員や幹事をつとめてもいる。このほかにいくつもの同窓会や県人会、毎月の永松看護会の仏教講話会や友人知人先輩後輩の海外留学の歓送会、歓迎会、帰朝報告会など、出席する会合はおびただしい数にのぼった。

神経質理論の転機

最晩年の著書『健康と変質と精神異常』(一九三六年、人文書院)に、一九〇八年に『医海時報』に書いた論文を引き、〈余の変質者に対する着眼点は、「偏執狂は、変質性の気質から発展したものである」といツた事から端を発してゐる。〉と書いている（第七「余の変質者の分類」）。

好訴症の患者二名について症状を詳細に述べたうえで偏執狂の診断を提示して学界の意見を求めた論文である。その中で〈偏執狂の経過は、長年月の間、其妄想を維持して、其妄想以外は、精神活動全く常人と異ならず〉とし、クレペリンが病的人格のうちに仮性好訴狂と名づけたものと区別したいとした。偏執狂は変質性の気質から発展したもので、妄想という一点を除いて常人と変わらないという視点が、その後十年を要するが神経質を「変質」の中に位置づける手がかりとなるのである。門下の古閑義之が〈先生の研究の第一は、精神変質者の分類である。これはいろいろな精神病理の、非常に大事な根幹をなしているものである。第二は神経質学説とその療法の確立〉（『森田正馬全集』第三巻月報）と言っているように、神経質理論の基礎をなす変質分類の契機となった論文と認められる。

この着想を得た後、正馬の脳裏に自らの病気の体験が想起されたはずである。頭痛・心悸亢進発作・神経痛・脚気等々、長年悩まされた症状はひとつの原因、自らの気質から発展したものであること。この一点を除いて常人と変わらない自分の病態は変質として捉えれば理解しやすいことに気づいたはずである。そして、『大乗起信論』の「真如の月」の喩えも思いあわせたであろう。数年前にすべての神経質症状が消えたのは、月を隠す雲を取り払おうとしなくなってからであると。症状を起しやすい性質を持つのが自分であることを自覚したとき、雲は消えていたことも。症状とひとつになることによって症状が症状でなくなる、これが解脱であることを、この着想の後はっきり悟ったと思われる。

正馬の前に道ができたのである。むろん先まで見通せる道ではないが、この細道を進めば広い道に出ることができると直感したのである。学説として理論構成し世に問うにはまだ長い道のりがのこされていたのであるが、正馬にとっては大きな一歩であった。

ここで断っておかねばならない。正馬が用いている「変質」「変質者」の概念は、一九世紀フランスの精神医学者モレルやマニャンが提唱した、劣悪な遺伝子が代を重ねるごとに退化し変質徴候が現れるという学説にもとづいている。クレペリンもこれを受け入れたが、その後ヒトラーの優生思想を生んだこともあって、二〇世紀後半の精神医療における人権思想の高まりとともに変質概念は否定された。正馬の変質論も歴史的なものになっている。しかし、変質概念の見方が変化しても神経質学説確立の基礎となった意義は変わらない。

同じころ「精神療法」を書く（『医学中央雑誌』一九〇八年二月）。精神療法に関する初めての論文として貴重である。精神療法とは、〈心理作用の影響で、病的の精神異常、或は身体の異常を治するもの〉とし、〈今日未だ之を十分に研究する人が少ない〉という。近代においてメスメルが催眠術を治療に用い、近頃ではフロイトが精神療法を講義し、催眠術を用いているが、一般の医者は精神療法を迷信のように考えている状態だという。われわれの生活はおもに下意識の活動によっており、下意識の感動によって起きるヒステリー、神経衰弱などの神経性の病気には精神療法が必要である。病的な観念を忘れることは難しいが、観念を起すような刺激を避け、観念の連想を起さないために作業療法が有効である。その一方で、生活を規則正しくし、栄養をよくして身体強壮にし意志を強化することが必要である、と。明確ではないが森田療法の萌芽が見られる。

翌一九〇九年には「精神療法の話」（『婦人衛生雑誌』）、「神経衰弱性精神病性体質」（『人性』）が書かれる。「精神療法の話」は一般向けの講演であり、身心の鍛錬をより強調している。

〈総て身体の機関も精神も之を使はなければ衰へて仕舞う、使へば益々発育する、其適当に使つてゆくと云ふ事が即ち鍛錬であります。（中略）此の精神鍛錬の根本となるものは何かと云ふと、我々の感覚を練習する事であつて、一般に精神鍛錬と云ふと、何か雲を攫む様なものであつて、何か精神をこめて工風するとか研究するとか云ふ様に思はれるかも知れぬけれども決してそうではない。只感覚の鍛錬と云ふ事が必要であつて、印度では特にバラモン教で非常に盛に行はれて又仏教の方では苦行という事があるが、或は岩の上に昼夜座つて居

ると か水垢離《みずごり》とか火行とか云ふ様なものであつて、其苦行は精神鍛錬の積りで苦痛の感覚を鍛錬するため夫が精神鍛錬になるのであります。〉

感覚の訓練をここに提唱した。仏教の苦行になぞらえているところが正馬らしい。

「神経衰弱性精神病性体質」のほうは医学専門誌ではない雑誌『人性』に書いたものであるが、論文の体裁をなしている。まず、海外の新しい学説を紹介している。

〈クレペリン氏は後天性神経衰弱症（慢性神経性消耗症）は之を消耗性精神病の内に編入し、又別に生来性病的状態（前には精神病的状態即ち変質性精神病と称せるもの）の内に神経質（Nervosität）又の名先天性神経衰弱症、体質性抑鬱、体質性興奮、強迫観念性精神病を分ちたり。

ジャンドラシック氏の説によれば、神経衰弱症は殆んど総て遺伝素因により先天的に有す体質の上に或る機会を得て発呈するものなりといふ。乃ち之に従へば一般に後天性神経衰弱症と称せるものの大部分は其体質によりて起るものなり。

クラフト＝エービングは神経質（ネルボシテート）と神経衰弱状態とを分てり。斯く神経衰弱症に対する見解は、各学者により多少の差異ありて、今日未だ之に対する明なる限界あるにあらず。而して今日神経病（ノイローゼ）或は精神神経病（サイコノイローゼ）などと称するものは、一方には神経質等より一方には「ヒステリー」等に至り其間互の移行状態にあるもの常に吾人の遭遇するところなり。〉

まずは、神経衰弱と神経質の違いを明確にしようとつとめている。このほかクラーメル、オッペンハイムら四人の最新の著書を紹介しており、研究ぶりがうかがえる。

この論文ではじめて二つの症例を詳細に報告していることは注目されてよい。第一例は高知県の二一歳の男性（中学生）で「心気性神経衰弱状態」、第二例は二三歳の男性（私立大学学生）の「強迫観念性神経衰弱状態」である。ただし、症例であって治癒例ではない。提示した理由は、詳細な診断・分析によって神経質の本態を明らかにすることにあり、治癒の可能性をしめすことができればよかったからだろう。

第二例について、強迫観念の症状の詳細な分類を試みている。

〈精神症状は他覚的には一見著しき異常を見ずと雖も自覚的には種々の強迫観念に駆られ感情過敏、悲観、煩悶、精神疲労、不決断、意志の薄弱を訴ふ。其強迫観念は普通の強迫観念性精神病に於けるが如く一種若くは只少数の強迫観念にあらずして古来学者の命名したる大多数の強迫観念を具有せり、即ち涜神《とくしん》恐怖、死恐怖、疾病恐怖、不潔恐怖（潔癖）、尖物恐怖、臨場苦悶、多人数の場所恐怖、赤面恐怖、高所恐怖、名称恐怖、誤解恐怖、失念恐怖（此二名称は臨時余の仮りに命名したるものなり）等の如し。〉

名称恐怖とは御幣担ぎをする縁起恐怖のことであり、失念恐怖は、ポストに郵便物を入れたか何度も確認したり、鍵をかけ忘れていないか繰り返し確認するような症状をいっている。

治療法については、『人性』が医学誌ではないため、詳細に述べる必要が無いとしながら、医術的教育上の観点から注意事項を挙げている。

（一）身体の疾病は栄養を摂って治し、食物は刺激物を避け美食に偏らないこと。

（二）身心を適度に訓練すること。特に身体的練習によって苦痛に慣れるようにすること。

（三）生活状態を規則正しくし、身心の労作を加減し休息を正しく取ること。

（四）ヒステリーは神経質の両親から離れて育てる必要があること。

（五）性行為を監視するべきこと。

（六）職業を選ぶべきこと。

以上六ヶ条を記している。職業については、複雑で社会と接触の多い職種ではなく、農業など自然の中で生活できるものを選ぶべきだとしているのは、やや未熟の論であると思われる。

この後、静かな時期を迎える。一九一〇年は「独語症ニ就テ」「色情狂の奇現象」の二本、一一年は百科事典に寄稿した「姓名判断」のみ、一二年と一三年はゼロ、一四年は「麻痺性痴呆の瞳孔障碍ニ就テ」のみ、一五年は「迷信と精神病」と「祈祷性精神病」の二本と、正馬にしては著作面での不毛な数年がつづいた。一七年から活発化する執筆活動の準備期間のように見えるし、一九年に確立される神経質理論のための充電期間のようでもあった。

この間に、「偏執狂に就て」で得た変質概念にもとづく「一点を除いて常人と変わらない」という着想の神経質への応用が臨床経験を重ねて進められ、水面下で神経質理論は深化していたのである。それを支えたのは〈余は常に患者を診察するにも、医学の理論に当てはめる前に、其病状を、先づ自分の体験から割り出して考へやうとする〉プラグマティックな研究姿勢であった。独創性はここから生れるのである。

この期間で目立つのは学会活動である。『日本精神医学史』から、一九一三年（大正二年）に開かれた日本神経学会第一二回総会のまとめを全文引用する。

〈第一二回総会では一転して「神経衰弱症」（広義）が主要テーマとしてとりあげられた。特定の報告担当者は決められず、会員が自発的に報告した。井村忠介はその統計を示し、精神疾患者一一一二名中九二例（八・二％）を占め、発病年齢は三〇代が最も多いこと、誘因には「腸胃病」と「心痛」が多いこと、遺伝関係は少ないことなどに触れた。松原三郎は診断と治療について、また和田豊種らはその膝蓋腱反射について発表した。松原は神経衰弱が「身体全体の疾病」で、一種の「素質（ジアテーゼ）」、なかんづく「滲出《しんしゅつ》性素質」であり、療法は皆無であると断じたのに対し、森田正馬は、神経衰弱は決して不治の病ではなく、「親切に遇し、各自適当の訓練療法を施すがよい」と反論した。〉

松原三郎が神経衰弱は治療法が皆無であると断定したのに対して正馬が〈不治の病ではない〉と反論したのは注目に値する。松原は、正馬より三年若いが早く帝国大学を卒業して精神病学教室の助手となり、正馬が巣鴨病院に入局した年に入れ替わるように米国へ留学した先輩である。秋元波留夫によって〈金沢大学医学部精神医学教室の始祖であるばかりでなく、黎明期のわが国精神医学のすぐれた開拓者の一人〉と高く評価されている人物である。留学ののち、欧州視察を経て当時金沢医学専門学校の教授を務め、若くしてすでに医学博士の学位を得た気鋭の精神医学者の説を真っ向から否定したのであるから、このときすでに正馬の神経衰弱に関する知見が相当の進展を見ていたのであろう。療法の確立より六年前だが、すでに訓練療法を試みて手ごたえを得ていたと思われる。

一九一三年四月五日〈九時神経学会総会に出席。松原博士の神経衰弱説に対し討論をなす。〉

四月六日〈神経学会第二日、午前麻痺痴呆の瞳孔障碍に就て演説す。午後三宅君の躁欝病演説に対し討論す。〉

正馬が学会において神経衰弱に関する論戦をはじめたのはこのころからのようである。表面的には静かな時期であったが、学会での積極的な討論の水面下で着実に神経質理論の構築が進んでいたことを示している。

この時期の日記から精神療法に関係のある記述をひろってみよう。

一九〇九年（明治四二年）三月二日〈服部（女高師生徒で同居人・注）に催眠術を施し頭痛常習を治す。〉

三月五日〈三日来、服部に催眠術不能なり。〉

四月一〇日〈服部に催眠術を施す、第三回、次第に有効となる。〉

五月二一日〈服部に催眠術を施す、第十一回なり。〉

七月一六日〈毎日、田中ときに筆記してもらい、神経衰弱の反訳をなす。〉（反訳は翻訳のこと・注）

八月二九日〈のぶ、初めて催眠術を用ひ、吃逆《しゃっくり》を治す、十時就床殆ど不眠なり。〉（のぶは森田家の女中・注）

八月三〇日〈のぶに催眠術を施して漸く吃逆を去りたり。〉

八月三一日〈田中とき来り、マッサージにて頭痛を取る。〉

九月三〇日〈患者に催眠術を施す。〉

一二月一九日〈巣鴨病院に国家医学会の催眠術講義をなす。〉

一九一〇年一月一八日〈夢につき観察、記述せり。〉

二月五日〈藤根常吉氏に勧められ、両忘会に入会し、槐安国語の提唱を聴き参禅す。〉（両忘会は、在家者向けの坐禅会。谷中にあり、鎌倉円覚寺の釈宗活が指導・注）

二月六日〈谷中両忘会に参し摂心中、毎朝参禅する事となる。考案は「父母未生以前本来の面目如何」なり。午後二時天龍院に釈宗活師の禅海一瀾第三則の提唱を聴く。〉

二月七日〈朝参禅、師曰、禅は理を以て推すに非ず、身を以て考案と一致するにあり、三昧に入るべし、坐禅を怠る勿れと。〉

二月二七日〈前に余の高知新聞に出たる催眠術に対する某氏の攻撃に対し、同新聞に原稿を書く。〉

六月四日〈藤村（女）を診察し、催眠術を施す（第二回）。〉

七月三日〈黒岩君に誘はれ共に清水町に岡田式静座法を見る。〉

一〇月七日〈鷹城会に「身心の関係に就て」演説す。教育学術会より速記者来り速記す。〉

一九一一年二月二六日〈鷹城会に出席、「神経衰弱の療法」に就て演説す。〉

三月一四日〈慈恵、同病院に小児ヒステリーを診断す。〉

一二月一五日〈慈恵KLを病院になす（催眠術）。〉（KLは臨床講義のこと・注）

一二月一七日〈上野韻松亭鷹城会に催眠術の講義をなす。〉（鷹城会《ようじょうかい》は高知県医学会・注）

一九一二年二月一八日〈鷹城会大会を学士会事務所に開く。「所謂退行期鬱病に就て」演説。〉

八月八日〈夜、患者（鈴木）を診察す。従来診察後、患者より余に直接に診料を問ふものあれば必ず之を要せずと答へたりしが、此頃より定めの如く診察料三円なる事を告ぐるに至れり。久亥は常に診察料を取る事を気の毒がる。〉

一〇月六日〈鷹城会に「夢に就て」演説す。〉

一一月一〇日〈午前病院より患者天谷夫人、佐藤スミ、今村看護に伴はれ来り。野呂山夫人等を招き、祈祷及催眠術を供覧す。〉

一九一三年六月一日〈終日外来患者四人あり。〉

六月一〇日〈人性学会に出席、変質徴候につき、独逸書の抄録演説をなす。〉

六月一一日〈今日より沼畑（ヒステリー）宿泊治療を乞ふ。〉

六月一九日〈沼畑患者帰宅す。〉

一九一四年四月二日〈神経学会に出席、午前「神経精神病と橈骨《とうこつ》動脈硬変に就て」演説し、午後法医学会に出席、「迷信と精神病に就て」演説す。〉

一九一五年三月一日〈夜、五高同窓久木田君来り晩餐を共にす、長崎中学休職のため神経衰弱症の診断書を与ふ。〉

七月四日〈朝、神経質永見診察。〉

八月八日〈午後板倉君（慈恵卒業）、神経性心悸亢進患者を伴ひ診を乞う。一回の診察により十年の持病を治したる第一例なり。〉

一〇月一〇日〈松田君（病院医員）来り、永山夫人に催眠術を施す。〉

一〇月一四日〈午後永山夫人に催眠術。〉

神経衰弱の治療法は、相変わらず催眠術を主たる手段としていた。祈祷も試みている。一九一一年の鷹城会でおこなった「神経衰弱の療法」講演は興味あるが、内容は不明である。

明らかな変化としては、このころ神経衰弱の宿泊治療を始めたこと（ただし、自宅ではなく近所に下宿させた）、「神経質」という呼称を使い始めたこと、などがあげられる。

療法を確立した一九一九年（大正八年）の四年前にはそれが形をなしてきたと後に書いている。一九一五年八月の心悸亢進患者の〈一回の診察により十年の持病を治したる第一例なり〉というのが、その時期にあたる。自筆年譜にも特筆しているから画期的だったのである。

正馬が本格的な坐禅を体験したのはこのころである。自分自身の安心立命のためではなく、坐禅の心理学的な効果に関心をもったのであろう。あるいは師家の印可を得ようと考えていたかもしれない。参加した両忘会は、明治初期に臨済宗を代表する禅僧といわれた鎌倉円覚寺管長の今北洪川が、山岡鉄舟や高橋泥舟らに請われて、東京の湯島に開いた在家者のための、つまり一般向けの座禅会に始まる。洪川師の死後一時途絶えていたものを、法嗣の釈宗演が弟子の釈宗活に谷中で再興させたものである。ちなみに、一八九四年、学生だった夏目漱石が円覚寺の釈宗演師に一〇日間参禅したとき、宿泊した帰源院で食事などの世話をしたのが宗活である。このとき、帝国大学教授になってまもない元良勇次郎もいっしょだった。自分より若い宗活の人となりに敬意を持ったらしい漱石は『門』で宜道のモデルにしている。

正馬の参禅がいつまで続いたのかは不明である。始めて一ヶ月後の三月六日に〈藤根氏（弥生町）余の朝寝に起しに来る。昨日余が参禅を怠りたるがためなり。毎月参禅は五日より五日間、二十二日より三日間なり〉と書いているから、二月は決まりのとおり八日間通ったようである。三月七日以降は坐禅に触れておらず、五月一六日・一七日に〈坐禅す〉とだけ記しているが、前記の坐禅会の日程と合わないから、自宅でしたのだろうか。その後日記に坐禅のことは一切登場しない。本業以外のこと、趣味の稽古や早起き・乾布摩擦などの日課は何事によらず長続きしない正馬であるから、坐禅は長くても数ヶ月といったところであろう。推測だが、公案が通らないから止めたのではないか。そうだとすれば、一ヶ月ほどしかつづかなかったのかもしれない。しかしずっと後に、両忘会の周年祝いがあったとき正馬が祝辞を頼まれているから、かりそめの関係ではなかったようである。

坐禅から正馬が何かを得たのか不明である。日記その他に感想ももらしていない。公案が通って老師の印可を受けていれば別であろうが、通らなかったことにより禅について表向きは門外漢で通すようになったと考えられる。

いずれにしても、一九一三年から一五年ころには、従来の神経衰弱の概念の誤りに気付いて新しい概念の構築にとりかかり、治療法の工夫が進展していたようであるが、いまだ催眠術を多用しており、療法の確立にはさらに数年を要した。

川面凡児の古典研究会

一九一五年（大正四年）三月一三日〈夜は佐藤（根岸病院の医師佐藤政治・注）と共に明治大学に川面氏古典研究会に出席、同会に入会す。〉

川面凡児《かわつらぼんじ》が大正三年から四年間行なった『古事記』など日本の古典に見られる神道思想についての講習会に入会したのである。

川面凡児は、神道思想への関心が衰微した今日では知る人も少ないが、明治の終わりから昭和の初めにかけて在野の神道思想家として国民各層に大きな影響を与えた人である。『国史大事典』『朝日歴史人物事典』などによって経歴と思想を見よう。

一八六二年、豊前国宇佐郡小坂村（現大分県宇佐郡院内町）に生れる。神仏に信仰の篤い母親の影響を受け、一五歳のとき宇佐八幡の山中に籠り修行する。蓮池上人から奈良時代以前に遡る日本最古の神道と禊《みそぎ》の秘事を伝授された。二四歳のとき上京し、女学校教師や新聞記者などをしながら経済・法律や仏教・漢学などを勉強する。一九〇六年四五歳のとき、「全神教趣大日本世界教」を唱え、「稜威会《みいづ》」を結成する。

その説くところは、「万教帰一、万神即一神」である。信仰とは人性宇宙の根本大本体を求め、これに同化向上を期するものであり、根本大本体とは神道では天御中主大神《あめのみなかぬしのかみ》である。仏教では仏陀、中国では天あるいは上帝、ユダヤ教ではエホバ、欧米ではゴッドであり、諸仏は天御中主大神の分身分霊分魂で、天照大神は天御中主大神と同体であると説く。すなわち、宇宙の根本統一主宰神としての天御中主大神とその分派の諸神・諸仏の存在による「一神即多神」説に基づいて、「惟神《かんながら》の大道」を説いた。実際の行法として禊を重視し、一九〇九年大寒禊《だいかんみそぎ》を鎌倉の片瀬海岸で行ない、それ以降支持者・門人を増やしたという。

「禊」の意味は、水を注ぐが如く神の霊を我が身に注ぎ入れること、具体的には身を海川に投じて水と潮とに通じ、宇宙根本大本体の霊《み》を受けることだという。

正馬は「禊」に参加した様子はない。しばらくの間川面の『古事記』『日本書紀』『旧事記《くじき》』などの講義に通ったらしい。後に『日本古典真義』にまとめられる川面独特の霊魂学・鎮魂学に惹かれたようである。

野村章恒は『森田正馬評伝』に正馬の古典研究会入会の経緯について次のように書いている。慈恵出身の弟子ならではの知識なので引用しておく。

〈森田は官立の千葉医専に転出せずに、私立の慈恵医専に教授として残った。慈恵医専は高木兼寛が創立したイギリス医学を祖述するユニークな紳士的開業医を養成する学校であった。高木校長は、患者や職員達に、明徳会と称する精神訓話の会を開き、禅宗やその他の高僧の講話を患者の待合室で行なっていた。病気の治療が単に医薬のみでは片手落ちであるとして、精神療法に着目した試みであった。神道の傑出した指導者の川面凡児の主宰していた古典研究会が当時は修養団体として勢力があった。高木校長はこの会の第二回からの会員で熱心な実践家であった。片瀬の大寒禊行のあと、この修行の効果を生理学的に研究するために、永山、寺田教授と一緒に実験している。国民体位向上に熱心であった校長のもとで、森田も感化をうけ、大正四年三月一三日に上野桜木町にあった川面凡児の古典研究会に入会している。しかし、荒行には参加していない。森田は、さきに藤根常吉にさそわれて、禅僧について坐禅の摂心に参加したが、あまり熱心でなかった。また当時流行していた岡田式静座法も見学し、心象研究会で、山伏の火渡りの術の見学もしている。彼は青年時代から宗教につよい関心をもっていたし、神道の祈祷にも興味をもっていたことは、犬神憑きの調査以後、祈祷性精神病の研究を興味をもって追及していたことでもわかる。これは、超心理学的現象を科学的に身心相関の理にもとづいて究めようとするものであった。

佐藤政治夫人の語るところでは、大正五年に結婚したとき、森田が二人に与えた祝歌は次のようなものであったという。

あなにやしやしえをとこ　えをとめの　神うみなせる　子をうみなせよ

この歌には祝詞《のりと》の古典精神が詠われている。このように、森田は大正初期には日本の古典思想に傾倒していた。〉

〈古典研究会が当時は修養団体として勢力があった〉と野村は書いているが、古典研究会は読書会ないしは講演会であり、修養団体といえるのは禊などの実践を伴う稜威会の方であろう。古典研究会と稜威会はいずれも川面凡児主宰だが、正馬は稜威会の禊には参加していない。

正馬は、元来愛国的であった。高等学校のときは体力に自信がないにもかかわらず「五高行軍」に参加し、口実をこしらえて参加しない生徒を批判している。日露戦争の戦勝の報が伝われば提灯行列に参加する。皇室に対する崇敬の気持ちが強く、一九〇〇年の皇太子（後の大正天皇）ご成婚の際には二重橋前まで行き、馬車行列を遠くから眺め〈余等は只玉車のおもかげを拝したるのみ〉と記し、その夜ふたたび提灯行列に加わって大学から二重橋まで歩いている。一九〇四年七月一一日〈大学卒業式、陛下の御臨幸あり、初めて竜顔に咫尺《しせき》する事を得たり〉と明治天皇をまじかに拝した感動を記している（明治天皇は毎年帝大の卒業式に臨席していた。この卒業式とは、大学卒業の二年後であるから正馬が大学院を卒業する年のことである）。

夏目漱石は権威を嫌ったことでよく知られている。時の総理大臣西園寺公望が有名文士を招いたとき、漱石は〈時鳥《ほととぎす》厠なかばに出かねたり〉の一句を葉書に添えて断り、これが新聞に漏れて世間を騒がせた。たしかに首相の招待をトイレの途中だから出られないというのは無礼かもしれないが、まことに痛快である。ただ、その漱石も明治天皇に対しては違った。五高の教授時代に夏休みで上京した際に明治天皇の行列が家の前を通るというので、熊本では見られないからといって浴衣姿で玄関先へ出てきて、すぐまた奥へはいり袴をつけて出なおしたという。間に合わせだがせいいっぱい威儀を正したのである。漱石夫人が語るエピソードである。

宗教社会学の小口偉一は「明治宗教社会史」(『明治文化史6宗教』第五章)につぎのように書いている。

〈われわれが今日老人と話して気がつくことは、明治の初期に生れた人々は、皇室のことを親近性をもって話すということであり、それ以後に生れた人々の近より難い天皇の現人神的な扱い、これに触れることに何かしらおそれをいだいたような感じと対比される。ここにも形成期の天皇制と完成された天皇制との対比を見出すことができる。〉

これは一九五〇年代の初めに書かれたものである。戦後の民主主義教育で育ったわれわれには、二世代以上前の明治人の思いは推察するのも困難なほどの大きな溝を感じざるをえない。天皇観と同様に愛国心についても、国民国家の形成期に生きた人々とわれわれとの違いは大きいはずである。

正馬が古典研究会に入会したのには慈恵医学校の高木校長の影響があったかもしれない。高木校長が稜威会の禊行の人体への医学的効果を研究しているところは、正馬の迷信研究に似たところがある。

祈祷性精神病

森田正馬の名が精神医学の事辞典に精神病学方面における世界的業績を残したとして刻まれているところがもうひとつある。それが「祈祷性精神病」の報告者としての正馬である。『精神科ポケット辞典』(弘文堂)はつぎのように書いている。

〈森田正馬は、加持祈祷もしくは類似した事情から起こって、人格変換、宗教妄想、憑依《ひょうい》妄想などを発し、数日から数月にわたって経過する特殊な症例を祈祷性精神病と名づけ、感動をもととして起こる一種の自己暗示性の精神異常とした。〉

『新版精神医学事典』(弘文堂)は、〈最初、森田正馬が一九一五年に「祈祷性精神病」と命名〉とし、正馬の説を紹介するとともに、海外の類似の学説に触れて、シャーマン文化に由来する名称であり、文化結合症候群のひとつに数えられる世界共通の症候、と論じている。

正馬は『迷信と妄想』の第一九章「迷信と精神病」で〈祈祷性精神病とは、余が仮りに名づけたもので、大正四年、『神経学雑誌』で報告したものである〉と語っているが、元の論文は『森田正馬全集』には収録されていない。おなじ主題を同年に雑誌『人性』に三号にわたって連載執筆している。それが『全集』第六巻に収録されている『迷信と妄想』の第一九「迷信と精神病」である。その一部を引用する。

〈(祈祷性精神病は)疲弊状態又は種々の神経性症状等の時に起る事があるけれども、必ずしもさうではない。其直接の原因は、恐怖若くは予期感動であつて、平常、憑依、神罰、精神感通等の迷信を有する者が、偶然是等に関する恐怖すべき事件に遭遇するとか、神仏過信、祈願とか或は行者の加持祈祷等で起る事がある。或患者は浅草観音で、祈願中に、合掌の手が自然に動かないやうになり、急に驚いて錯乱状態になつた事もある。本病は之を錯乱状態、昏迷状態及び人格変換状態等に大別する事が出来るが、往々種々複雑なる症状を呈して、衒奇《げんき》症状、独語、言語錯乱、音読症、幻覚、衝動性興奮状態等を起し、同一の原因から早発痴呆等の誘発される場合と鑑別する事の困難な事が屡々ある。一般に憑依による人格変換は本病に属するものである。其経過は数日で恢復する事もあるけれども、亦数ケ月に亘る事もあり、治癒の後に、中には、加持祈祷に懲《こ》りて、之が迷信であるといふ事を理解する者もある。〉

今日、「祈祷性精神病」に触れている精神医学書は少ないようである。教育が行き届いたことによって迷信や加持祈祷に頼る者が減少したからであろう。

『森田正馬全集』第六巻の解説で、編者の中川四郎が正馬の業績について述べている。

〈なんといっても、重要な業績は、学生時代から関心を持っていたといわれる一般民衆の異常心理、特に迷信や憑依現象や現在パラサイコロジーといわれる領域の諸現象に対して科学的研究を早くから始められており、それらの研究の上に祈祷性精神病というわが国の民族に根ざした心因性精神病を記述されたことであると思う。〉

秋元波留夫は『実践精神医学』で、「祈祷性精神病」を「感応性精神病」「原始反応」とともに「ストレス性障害」のひとつに位置づけ、正馬の学説を詳しく紹介した上でつぎのように論じている。

〈森田のこの記載に一致するような症状は今日でも散見される。欧米では心霊術と関連して、その本態において本病とまったく同様の反応性精神病が存在する（スピリチュアリズムに関連する精神病）。わが国でも「こっくりさん」などの心霊現象が若い人々の間で流行しており祈祷性精神病の現代版ともいうべき事例が経験されるようになった。〉

オカルトに惹かれる若者たちの姿を見ると、祈祷性精神病がふたたび脚光を浴びることがないとはいえない。森田正馬を語る上で、わが国医学界が遺した精神医学への貢献のひとつとして忘れてはならないであろう。正馬自身は既述のとおり、一九一二年に発表した「麻痺性痴呆ノ瞳孔障碍ニ就テ」を、学位請求の副論文としたくらい精神病学方面の代表論文と自認していたようであるが、梅毒が撲滅され麻痺性痴呆（進行麻痺）への関心が薄れたため正馬のもうひとつの重要な業績も歴史の中に埋没してしまった。

第四章　森田療法の誕生

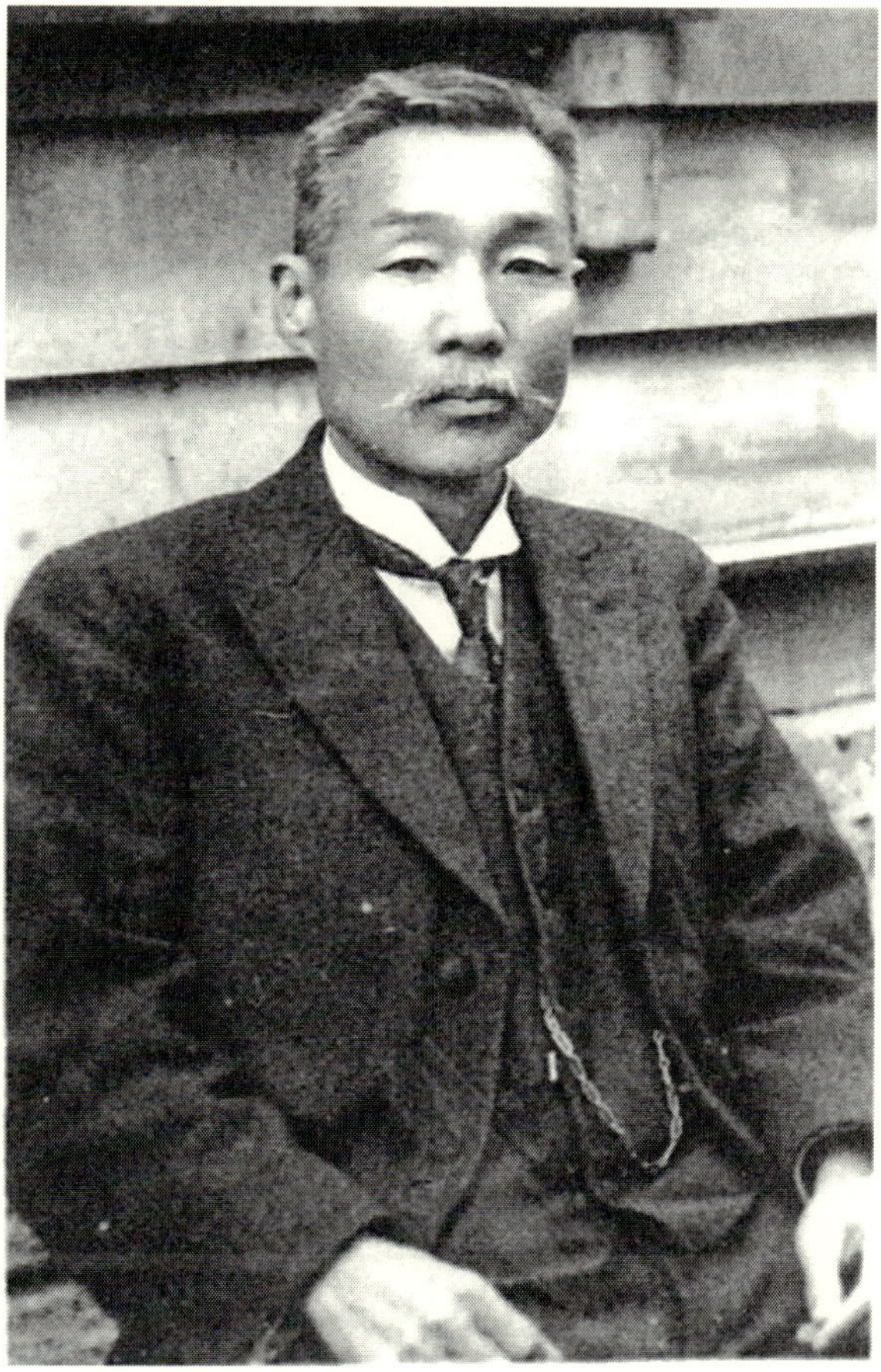

森田正馬（1927 年 4 月）

森田療法誕生の前夜

一九一四年一一月一一日〈朝、猿のおりを直す際、雌猿逃げ出し、買入れたる鶏屋を呼び、午後動坂上、餝《かざり》職人の家に逃げ込みたるを漸く捕ふ。中々の人騒せものなり。〉

一九一六年（大正五年）は猿騒ぎで始まる。正馬が飼っている猿が、一月一〇日、一一日、一三日そして二月四日にも逃げ出している。電話で病院から呼び戻されては猿を探しまわり、捕獲するのに苦労する。逃げ出した猿が隣家を荒したため、久亥が侘びに行っている。猿を飼う理由はとくに書かれていないが、後に述べるように児童との比較研究のためであると思われる。著書の中にしばしばダーウィンの名が現れることからもわかるように、正馬は進化論の信奉者であった。

このころ正馬は短歌を本格的に詠みだす。中学生のときから俳句も短歌もやってはいるが、「ほむら会」という短歌の会に入会して本格的に取り組んだ。三月一五日の日記に〈此頃、歌、俳句に調子づき、病院より往復に多きは一日十首に余る。今日も十四首を得たり〉とある。歌会の会場は会員宅をもちまわりにしており、一九一六年九月からは毎月、正馬の家で開かれるようになる。会員の一人が正馬の家作に転居してきたこともあって、正馬の家は「ほむら会」の事務所になり、毎回の作歌をガリ版刷りにし、発送作業をも行なうようになる。

一九一六年一〇月二六日〈今朝より家族一同、古事記の音読を始む。正一も起き出づ。〉

一〇月二八日〈毎日五時起床、古事記音読同前。〉

一一月一六日〈古事記音読毎朝つづく同前。〉

一一月二四日〈朝古事記音読続、今朝より今井君も加はる。〉

一二月一七日〈七時起床、古事記を音誦す。此頃怠りて読まざる事多し。〉

家族ぐるみで『古事記』の音読をはじめ、そのうち、家族以外の者も加わるようになる。一ヶ月はつづいたが、その後一ヶ月近く日記に書かれなくなり、一二月一七日に〈此頃怠りて読まざる事多し〉と書き、そのあとはなくなるからやめたのかもしれない。

後に、神経質の入院患者に音読させるという形で森田療法に取り入れられる『古事記』音読のはじめである。「ほむら会」の活動も『古事記』の音読も、川面凡児の思想的影響があったと思われる。「ほむら会」という名称からしても、正岡子規が始めた短歌運動とは違い、国粋的精神を強調したものになっている。一九一七年の年賀状に記した歌〈玉きはる命新らし千早振る神代ながらの初日拝みて〉をみても、まことに常套的な語句を連ねたもので、個性は見られない。

一九一七年は、根岸病院の制度改革で年が明ける。

一月一〇日〈午後、病院制度改革につき院長より余の意見を許され、医局、事務員と相談す。〉

一月二四日〈此頃毎日病院改革につき研究し院長と相談す。〉

一月二七日〈病院改革につき草案を作り夜に入る。病院に酒を酌む。〉

一月二八日〈中夜喘息起る。午後病院に出勤、院長より事務、看護に勤務改良につき諭示あり。後、余は事務各員を集めて事務分担及執務の方針に付て説明す。〉

一月二九日〈此頃毎日終日病院の事につき研究し夜は酒を医局事務員に饗す。〉

ほとんど一ヶ月のあいだ病院の運営改革に没頭する。二時間勤務がいつのまにか終日勤務が多くなってきた。四月には〈久亥は月木の両日、根岸病院に礼法及び病人料理の講習に行く事となる〉と、看護婦教育と病人食の改善のために妻の協力をあおぐことになる。

この四月に長男正一郎が幼稚園に入る。泣いて幼稚園に行くのを拒み、馴れるまで苦労している。

このころも、尼子四郎との行き来は頻繁である。『医中誌』のための抄録を届けに行き、そのまま酒になったり、碁盤を囲んだりしている。

中村古峡と『変態心理』

一九一七年六月一六日〈菅原君の紹介により中村文学士来る。〉

六月二一日〈夜、中村氏来り、紹介状を依頼され三宅、石川、富士川氏に紹介す。中村氏は精神医学会なるものを組織し、余は評議員となる。談進み十一時過に至る。〉

これを境に正馬の日常生活に目立った変化が訪れる。

中村とは中村古峡である。本名は蓊《しげる》。一八八一年（明治一四年）現在の奈良県生駒市に生れる。京都府立医学校に入るが中退して上京し、苦学しながら第一高等学校に入学する。森田草平、生田長江ら同級生と回覧雑誌をつくり小説や詩歌を書き始める。一九〇三年帝大文科大学文学科（英文学専攻）に進み、夏目漱石の英文学講義をうける。在学中に小説を書き、翻訳の仕事をしながら英文学を学ぶほか、呉秀三の精神病学や福来友吉の催眠心理学を聴講する。一九〇七年大学を卒業するとともに、京都で知遇を得たジャーナリスト杉村楚人冠の紹介により朝日新聞社に入社する。夏目漱石が同年三月すでに朝日新聞社に入社していたが、漱石は教え子が同じ新聞社に入ってきたことを喜び、一九一三年ころまで、貧乏な中村の借金に応じたり、小説の発表や出版の機会をつくって助けている。中村宛の漱石の手紙が二〇通近く残っていて、その親切ぶりがわかる。

中村は三年で朝日新聞社を退社したのち東京で高輪中学校の教師をしながら小説を書き、一九一二年漱石の指導で書き直した小説『殻《から》』が『東京朝日新聞』に一一三回にわたって連載される。その後も小説を書くが漱石に酷評されたため、次第に精神療法の方へ傾斜してゆく。一九一七年五月、品川区御殿山の自宅に日本精神医学会を設立し、同所に診療部を設けて神経性諸疾病患者の治療を開始する。

『「変態心理」と中村古峡』（不二出版）所載の曽根博義編「中村古峡年譜」には、〈六月、斉藤茂吉、菅原教造の紹介で森田正馬を訪問、日本精神医学会評議員を依頼。快諾した森田正馬との協力関係が生れる〉と書かれている。正馬の日記には菅原君の紹介でとなっているが、心理学研究会幹事で東京女高師教授の菅原教造のほか斉藤茂吉の紹介状ももらっていたようである。

中村が立ち上げた日本精神医学会の設立趣意に、はやく父を失ったため一〇年にわたって苦学する間、脳神経衰弱に襲われ、ひいては脚気、心臓病、神経痛、肺尖カタルなど万病を併発し、後には弟が精神病にかかり入院中に死亡するという悲惨な経験を経て〈茲《ここ》に新に精神医学と云ふ一科を建設してみたいと云ふ決心を起しました〉と謳っている。

会則には〈本会は主として精神医学の発達を図り、物質医学と相提携して、医学の完全なる発展に資するを以て目的とす〉とし、雑誌『変態心理』の発刊、変態心理講習会の開催、変態心理研究所の開設や、会の趣旨に賛同する者は誰でも会員になれること、年会費六円で雑誌『変態心理』の配布を受けることなどが記されている。

一〇名の評議員のほか、渋沢栄一、幸田露伴はじめ、一〇名を超える東京帝大教授など、三〇名余の著名な賛助員が名を連ねている。専門家を集めた本格的な学会ではなく、中村が主宰する個人的な色彩の強い組織であり、一般向けの啓蒙的な団体であった。

二度目に中村が訪れたときに友人たちを紹介したところを見ると、はじめから正馬は中村の話に乗り気だったことが感じられる。中村は多くの専門家を訪ね、評議員を受けてもらっているが、親身になって会の立ち上げ、雑誌の発刊に協力したのは正馬だけだったようで、なにくれとなく正馬に相談にくる。ともに少年時代から心気性の疾病体験を持っていたことから、二人は意気投合したのであろう。

一九一七年一二月一三日〈午後病院に中村君来り、同君は之より病院に精神病の研究をなす事となり、臨床的指導をなす。夜は晩酌を共にし十時帰る。〉

正馬は中村を学生として根岸病院に受け入れ、臨床講義の個人教授をするにいたる。前例のない特別扱いである。中村は唯一の精神医学の専門家・指導者として正馬を頼りにした。週に三日も正馬のもとへ通う。一九一八年の八月は、海水浴に行ったついでに正馬が家族とともに川崎の中村家に立ち寄ったのもふくめ、ふたりは一ヶ月に一〇日間をともに過ごしている。

中村のめざした精神医学は正馬の関心に近かった。専門家である正馬が計画段階から相談に乗ったから、学会の活動や、雑誌『変態心理』の編集方針にも正馬の考えが反映していたと推測される。自分の考えが雑誌の編集方針に反映されるとすれば、正馬としても面白くないはずはない。これに対して、正馬以外の専門家が名前を貸しはしたが協力しなかったのは、精神医学者たちが文学者の設立した精神医学会を通俗的なものと見なしていたからであろう。

一九一七年（大正六年）一〇月に『変態心理』の刊行が始まる。変態心理とは何か。『変態心理』復刻版の刊行を機に、犯罪精神医学・宗教精神医学の小田晋をはじめ心理学、社会学、科学史、近代文学の研究者たちが共同編集した研究書『「変態心理」と中村古峡』の小田晋による序文を見てみよう。

〈「変態」とは文字通り「常態」「正態」でないこと、「変態心理」とは、異常心理、超心理というほどの意味である。しかも古峡の関心は性、幻覚、夢、催眠、狂気、自殺、犯罪などの個人心理だけではなく、精神的、心理的な変態現象にまで及び、社会各層から多種多様な事例を収集した上で、それらを物質的、肉体的な欠陥や病気としてではなく、精神的、心理的な変態現象として、あくまで科学的に解釈し、治療しようとした。心理学、心霊学、文学、医学、生物学、教育学、社会学、宗教学、民俗学、その他さまざまな分野の人々がここに集まり、既成の学問領域を超えた報告や論文を発表し合った。欧米の心理学・精神医学の新しい動向の紹介・摂取、透視・念写の実験報告、二重人格の報告・分析、神経衰弱・催眠術・精神療法の研究、大本教の科学的批判、震災直後の流言調査報告、青少年問題や売春婦についての事例報告など、多彩なトピックスを見てもその一端は知れよう。

森田療法で知られる森田正馬は古峡の最大の協力者であり、療法確立期の著作の多くをこの雑誌に発表して

いる。〉

『変態心理』全三四巻・別冊一という大部な復刻版のほか『「変態心理」解説・総目次・索引』も出ているからさらに詳しく知ることができる。第一号には幸田露伴が「支那に於ける霊的現象」を書いているほか、賀川豊彦、伊東忠太、生田長江、柳田國男、井上円了、金田一京助、富士川游、高群逸枝、南方熊楠、吉屋信子らの多彩な著名人が寄稿している。

中村自身は、フロイトの「日常生活の精神病理」を七回にわたって翻訳連載するなど早いフロイト紹介者であり、海外の精神医学や心理学の名著の紹介をおこなっている。他紙誌に掲載された関連文献をほぼ全号を通じて多数再録しているのもひとつの特色であり、森田正馬のものも、『児童研究』などに書いたものが採録されている。一般向けであるが、娯楽雑誌ではなく準学術誌というところであろう。学校教育に心理学の必要性が叫ばれていたときだったので、教師の読者が多かったといわれる。心霊術、催眠術、変態性欲もとりあげたから、興味本位の読者・会員もいたにちがいない。

執筆回数では正馬が主宰者の中村とともにもっとも多い。『「変態心理」と中村古峡』の巻末にある森洋介編『「変態心理」執筆者別総目次』によると全一八巻、通算一〇三号のなかに正馬の執筆回数は五〇回を超えている。そのほかに短文だったり数回の座談会にも出ている。とくに初めの三〇号台までは、正馬が毎号のように書いており、ほとんど森田正馬主宰の雑誌ではないか思われるほどである。

正馬の書いた記事は以下の通りである。「迷信と妄想」(一五回連載)「児童恐怖症について」「恐怖に対する余の臆説」「誤れる不良児の教育法」「神経質の話」「神憑《かみつき》の現象に就いて」「夢の研究」(五回連載)「どんな人が自殺するか」「ヒステリーの話」(二回連載)「催眠術治療の価値」「精神療法の基礎」「赤面恐怖治癒の一例」「肝臓癌の治癒した一例」「神経衰弱に対する余の特殊療法」「若返り法と霊子術」「潜在意識に就いて」「夢の研究に就いて」「変質者に就いて」(二回連載)「形外漫筆」(九回連載)「嫉妬妄想に就いて」「有島武郎の死を評す」「流言蜚語の心理」「心身の健康とは」「注意は活動である」(二回連載)「精神病とは如何なるものぞ」「生の欲望と死の恐怖」(二回連載)。

以上の記事から推測できるように、『変態心理』には、世にはびこる迷信を打破して、合理的な知識を普及させようという科学的な啓蒙精神が根底にある。当時の知識人、雑誌、新聞の一部がめざしていた「社会改良」の目的を孕んでいたのである。

明治時代を通じて全国に無数といっていい新興宗教が生れていた。それは明治政府の天皇中心の神道による強力な国家統治が生み出したものでもあった。当時の知識人たちから見れば、怪しげな教義に惹かれて新宗教に入信する者が後を絶たない状況は慨嘆せずにいられないものであった。『変態心理』の新宗教批判の活動では、「大本教の解剖」につづいて「大本教追撃号」「大本教撲滅号」の特集を組んでおこなったのが代表的なものである。

催眠術を応用した霊術団体が活動を繰り広げていた時代でもある。科学とオカルトの境界線を見極める上でもこの雑誌は大きな役割をはたした。正馬の書いたものもほとんどが迷信に関するものであり、新宗教批判では社会的な影響力のある記事も書いている。「迷信と妄想」の連載記事中の「天理教祖」「金光教祖」において、いずれの教祖も神憑きの迷信であると断定している。連載がまとめられ、他の論文も加えて一九二八年に単行本『迷信と妄想』になった。正馬の迷信研究の集大成であり、代表的著書のひとつである。神経質理論の基礎をなした迷信研究はこの『変態心理』時代に完成されたのであるから、この面だけでも中村古峡とのかかわりは正馬にとって重要な意味をもっていたといわなければならない。

一九一八年には「変態心理講習会」が始まった。『変態心理』の会員のための講習会であり、第一回は七日間にわたった。ほかに「変態心理談話会」「催眠心理学実技講習会」「変態心理実験デー」などが開かれた。正馬は講師の中心であったから、一度の講習会に数回出演することもあった。会員向けの臨床講義も根岸病院でおこなった。原稿の執筆を含めて『変態心理』に費やす時間は相当なものであった。巣鴨病院にほとんど行かなくなったばかりでなく、一時は交際範囲が狭くなるほど正馬の生活に変化をもたらした。

正馬が邪道にのめりこんだと見る人は少なくなかったと思われる。中村のために正馬が紹介状を書いた三宅鉱一、石川貞吉、富士川游らは評議員を断ったらしく、寄稿家として協力するに留まった。評議員を引き受けた黒沢良臣と斉藤茂吉は精神病学教室で正馬の後輩であるが、ふたりは講習会などにはまったく出席せず、寄稿もしていない。邪道にかかわることをはばかって単に名前を貸しただけですませたのであろう。正馬が『変態心理』に深くかかわることは、呉教授はじめ精神病学の本道を歩むひとたちの顰蹙をかっていたと思われる。しかし、『変態心理』は正馬にとって精神療法研究を進展させるチャンスだったのであり、自ら正しいと信じて、周囲の眼などは気にかけなかった。それが正馬の本領なのである。

一九二二年に中村は診療所を増改築し、変態心理学実験所を開設するとともに、診療部を拡張、正馬を顧問として入院設備を設ける。この前年に正馬は初の本格的な神経質治療の著書『神経質及神経衰弱症の療法』を中村の日本精神医学会から刊行している。この年は『精神療法講義』を同じく日本変態心理学会から出版してもいる。この二冊の執筆と出版は正馬の神経質研究を完成させる重要な役割を担った。正馬の二冊の主要著書の執筆を勧め、困難を排して自ら刊行した中村古峡の貢献は小さくない。

一九二五年二月二五日〈病院を休む。中村君と共に新宿の先に日本精神医学会病院建設地をけんぶんす。〉

中村が東京府下笹塚に病院と貸家を建て、本格的な精神療法による入院治療を開始しようとしたのである。むろん正馬がいなければ成り立たない。

三月二六日〈院長より中村病院に行く事不承知の事話あり。〉

中村は正馬を根岸病院から引き抜こうと謀った。正馬は中村の要請に対して根岸病院の松村院長の判断にまかせた。結論は見えていた。正馬も根岸病院を辞めてまで中村の新しい病院を手伝う気持ちはなかったので、松村に断らせる形をとったのであろう。このころには、正馬の自宅における神経質の入院特殊療法、家庭療法がすでに軌道に乗っていたのである。

この一行を最後に正馬の日記から中村古峡と『変態心理』に関する記述が途絶える。二人は絶縁したと見られる。中村の笹塚の病院計画も二年後に破綻する。雑誌『変態心理』も翌一九二六年終刊を迎える。中村の個人的な事情によるのであろうが、病院も雑誌も正馬無しには成立しがたいものだったように見える、というのは言い過ぎであろうか。

中村は正馬と別れた翌年四〇歳にして東京医専（現東京医大）二年に編入学して医学を学び、二年後に千葉医大の精神科に入局する。さらに六年後に名古屋大学医学部専攻科に入学、一九四二年に名古屋大学へ学位論文を提出して学位を取得している。

その後に、中村が千葉市に開設した診療所はやがて精神療法も行なう精神病院になり、現在、中村古峡記念病院として発展し、精神病と老人介護の施設として存続している。中村が精神科医になったのは正馬が協力を断ったためかもしれない。中村は、作家から変態心理学の研究者に、そして精神医学者にと二度の転進をはたした稀な人物であった。フロイト、ユングはじめ欧米の心理学・精神医学の紹介者として、迷信打破の啓蒙家、心理学・精神医学の普及家としての中村の旺盛な活動は、大正文化の一翼を担うものとして見過ごすことができない。

中村古峡とともに過した七年間は、『迷信と妄想』の仕事を完成させたばかりでなく、神経質の療法を完成させたという点で、正馬の生涯でもっとも充実した期間だったということができる。周囲からは邪道に走ったと見られている中で大きな仕事を打ち立てたことは、正馬の面目躍如というべきであろう。

中村古峡の正馬に対する評価

中村は、一九三〇年に『神経衰弱はどうすれば全治するか』（主婦之友社）を著す。その序文で正馬に触れている。正馬を他に先んじて評価し、神経質療法を支持した同時代人の貴重な記録である。すこし長いが引用する。

〈次に私は、本書の所説が、医学博士森田正馬《もりたしやうま》氏の著『神経質及神経衰弱症の療法』に負ふところの尠《すくな》くなかつたことを、茲《ここ》に告白せざるを得ない。

私が森田博士と相識《あいし》つたのは、大正六年、丁度私が『変態心理』といふ月刊雑誌を発刊する際のことであつた。その後博士は屡々同誌に有益なる寄稿を投ぜられて、直接間接に私達を指導されたことが尠少《せんしよう》でなかつた。

その以前からも、森田博士は神経質の治療法について、長い間腐心されてゐたさうであつた。私と相識つた頃には、同氏の治療法はほぼ完成に近づいてゐた。当時私は、前にも既に言つた如く、催眠心理学や変態心理学の応用から、主として暗示療法と説得療法とによつて、依頼を受けた患者の治療に従事してゐたが、神経質や神経衰弱症の患者は、一般に催眠感受性が良好でないので、何かこれに代るべきよき療法もがなと、密《ひそか》に心を砕いてゐた。精神分析法の研究に没頭したのもこの頃であつた。さういふ際であつたから、森田博士が医学に立脚した多年の経験と知識とから提唱された、作業訓練を主とする自覚的療法は、私に取つては実に貴《たつと》い示唆であり、また非常に教訓的な刺戟でもあつた。私は自分の体験した神経質や神経衰弱の治療法を、森田博士から受けた刺衝《ししよう》と暗示とによつて、初めて系統立てることが出来た。当時私達は、互ひに患者を交換し合つたこともあつた。

そのうち、神経質に対する森田博士の特殊療法は、いよいよ完成を告げたので、私は同氏に勧めて、是非その治療法を一書に著して世に問はれんことを慫慂《しようよう》し、遂に大正十年に至つてそれが実現した。即ち、森田博士の第一著『神経質及神経衰弱症の療法』は、同年六月一日をもつて、私の経営してゐる貧しい日本精神医学会から、発刊されることとなつたのである。

しかし、当時世人の多くは、まだ森田氏のこの名著に対して、あまりに多くの注意を払はなかつた。それは私の学会が、この書の初版一千部を売尽すのに、——勿論素人の出版のことだから、広告宣伝などの不行届きな点もあつたらうが——丁度一年有半の時日を費し、また増補再版五百部を売尽すのに、更に初版と同様の時日を要したのを見ても推察されよう。特に私の意外に思つたことは、平素、神経病や精神病の研究または治療に従事してゐる所謂《いわゆる》専門学者や臨床家、特に森田氏の先輩や同僚でさへも、この名著に対して、非常に冷淡なことであつた。私はこの書を世に知らしめんために、可なり無益な努力と、徒労な縁の下の力持とをしたことを、茲に敢て告白する。その後世間が、実際に森田氏の療法の真価を認めるやうになつたのは、大正十三年森田氏が、この書の精髄《エッセンス》を撮要《さつよう》して『神経質の本態及治療法《ママ》』なる一論文を発表し、それによって医学博士の学位を獲得されてから後のことであつた。

勿論森田博士の所説には、若し露骨にこれを批判することを許して貰へるならば、多少の欠点が指摘されないでもない。すべての方面における新しき創造者や建設者にありがちの事実として、森田博士の所論には、至る所に犀利《さいり》な独創と直観とが輝き閃《ひらめ》いてゐると同時に、また多少の独断と偏見とが認められないでもない。たとへば、世間流布の山師的な療法を排斥されることにおいては、私達も勿論何の異論もないが、ヅボアの挙証説得法や、乃至は静座法、腹式呼吸法、その他諸種の体操、遊戯等における治病的価値については、今少し寛容な態度を示されてもよくはあるまいか。催眠治療に対する氏の見解なども、決して公平であるとはいはれない。一体に森田氏の所説には独り合点のところが多く、読過《とくか》の際その真意を掴《つか》みがたい点が少くない。殊にフロイドの精神分析法に対する氏の態度の如きは、殆ど攻撃せんがための攻撃であるとしか見られないことが多い。実際森田博士ほど、フロイド嫌ひな人は他に多くあるまい。殆ど不必要と思はれるところにまで、直ぐフロイドの無意識や潜在観念説を引合に出して、それも堂々とフロイド学説の本拠を衝くのならまだしも、多くは枝葉《しよう》の言葉尻を捉へて、冷笑《ひやか》したり、揚足《あげあし》を取つたりして喜んでゐられる観がある。博学多識の氏としては惜むべきことであると思ふ。勿論、フロイドの精神分析法が、今後の治療学上にどれほどの貢献をなし得るかについては、私といへども、あまりに多くを期待してゐるものではない。しかしながら、最初は単なる神経病の治療から発足して、後には、夢、誤謬《ごびゆう》、機智、諧謔《かいぎやく》、性欲本能、児童心理、芸術心理、群衆心理、民族心理にまでも新解釈を及ぼし、更にその後継者の手によつては神話学、宗教学、教育学、文学、芸術等の諸方面にまで、新しき適用と解明とを齎《もたら》したこの精神分析学は、今後まだまだ将来のあることを私達は信じて疑はないのである。思ふに森田博士のフロイドに対する反感は、亜米利加《アメリカ》あたりの無定見な精神分析派の流行運動に憤《いきどお》られてのことであらう。

更にもう少し深く立入つて、森田博士の新療法を云為《うんゐ》する僭越の罪を許されるならば、同氏の所謂特殊療法が、飽くまでも努力主義、実際主義に立脚点をおいてゐられるところは誠に結構であるとしても、博士がその患者に課せられる療養生活なるものが、あまりに博士一流の冷い人生観と哲学とに囚はれ過ぎてゐるためか、幸ひに博士の人生観や哲学に共鳴し得る患者には、殆ど神の如き効験を齎《もたら》し、僅《わずか》に数週間若しくは数月間の指導によつて、多年の宿痾《しゆくあ》も一掃されるのみか、ますます向上発展の途に就くを得た実例も多々発表されてゐるが、その代りに、不幸にして博士の人生観や哲学に共鳴し得ないもの、若しくはそれを理解するに至らない程度の患者にあつては、博士の指導も予期の結果を見るに至らず、却て失望と煩悶とからその症状を新たにして、遂には、私のやうな未熟なものの許にまで、流れ込んで来る患者も尠くはないのである。これ等は、今後森田博士において、今一段の創意あられんことを、切にお願ひしたいと思ふ。

しかし、以上述べ来つたことの如きは、単に大璧中の一微瑕《びか》に過ぎない。従来神経質なる疾病は、欧米の神経病学や精神病学の諸大家によつて、或は生来性神経衰弱の名の下に、殆ど不治のものとして匙《さじ》を投げられてゐたものである。この治癒至難の病症を、森田博士が多年の苦心と努力から、心理学的にその治療法に成功されて、これが療法に一新系統を立てられたが如き、また在来欧米の諸専門家が、独立の一病型として、これも殆ど不治のものとした所謂強迫観念症を、森田博士は炯眼《けいがん》にも神経質の一症状であると看破して、これを神経質の一分類中に編入されたが如き、等々の卓見や功績に至つては、実に世界の学界にも誇るに足るべきものであつて、私は改めて茲に森田博士の偉業を讃美したいと思ふ。〉

この長い正馬に関する論評は、中村の序文の過半を占めている。序文としては異例であろう。中村は東京医専で二年間医学を修めて医師免許を取得し、一九二八年に卒業。同時に千葉医大の精神科に入局して二年、千葉市に民家を借りて神経質の診療を始めたばかりであった。

『神経衰弱はどうすれば全治するか』は、本格的な神経質治療の開始を告げる、中村の処女出版である。正馬から学んだことを本にするに際しての、かつての師への挨拶でもあろうが、この序文はいかに正馬に負うところが大きかったかを示している。

正馬に対する批判は、独立して活動を開始するものの矜持をあらわしているようだ。精神分析に対して文学者らしく深い関心をもっているところが、正馬と立場を異にする。この批判によって正馬の特徴が浮かび上がっているのは面白い。〈同氏の所謂特殊療法が、飽くまでも努力主義、実際主義に立脚点をおいてゐられるところは誠に結構であるとしても、博士がその患者に課せられる療養生活なるものが、あまりに博士一流の冷い人生観と哲学とに囚はれ過ぎてゐる〉というところは、冷たい人生観かどうかは異論があるが、正馬自身の体験をもとにした人生観に裏付けられた治療法であることを正しく指摘しているといえよう。

中村が正馬に著書の執筆を促し、困難を冒して出版を引き受けたことは、くりかえすが森田療法の発展への貢献として忘れてはならない。

中村と濃密な関係にあった時期の、一九一八年一〇月二二日の正馬の日記に〈午後密教講習会（権田大僧正）

に明治会館に出席〉とある。二六日には〈午後密教講習会（五日間）に行く。本日講了す〉とある。五日連続の密教の講演会に毎日通ったのである。一方で迷信の研究にまい進し、一方では正信の方面の勉強にも余念が無い正馬であった。

催眠術の流行

すでに見たように、正馬は長い間催眠術に関心を持ち、単なる好奇心から発展して精神療法の手段として応用するための研究をすすめていた。なぜこれほど催眠術にのめりこんだのか、それは時代背景を見なければ理解できないように思われる。催眠術の歴史とわが国での受容のありさまを簡単に見ておこう。

「催眠」とは、英語の hypnosis の訳で、暗示を受けやすい変性意識状態のひとつである。日本催眠医学心理学会理事長をつとめた斉藤稔正の『新版催眠法の実際』(創元社)によると、心理学ではつぎのように催眠を定義しているという。

〈人為的に引き起こされた意識の変容状態であって、種々の点で睡眠に類似しているが異質のものである。被暗示性が著しく亢進するので、覚醒時に比較して、暗示によって運動、知覚、思考などの異常性が一層容易に引き起こされる状態をさして言う。〉

催眠は朝目覚めて起き上がる前のまどろんだ状態に似ているという。つまり、一見眠っているように見えるが、多少低下しているとはいえ意識はあり、脳波の状態も睡眠よりは覚醒に近い。だから催眠者とも人間関係を維持できるのだが、暗示にかかりやすいのが特徴である。この状態を用いて、人間が本来持っている潜在的な能力を引き出す研究が行なわれてきた。催眠の科学的研究は現在も続けられており、教育や医療で応用されているが、われわれの関心は医学における催眠の応用であるから、そこを主とした歴史を簡単に振りかえってみよう。

催眠は一八世紀の後半、オーストリアの医師フランツ・アントン・メスメル（メスマー）が立てた動物磁気説にはじまる。メスメルは、磁石を用いて神経性の病気を治療して成功していたが、一七七四年の七月二八日、治療効果をもつのは磁石ではなく彼自身が放っているものであることに気づく。自分の身体から発する特異な生命エネルギーを動物磁気とし、これを用いて神経疾患に影響を与えることにより健康状態を回復することができるとした。事実、ウィーンの彼の病院を訪ねる多くの病人がつぎつぎに苦しみから解放され、メスメルの動物磁気説は欧州中に知れ渡る。しかし、正統派の医者たちからメスメリズムは空想にすぎず治療は眉唾物であると激しい非難を浴び、大きな成功を収めたが故にウィーンから追放される憂き目に遭う。

ヨーロッパ最大の都市パリに移ると、ここでも王妃マリー・アントワネットはじめ貴族たちの支持を得て彼の病院は隆盛を極めた。水で満たされた大きな木桶に鉄粉とガラス粉を敷いた装置をつくり、桶から出た何本もの鉄の棒を多数の患者の患部に当てさせる。そこに華やかな衣装を身にまとって芝居気たっぷりに現れたメスメルが、つぎつぎと患者の体に軽く触れると多くの患者は痙攣を起して恍惚状態に陥り、しばらくして覚醒すると病気が治ったという。あまり流行るので、その呪術的な技法を怪しんだルイ一六世は、化学者で質量保存の法則の発見者ラヴォアジェらアカデミーの学者や医者など当時の第一線の科学者たちに調査させた。王立調査委員会にはアメリカ合衆国の駐仏大使であり科学者として知られるベンジャミン・フランクリンも加わっていた。科学的な検討の結果、メスメルが言う動物磁気などは存在せず、「神経分利状態」で起す痙攣は人体に有害であると結論された。メスメリズムは禁止されてメスメルはフランスからも追放されたが、ドイツ、フランスではその後もメスメリズムは広くゆきわたった。メスメルの理論は空想的であったが治療は暗示療法の先駆けであり、メスメルは催眠術の確立とともに、催眠の創始者としてばかりでなく現代力動精神医学の先駆けとして歴史的位置付けを得るにいたった。

余談だが、メスメルは音楽家モーツアルト一家と親しく、一二歳のモーツアルトに『バスティアンとバステイエンヌ』の作曲を依頼し、ウィーンの自邸の庭の舞台で初演させた。登場人物が三人だけの一幕物の軽歌劇《ジングシュピール》であるが、牧歌的でみずみずしい音楽が魅力である。モーツアルトの最初のオペラの育ての親として歴史に功績を残した、と伝記作者ツヴァイクが書いている（『精神による治療』「フランツ・アントン・メスメル」高橋義夫訳・みすず書房）。ウィーンでもっとも声望の高い市民のひとりだったメスメルの家にモーツアルトはたびたび客となっていた。この曲の冒頭でベートーヴェンの『英雄交響曲』の主題とおなじフシが鳴り出すのは面白い。

成瀬悟策の『催眠』（誠信書房）によると、催眠研究はその後一〇〇年近く動きが鈍ったが、一九世紀中ごろ、イギリスのブレイドがメスメリズムを否定し、被術者に光る物体を凝視させて催眠状態にする凝視法を発見する。ブレイドは『神経睡眠学』を著し、催眠術（法）（hypnotism）を創始する。催眠の科学的研究は彼から始まったといわれる。

フランスでも催眠の研究がおこなわれており、ブレイドにすこし遅れてリエボーが地方都市ナンシーの医学校で坐骨神経痛の患者を催眠暗示で急速に回復させて、評価が高まる。パリでも、リエボーとは別個に、解剖学者で神経学者のシャルコーがサルペトリエール病院でおこなった催眠の実験と講義で注目を集めていた。リエボーが代表するナンシー派とシャルコーが代表するサルペトリエール派が対抗しながら研究が進む。

フロイトはパリのシャルコーのもとで催眠を学び、ヒステリーの治療にもちいる。のちに自由連想法による精神分析学を確立して催眠からはなれてゆく。催眠研究は一時期ヨーロッパばかりでなくアメリカにも広がり、日本でもあまり遅れることなく福来友吉による研究がはじまる。しかし精神医学の発達とともに、催眠は医学に占める位置は小さくなってゆく。

催眠法は、こころの悩みを治療するための催眠療法として使われたが、一方では娯楽的な目的で利用される。舞台催眠とかショー催眠と呼ばれる。催眠に胡散臭さがつきまとうのはこの見世物的な催眠術のためであろう。

わが国に催眠術がもたらされた時期は明らかでないが、一八七二年（明治五年）頃には催眠術のことばは知られていたといわれる。明治から大正時代にかけての催眠術を中心とした心霊術や超常現象の流行について、森田正馬が福来友吉の透視実験を見た一九一七年頃までの状況を振り返ってみよう。一柳広隆の『催眠術の日本近代』（青弓社）および『〈こっくりさん〉と〈千里眼〉――日本近代と心霊学』（講談社）は催眠術の普及について詳しいので参考にした。

催眠術の語がはじめて活字になったのは、井上哲次郎らが編纂した『哲学字彙』で、一八八一年（明治一四年）のことである。一八八五年に馬島東伯が催眠術を治療に使い始める。一八八七年、学会誌『心理学』に馬島東伯の「催眠術治療法」、井上円了が馬島を招いて行なった催眠実験の記録「治療法ノ新発明」が掲載される。一八八八年、『哲学雑誌』に催眠術に関する記事が載り始める。「魔睡」の語も使われる。この年、アメリカの手品師ノルトンが横浜や東京で興行し、「麻睡術にて昏睡せる身体を空中に釣る」などの奇芸で人気を博した。このとき口上をつとめたのがイギリス人の奇術師で噺家の快楽亭ブラックで、これをきっかけにブラック自身も寄席で催眠術を見せるようになり、人気者となる。余談だが、快楽亭ブラックは、英国のジャーナリストで幕末に横浜で日刊英字新聞ジャパン・ガゼットを創刊したジョン・レディー・ブラックの長男である。父ブラックは明治五年に東京でわが国の大新聞のはしりとされる「日新真事誌」を発刊し、板垣退助らの「民撰議院設立建白書」を掲載してわが国の歴史に足跡を残した人である。

一八八九年、黒岩涙香が初の催眠術に関する翻訳小説『銀行奇談魔術の賊』を絵入自由新聞に連載する。催眠術で銀行員を眠らせて金庫の番号を聞きだす話である。一八九一年、馬島東伯が催眠術病院を開設している。一八九三年、榊俶《はじめ》が東京帝国大学精神病学教室で催眠術の実験をおこなう。同年、夏目漱石がアーネスト・ハートの『催眠術』を翻訳して『哲学雑誌』に掲載する。二五歳の大学二年生であった漱石が無署名で訳出したのであるが、英文学と直接関係の無いこの論文をなぜ翻訳したのか。理性や意識を超える心理に対する漱石の関心と探求の一端を示すものとでもいえようか、と『漱石全集』（岩波書店）の解説にある。

一九〇二年、ハーバード大、エール大で催眠を学んだ山口三之助が帰国して「催眠学」を提唱し、帝国催眠学会を設立する。一九〇三年、福来友吉が前年に発足した日本神経学会総会で「催眠の心理学的研究」を発表する。同年、平井金三、松村介石らの心霊現象研究会（通称、心象会）の活動が活発化し、テレパシー、透視、こっくりさんの実験をおこなう。正馬も心象会にかかわっている。

元中学校校長の竹内楠三が海外の文献にもとづいて書いた三冊の催眠術に関する著書『催眠術自在：学理応用』『実用催眠学』『読心術自在』がベストセラーになる。『近世天眼通実験研究』を編纂して諸外国の超能力者を紹介したのも竹内である。これ以降催眠術教授書が続々刊行される。この明治三〇年代中ごろがわが国における催眠術ブームの頂点であり、あまりの加熱ぶりに、催眠術を使う「山師的医師」を取り締まるよう告発する記事が新聞や雑誌に出る。その一方、小野福平・山口三之助ら民間の催眠家が、催眠術取締りに反対する建議書を上奏する。

一九〇五年、幸田露伴が催眠術にかかわる人々を喜劇的に書いた「術比べ」を発表。一九〇六年、福来友吉が「催眠術の心理学的研究」で文学博士号を授与され、二年後に東京帝国大学助教授となる。

一九〇九年、万朝報が、陸軍第三師団の将校の間に催眠術が流行し、村の子供に催眠術をかけ、覚醒法が不十分なために〈脳を狂わせた〉と報じ社会問題となる。同年、「警察犯処罰令」が施行、みだりに催眠術を施した者に〈三〇日以下の拘留または二〇円以下の科料を課す〉という規定が盛り込まれる。

一九〇九年、森鴎外が雑誌『昴《すばる》』に短編「魔睡」を発表。主人公の夫人に友人の医者が催眠術をかけ暴行に及んだという話で、モデル問題がもちあがり話題となる。夏目漱石も一九〇五年に「琴のそら音」で恋愛の神秘・心霊の感応の可能性を信じる心理学者を登場させている。露伴・鴎外・漱石という明治を代表する知性的な作家がそろって催眠術あるいは心霊術を主題にとりあげているのは、催眠術が未知の心の世界を開く鍵として、当時のまじめに物を考える人々をとらえていたことを示している。漱石は一九一二年の「行人」でも心霊術を研究する主人公を登場させているほか、最後の小説「明暗」などにも催眠術が顔をのぞかせている。谷崎潤一郎も、一九一七年、催眠術を小道具につかった「鞨間」につづいて、劇場における集団催眠を描いた「魔術師」を発表する。

福来友吉と千里眼事件

明治の催眠術ブームのなかで、世間を騒がせる事件がおきた。千里眼事件である。一柳廣孝の前掲の二著と長山靖生の『千里眼事件』(平凡社)などによって事件の経緯を見よう。

一九一〇年、福来友吉が熊本の友人から御船千鶴子の超能力者としての地元での評判を聞く。同年、京都帝国大学医科大学の精神病学教授今村新吉が熊本の超能力者御船千鶴子にカードを用いた透視能力の実験を行い、高い的中率を得る。同年、福来友吉が熊本で御船千鶴子に会い、「千里眼」能力を実験の結果、研究に値すると判断。同年四月、今村新吉と福来友吉が御船千鶴子の共同実験を行なうが、はじめは失敗し、方法を変えて行なうと的中した。今村は実験結果を大阪朝日新聞に連載。福来が東京に戻り、東京帝国大学内で実験結果を発表すると、一躍世の脚光を浴びる。

同年九月、福来が御船千鶴子を東京に招き、東京帝国大学内で学者や報道関係者を集めて実験を公開する。レントゲン線すら透さない鉛管に入れた紙片の文字を見透すという実験である。その結果は、試験物のスリ替えがおこなわれたといわれ、超能力の真偽については結論が出なかった。数日後に少数の学者を集めた再実験では好結果が出たが、周囲の目は冷たかった。この実験は「御船千鶴子の千里眼〔透視〕評判となり、実験に東京帝国大学の文科・医科・理科の博士九人が立会い、話題をよぶ」と、岩波の『近代日本総合年表』に記録されるほどの全国的な話題になった。

同年、名古屋新聞が、御船千鶴子は千里眼ばかりでなく、数百人に遠隔の精神療法を行なったと報じる。これ以後、全国に千鶴子の模倣者、催眠術による超能力者が続々と現れる。

同年一一月、福来友吉は香川県丸亀市に御船千鶴子を上回る超能力者長尾郁子を見出し、念写実験をおこなう。念写とは、心に思念した内容を写真のフィルムに映し出すことである。新聞各社が念写実験の取材に特派員を送り、念写報道が過熱する。一九一一年、物理学者で元東京帝国大学総長の山川健次郎が丸亀へ出向き、長尾郁子の念写実験の検証に臨む。実験に不審な点があったことから、山川は同年中に写真を添えて実験結果を公表し、手品の一つに過ぎないと結論付ける。これ以降、科学者たちが新聞、講演などを通じて「千里眼」批判を展開する。同年一月、御船千鶴子が自殺。同年二月、長尾郁子が病死する。新聞も「千里眼」に否定的な論調に変わってゆく。

一九一三年、福来友吉は『透視と念写』を出版。新しい超能力者高橋貞子の存在を示して科学者たちに共同研究を呼びかけるが、応じるものは現れなかった。同年一〇月、東京帝国大学は助教授福来友吉に休職を発令。翌々年、福来は休職満期となり、東京帝大を辞職する。事実上の追放であった。

一九一五年、村上辰午郎は『村上式注意術講話』を刊行する。催眠術の本であるが「催眠術」の名を使わず「注意術」に変えた。催眠術があまりに悪名高くなってしまったため避けたのである。このような時期に、正馬は念写の謎を解き明かそうとしていた。

一九一七年九月二七日〈朝八時三十分上諏訪に着し（中略）福来氏、念射者三田氏も同宿しありて此日は終日談話をなす。夜上諏訪中学にて八時頃より念射実験をなす。成績思はしからず、十一時半に至り漸く終る。〉

一九〇六年に三〇代にして「催眠術の心理学的研究」で学位を得て将来を嘱望された心理学の助教授と正馬はすでに心理学会で面識があり、諏訪で会ったのは、福来が大学を追放されて二年後である。福来はすでに社会的な信用を失っていたが、超常的な心理現象に関する福来の研究に興味を持ち、支持する人も少なくなかったのであろう。正馬もそのひとりであった。世間の評判がどのようなものであれ、興味のあるものは自分の目で見て確かめ、それから評価をくださなければならない、というのが正馬であった。

福来は、一九一七年に創刊された『変態心理』においても中村古峡によって雑誌の「目玉商品」として起用され、三・四号に「観念は生物なり」を寄稿する。このなかで、三田光一を〈当代無比の大能力者〉として紹介し、数回の念写実験の結果を報告している。〈観念は物質を支配する力〉であるとしてつぎのように主張した。〈科学的心理学の精神物理的併行論は、根底から転覆さるべき運命を有って居る。故に念写は学会に大事実である。今後の心理学や哲学は念写の事実によって大革命を来すべきである。〉

福来は『変態心理』第五号にも「一小学教師の念写実験」を寄稿し、三田のほかに新たな超能力者を紹介して自説を繰り返し主張する。しかし、『変態心理』は超能力者の真偽に疑いをもち、やがて福来説にたいする攻撃を展開するようになる。正馬もそのひとりであり、第九号に書いた「夢の研究に就いて」のなかで批判している。

〈例へばここに念写といふ現象があれば先ず其人を調べなければならぬ。彼の三田氏の念写のやうな事でも、先づ其人を調べる事が出来たならば、以前のやうな大騒ぎはいらない事と思ひます。〉

福来友吉は、その後真言宗の女学校校長を経て高野山大学教授をつとめるかたわら、『心霊と神秘世界』を書くなどオカルト研究に進み、物理的な検証という科学的な方法論を放棄するにいたる。正馬があくまでも科学者の立場を貫いたのと対照的である。

正馬は諏訪で福来と三田による念写実験を見た翌日、日記に次のように記している。

一九一七年九月二八日〈九時三十分出発、帰途に着く。途中浅川駅にて下車し、高尾山二軒茶屋、琵琶の滝、精神病者を見、自らも滝に打たれ、夜八時二十分汽車に乗り、十一時家に帰る。〉

古代以来、わが国では滝に打たれると精神病に効果があると信じられており、明治・大正時代にも多くの精神病者が家族に伴われて滝を浴びに行っていた。高尾山の琵琶の滝はその名所のひとつだったので、正馬は諏訪からの帰りに立ち寄り、自ら滝を浴びてみたのである。たとえ俗信であれ世間でよいとされるものは、すべて自ら確かめてみようとしたのだ。

森田正馬の催眠歴

催眠術から念写や千里眼まで、オカルト的な心霊学の流行を見てきたが、このような時代に正馬は科学的な催眠術の研究をどのようにおこなっていたのか、本人の書いたものでたどってみたい。催眠に関する論文はいくつかあるが、最後の主著『神経質ノ本態及療法』の「付録」が簡潔でまとまっている。

〈催眠術は、精神療法の最も必要なものと考へて、多年熱心に其研究に腐心した。催眠術は、大学卒業後、始めたのであるが、誰にも習はずに、独りで参考書を読んで、自己流に工夫した。催眠状態を以て、ワイガントは「催眠は睡眠の観念である」と書いてあるやうに、眠りから導かれるものと考へたから、先づ自分の睡眠の心理に就て観察したりなどして、極めて迂遠な道を辿つた。且つ催眠術を施す材料は、精神病者の内から選んだのであるから、甚しき困難があり、或時は兎ても自分は催眠術に適する人格ではないと思つて悲観したりした。それでも終には何とか出来るやうになつたが、今から考ふれば実に馬鹿げたやり方であつた。当時、余等の教室には、催眠術を研究するものは、余一人であつて、誰もこんな事に興味を持つ人はなかつた。唯余は斯くの如く自ら研究に苦労したのであるから、其後、後進の人々に教へるには、上手であつて、余に習ふ人は容易に上達する事が出来た。

其当時、余は種々の神経病は固より、精神的、身体的、種々の症状を催眠術で治さうと努力した。明治三十八年には、途中尿意を催す事を恐れて、少しも外出する事の出来なかつた強迫観念の一患者を、其の催眠術で二、三ケ月もかかつて全治させ、之を中外医事新報に報告した事もある。〉

〈今日では、神経質一般に対し、殆んど催眠術を用ゆる必要を認めないやうになつた。特に神経質の患者には、催眠術のかからないものが甚だ多い。〉

こうして長年研究したにもかかわらず、神経質の治療法としては、催眠術の必要を認めなくなった。かといって催眠術を全面的に否定したり、何の役にも立たないといって捨てたのではない。催眠術の限界を認識しながら、暗示作用を効率化した催眠術を医療や教育に応用する道を説いている。精神療法研究の過程でもっとも長くかかわった治療法であるから、正馬の催眠術論に耳を傾けないわけにいかないであろう。「付録」の第二「催眠術治療の価値」を見よう。

催眠術とは何か、カタレプシーの状態をいうとし、〈換言すれば無意志の絶対服従の有様である〉とする。

〈術者の思ふがままに、被術者の精神を支配する事を得るに至る手段方法を名《なづ》けて催眠術といふのである。〉

〈其の方法は、昔から種々の術式が研究されて、或は物を注視させるとか、呼吸を整へ合はせるとか、或は所謂気合により、咄嗟の間に、対者の精神の虚を衝き、以て其精神を此方に奪ふ、とかいふやうなもので、兎も角も対者の注意を此方に集中固定せしめて、其の精神の自発活動を奪ふといふ事にあるのである。〉

〈多くの学者が、之（催眠状態）と睡眠との異同に就て、兎や角論じているが、此の両者は全く無関係のものであつて、（中略）唯昔、催眠術を施す時、其の精神を安静にし、無念無想の状態とするために、「眠つた」といふ暗示が、都合よく便利であつたから、この催眠といふ語が起つたものと思はれる。〉

催眠を広く暗示効果と捉えれば、世間ではさまざまに応用されており、さらに広く活用できるとしている。

〈信用して居る医者から薬を貰ふとか、若くは電気なり、注射なり、新奇の療法を受けると、其の療法の内容如何に拘らず、又医者の思はくにも非ずして、患者は何の気なしに、之により病気は治るものと信念し、以て治効を表はす事がある。之を仮面暗示といふ。之は本人が自分勝手に、さうと思ひ込んでの結果であるから、詰り自己暗示である。〉

〈流行の淫祠邪教とか、お札、呪詛とかで、気の苦痛が頓《とみ》に去る事がある。是等は群集暗示と自己暗示で起る現象である。（中略）大霊道やリズム学などで、病患部に手を当てて居ると、病苦を去る事が出来る、とかいふのも之と同一の心理である。〉

〈医者が病人を診断してから、病人に対し、「君は健康である」とか「直ぐ歩かれる」とかいつてやつて、之が有効である時、之を覚醒暗示と名けている。（中略）覚醒暗示と催眠暗示との間に明かなる境界はない。此両者を全く別々のものと考ふる時に、催眠術を特殊のもののやうに看做《みな》し、上に列挙したやうな暗示の種々のものを皆別々のものと考ふるに至るのである。〉

〈暗示性といふ事は、人間の本性で、吾人の日常に行はれて居るものであるが、催眠術は、此暗示性を最も有効に行はれ得る状態に導く為の工夫を積んで出来たものである。祈祷でも、気合術でも、大霊道でも、同じく此の暗示性を利用する一の工夫の結果である。〉

〈此の暗示性といふ事は、普通の心理性であつて、之がなければ、人は人生に適応もしなければ向上もない。習慣も出来なければ、人格も出来ぬ訳である。完全なる人は、此の暗示性が強弱適度である。其の過ぎたるも足らざるも、共に異常である。〉

〈催眠術を広く暗示といふ事に解し、更に之を広義に見る時は、其の応用は、単に疾病の治療上のみに止まらず、教育上、政治上、宗教上等、甚だ広く活用さるべきである。教育上の薫陶感化、政治上の徳化、人心収攬とか、宗教上の帰依信仰とかいふものも、此の暗示の支配する処が大である。治療上には、所謂覚醒暗示、周囲の影響等に迄考へ及ぼすならば、暗示は精神療法の主要部分を占めるものであるといつてもよい。〉

　以上の催眠術に関する総論のあと、医療への応用の具体例をあげている。その際〈催眠術は症候療法である〉と、根本療法ではないことを明言している。疼痛、つまり頭痛、歯痛、神経痛、ロイマチス、肩の凝り、分娩時の陣痛などには、催眠術はとても効果があるという。その他、〈五官感覚の障碍〉として、〈ヒステリー性の聾とか唖とか失声症とか、其他種々の異常感覚や、感覚麻痺や、若し催眠術にかかり易いものならば、催眠術は極めて手軽に、之を治す事の出来るものである〉としている。

このほか、〈内臓感覚及び内臓機能の障碍〉〈運動機能〉などへの適用例をあげているが、〈変質者の悪癖〉にまで効果があるかというと、〈徒に催眠術の効を誇張して余り軽便に考へてはならぬのである〉と結んでいる。

百科事典への寄稿

中村古峡の雑誌『変態心理』への執筆を通じて正馬の迷信研究が大きく進んだことはすでに見たとおりであるが、それ以前から迷信研究者としてよく知られていたようである。一九一一年、『日本百科大事典』を刊行する三省堂から、その方面の項目について執筆の依頼がくる。まずは「姓名判断」の項目であった。百科事典への寄稿は正馬にとって初めてのことであり、上野の図書館に通うなど入念に調べて書いた。

その後も巻を追って依頼があり、一九一六年から毎年一項目づつ「天源術」「人相」「まじない（禁厭）」を執筆する。執筆依頼が文科系の学者でなく、精神科医の正馬に来たところが興味深い。出版社が、歴史ばかりでなく科学的な観点を重視していたからであろう。正馬も自分の勉強になるから引き受けたのに相違ない。四項目のうち「姓名判断」と「まじない」は著書『迷信と妄想』にも付録として収録している。他の二つも『全集』第六巻で読むことができる。

「人相」は『全集』で一〇ページにおよぶ長いもので、インド・中国・日本の占法の種類や違い、眉・目・掌・足裏等の各部にいたるまで図解入りで詳しく述べ、アリストテレスを始祖とする西洋のフィジオグノミー（人相学・骨相学）にも筆が及んでいる。そして、さいごを〈これらはみな今日の実験科学に反せる全く牽強付会の説たるを免れざるものといふべし〉と結んでいる。

「まじない（禁厭《きんえん》）」も劣らず長い。

〈人間の災害中、疾病は其最も大なるものであるから、従つて禁厭も、之に関するものが最も多い。少彦名《すくなひこな》ノ命《みこと》が国土経営と共に、医薬をととのへ、禁厭の法を定めたやうに、古昔は西洋でも東洋でも、医術と禁厭とは、甚だ密接な関係にあつて、医術者は同時に禁厭者であつた。〉

発生の原因・心理のほか東西にわたるさまざまな禁厭の事例をあげる。江戸時代に痘瘡が流行したときは「鎮西八郎御宿」と書いて門口に貼るとよいとされ、流行性感冒「お染風」がはやったときには「久松は留守」と書いて張り出したなど、微笑ましい例が書かれていて読み物としても面白い。

〈禁厭の害毒は、之が単なる迷信に止まらないで、私腹を肥やさんがために、他を犠牲に供し、愚民を誑《たぶら》かさんとする事は、西洋にも東洋にも古今絶えないことである。〉

一般への警告で結んでいる。あげられた関連文献の数を見ても、正馬の勉強ぶりと仕事の速さがわかる。『医中誌』で他者の論文の抄録をやりつけていたから、要点をつかんでまとめる技量に長けていたと思われる。

児童研究への取り組み

すでに述べたように、正馬は中学生時代に心理学への関心が芽生えている。本格的に勉強を始めるのは大学二年目の一八九九年であり、心理学と同時に児童研究を始めている。二つの分野の専門雑誌を読み、学会にも参加する。富士川游の項に記したように、富士川が創設した日本児童研究会には一九〇八年に入会し、一二年には早くも評議員になっている。この会が一九一五年に高島平三郎らの日本児童学会と統合されると、ここでも熱心に活動をつづける。

心理学と児童学の二つの分野を同時に勉強し始めたのは、今日、発達心理学が心理学の主要な分野になっているように、児童研究に心理学は不可欠だったからである。児童研究についての正馬の論文発表は一九〇六年に『児童雑誌』に書いた「小児精神病に就て」くらいであったが、一九一七年になると、集中的に児童関係の論文が書かれる。この年『児童研究』に発表した論文は、「小児の模倣・不良児の養成」「児童の恐怖」「低能児の親心、家庭教師、珍らしき教育方針」「孝行の教」と四本もあり、にわかに増加するのである。

児童研究会ではすでに何度も精神病学に関する演説をしていたが、児童研究者にたいする教育的な講演といったものであった。四本の論文執筆にいたるまでの数年間はいわば助走期間であったようで、みずから実験的研究に取り組んでいる。

一九一三年四月二九日〈今日より松田〇〇（十四才、低能児、中学一年生）を預り世話す。〉
四月三〇日〈松田、時計の時間を知らず。〉
五月四日〈児童研究会に出席。低能児教育に関し作業に就て二回討論す。〉
五月五日〈松田、作業総て拙くして注意集中八、九才の児の如し。〉
五月六日〈松田次第に悪戯多し。遅鈍にして重聴あるが如く思はる。〉
五月八日〈松田に漸く時計の時間を教へ得たり。〉
五月二三日〈夕方、鰻屋に松田の家庭教師二瓶君を招き、松田、高島釵負君及久亥も共に鰻めしを食ふ。〉
五月二五日〈夜、松田叔母君来り松田を引き取る。〉

自宅に一四歳の男の知的障害児をほぼ一ヶ月間預かり、教育し、観察している。

この少年を預かるより二年近く前の一九一一年（明治四四年）九月に長男正一郎が誕生している。すでに触れたように、正馬は「金太郎の日記」と題して詳細な育児日記を書いた。それが正一郎の死後に書いた『亡児の思ひ出』のもとになっている（『森田正馬全集』第七巻に収録）。正一郎が病弱だったため半分は看病日記になっているが、半分は「精神の発達」として生後から中学生になるまで発達ぶりを記録している。小学校入学までが大半を占めているので、その一部を引用し、正馬の児童研究がわが子の観察を通じておこなわれていた様子を見ることにする。

一九一二年〈二月（五ケ月半）。此頃、人の顔、或は眼前に動かす手などを認めて、視線を其方に、正密に向ける事が出来るやうになつた。其以前には、物を視るに、眼の調節が不完全で、失調のやうな有様であつた。（中略）笑ひの表情及び声色なども、次第に複雑となる。笑ひは、身体内部の快感、若しくは外部の刺激による快感から起るもので、気持よく安眠する時にも、時々微かなる笑ひの現はれる事がある。〉

〈十月三十一日（一年二ケ月）菓子と戸棚とを、何時の間にか、連想するやうになり、菓子をねだる時、戸棚を開ければ、泣き止めて、其方を見るのである。（中略）凡そ小児の精神発達の経路には、或る一時期のみを見れば、殆んど其子の、生れ付の気質のやうに見ゆる事があるけれど、思ひしよりも短かい日数で、随分変化し易いものである。（中略）或時期に於ける小児の行為を見て、其性質を即断せんとする事は、注意すべき事である。古来、偉人の伝記に、幼時の性質を挙げてある事なども、決して之を、其侭に受け取つてはならないのである。〉

一九一三年〈一月（一年四ケ月）。鏡に向ひ、自分の顔の映るを見て、バーバーといふ。又鏡の後をのぞき、鏡の後の物を見付けやうとする事、猿と同様である。〉

〈十二月（二年三ケ月）――現在有する詞の種類は〉として、名詞、動詞、副詞、形容詞など九項目に分けて、詳細に幼児が発することばを採録している。長いので、短めの二つを選んで掲げる。

〈第一、間投詞――最も早く、現はれるもので、模倣でなく、自然に現はれるものも多い。

一、感情の発露から出るものが多い。アー（喜悦）・ウーン（不満・拒絶）・アラアラ・マー等。

二、音声を模擬するもの。テテ（琴の音）・チチ（時計の音）・ハーポッポ（鳩ポッポ）・花デーシャ（電車）・チチー・ジドーサ（自動車）・ポッポー。

三、他人に注意を促がし、又は命令的のもの。エッ・アッ・アノネー。光（女中の名・注）の語調・態度をよく模倣して、首を傾けながらいふ。

第四、代名詞
一、指示代名詞は、最も早く現はれる。アルレ（あれ・それ）・これ（此物）。
二、疑問代名詞は、僅にダレ（誰）・ドレ等を理解する。
三、人称代名詞はまだ無い。只自分をボツチヤンといふ。〉
一九一六年〈一月（四年四ケ月）――此頃、物の数を六ツ迄数へる事が出来る。智力検査で、三瓦《グラム》と九瓦との差を識別する。醜女と美女との絵の見分けが出来る。目・鼻等のない絵に気がつかない。〉
一九一七年〈一月（五年四ケ月）――此頃、数は凡そ三十まで、数へる事が出来る。片仮名や、森・天・五等の文字を凡そ三十ばかり知つて居る。字は、鏡に映つたやうに、書く事が多い。花王石鹸の鹸の字が、好奇心をひくものと見へ、時々自ら之を書き習つて居たが、三月九日には、手本がなくて、独りで之を書くことが出来た。〉
〈四月十二日（五年七ケ月）――誠之幼稚園に入園した。〉
〈四月二十五日、弁当をもつて、喜んで幼稚園に行く。行く途は、重い弁当を自分で持つて行くけれども、帰りには、食べる楽しみがないから、自分では持たない。〉
正馬は、正一郎の幼稚園時代のおわりに、幼児期のまとめとしてつぎのような感想を付している。
〈此頃、時々吐息《といき》をつく。又副食物の汁を、飯につけて食ふ事がある。父を模倣して居る、といふ事が判る。其他、玩具が損《こは》れた時、自分で、金槌や道具を持ち出して、之を修繕しやうと試みる。朝、幼稚園へ行く出足に、門の郵便箱を覗いて行くとか、皆余の模倣である。其態度・表情の微に至るまで、其模倣の深刻なる事は、驚くばかりである。
年とらばおとうちやんのやうに酒のむと子はしみじみ羨みにけり
正一郎が、もつともつと小さい時から、余が木工をして、釘を打つ時、之を真似して、縁側や踏台などへ、所きらわず釘を打つ事がある。余は、大きな損害でない限りは、成るべく放任して、後で之を抜いて、始末してやるのである。余の処に入院治療する神経質の患者には、二十歳を過ぎて、まだ釘を打つた事がないといふ者が、随分多い。子供に何もさせないといふ事は、神経質の病症を起すに大なる関係のあるものである。学校で、手工科といつて、色々の事をさせるけれども、家庭に於ける遊戯なり、実際の仕事なりと較ぶれば、其効果は、甚だ些々たるものである。〉

この後書きは正一郎が一九三〇年に二〇歳で死去した後に書いたものである。幼時における家庭教育の大切さを訴えている。人の成長過程における細々とした事実を地道に観察し、営々と記録し続ける。事実の積み重ねのなかから人間性の客観的な本質を掴み取る。その作業は現実的で、空想や理想に流されないよう、事実以外のものを排除するよう努めていることが見て取れる。幼児の精神発達から得られるものは正馬の収穫の一部にすぎないが、その知識と経験が神経質の研究、治療法の開発に生かされていることがわかる。

一九一六年には児童学会で「児童の恐怖に就て」を宿題演説し、二ヶ月後にふたたび「児童の恐怖、精神病学的方面」の宿題演説している。これらの講演をもとに前記の論文が執筆されるのである。

モンテッソーリ教育

正馬の児童研究が森田療法確立の直前の時期に活発になったことは、神経質理論との関係で見逃すことができない。これは「モンテッソーリ教育」との出会いが一つの契機になっているように思われる。

マリア・モンテッソーリ（一八七〇―一九五二年）の著書『子どもの家の幼児教育に適用された科学的教育学の方法』が一九〇九年に出版されると、まず欧米各国で注目され、やがて世界の二十数ヶ国語に翻訳された。日本語訳『モンテッソーリ教育とその応用』が出たのは一九一四年である。わが国の児童研究者の間でも日本語版出版以前から話題になっていたはずであり、正馬は日本語訳より二年早く出た英語訳もしくは一年前に出たドイツ語訳のいずれかを読んでいたかもしれない。ちょうど正一郎誕生のころである。正馬の主著のひとつ『神経質ノ本態及療法』の終章「第八　神経質療法の治験より得る応用方面」の終り「教育及び衛生との関係」につぎのような記述がある。

〈余の神経質療法は、身心の自然発動を盛んにし、寧ろ各々其人の病的傾向をも利用して、徒に之を抑圧することなく、人の本然の能力を発揮せしめんとするものである。此故に余は、此療法が、神経質児童には勿論、普通児童の教育上にも、参考となることが多いことと信ずるのである。彼の伊太利のモンテツソーリ女史が、精神病学の研究から発足して、白痴教育を研究し、更に転じて、幼稚園教育を創意し、着々として見るべき成績を挙げたのであるが、其主眼とする処は、小児の自然発動を重んじ、従来の注入的、鋳型的の方法を排して、自由、独立独行といふことを注意としたものである。〉

精神医学から発展して普通児童の教育に進んで、〈小児の自然発動〉を重視した教育で成功を収め、世界的に注目されたモンテッソーリの思想に強く共感したことを示している。正馬自身の思想に近いものを見出したのであろうが、そこから神経質治療を構築する上で学んだものが少なくないと思われる。

戦後二つ目の日本語訳である阿部真美子・白川蓉子共訳の『モンテッソーリ・メソッド』（明治図書出版）によってモンテッソーリ教育の特徴を見てみよう。

マリア・モンテッソーリはローマ大学の医学部に学び、女性ではじめてローマ大学の医学博士になった人である。卒業後ローマ大学の付属精神病院で助手をしていたとき知的障害児の治療にたずさわり、イタールやセガンという先駆者たちの方法を応用した障害児にたいする感覚教育で成果をあげる。そして、使用した方法が障害児に限られたものではなく、普通児にも適用できる合理的な教育原理であることを確信する。ローマ市の低所得者層の集合住宅の大規模な建て替えが行なわれた際、児童の教育施設が併設されることになり、その指導者を委嘱される。そこで行なわれた教育法がモンテッソーリ・メソッドである。

その施設は「子どもの家」と呼ばれ、一九〇七年に開設され、モンテッソーリは指導と監督を一任された。庭を備えた広い教室に、三歳から六歳まで（ときには二歳半から七歳まで）の児童を少なくとも五〇名収容した。その目的は〈仕事のために留守にすることを余儀なくされている両親の子どもに無償で両親の与えることができない個人的世話をすることである。〉在校時間はふつうの学校より長く、冬は朝九時から夕方五時まで、夏は八時から六時まで。一時間の昼寝があった。

当時の学校は教会の礼拝堂のように固定された机とベンチを備えていたが、ここでは移動式の、四歳児がふたりで運ぶことができる軽い八角形のテーブルと椅子を置いた。必要に応じて自由に動かすことができた。

教師は女性で、指導者（ディレクトレス）と呼ばれ、おなじ共同住宅に住み込んで居住者の模範となることが求められた。医師と保母が指導者に協力した。子どもの親たちに対する要求は厳しく、身体を洗わずに登校したり、汚れた洋服を着ている子どもは受け入れを拒否された。その他矯正の見込みのない子どもや、指導者に対する尊敬を欠いた親の子どもも拒まれた。

教育方針の基本についてモンテッソーリはこう書いている。

〈自由の本能はあらゆる障害を征服して、つぎつぎと勝利をえてゆく。世界を進歩させるのは、この生命の個人的でしかも普遍的な力であり、しばしば魂に内在している力である。〉

〈科学的教育学の根本的な原理は、まさしく生徒の自由でなければならない。――そのような自由は子どもの本性の個別的自発的表示の発達を許すような自由である。――もしも新しい科学的教育学が個人の研究から生じるものであるならば、そのような研究は、自由な子どもの観察に従事しなければならない。〉

ここにはあきらかにジャン・ジャック・ルソーに由来する思想がある。生命の自己発達をうながすために、個々の子どもが自分にもっとも適したものを見つけて、生命の欲求が満たされるまで活動できるよう環境を整え、教材を与えるべきだと彼女は考えた。

モンテッソーリは実験心理学者ヴントの〈児童心理学は存在しない。実験心理学のあらゆる方法は一つのことに凝縮されるであろう。即ちそれは、被験者を注意深く観察して記録することである〉という考えに忠実だった。〈子どもは実験の被験者として受身な状態になっていないからである。児童心理学は、外的観察方法を通してのみ確立されることができる〉とモンテッソーリは言う。「子どもの家」ではまず、子どもひとりひとりの身長・座高・体重を、毎月子どもの誕生日に入浴させる際に測定し、記録した。

教室には三歳児でも使える低い洗面台が備えられ、子どもが随時手洗いできるようにした。浴室をつくり、毎日数名ずつ、ひとりの子どもが週に一回は入浴できるようにした。少ないがそれ以上は難しかったという。こうした清潔を重視する定期的な生活が子どもに秩序の習慣を身につけさせる。

テーブルと椅子の配置は、子どもが最も快適と思う場所を自由に選ばせた。

〈ここで獲得する動く能力は、生涯を通じて彼の役に立つことであろう。彼がまだ子どもの場合でも、正しく行動することができるようになり、しかも完全な自由をもってそうするのである。〉

子どもの家では規律が重視されたが、規律が自由を通じて生じるようにした。子どもの活動を抑圧することが教師の道徳とさえ考えられた時代に、まったく正反対の方法をとった。

〈われわれは、その人が自分自身の主人である時、躾けられた個人と呼ぶ。それゆえ生活のある規則に従うことが必要であるような時彼は自分の行為を規制することができる。〉

自発的な行為を抑圧することは、生命それ自身を窒息死させる、とした。

子どもの家の時間割はおよそつぎのようであった。午前中は、まず挨拶、身だしなみの点検、一時間の知的訓練（名称練習と感覚訓練）、体操ののち昼食。午後は、一時間の自由遊戯、一時間の指導された戸外の遊戯（年長の子どもはこの間室内の掃除、整理整頓）、一時間の手工芸、一時間の歌と体操（できるだけ戸外で）。体操は、歌を歌いながら行進する指導された体操と自由体操が適宜組み合わされた。そのほか教育的体操と称して、ボタン、ホック、紐結びなど実際生活にかかわる十種類の器具による練習がおこなわれた。さらには子どもに農作業を課し、動植物を飼育栽培させ、自然観察をさせた。生き物を飼育・栽培することを通じて、子どもたちの自然に対する感情を発達させることができる、と考えられたからだ。

指導者は子どもに奉仕するが、それはできるだけ手助けしないという忍耐強い奉仕である。子どもが自分で食べ、身体を洗い、衣服を着るのを教えることは、食べさせたり、着せてやるのよりはるかに忍耐を要する難しい仕事だという。指導者の忍耐はそれだけではない。われを忘れて無駄な言葉を使ってはいけない。注意深く選ばれた必要最少限度の言葉で、真理を言わなければならない。授業での注意点は、第一に、強いて教授を繰り返さないこと、第二に、子どもに間違ったと、あるいは理解できていないと感じさせないことである。その教師が魂をもってひとりひとりの子どもに接して彼らの内なる生命を目覚めさせる。

〈全生徒の心を所有し、一つの合図、一つの言葉で足りるようになるであろう。というのは各生徒は生き生きとした活気ある方法において彼女を感じ認め、耳を傾けるからである。子どもたちすべてが合図一つですぐ熱心に、やさしく愛情を持って従順になるのを見て、驚きで満たされる日が来るであろう。〉

二歳半から六歳までの五、六〇名の子どもたちが、必要に応じて魔術にかかったように砂漠のような絶対的静粛を達成するのを見て、子どもの家を訪問したひとびとばかりでなく指導者も驚いたという。

モンテッソーリは感覚教育を重視した。触覚・視覚・聴覚の訓練のためさまざまな教具を考案した。その教具は実験心理学の測定器具のように人を疲れさすものではなく、子どもに喜ばれ、子どもの持っているエネルギーが発揮されるように工夫されていた。目隠しして物の形を識別するさまざまな練習器具や、紙やすりで荒さの段階が識別できる触覚を訓練する器具。色と形、大きさの違いを識別する視覚ゲーム。ハープを使った音響の識別とリズム感覚の訓練もおこなった。

わが国でもモンテッソーリの考案したこれらの教育用具は今も使われている。感覚教育の目的は、繰り返しの練習によって刺激の差異の知覚を洗練することにあった。それは子どもが自らの努力によって自分自身を完成させることでもある。練習で子どもが間違えたとき、けっして誤りを指摘しない。間違ったといえば子どもが過度の努力によって覚えようとするか、子どもの勇気をくじくかするからである。つねに〈子どもの自然な進歩をもたらすこと〉を目指し、この教育法は成功をおさめていった。

モンテッソーリは、先駆者セガンの〈幼児を感覚教育から観念へ導く〉という考え方に随って知的教育を行なった。たとえば、正方形、円、長四角、三角、卵形というよく知られた形と名前を教え、形の観察を通じて幾何学へ進む観念を育てた。

文字の教育では、子どもたちに木製の文字を手で繰り返しなぞらせ、その動作によって文字を書かせずに必要な動作を学ばせた。触覚と手の動きによる文字練習の効果は目覚しく、中にはわずか四歳で、クリスマスカードに感謝と希望を表す言葉を書いた子どもがいたという。

算数の教育法も独特で、まず子どもが興味を持つ金銭の両替という方法で引き付けて、一〇までの数え方を教えた。また、長さの教育に使った一〇センチから一メートルまでの一〇本の棒を使って、楽しみながら数える練習を繰り返しおこなった。さらに進んで足し算も学んだという。

このような教育によって、子どもの家からは、豊かな感情、鋭い感覚、優れた知性を備え、外からは〈小さな大人〉あるいは〈熟慮する裁判官〉に見える子どもたちが育ったという。

教室内は年齢がさまざまであるにもかかわらず、どの学校よりも規律がとれていた。それは自由に基礎を置いたことによって獲得された規律である。そこでは、みんな自分の仕事に熱中している。感覚の練習をする子、算数をする子、文字を練習する子、線を描いている子、テーブルに座っている子もいれば、床に座りこんでいる子もいる。それぞれが作業に没頭した結果、確立された規律なのである。

元来不従順な幼児が従順や服従の精神を身につけるためには、まず意志の形成がなければならない。従順は人格の複雑な形成によってのみ得られるからである。服従するためには、服従したいと欲することのみならず、服従の仕方を知っていることも必要である。モンテッソーリは、社会は素晴らしい服従の土台の上に安住しており、文明は服従によって作られた大道の上を前進することがわかっている、という。

モンテッソーリは、自らの教育法をつぎのように結論付けている。

〈「子どもの家」における、自由と自立の征服を通しての規律の勝利は、教育学的方法に関して将来見られるであろう進歩の基礎を特徴づける。それは私にとって教育による人類の回復という最大の希望を提供しているように思われる。〉

以上がモンテッソーリ教育の概略だが、生命の欲求、自由意志と自発性、放任主義、自己発達・自己教育という観点、指導者は冷静な観察者でなければならないこと、動植物の飼育栽培を通した自然との接触の精神的効果、服従や従順など、正馬の思想に近いものが多い。

正馬はモンテッソーリ教育について、特にその自発性を尊重する教育思想について、著書のあちこちで触れている。もっとも詳細なのは『精神療法講義』の「第二章　根本療法」の「第二節　訓練療法」である。その主要部を引用する。

〈モンテッソーリ女史の幼稚園教育は、普通児に対するものであるけれども、之を移して精神薄弱児に用ひても、吾人の大に賛同する処である。といふのも、同女史は多年精神病医として低能者教育の研究をした人で、それから出発して普通児の教育を編み出したからである。

モンテッソーリ女史の教育思想に就ては、嘗て野上博士が教育学術界に於て同女史の特色ともいうべき四要点を挙げてゐる。即ち左の如きである。

第一、教育学の科学的研究の主張。即ち自然科学者が自然現象に対するやうに、教育者が児童に対するに当つても、必ず客観的に、何等の先見なく、何等の独断なく、其の有のままを観察せねばならぬ。之が女史の考への最初の出発点、或は基礎である。

第二、児童の自由の尊重。既に児童を客観的に観察するとすれば、其児童の活動に対する吾人の態度も亦自ら定まらねばならぬ。即ち児童の活動は一の自然現象であるから、我々は飽くまでも此活動を尊重し、大人の見地からする干渉を成るべく避けて、児童の自然活動を出来る丈け十分に発揮せしめねばならぬ。即ち女史は飽くまでも児童中心主義である。しかも他の一面に於て、女史は決して児童が現在の社会に対する適応といふ事を忘れない。否寧ろ児童の自由を尊重した方が、将来児童が社会に適応するに好都合であるといふ考である。

第三、感官の練習の尊重。此点はフレーベルのと同一であるが、女史は自己の経験から種々の器具を作つて、児童の嗜好に適するやうな練習法を案出した。

第四、知的作用の陶冶。感官の教育を巧みにやつた結果として、知的作用、読み方、書き方、数へ方などが、在来の教育法によつて教育された児童に比して余程進歩が速い。而も之は児童に無理をさせるのでなく、児童自ら進んで興味を以て之をなすに至るのである。

児童の自由活動の尊重といふ事は、児童を教育する前に先づ其児童を研究すべしといふ事が大切なる原理となるので、児童の自由活動を利用して教育の目的を達するといふ方針である。一般の教育は児童の喜ばない窮屈な不自然な束縛的の仕方をするから、従つて賞罰を要するやうになる。然るに人間は自己の精神の活動を喜ぶ内部の自我が成長して大きくなるのを楽しみとする。何か或る一つの事を仕遂げ、或る一つの事を知り得れば、其成功又は知識其ものが其人にとつて非常な喜びである。何も他人から之に対して賞を受ける必要はない。罰に於ても同様である。之が女史の教育上の根本的主義である。〉

野上博士の論に拠りながら、それを要約して正馬自身の言葉で語っているように思われる。ありのままを観察する児童中心主義、自由の尊重、自発性の尊重、自己の精神活動を喜び自我の成長を楽しみにするという人間性の認識など、モンテッソーリの思想に対する深い共感が感じられる。

正馬が独自の精神療法を確立したのは一九一九年だが、その四年くらい前からできてきたと言っている。モンテッソーリの本の日本語訳が出たのはちょうどそのころだった。

呉秀三の『精神療法』

正馬が精神医学の薫陶を受けた呉秀三に『精神療法』（一九一六年）の著書がある。正馬が大学院で精神療法を専攻すると言ったら嫌な顔をしたという人だが、書いたのはそれから一五年の歳月がたったのちのことである。

内容は、西欧における当時の最先端の精神療法を網羅的に紹介する、精神療法の教科書というべきものである。独・仏・英の文献を博捜した博覧強記、博引傍証ぶりは正馬などの到底及ばない能力を感じさせ、医界の三筆といわれた才筆による達意の文語文は見事というほかはない。和漢の古典医書の引用が加わり、医史学者としての一面をも見せている。

書かれたのが、正馬が新しい治療法を確立した一九一九年からさかのぼることわずか三年と時期が近いことから、はたして正馬にどの程度影響を与えたものか興味深い。精神療法に関しては、正馬はすでに、ビンスワンゲルの『精神療法梗概』などを翻訳（一九〇六、七年）し、『精神療法』の論文も発表（一九〇八年）していた専門家である。催眠術の実験をはじめ、臨床研究については呉以上に経験を積んでいたと思われる。呉がとりあげた西欧の主要な学説は正馬の慣れ親しんだものだったであろう。むしろ正馬の精神療法研究に呉が刺激を受けて書いた可能性も否定できない。したがって、正馬への影響という観点からはあまり重要性はない。ここに取上げる意味は、呉の論説との共通点よりは相違点を通じて、正馬の学説の独創性を知ることができるという点にある。呉は、すでに触れたように当時の精神医学界における重鎮であり、彼の書くものはひとつの標準と見られたであろう。呉の『精神療法』を教科書といったのは、そういう立場で書いていることが読んでいて感じられるからである。

正馬の著書では『精神療法講義』（一九二二年）がこれに対応する論文である。呉にならったか、精神療法を幅広くとらえ、歴史にも言及しているが、目的は自らの神経質治療法の優越性を訴えることにあったから、呉の本と狙いが異なる。正馬のほうがより臨床的であり、実験を踏まえた具体性が感じられる。恩師として慕った学界の中心点からどれほど離れたところで独自の学説を立てたのか、呉との比較から正馬の特徴が浮かび上がってくるであろう。

まず「緒論」における精神療法の定義から。

〈精神療法とは病人の精神を材料とし、精神的方法を用ひてこれを救治するを目的とす。その療法は化学的療法・理学的療法等と並べ称へべきものなるが、化学的・理学的の療法にも亦、精神的影響の著しきものあればこれを厳格に区別すること困難なり。〉

投薬や電気療法などにも患者が信じることによって生じる暗示効果があるから精神療法の一面があり、麻酔剤のように精神的効果をもつ薬剤もあるから区別は難しいという。

〈精神内界の状況が、肉体の状況を介して外部に表白さるることは、吾人の日常経験するところにして、精神機転の如何が、肉体に影響を及ぼし、肉体の機能に著大なる変化を与ふることも、吾人の善く、屡、目撃するところなり。〉

〈精神作用が疾病を喚起し、又は、これを治癒することあるも、これと同様のことにして、生理的状態に於て、精神作用が肉体に影響を与ふること如何は、能くこれを解釈しうるものなり。〉

精神と肉体は切り離すことが出来ない関係にあるという立場は正馬にも共通のものである。後半にいたって心の病に議論は集中してゆくが、それまでは精神と肉体を含めた病気一般にたいする精神療法論を展開する。ふたりの違いは、呉があくまでも科学的に論を進めているのに比べて、正馬が「心身一体論」という信条を立ているところにある。呉には仏教用語はなく、正馬は要所を仏教用語で説明するというところから見て哲学的な側面を色濃く持っているといえる。

呉は、精神療法をつぎのように分類している。

一、全般的療法（個人的療法・環境療法・安静療法）

二、叡知的療法（作業療法・遣散療法）

理解的療法（教誨法・説得法）

推感的療法（暗示療法）

三、意志的療法

四、感動的療法

ここで気が付くことは、呉が症状の分類や疾患の定義をせずに療法の分類から論じていることである。療法を語りながら、どのような病気に効果があるかを述べてゆくのである。正馬がおこなった、変質概念を用いて変質の中にヒステリーや神経質を位置づけ、定義をした上で療法を語るのと対照的である。正馬の立論のほうが整然としており、実際的である。

「個人的療法」とは、医師と患者は一対一の関係である、年齢性別性格あるいは病気の種類によって患者に対する対応は千差万別であり、患者に対する多大の影響力をもっている医師たるものは病名の告知をはじめ病気の改善に役立つような十全の配慮が必要である、という精神療法の基本を述べているのである。

「環境療法」とは、〈医師の如きある個人的の影響（個人的精神療法）をなすものは、これを除き、その他、都《すべ》て病人を囲繞《いにょう》して、その精神に影響を及ぼすところのもの（外界）を指すなり。〉つまり、自宅・病院・療養所や家族・看護人まで含めた病人を取り巻くものすべてが、その病人の精神にふさわしい環境であるかどうかを考慮せよというのである。暗示療法（催眠術）をおこなう部屋や、隔離療法をおこなう場所などについても論じている。

「安静療法」については説明するまでもない。安静にする目的について精神の過労を取り上げている点が、正馬と意見が分かれるようだ。

〈精神的害毒にして諸病の原因となること多きは精神過労なり。之を原因とする疾病は、甚《はなはだ》、多数なれども、過度なる精神的作業をなすに方《あた》りては、同時に他の精神的障碍（感情興奮の持続或は反復）、身体的障碍（運動の不足・興奮剤の濫用等）を伴ふが故に吾人は十分に過度の精神的作業と病発との関係を明にすること能はざるも、そが神経衰弱の症状を発すること多きは明なり。〉

精神の過労が神経衰弱を起すことが多いのは明らかであるという。これが常識あるいは標準的な見方だったのである。いわゆる神経衰弱は神経の疲労によるものではない、という正馬の学説が常識を破るものであったことがわかる。

〈ヒポコンドリー性患者は、絶対的の安静を命ずるも、自己の疾病に対して諸諸の想像を逞《たくまし》くするにより、その病状に悪影響を及ぼすものなり。〉

呉の説とは逆に安静療法を絶対臥褥の名で療法の重要な手段とし、ヒポコンドリーの患者に適用した正馬の慧眼を見るべきであろう。

〈隔離は多数の神経病者には著しく有効にして、神経衰弱・ヒステリー病の治療には、当《その》病因たる精神的障碍を駆除するを主眼とし、精神の過労を避け、不利益なる興奮を抑制することに力むべく、それには従来の環境より隔離するを最良の方法とす。〉

隔離療法の重要性については正馬もくりかえし説いている。

「叡知的療法」のことを本文では「移導療法」といい、つぎのように定義している。

〈移導療法は叡知的療法の一にして、病人の観念思想が病のために常規を逸せるをば他に移導するによりて正

道に復せしむるを目的とす。〉

　その方法のひとつが作業療法であるとする。病識を他に転導するという考えかたは正馬もおなじである。呉は留学から帰国してすぐ巣鴨病院で作業療法を実施した。その主任をつとめたのが入局したばかりの正馬であった。

〈これによりて疾病を治癒に向はしむることあるは、吾人の古来経験することなり。作業は直接身体に作用して、その不快なる感覚を抑圧するものにはあらざれども、そが精神的苦痛を緩解し、苦痛なる観念を漸次に記憶外に駆逐し、その反映として肉体上に有利の影響を与ふることを得るものなるは確実なり。〉

　正馬は作業療法を神経質に適用するに当っては、どんなにつまらないと思う作業にも喜びがあるとし、価値判断を加えず自発的に作業に取り組むことが治癒の重要な契機になるとした点でより積極的に作業療法を評価しており、その効果へのより深い理解を示しているように思われる。

　「遺散療法（鬱散療法）」について。

〈精神的作業療法の一方として受容性作業と名づくべきものあり。即、講話を聴き、彫刻図画を鑑賞するが如きは、自《みずから》、作業するにあらずして、他人の作業を引受けてこれに就きて、精神を働かすものなり。講話の題目・読物の種類・美術品の品種等固より相当の選択を加へざるべからず。概して感情的・空想的のものよりも現実的・理性的のものを可とし、殊に軽き風刺的・滑稽的なる材料を交ふるを善しとす。道学的の講話、歴史的の説述にして軽快なるものならばこれに適し、通俗講談などの中にもこれに適当なるもの多し。病人に音楽の素養ある場合は、名作家の荘重清諄なる曲目を択みて治療上に応用するを要す。これ等の処置は所謂遺散療法（鬱散療法）に算入すべきものなり。〉

　正馬は気晴らしになるようなことを禁じている。したがって、遺散ないし鬱散療法という言葉を使わない。このなかで唯一読書を取り入れている。それも、立ったまま随意に開いたページを読むとか、内容は実用的なものにするとか制限を設けていたから、呉とは考えを異にしている。

「教誨療法」については、「知育的教誨」と「宗教的哲学的教誨」をあげている。

〈知育的教誨（教育）は叡知的療法の一なり。病人の観念思想の欠陥を補足するものにして、そは一面に於て病人の注意を疾病より転じてこれを実益あり、又、趣味あるものに向けしむるの方法たり。（中略）病人の理性を高尚にし、その道念を深くし、その意志を強固にするには、高邁なる道理（経学）を示し卓越なる前例（歴史）を挙ぐるよりよきはなし。〉

知的な理解で神経衰弱が治ると言っているようで、やや見当違いのように思われる。宗教的哲学的教誨にしても同様であろう。ただし、正馬が折に触れて患者に話すことばのなかには、禅語のような仏教用語が使われている。神経質の治癒を悟りにたとえているのだが、これは似て非なるものである。知的な理解を求めているのではなく患者の体験に語りかけているのであって、体験した者だけが納得する類のことばなのである。患者はそれを早く理解できるようになりたいと、作業に励むのである。これはつぎの「説得療法」にも関係する。

〈説得療法は叡知的療法の一にして論理的証明を以て病的の観念思想を除却せんとするなり。それはヂュボア、デジェリン（独逸にてはローゼンバッハ、オッペンハイム、エッシュレー）二氏の唱へ出したるものにして、訓論・解説・証拠を挙げたる証明等によつてこれを説得して病症の治癒を求めんとするなり。〉

呉は説得療法の要領をつぎのように述べている。

〈病人をして治癒の最大要件は、その病原的観念を変更するにありて、それ以外には何等の必要条件なきこと及びこの病的観念を去るには、唯、克己的楽天的なる哲理観を会得するの外に途なきことを徹底的に悟了せしむべし。〉

こう述べながらも、この療法に対する異論があること、医師の負担が大きい割合に効果が期待できないことを認めている。

〈説得療法の基礎たる理想に対しては、学者間に異論少なからず。或症状が病的観念に由来することを示さんとするに当り、病人の意識のみに訴へてこれを矯正せんとするは、正当ならずと主張する論者の如きはその一例なり。（中略）この療法はその症状をば根本より治し去るにあらざるが故に、医師の苦労尽力一方ならざるも、その症状は依然として去らざること多く、仮令《たとい》幾多の証拠を挙げてこれを示すとも判断能力の欠けたる人をして正しき弁識を得せしむることは到底不可能なり。〉

正馬は説得療法を試みたけれども、論理で説得するのは無駄な努力であるとしてこの療法を否定した。

つぎに「暗示療法」について語る。当時は暗示を推感とも言っていた。

〈推感療法とは病原的観念より病症を発したる場合に治癒観念（現在の疾病は治癒すべし、治癒せりと云ふ観念）を病人に推感（暗示）してこれによつてその病的状態又は病状を治癒せんとするの方法なり。〉

この暗示療法に関する第八編が『精神療法』でもっとも長い。さらに、暗示には醒覚時暗示と催眠暗示とがあるが、催眠術療法に多くの紙数を割いている。まず、暗示の前提となる意識についての呉の説明に耳を傾けよう。

〈吾人の内界には無数の観念ありと雖《いえども》、上意識的観念は極めて僅少にして、自余の観念は悉《ことごとく》、下意識的観念なり。精神的興奮などに大なる影響を与ふるものは、この下意識的観念なり。〉

〈上意識と下意識とは、その領域互に相接触し、相影響するものなり。或観念にして上意識を去りたるは、下意識中に入り、茲に連合作用を継続し、その後、上意識中に顕はるることあるものなり。〉

〈一の意識的観念によりて他の観念が興奮せられて意識中に再現すること、これを観念連合又、連想と名づく。〉

正馬の意識についての認識は、呉に近いと考えてよいであろう。つづいて「醒覚時推感法」にうつる。

〈醒覚時推感法には言語推感法あり、覆面的推感法あり。〉

目覚めている状態での暗示法には言葉による方法と、たとえば医師に対する信頼を利用して薬剤の代わりに無害の物質を与えるような覆面的方法があるというのである。電気療法・水治療法・按摩療法などの理学的療法も醒覚時の覆面的暗示法に含まれるという。つまり直接的な効果より隠された精神的効果を狙うということである。

〈すべて強迫観念には覆面推感法の有効なること多し。〉

はたして強迫観念に覆面的な暗示法の効果がどの程度あるか。呉の見立てはやや楽観的過ぎるであろう。正馬は覆面的暗示を仮面暗示と言っている。『精神療法講義』で仮面暗示療法について、電気療法・水治療法等の理学療法のほか宗教的・通俗的な療法をあげ、効果はごく限定的であるとしている。

呉は多くの紙数を費やした催眠術治療をどのように評価していたのか。それは正馬よりも悲観的なものであった。

〈催眠術療法には長所あり、著しき短所もなきにあらず。第一その応用範囲は著しく狭くして、その治療効果も不確実なり。誰人も催眠術に感応するものにあらず。この療法が最《もっとも》、適当なりと認むる病例に於ても催眠的影響の不十分なるもの、又は全く無効なるもの少なからず。〉

正馬の催眠術に対する評価は別に記したので省略する。

呉は精神分析についても言及している。第九編「精神分析法」のうち、この療法に関する解説は長すぎるので省き、呉の評価の要旨のみをかかげることにする。

〈ブロイエル、フロイド二氏は、この療法によりて著明なる対症的効果を収めたりと云ふも、療法実施の困難にして、時間を要することの多きに比して、その効果の持続は短暫《たんざん》なりと云はざるべからず。〉

〈強迫観念は（少くもその多数に於ては）フロイド氏の仮想するが如き事項を原因とするものにあらざれば、これに対しては、この療法はその効を奏せざること多しとす。要するにこの方術に就いては吾人の経験甚《はなはだ》、少なきを以てその可不可を遽《にわか》に論断し難きも、催眠術に罹り易き病人に於ては、在来の催眠術療法を用ひる

により て医家の多大の労力と、病人の著しき精神的負担とを要せずして、治療の効果を収むることを得るを以て、強て精神分析の如き容易ならざる方法を探るの必要なし。〉

この呉による精神分析への否定的な評価は、クレペリン流の生理学的精神医学の立場に立つ学者として当然のことであり、東京帝国大学精神科医局の公式見解になったようである。正馬がその後神経学会で丸井東北帝国大学教授と精神分析をめぐって激しい論戦をくりひろげるのも、単に正馬個人の意見というより、東京帝国大学の意見を代表しているものでもあった。

このあと、呉は第十編「精神練習法」を書く。

〈精神練習法は精神の活動力を練習するによりて、精神的作業力を振興し、これによつて各種の病的現象を軽減し治癒するを目的とす。この練習法中最《もっとも》、有効なるものとしては、先《まず》、指を意志練習法に屈すべし。〉

正馬はこれに反対するであろう。神経質の療法で正馬が指摘したのは、意志によって感情を左右することの愚かさであった。恐怖突入といって、電車に乗れない人を同道して買い物に行ったりした行為が一見練習に見えるが、違う。厭だけれどもやむなく必要なことのなかに飛び込むことであって、くりかえし練習するのとは全く意味が異なる。意志は練習によって強くなるものでないことを正馬は見抜いていた。

さいごは第十一編「感動療法」である。

〈感動によりて治癒する神経病中主要なるものはヒステリーなり。〉

神経質の療法からは離れるので、このくらいにしよう。感動療法のなかには、奇跡的療法・信仰療法・祈祷療法などが含まれるという。

この感動療法によって、呉ははじめて感情について語っている。感情よりも意志の強化を大きく取上げていることからしても、感情を重視し意志や理性を従とした正馬とは力点の置き方が正反対である。ふたりは共通の土台があるとはいいながら、かなり違う方向を向いて精神療法の研究をおこなっていたようにおもわれる。

該博な知識にもとづく総合的な精神療法の教科書をなした呉であるが、現代から見ると古色蒼然としている。それに対して、ほぼ同時代に書かれた正馬の神経質治療法は、いまだに輝きを失わない。著作の目的が異なるとはいえ、あらためて正馬の業績の大きさを考えさせるのである。

治療法の確立

一九一九年（大正八年）四月一日〈永松氏来り静養のため泊る。〉
四月三日〈永松氏診察す。〉
四月九日〈永松氏を連れ広瀬君の診を受く。〉

後年『我が家の記録』に次のように書いている。

〈此月、永松看護長の久しく神経衰弱に悩めるを余の家に静養せしめて軽快す。従来余は神経質患者を近隣に下宿せしめて之を治療せるが、此事ありてより自宅に神経質を治療するの便を知り、次第に入院を許し、此年十人の入院患者ありたり。〉

永松アイの経歴はすでに記したが、長く巣鴨病院の看護長をつとめ、かたわら永松看護婦会をおこし、仏教講和会を開くなどの活動をしていた。いわばひとりの女傑が神経衰弱のために勤務に耐えられず悩んでいた。正馬は彼女に同情して自宅に引き取って面倒を見たのである。巣鴨病院でともに働き、彼女の看護婦会の顧問をつとめて家族ぐるみの付き合いであったから、なんとか立ち直らせてやろうとしたのであろう。預かって三日目に医師として彼女を診察し、その後内科的な問題がないかどうかを友人の広瀬医師に診てもらっている。

『久亥の思ひ出』にはつぎのように書いている。

〈余の神経質に対する現在の療法を実行し始めたのは、大正八年からであるが、其以前には、時には患者を近辺の下宿屋に転宿させて、現療法の生れ出づる前期の療法を施してゐた事もある。処が其頃、巣鴨病院の看護長が、長く神経質に悩んで居たのを、余は妻と相談して、其人に「転地保養の積りで、余の家に来てはどうか」と勧めた。そして、其人は、余の家の二階に同居して、一ケ月余りも、家庭の人と同様に、掃除など手伝つて居る内、不知不識の間に、症状が軽快して、勤務に堪へるやうになつた。これが動機になつて、余の家庭的療法を思ひ付いたのである。家庭的療法であるから、特に久亥の助力が大きかつた。治療上の助手ともなれば看護長ともなつた。現在は、余の助手や研究生やも多くて、手も揃つて居るが、創業時代は、中々妻の働きの必要があつた。〉

永松アイの神経衰弱の症状や軽快にいたる経緯については語っていないので、いまひとつ物足りない感があるけれども、ことばどおり静養させたのではなく、妻の家事を手伝わせて普通の生活をあえてさせたようである。それが予想以上の効果をあげ、一ヶ月で軽快にいたった。森田療法確立への転機がこの短い文章の中に物語られている。自宅へ家族と同様に患者を同居させるという、前例のない療法がこのとき始まったのである。主著のひとつ『神経衰弱及強迫観念の根治法』に〈余が此療法を行ひたるものは、大正八年四月から大正十五年五月に至る七年間に（中略）合計百二十四人（男百十五人、女九人）〉と書いている。これにより、正馬が永松アイを入院患者第一号と位置づけていることは明らかである。

一九一九年（大正八年）は新しい精神療法確立の記念するべき年になったのであるが、その後しばらくは試運転期間だったようである。日記に記されたこの年の入院患者は、永松アイのつぎは四月末に一名、七月に一名、九月に二名、一〇月に一名であり、永松をふくめて六名にすぎない。〈此年十人の入院患者ありたり〉というのは概数であろう。

『神経衰弱及強迫観念の根治法』にははじめの七年間の患者合計が一二四人とあるのに対して、おなじ期間の日記に記された患者名を数えてみると合計一一一名である。この誤差は、患者名を日記に書き漏らしているためかもしれない。初年度の六名の入院期間は永松を除くと一〇日以下が三名、一二日、二二日という短いものであり、治療法はまだ定まっていないようである。本格的な療法が始まるのは翌二〇年の後半からとみられる。

患者を自宅に滞在させながら、治療者である正馬は本業の根岸病院のほか医学校、女学校での勤めがあり、数々の学会や研究会、会合で忙しく、休日もないから在宅の時間は朝夕と病気のときくらいである。入院患者と接触するのは主として久亥であった。患者が治療者の家族と一つ屋根の下で過ごし、食事も共にする。これを家庭療法と呼び、あるいは特殊療法と称した。ほかに適当な名称がついに思い浮かばなかったようだ。治療者が不在のときは、治療者に代わる家族または代理の医師の指導を受けるという、この珍しい入院療法の形は正馬が一九二九年(昭和四年)に根岸病院医長を辞任するまで十年余は続いた。大学のつとめを退いたのちは在宅時間が長くなるが、森田療法のいわば原型となった。

家庭療法というが実質は病院であるから、監督官庁である警察に届けや報告をしているが、病院の看板はなかったらしい。森田病院という言い方がされることがあるが、便宜的な呼称にすぎない。

『久亥の思ひ出』には、感謝を込めて妻の役割の大きさがつづられている。

〈余は病院勤務があり、其他の仕事があるから、直接患者に接する時間が少ないけれども、妻は常に患者に、直接に接するから、特に細かい処に、得がたい体験がある。余の患者に対する講話も、自然に一般的になり易いが、妻は、具体的の事実を語る事が出来るから、却て患者に対する効果が多いのである。

特に不潔恐怖の患者は、必ず一度以上は、妻に叱られ泣かされて、初めて治癒の緒につくとかいふ事が多かつた。五十七歳の不潔恐怖の婦人は、発病以来二十二年で、所々の精神病院にも入院して来たが、余の所へ入院中、手を洗ひふける時、妻に洗面器を取上げられて、縁側をヂダンダふんで往復しながら、泣き叫ぶとかいふやうな事もあつた。又二十歳の不潔恐怖の学生は、之も同じく妻に叱られ、泣き出したが「余りいふ事をきかなければ退院させる」といはれ、それから奮発して、間もなく全治し、学校も優等で卒業し、今は良い地位の職について居る。

多くの患者に対して、初めの間は、相当の憎まれ役にならなければならないが、後には其反動もあらうか、必ず非常の感謝を以て酬ひられるのである。

余の患者に対する説得や講話については、久亥は、常に楽しみと悦びとを以て、耳を傾けたが、或は外来患者に当つて、余が例へば、赤面恐怖といふ同様の病症患者を説得するにも、時と場合とにより、一人々々に其話の内容が変り、臨機応変で、非常に面白いといつて感心してゐた。又入院患者に対しても、帰着する処は同一の主意になるけれども、余の話は、其の時々に新らしい事のやうに聞かれるといつて、悦んで居たのである。

此様に妻が、余の生涯の仕事に対して、共鳴してくれたといふ事は、如何に余の感謝すべき幸福であつたろう。〉

夫の仕事に対するこのような妻の理解と協力は、戦前の家父長制のもとでの妻の「忍従」を思わせるが、久亥の場合は夫の仕事に共鳴して進んで役割を分担している趣がある。誰にでもできることではなかったであろう。久亥が高知で製糸学校の教師をつとめていた教育経験が患者の指導に役立ったにちがいない。正馬は家庭療法を実行するのにこの上ない伴侶に恵まれたのである。

この家庭的療法が後継者たちから原法として受け止められていたことは、後継者たちの療法をみれば明らかであるが、久亥のように妻の協力を得られた例は稀であった。正馬のもとに入院した水谷啓二が戦後新聞記者のかたわら自宅で森田療法を原法のとおりにおこない、妻が献身的に支えた例があるが、その負担は大きく、家族が患者と生活を共にするというかたちは今日ではほとんど不可能といってよいであろう。また、患者と寝食を共にする生活は、くつろぎの場、安息の場である家庭を放棄する覚悟が求められる、医師にとっても負担の大きな療法であろう。

神経質の本態究明へ

一九〇四年に「精神病の感染」「土佐ニ於ケル犬神ニ就テ」の論文を書いてから毎年学術論文や一般向け啓蒙の文章を数本発表していた正馬であるが、一九一〇年から一五年までの六年間は年に一本程度しか書かない低調な時期を過ごしていた。それが、一九一七年になると堰を切ったように執筆量が増加する。この年から最晩年にいたるまで、平均すると毎年一〇本におよぶ旺盛な執筆活動を展開するようになる。一九一七年は中村古峡と知り合った年であり、『変態心理』とのかかわりが、正馬の研究心にふたたび火をつけたのである。中村が訪れたのが六月中ごろであり、この年に書いた一一本の論文のうち一〇本が六月以降に集中しているのだから、新しい役割が正馬の意欲を刺激したことは明らかである。正馬の言葉でいえば「生の欲望」の発動がなされたのである。この時期、中村の日本精神医学会の機関誌『変態心理』をはじめとして『児童研究』『人性』『神経学雑誌』『医学中央雑誌』などの学術雑誌に、精神病学、迷信、児童精神医学、児童教育、心理学（夢）、神経質など幅広い分野で旺盛な研究発表を始める。

精神療法に関する論文は、「精神療法」（『医学中央雑誌』一九〇八年二月）「精神療法の話」（『婦人衛生雑誌』一九〇九年四月）「神経衰弱性精神病体質」（『人性』一九〇九年五・六月）を書いてから一〇年ものあいだ途絶えていた。一九一九年六月の「神経質の話」がひさびさの論考であり、その後は「神経質ノ療法」（『成医会雑誌』一九一九年一二月）「精神療法ニ対スル着眼点ニ就テ」（『医学中央雑誌』一九二〇年七月）「催眠術治療の価値」（『変態心理』一九二〇年一〇月）「精神療法の基礎」（『変態心理』一九二一年一月）と矢継ぎ早に発表する。

主な著作

いよいよ森田療法確立の時期がおとずれた。理論の成立と自宅での入院療法の開始から、およそ一〇年をかけて治療法を完成させるまでを著書を通じて見てゆくことにしたい。
主要な論文または著書としてつぎのようなものがあげられる。
（1）「神経質ノ療法」（『成医会雑誌』　一九一九年一二月掲載）
（2）『神経質及神経衰弱症の療法』（日本精神医学会　一九二一年刊）
（3）『精神療法講義』（日本変態心理学会　一九二二年一月刊）
（4）「神経質ノ本態及ビ療法」（一九二二年一月脱稿・『呉教授在職二十五年記念文集』収録　一九二八年一二月刊）
（5）『神経衰弱及強迫観念の根治法』（実業之日本社　一九二六年一一月刊）
（6）『神経質ノ本態及療法』（吐鳳堂書店　一九二八年四月刊）
森田療法確立の年とされる一九一九年に、慈恵医学校出身者の会である成医会の機関誌に発表したのが、（1）の「神経質ノ療法」である。短いものだが、正馬はこの論文ではじめて神経質の定義を示している点で重要である。

ついで、中村古峡の勧めで書いた（2）の『神経質及神経衰弱症の療法』がある。正馬の著書でもっとも大部なものである。一般によく知られるのは（5）（6）の二つであるが、これらは中村が言っているように、（2）を土台にしてその一部を拡大発展させたものである。したがって、正馬の代表作としてもよいくらいの著作である。
（4）の「神経質ノ本態及ビ療法」は正馬の学位請求論文になったという点で重要な著作で、呉教授のための記念論文集に寄稿したものであるから短いが、（2）の要点をまとめた、文語調の論文である。秋元波留夫は『迷彩の道標』（NOVA出版）の「森田療法の誕生」でこれに触れている。
〈私が「神経質ノ本態及ビ療法」をはじめて読んだのは東京の神経学会総会で森田の討論に感銘して札幌に帰

ってきた後だから、昭和九年の春であったと思う。それは北大の教室の図書室にあった『呉教授在職二十五年記念文集』のなかに載っていた文語体で書かれた論文であったが、私はそれまでに読んでいた学術論文とは全く異なった型破りの独創的といってよい内容に驚嘆したことをいまでも忘れない。(中略）この論文は後に口語文に書き改められ、単行本として出版され広く読まれているが、私には昔の原著のほうが迫力があり、いまでも座右の書のひとつである。〉

片仮名まじりの文語体だから、今では読み難くなったが、確かに秋元が感銘するような魅力に富む論文である。(6）の序で〈此小著は、余が嘗て呉先生記念論文集に出した論文を修正補充し、且つ解り易く書き直したものである〉と書いているように、あまり内容に違いはないので、説明は後者に譲ることとする。

(5）の『神経衰弱及強迫観念の根治法』は『根治法』の略称で、(6）の『神経質ノ本態及療法』は『本態及び療法』の名で広く読まれている。いずれも今日なお入手可能なロングセラーになっている。ふたつ合わせれば(2）に匹敵する十分な内容をもっており、より完成された正馬の最終的な学説が盛り込まれているから、この二冊を正馬の代表的著作とする意見に異論はない。

「神経質ノ療法」

「神経質ノ療法」を書いた一九一九年は、永松アイのいわゆる神経衰弱を家庭療法で治す、という画期的な経験をした年である。その実績を踏まえて書いた論文であることは明らかで、神経質の本態と治療法の着眼点について確信を持って書かれた最初の論文ということができる。その冒頭部分を引用する。

〈先づ神経質の本態に就て一言して置く必要がある。神経衰弱症とはベアード氏が今より三十余年前、刺激性衰弱即ち興奮性及び疲労性の増進の状態を呈するものであるといふ事を記載して以来、一般に学者の認むる処となつたが、今日に至りては之に対する反対説もあるけれども、余は矢張り之に賛同する。而して此神経衰弱症に後天性、先天性、と急性慢性とを区別するが、余は只先天性慢性神経衰弱症のみを認める。且つ余は之と従来ヒステリー性神経衰弱症・強迫性神経症・苦悶性神経症・ヒポコンドリー等の名を以て記載されたものの大部とを総括して之を神経質として置きたいと思ふのである。〉

ベアードが唱えた刺激性衰弱説によって神経質説の基礎を据えたこの論文が神経質理論の出発点となった。このあと、ヴェルフォルンの神経分子の平均異常説をはじめ諸学者の神経細胞の異常による神経衰弱説、つまり物質説を紹介し、いずれも臆説であるとして斥けている。

〈次に精神的の臆説としては、精神性持続的外傷説とか、ワルドスタイン氏の下意識観念群の影響説（之は寧ろヒステリーに相当する）とか、ヅボア氏の基原的精神説とかいふものがある。松原博士は之に過敏性体質説といふものを立てたが、余は大体之に賛同するものである。で余は神経質は生活に対する神経性若くは精神的抵抗力の虚弱若くは過敏の体質であると考へる。従てベアード氏の刺激性衰弱の状態といふ事に相当する。抑も健康とは生活上外界刺激に対する反応の時間、強さ及び持続の適度なるもので、其刺激性の鈍いものも過敏なものも共に健康とはいへぬ。此過敏なるものが神経質であつて、健康者と此神経質との関係は健康と虚弱と、五尺の身長と四尺八寸のものと、十里歩く人と七里しか歩けない人と其間に明なる限界がないと同様の関係である。而して神経質は精神的過敏特に病に対する感覚の過敏即ち主観的のもので実際に身体が虚弱であるといふ訳ではない。ヂエンドラシツク氏なども神経質は種々の病的異常を訴へつつ而かも其事業の成績は普通人よりも甚だ優等なるものがあるといふ事を高唱して居るのである。〉

多くの先学たちの神経質をめぐる諸説を物質説と精神説に分けて比較検討したのち、神経質の本態は〈精神的過敏特に病に対する感覚の過敏即ち主観的のもので実際に身体が虚弱であるといふ訳ではない〉という見解を発表した。従来の神経症のうちヒステリー性神経衰弱症・強迫性神経症・苦悶性神経症・ヒポコンドリーにベアード説の神経衰弱のうち先天性慢性神経衰弱症を加えて神経質とする考えを示した。健康と神経質の関係を、両者の間に境界なし、つまり神経質は実際の虚弱ではなく主観に過ぎないとしたのは画期的な見解であった。

ベアードの神経衰弱説に対する評価は、さいごの主著『神経質ノ本態及療法』に至るまでに徐々に変化して行くから注意が必要である。

神経質の診断についていては、〈諸種身体病・神経精神病等の鑑別が屡々困難〉であるから、診察にあたっては〈必ず患者の生活状態に就て具体的事実によつて判断することが大切〉と注意を喚起している。そして治療法について述べる。

〈是より本題の神経質の療法に就て述べる。之に対して安静療法と訓練療法とは本症の根本治療であつて、各場面に応じ此両方法を選択加減するのである。（中略）従来一般に行はれて居るものを挙げて見れば、

第一、安静療法には薬物特に鎮静薬、原因的刺激より避くる原因療法・隔離療法・臥褥療法・持続浴等の如きがあり。

第二、訓練療法には、水治療法・旅行・交際・教育・生活正規・境遇変化（転地療法）・読書・作業・職業・ヅボア氏説得療法・其他体操・腹式呼吸・禊《みそぎ》等があり、栄養療法等も此内に入れてもよい。

第三、症候療法としては、薬物（内服・注射其他）・水治・マツサーヂ・電気・醒覚暗示・催眠術・精神分析法・奇跡療法（呪詛・禁厭・祈祷・紅療法・大霊道・リズム学療法・念射療法・其他諸種の淫祠・邪宗等）等を挙げる事が出来る。

第四、間接療法とは、教育・宗教・催眠術等の如きであつて、ヅボア氏説得療法も其説得により患者の実行に影響を及ぼすものと見る場合には説得其物は之を間接と見る事が出来る。〉

従来のさまざまな療法を示した上で、〈電気療法等の如き理学的療法、薬物若くは諸種の注射療法其他奇跡療法の如きは多く皆暗示作用により症候的に効あるものであつて、其の方法及び種類によりては効よりも大なる

弊害ある事吾人の常に経験する処である〉と警告する。ここに記された治療法のすべてを正馬は自ら試みるか実見したものと思われる。ここにいたるまでの試行錯誤をくりかえす苦難の道程がしのばれる。

そして、具体的な治療法をはじめて明らかにした。

〈茲に余が特に報告せんとするものは、余の考按せる特殊精神療法であつて、之は余が多年種々の患者に応用し来つたものが、次第に系統を作り今日に至つたものである。で、自分自身では此療法は神経質の根本療法の上に少くとも示唆を与へるものであつて、自分の経験では従来本症に対して著効を収めたやうに思ふ。然し乍ら自分で工夫した療法は何時でも我情に執着して自己暗示作用により特別の効能があるやうに誤見を起すものであるといふ事は我れ人共に免れ難い処であるから、之に対して十分に識者の実験と批評と教示を希望する処である。其の方法はといへば一見極めて平凡通俗で全く医術らしくないものである。即ち神経質に対する一般共通のものとしては、

第一週、絶対臥褥

第二週、徐々に軽き作業

第三週、稍重き身体的・精神的労作

第四週、不規則生活による訓練

以上である。〉

ここに四期に分けた四週間にわたる治療法が提示された。しかし〈ここに四週間とせるは長くとも四週間で、之を三日宛とすれば三四の十二日間で此療法を終るのである〉としており、治療に要する日数についてはまだ実績不十分なため不安定である。後に日数に変更が加えられるけれども四期の内容はほぼこのままであるから、治療法の基礎が据えられたといってよい。この療法は少なくとも神経質の根治に示唆を与えるものであるはずだが独りよがりになってはいけないから識者の実験にもとづく批評を俟つと言い、民間療法のように見えるか

もしれないと、謙虚な表現が目立つ。一九一九年の四月からこの特殊療法を始めたといっており、おなじ年の一二月にこの論文を発表するまで自宅での入院患者は、日記で見るかぎり数名に過ぎず、半数は入院一〇日に満たない短期である。根岸病院における臨床経験があるとはいうものの十分な実績もないのであるから、自信なさげなのは無理もないのである。

ところで、第一週臥褥療法のところに仏教用語を用いて神経質の苦悩の超越を説明しているのは興味深い。

〈苦悩を苦悩すれば、例へば武術の奥儀である処の「必死、必生」とかいひ、兵法の「背水の陣」とかいふやうなもので、其苦悩も忽ちにして雲散して、爽快なる光明に触れ、凱旋の喜に遇ふのである。余は之を仏教の煩悩即菩提といふ事から、もぢつて煩悶即解脱といひたいと思う。即ち仏教の多くの宗派でいふ処の「煩悩を断ず」といふ方法でなくて、煩悩の中に其侭《そのまま》飛び込めば、其侭に煩悩が安楽となり解脱となるのである。〉

〈仏教の煩悩即菩提をもぢって煩悶即解脱といひたい〉と仏教用語を言い換えたのである。正馬の本に頻出する基本的な仏教用語の意味を明らかにすることは、森田療法の理解を深めるために有用だと思うので調べてみよう。

『広説仏教語大辞典』『岩波仏教辞典』などによると、「煩悩」は悪い心のはたらき、心身を悩ます精神作用である。「解脱」は苦しみから逃れ出ること、煩悩や束縛を離れて精神が自由になることで、一般的にはさとり、涅槃と同じように用いられている。いずれも大乗仏典に頻出することばであるが「煩悩即解脱」という成語はない。「煩悩即菩提」は「生死即涅槃」とともに大乗の究極をあらわす句として大乗の諸経典に使われている。煩悩がそのまま悟りの縁となること、悟りの実現をさまたげる煩悩もその本体は真実不変の真如であるから、それを離れて悟りはないことをいう。なぜ正馬は〈仏教の煩悩即菩提をもぢつて煩悶即解脱といひたい〉と仏教用語を言い換えたのか。『岩波仏教辞典』の菩提の項には、悟り・涅槃と同義とあるが解脱はない。厳密には、解脱と菩提は違いがあるらしい。

中村元の『ゴータマ・ブッダ』(春秋社)にある原始仏典『ウダーナ』のパーリ語からの訳が参考になる。〈あるとき世尊は、ウルヴェーラー村、ネーランジャラー河の岸辺に、菩提樹のもとにおられた。はじめてさとりを開いておられたのである。そのとき、世尊は、七日のあいだずっと足を組んだままで、解脱の楽しみを享けつつ、坐しておられた。ときに世尊は、その七日が過ぎてのちにその瞑想から出て、その夜の最初の部分において縁起(の理法)を順の順序に従ってよく考えられた。これがあるときにこれがある。これが生起するからこれが生起する。(以下略)〉

仏教の根本義である「縁起の理法」を覚ったときの情景であり、原型に近いものだという。ここにみられるように、解脱は感覚的肉体的な経験であり、そこから抜け出してのちに知的な悟りに達して覚者《めざめたひと》となる、すなわち菩提に達する、というのが本来の意味と考えられる。解脱は、道元が『正法眼蔵』の「弁道話」で〈ただし打坐して身心脱落することを得よ〉と言っている「身心脱落」と同様の身体的経験と思われる。神経質の治癒も理屈を越えた感覚的身体的経験であるから、解脱の字を当てるのがふさわしいと正馬は考えたのであろう。正馬は仏教用語を合理的に把握していたと思う。

仏教では煩悩が縁となって悟りを得るとされ、煩悩と解脱は不二《ふに》・相即《そうそく》、つまり切り離すことができないものであり、意味するところは後に正馬が煩悶即解脱を言い換えた言葉〈不安心即安心〉と変わりない。不安・悩みがあっても不安に逆らわなければ不安のままで安心立命、そういう心の事実があり、それは体験を通してのみ知ることができると言っているのである。

〈仏教の多くの宗派でいふ処の「煩悩を断ず」といふ方法ではなくて、煩悩の中に其侭飛び込めば、其侭に煩悩が安楽となり解脱となるのである〉と正馬は言う。多くの宗派というのはいわゆる顕教のことである。正馬の考えは空海の密教思想に近いのである。宮坂宥勝は『仏教の思想・第九巻・生命の海〈空海〉』(角川書店)でつぎのように空海の思想の根本にふれている。〈密教は煩悩即菩提を高唱する。いちずに煩悩を否定し去って菩提、すなわちさとりを得るのではなく、煩悩さながらに煩悩が菩提となるのである。いわば煩悩の絶対肯定において、煩悩がそのまま菩提に価値転換するわけである。煩悩の根を断ち切ったならば菩提そのものも得られないと説くのが、真言密教の根本的立場なのである。〉正馬の考えに近いというより同一といってよさそうである。真言密教は正馬にとってもっとも身近な宗派だったのだ。

ところで、第二週の起床第一日についてつぎのように記している。

〈で、第一日は、高き処に昇り、筋肉を労する重き力業をする事、無意味なる散歩等をせぬやうに制限し、庭園のそこここにしやがみ、心のすすむままに或は這う蟻を研究し、或は芝草の中の雑草、根笹の枯葉取り等をさせる。其目的は或制限により患者の身心の自発的活動を徴発するので、患者は或制限を受け且つ当然退屈して何かしなければ気持が悪いといふ境遇に置かれてあるから、其間ついつい身心の自然発動が起つてくる。で消極的に或る制限を置くのみで、積極的に仕事を課すのではない。即ち注入的でなく自発的である。モンテツソーリ女史が其幼稚園教育で、悪戯をしたり、怠けたりする児童は、之を罰するとか、譴責するとかせずに、之を病人として安楽椅子に凭《もた》らせ、他の児童の嬉戯《きぎ》するのを見せて置き、以て其自発的活動を徴発するとかいふのと其意味は相似て居るのである。〉

ここに、モンテッソーリの児童教育法の影響をうかがうことができる。

この論文にはまだ物足りない点がある。それは、ヒポコンドリー性基調、精神交互作用や思想の矛盾といった神経質の特徴をあらわすキーワードが登場していないからである。

『神経質及神経衰弱症の療法』

前著の後一年半の治療経験を積み重ねてから書いたのが『神経質及神経衰弱症の療法』である。

まず、第一章「神経質とは何ぞ」において、ベアード説を踏まえて神経質を定義する。前著で触れたベアード説についての基本的な見解に変化は無いが、微妙に言葉を変えて補足的な説明をしている。

〈神経衰弱症とは、ベアードの定義によれば、神経系統の刺激性衰弱といふ状態にあるもので、即ち神経の機能が一方には甚だ興奮し易く、同時に又他方には甚だ疲労し易いといふ状態にあるものであるといふのである。これに対してはその後種々の反対説もあるけれども、余は大体に於て今日でも此のベアードの言に賛同するものである。それでベアードは之に後天性と先天性とを別ち、後天性とは何かの原因によつて初めて起るもので、先天性とは生れ付き認むべき原因がなく、若くは些細な原因から此状態となるものである。然し余は此の後天性神経衰弱といふものには余り重きを置かないのみならず、寧ろ其の存在を認むる必要がないと思ふのである。(中略)総て何かの原因で身体が疲労困憊に陥る時には、常に此の刺激性衰弱即ち神経衰弱の状態となるものであつて、つまり後天性神経衰弱症といふ事は身体の衰弱といふ事とおなじ意義となるから、特に之を神経衰弱症と称する必要がないと思ふのである。〉

〈神経質は表面的には、持前の刺激性衰弱の状態であるが、深く観察すれば、実際に生活機能が弱いのでなく、精神的に起るもので、本人が自ら抵抗力の弱い事を感じ、其の結果として刺激性衰弱の種々の症状を現はすに至るのである。(中略)余は今の処、神経質は寧ろ一のヒポコンドリー、即ち徒に病を苦にし心配する精神的傾向を持つて居るといふ事から、表面的即ち仮性の刺激性衰弱の状態にあるものであるといつて置きたいと思ふのである。〉

ここで否認した後天性神経衰弱症については、のちに下田光造の後天性説を受けて考えを変え、先天性・後天性の問題は後世の研究にゆだねるというようになる。

第二章の「神経質の心理的諸説」では、まず「下意識観念群の影響説」を取上げて批判する。後に「フロイト批判」のところで触れるが、つぎのような理由でこれを斥ける。

〈フロイドが吾人の日常生活に於ける病的現象は此の下意識観念の影響から起るといふやうに、総ての機能的の病は之を以て説明する事が出来る。さて、かうなる時は神経質の治療法に対して一定の方針と手段を立てるのに何だか物足らぬ感がある。或は催眠術者が何でも病は催眠術で治す事が出来るやうに唱へるのと同じ事になりはせぬかと思ふのである。〉

つぎにヅボア（デュボア）の「基原的精神説」を論じる。

〈同氏は精神の本源若くは感情の第一基礎なるものを仮定して、其の異常から神経衰弱症若くはヒステリーが発呈するといふのである。（中略）同氏が其の基本的精神を、海の中に立つて居る岩に喩へて、海の潮に干満がある如く、精神にも時により出入りがあるけれども、此の岩のみは常に之に関係なしに動かないで居るといふ風にいつてゐるのを見れば、矢張り前に挙げた下意識説と大差はなくて、単に言葉の使ひ方、比喩説明の方法が異なるのみであることが分る。〉

最後に、巣鴨病院で数年先輩である松原三郎の「神経衰弱症の過敏性体質説」を取上げる。

〈同氏は従来区別されて居る体質の淋巴性、滲出性、神経性、及び腺病質の四種のものは、之を実際に於て区別する事は不可能であつて、之を総括して過敏性体質と名づけ、神経衰弱症は此の体質異常から将来するものであると主張するのである。つまり病に罹り易い虚弱な病的素質といふやうなものであらうと思ふ。〉

〈余は此の過敏性体質といふ事に於て松原博士に賛同する。然し乍ら其の全部ではない。一部分である。同氏は主として身体的の異常体質によつて、神経衰弱症の精神的方面を悉く説明せんとし、精神的素質の方には余り重きを置かれぬやうに推量されるのである。（中略）余は同氏の着眼点には大いに賛同するものであるが、之が神経質の全部であるかどうかといふ事に就ては、疑を存するものである。〉

松原の神経衰弱症に対する過敏性体質説については前著の大体賛同から一部賛同に変ったが、のちの『神経質ノ本態及療法』では、否定論に変化してゆく。

つづいて、「ヒポコンドリー性基調説」と「精神交互作用」について述べる。神経質の本態として「ヒポコンドリー性基調」をはじめて明確に打ち出した。これは神経質の診断の基礎となるものであり、全体で四三例という多数の症例をかかげたこととともに、本書の大きな特色である。

〈「余のヒポコンドリー性基調説」一口にいへば、神経質は身体的乃至精神的に過敏なる素質の所有者であつて、之にヒステリー等の特性と異なるヒポコンドリー即ち心気性といふ精神的傾向、若くは特質を持つて居るといふ事から、神経質の種々の症状が発展するのである。〉

そして、ヒポコンドリー性から「精神交互作用」を引き起すことを本書ではじめて指摘した。

〈神経質はヒポコンドリー性の傾向、若くは精神的又は感触的基調があるから、例へば眼瞼がピリピリと攣縮《れんしゅく》するとか、気分がうつとりするとか、心臓の鼓動が響くとか、普通人に日常有りがちの事をついつい感覚すると共に、之を病的に非ずやと疑ひ、一度疑ひが起れば、注意が常に其の方に引付けられ、為に微細に且つ屡々感覚するやうになり、従つて注意は益々其の方に過敏となり、感覚は益々鋭敏となる。で、此の感覚と注意と互に益々募つて行くといふ所謂精神交互作用により、終には之を病的と信じ、感情は常に之に執着して、憂慮、恐怖、不安となるに至るのである。〉

『神経質及神経衰弱症の療法』のもう一つの特色をあげれば、第五章「神経質の病類位置及び分類」にあるだろう。変質概念を取り入れて変質を分類することによって神経質の位置づけができ、神経質の定義が大きく前進したのである。

〈余の神経質に対する見解は従来諸学者の説と大分違つて居る。余の意見に従へば、神経質は身体的乃至精神的に過敏なる素質を持つて居るといふ事と、ヒポコンドリー即ち心気性の精神的傾向を有するといふ事との、此の二つの主なる条件から起るものである。〉

〈ヒポコンドリー性傾向とは、人には例へば目的のみ意識して自分の足元には少しも気の付かぬ、甚だしくなれば衝動性の傾向とか、自分の現在の快苦のみに支配される心的傾向とか、色々あるべき精神的傾向の一つであつて、総括していへば病の感じが強く、之を分解すれば死を恐れ、有害物を恐れ、身体的にも精神的にも、異常の感覚現象を強く感じ、之を病的と解釈するものである。

余は斯の如く神経質は、以上の特質を有する一の変質者と見做すのである。変質者は、身心過敏といふ事の状態の如何によつて、之を神経質と、ヒステリーと、狭義の変質者とに分ける事も出来ようと思ふ。而して一方には精神病の方面から、彼の低能者及び変質者を以て精神の健康と病的との中間状態として論ずるやうに、神経病の方面から見れば、上の三者を矢張り神経病と健康との中間状態として論ずる事が出来ようと思ふ。又ヒステリーと狭義の変質者とは、神経病と精神病の両方面から見る事が出来る。斯く中間状態であるから、此の三者の素質は多少に拘らず総ての人に之を認める事が出来る。例へば顔面の左右不等といふ変質徴候は単に程度の相違であつて、全く左右均等であるといふ人は殆んど一人もないやうなものである。〉

〈斯く総ての人が神経質の素質を持つて居るといふ関係から、総ての身体病には常に必ず多少に拘らず神経質の徴候を加味して居る。〉

神経質を広義の変質と位置づけながら、ヒステリーや狭義の変質者とはっきり区別した。さらに、神経質は程度の差はあれ総ての人が持っている素質であると看破した。神経質は主観であるとした前著よりさらに一歩踏み込んだ見解である。

このあとで、シャルコーの真性神経衰弱症、クラーメルの外因性神経質、アシャッフェンブルグの急性神経虚脱、クレペリンの慢性神経虚脱などをあげて、〈余は神経質といふ見地からは之を認める事が出来ない〉と斥けている。

神経質の定義、位置づけについて説明不十分と考えたらしく、一年後の第二版で増補を加えている。その一「神経質の名称及び其の分類について」ではつぎのように述べている。

〈神経衰弱なる語は、何となく健全なるものが衰弱したといふ後天性若くは一時性の意味に解せられ、さればといつて神経薄弱といへば、先天的の低格若くは虚弱を意味するので、余のいはんとする処とは相違する。ここに神経質といふ語は先天的の素質を意味し、体質性の神経病性のものといふ事を意味する。此の故に余の選定した病名に此の神経質の語が最も適当する。〉

神経衰弱という言葉の不適切を指摘して神経質説を主張し、初めて神経質の分類を示す。

〈改めて爰に神経質に対する余の分類を挙げて見れば、

第一　固有神経質（一般に先天的或は内因性或は慢性体質性神経衰弱症或は俗に脳神経衰弱症などといふもの）

第二　ヒポコンドリー（即ち心気症）

第三　発作性神経症

第四　強迫観念症

の四種である。〉

〈発作性神経症とは今度新たに加へたのであるが、前に挙げた精神性心臓症、苦悶発作、四肢運動麻痺発作等の例はそれである〉と付け加えているように、神経質の分類については、なお発展途上にあった。そして、最終的には三種類にしぼられてゆく。

この『神経質及神経衰弱症の療法』出版の二ヶ月のちに、「神経質ノ療法」というごく短い論文を『神経学雑誌』に書いている。題名は二年前に『成医会雑誌』に書いた前掲の論文とおなじだが、内容はより確信に満ち、完成した姿を見せている。〈本文は呉教授在職二十五年祝賀のため起稿せるものなり〉と文末にあるように、恩師のための記念論文であるから執筆に力がこもったのであろう。主要著書に加えたいところであるが、内容は前著の要約という性格が強いことと、あまりに短いものであるから、とくに一項を割くことをしなかった。しかし、感情の三法則について書いた部分は特色があるので、引用しておく。

〈余の精神療法の着眼点は論理や意識の上に重きを置かずして寧ろ感情の上に置かんとす。而して先づ感情の法則として之に三つの場合あり。

一、感情は其儘に放置すれば山形の曲線をなして消失す。

二、感情は之を表出すれば頓挫す（フロイドのヒステリーに対する所謂浄下法は之なり）。

三、感情は馴るるに従ひて鈍くなる。余の神経質の鍛錬法は主として之によるものなり。

余は此着眼点に立ちて神経質のヒポコンドリー性基礎感情に対して鍛錬療法をなし、感覚及注意の精神交互作用に対して論理的誤想を排除し、放任主義を採り以てヅボアと反対に論理を用ひず、主として実証体得を用ひ其後単に之に対して批評断定を与えるのみ。〉

感情の法則については、のちの『本態と療法』でさらに詳細に論ずることになるが、三法則のうち（一）は症状について他言しないとか、（三）は嫌な作業に取り組ませるという形で治療の手法として具体化したのである。

『精神療法講義』

『森田正馬全集』第一巻には早い時期の精神療法・神経質関係の論文が収められているが、精神療法の題をかかげる論文が半数に及び、神経質・神経衰弱に匹敵する数を占めている。「精神療法」（一九〇八年）「精神療法の話」（一九〇九年）「精神療法ノ着眼点ニ就テ」（一九二〇年）「精神療法の基礎」（一九二一年）などはいずれも短い雑誌掲載の論文であった。これらの精神療法研究を集大成したのが、一九二二年に出版したこの『精神療法講義』である。

一方で神経質治療法の確立とともにその定義に腐心しながら、もう一方で、海外の精神療法を探求した成果をもとに、読者にその歴史と最前線の状況を紹介することにつとめた。正馬自身にとっても、神経質療法の位置づけをするために必要だったのであろう。そもそも精神療法とは何かをはじめとして、さまざまな療法の特徴をあげるとともに批評を加えたのが本書である。

　第一章緒論の冒頭で「精神療法とは何ぞ」を論じる。

〈精神療法とは、精神的方面の手段を以て治病の方法を講ずるものであると、余は定義したいと思ふ。即ち之は、単に物質的療法に対して名《なづ》けられたる迄の事である。〉

　病人の精神を材料とし精神的方法を用いてこれを救治することを目的とするという呉秀三の説、五感の刺激により患者の脳皮質の興奮を喚起するというチーヘンの説、生理的神経波動（神経波なる神経の作用）を直接利用するというフォーレルの説など、従来の諸定義を紹介した上で、簡潔に要約して自説としたのである。

　そして、〈凡そ病の療法に就て最も大切なるものは、安静療法と訓練療法であらうと信ずる〉としたうえで、これらと精神療法との関係について見解を述べる。

〈横臥なり作業なりといふものを、単に器械的に観ずして精神的に観る時、其処に大切なる種々の問題が横《よこた》はつて居るのである。余は其の観方の方面の異なるに従つて、器械的に観る時之を物質療法と名け、心理的に観る時之を精神療法と名《なづ》けたいと思ふ。即ち物質療法と精神療法とは、須臾《しゅゆ》も離れる事の出来ない同一のものであつて、只其の観方の相違するのみである。余が精神的方面の手段と云つたのは、此の意味を示したいと思つたが為である。〉

〈要するに精神療法とは、凡て病の療法を精神的方面から研究するものであつて、例へば臥褥療法なり作業療法なりを、身体的に観る時は物質療法で、精神的に観る時は即ち精神療法である。〉

　つづいて、緒論第二節において、物質療法と精神療法との関係について具体的に論じる。

〈物質療法は、之を理学的と化学的とに分ける事が出来る。理学的療法は主として外部から皮膚、筋肉、神経等に器械的に作用し、以て感覚及び運動の方面に影響を及ぼすものであるから、此の方面から観れば、理学的療法と精神療法とは、チーヘンが「五感の刺激により、患者の感覚、観念に相当する脳皮質の興奮を喚起する事による」といつてゐるやうに、最も近い関係にあるものである。〉

理学的療法のひとつとして電気療法を挙げている。化学的療法とは主として薬物療法であり、二つの違いは、刺激を外部から与えるか内部から与えるかであるとした。

最後に改めて精神療法を具体的に定義する。

〈精神療法は、是等内外の刺激を取捨選択して、患者の身心に影響を与へ、其の生活機能に、興奮若くは制止の働を及ぼし、之によつて、身体若くは精神異常に対する治療を加へるものである。〉

第三節では「凡そ病の療法に就て」で、医術の基本ともいうべき〈自然良能〉つまり人間の持つ自然治癒力の尊重を訴える。

〈凡そ病の療法は、此の自然良能を幇助して、之を発揮増進せしめ、以て常態に復せしめ、更に進んで病に対する抵抗力を益々強大ならしむるにある。（中略）自然良能とは、器官の破壊若くは変調せるものは安静によつて之を整復せしめ、機能不全なるものは之を使用鍛錬する事によつて、益々其の生活機能を増進せしむるにある。即ち鉄も用ひざれば錆びるが故に、常に之を磨き使う必要があると同様である。之が自然良能に対する根本的着眼点である。〉

安静によって自然治癒を待つというのが普通であろうが、安静による回復のあと鍛錬によって能力を増進させるという積極的な考え方が正馬の自然良能説の特徴である。

第四節「身体と精神との関係」では、正馬の人間観の根本が語られている点で見逃せない。

〈今日特に医学者達に最も採用されて居るものは心身併行論であつて、身体の物質的変化と精神活動といふものは、常に必ず同時に併行して相伴へるものであるといふ説である。然し余等の採る説は、心身同一論であつて、身心は単に同一物の両方面である、只其の表裏の観方を異にするまでのことだと云ふのである。〉

既述のとおり、クレペリンは精神と肉体は密接な関係にあるが別物であるとする心身併行論を採り、これが主流であった。あえて権威に異を唱えるのは、心身同一論が正馬自身の神経質体験にもとづく信念になっていたからであると考える。さらに、精神とは何かを定義する。実に具体的である。

〈抑も精神とは、吾人の生活活動其物であつて、此の活動を除いて吾人は認むべき何物をも持たない。吾人が笑ひ、顔を赤くし、物をいひ、手足を動かす。是等活動といふものを除いて、吾人は精神といふものを知らない。〉

普通、精神といえば気分や意識のこと、霊魂のような仮説的なもののことを言うが、これは実際の事実と異なる。気分で正否を判断することはできない。気分がよくても重病の場合があれば、悪くても軽症の場合もあるものである。精神と身体は同一物の裏表に過ぎず、動的変化の過程として見れば精神であり、静的に見れば身体である。精神を身体の生活機能の具体的実際的変化として取り扱うのであるから、着眼点が他の療法とは大きく異なる、というのである。

〈チエームズの説に拠れば、我々の感情は其の身体に表はれる表情の結果として起るもので、感情の結果として起るのではない。例へば吾人は悲しいから泣くのではない、泣くがために悲しいのである。可笑しいために笑うのではなく、笑うがために可笑しいのである、といふのである。〉

身体と感情との関係を述べるときに正馬が必ず引用する、アメリカの心理学者で哲学者ウイリアム・ジェイムズの有名なことばである。正馬の心身一元論の拠り所のひとつとみられる。

〈此の感情と表出との関係は、感情の修養上にも大切である。例へば悲しい事があつても泣かないで耐へて居れば其の感情も何時の間にか消えてしまふのである。〉

この知見はそのまま、神経質の苦悩を訴えることを止めさせるという形で治療法に取り入れられた。

精神分析のような心理学的治療法をはじめ、他の療法とは違う独創的な正馬の精神療法の立脚点がここに明らかにされた。
〈一般には兼好法師が「恥ぢ恐れて汗を流す」といつたやうに、驚いて心悸亢進発作を起し、不快の気分から一時性の嘔吐を起し、雷鳴の恐怖から下痢を起すといふ例を以て精神作用の発病的影響といふ風に考へて居る。然し余は此の流汗、心悸亢進、嘔吐若くは下痢といふものを以て、之を疾病とは考へない。単に一の感情の表出として見るのである。〉

自ら心悸亢進による死の恐怖を味わった体験者ならではの言葉である。

〈最も大切なる条件は感情過敏といふ事にある。即ち吾人は此の点に対して、其の治法を講じなければならぬのである。斯様な事が、動《やや》もすれば心身を別々に考へんとする人々と多少其の趣を異にする処である。〉

感情あるいは感覚過敏から起きる病覚の異常が神経質であるという。

〈苦痛なり心身の異常なりを自ら気付くのを名《なづ》けて病覚といひ、之が病であると理解するのを病識といふ。此の病覚なり苦痛なりは、実際病はなくて健康であるにも拘らず、甚しく強く感ずる者もある。其の適例は神経質である。即ち神経質は病覚の病即ち異常であり、病ならざるを病なりとする病である。〉

前著からわずか一年後であるにもかかわらず、正馬の個性的な見解がさらに率直に打ち出されており、学位論文の『神経質ノ本態及ビ療法』をも書いたこの一九二二年に、正馬の神経質理論はほぼ完成されたと言えよう。ただし、自宅での入院療法をはじめてまだ三年余である。臨床経験を重んじた正馬の精進はつづき、さらに人間性の理解を深めてゆく。

『神経衰弱及強迫観念の根治法』

一九二六年に実業之日本社から出版されたこの本の自序に正馬はつぎのように書いている。
〈一般にいふ神経衰弱とか強迫観念とかいふものは、余の学説の示すが如く、精神的の条件から起つたものであるから、今日一般医師の行ふが如き薬物や理学的療法や、又催眠術の如きものでは決して治るものではない。之を治すには、患者が先づ此病の本態を知る事が近道である。（中略）其為に余が成るべく一般の人に解り易いやうに書いたものが此小著である。〉

神経質について一般向けの雑誌に書いた短いものは他にもあるが、本格的な一般向け著書としてはこれが最初のものといってよい。「実業之日本」その他一般雑誌に書いたものを基にして、よりわかりやすく書き直したものであることが本書が今日までロングセラーとして生き続けている理由であろう。

つぎのように序を結んでいる。

〈本病の悩みに関係のないと思つてゐる普通の人でも、此書を読めば、一口にいへば、人生の煩悶とか称するものが、此神経衰弱や強迫観念と同じ心理に基くものであるといふ事が、類推により想像される。それは病の徴候といふものは、常態に於ける感じや気分の廓大されたものであるからである。従つて此病的心理によつて、一般の精神修養の着眼点を得る事が出来、心身の強健といふ事は、今日の物質医学が示す如き、人間を鋳型に容れた若くは温室培養的の事で出来るものではない、といふ事が解かる。〉

健康人にも参考になると謳う医学書は珍しいのではあるまいか。人生の問題を考える人なら誰が読んでも参考になるという。昭和時代に入ってからの正馬は、医療を超えて人間教育にまで自信を深めていたことを示している。戦前はこれを精神修養と呼んだ。晩年の入院療法は教育的な色彩を強めてゆくのである。

全体を一八章に分け、その第一「神経衰弱とは何ぞ」で、一般の誤解を解きながら神経質についてわかりやすく説明する。

今日の医学が専門分化し、精神面をなおざりにして物質医療に偏っている。健康のことを考えず、自然良能を無視して薬に頼っている、とまず指摘する。

すべての病は神経衰弱を伴うのであって、心身の疲労が神経衰弱をもたらすことはない。神経衰弱症という病気がないわけではないが、従来医者が言ってきた神経の衰弱という意味の病はない。誰でも当然起る感覚や気分に対して執着し、誤想と迷妄を重ねて病と信じている主観的のものであるから、結局はいわゆる神経衰弱症は病気ではないのである。そこで、神経衰弱というのは誤解を招くので神経質と名づけたのである、と。

〈余は即ち神経質の本態に対して、ヒポコンドリー性基調説及び精神交互作用説といふものを立て、神経質は徒に病苦を気にするといふ精神的基調から起り、注意は常に其或一定の感覚に集中し、注意が深くなれば感覚も鋭敏になり、感じが強ければ従て注意も之に集中するやうになつて、次第に其異常感覚を増悪して行くものであるといふ風に説明するのである。〉

ここで正馬は自らの体験を語っている。

〈余は大学一年生の時、年中神経衰弱に悩まされ、大学では其上に脚気の合併といはれ、殆んど何にも出来なかつたが丁度試験の時日も迫つた時に、国元から久しく送金がない。親爺に面あてに死んでやれと思ひ、焼け糞になつて勉強した。真剣に生死を賭したのである。其結果は今迄の脚気も神経衰弱も飛んでいつてしまつた。試験の成績は良かつた。全く思ひがけない事である。〉

正馬が著書の中で自らの体験を語るのはこれが最初である。医者が病歴を語るのは珍しいことであろう。学術的な論文ではさすがに触れなかった。一般向けの本であるから気楽に語ったのであろう。自説に説得力を持たせるためでもある(すでに指摘したように、〈脚気も神経衰弱も飛んでいつてしまつた〉というのは誇張である)。

〈余は神経質を次の四種類に分類してある。即ち、

一、普通神経質(一般に体質性神経衰弱症とか脳神経衰弱症とかいふもの)

二、ヒポコンドリー

三、発作性神経症

四、強迫観念症〉

『神経質及神経衰弱症の療法』の分類で「固有神経質」と呼んでいたものを「普通神経質」と名称を変えた。この四種類は、次著『本態及療法』では、ヒポコンドリーを普通神経質に含めて三種類になる。臨床経験を重ねることによって見解が変化するのである。一冊ごとに学説が変化するのは、クレペリンの教科書が第八版まで変わり続けたのと同じように、流動的な精神医学の世界では普通のことである。

しからば、神経質はどうすれば治るか。

〈神経質の診断が確立した時に初めて治療の方針が定まる。それはどうすればよいか。神経質は病でないものを或感覚に執着して之を病と信じ迷妄する所の病であるから、其執着を去りさへすればよい。然るに禅に「見惑頓断破石の如く、思惑難断藕糸《ぐうし》の如し」といつてあるやうに、見惑即ち知識の思ひ違ひは容易に解決する事が出来るが、思惑即ち感情の執着は恰も蓮の茎を引き切る時に、白い糸を引くやうに中々サツパリと思ひ開く事の出来ないものである。従て之は理智的には決して治るものではない。感情が自然に其通りにならねば治らないのである。〉

〈治療の主眼に就ては、言語では、色々といひ現はし方もあるけれども、詮じつめれば「あるがままでよい、あるがままより外に仕方がない、あるがままでなければならない」とかいふ事になる。之を宗教的に云へば、帰依とか帰命とか、絶対服従の意味になる。しかし之は簡単のやうで難かしいし、又一方から見れば、難事のやうで、実は最も平易である。患者は其苦痛なり恐怖なりを逃れよう、勝たう、否定しようとしてはいけない。それは神経質が益々其苦痛に捕はれ、心の葛藤を盛んにし、症状を複雑にする手段になるのである。種々雑多の療法を講ずる事も、宗教的に助からうとすることも、皆同様に常に執着する結果となるばかりである。「あるがまま」になる事が出来ないからである。〉

「あるがまま」という言葉の初出であろう。いまでは森田療法学界でも頻繁に使われる言葉であるが、一般向けにわかりやすく説明する必要の中からうまれた言葉のように思われる。

〈今例へば重い病苦に悩み、動けないで病床に呻吟して居るとする。「あるがままでよい。」気を紛らせるとか、之を治すために種々の方法を採つてはいけない。独りで我慢し、苦悩して居るより外に仕方がない。苦悩の去る時節を待つて居ればよい。若し之が生死の境に立つた真剣の態度になり得たならば、其処に所謂窮すれば通ずといふ境涯が得られ、苦痛から脱却する事が出来る。〉

このように「あるがまま」とは、容易であるようで実は至難のことなのである。専門家の間であまり使われすぎると、「あるがまま」という一定の心の状態があるかのごとく錯覚し、「あるがまま」になろうとする人が出る恐れがある。正馬が言うように、それは不可能なことであり、なろうとすればかえって「あるがまま」から遠ざかることになるのを忘れてはならない。

以上が『神経衰弱及強迫観念の根治法』の書名の前半にあたる神経衰弱すなわち神経質に関する説明である。書名の後半をなす強迫観念についても第七から同じ六章を費やして語っている。「強迫観念とは何ぞ」「強迫観念の性質」「思想の矛盾」「思想の矛盾と強迫観念」「強迫観念は常に事実と反対になる」「強迫観念の治療法」がそれである。まず強迫観念の定義から。

〈強迫観念とは、自ら思ふ事を思ふまじとする心の葛藤の事に名づけられたものである。詳しくいはば、自分が何かにつけて、或る感じ若くは考へが起る、それが自分に不快であり、或は自分に考へんとし、為さんとする事に対して邪魔になつて困るから、成るべく之を感じないやうに、思はないやうにしようとする。さうすると猶更に其厭な感じなりが起つて来て、しつこく自分に付きまとうやうになる。斯の如く思ふまいとする考へがしつこく強迫的に起つて来て自分を苦しめるのであるから此強迫観念といふ名前が起つたのである。〉

〈其性状に就ては殆んど百人百色で、千種万別である。〉

臨場苦悶（卒倒恐怖・心臓麻痺恐怖など）、不潔恐怖、赤面恐怖、涜神恐怖その他を挙げているが、すこしでも気になることができれば症状になりうるから、数限りなくあるわけである。

〈強迫観念と普通神経質との相違は、普通神経質は自分で恐怖のために起るものとは気が付かず、単に自分の苦痛若くは病的異常に直接執着し心配するものであるが、強迫観念は自分で恐怖といふ事を知り、之を自ら馬鹿げたことと思想し、其恐怖を恐怖せざらんと恐怖する所のこんがらがつた精神の葛藤である。即ち単なる恐怖と複雑なる恐怖との相違である。〉

強迫観念を理解するためには〈精神の拮抗作用〉を知る必要があるという。筋肉にたとえれば、上膊の伸筋と屈筋という互いに相対抗するものを拮抗筋と名づけるが、腕を屈伸するときこの拮抗筋の一方が伸び一方が縮む、適切な働きがあってはじめて動かすことができるのである。精神の活動にもそれと同じことが言えるという。われわれは欲望が起ったとき同時に反対の心が起り、行動を適切に調節しようとする。物を買いたい、酒が飲みたいと思ったとき、利害得失を考えて欲望を抑制するのである。これを精神の適応または保護、つまり拮抗作用と見ることができる。精神の拮抗作用が普通の心理であると理解すれば強迫観念はないけれども、これを異常であり病気であると考えれば強迫観念が発展してしまうのである。つまり、常人と強迫観念症の相違は間一髪の違いである、と。

思想の誤りを〈思想の矛盾〉と言う。何を言うのか。

〈思想の矛盾とは、斯くあるべし、あらざるべからずと思ふ事と、事実即ち其予想する結果とが反対になり矛盾する事に対して、余が仮に名づけたものである。抑も思想とは、もと事実から起つたものである。事実の記述若くは説明たるに外ならない。即ち正しき思想は事実と一致しなければならない。思想によつて事実を作り若くは事実をやりくりし、変化させようとする為に、屡々矛盾が起るのである。〉

思想とはそもそも事実から生じたものであるから、思想は事実と一致しなければならないという。修行者の迷妄を断つ禅師の一喝のようである。

われわれは断食することも裸体で生活することもできるが、考えないでいることはできない。考えないでいようとすることは、冬に暖かいと思おうと努力するようなもので、不可能を可能にしようとしている、これを思想の矛盾という、と。

患者ばかりでなく「考えるな、気を大きく持て」などと励ます周囲も、患者の身になって考えておらず、思想の矛盾に陥っていると批判する。

〈恐怖を去らんとする思想と恐怖の事実との間に精神の葛藤を起し之が苦痛となり煩悶となる。釈迦が生老病死の四苦を解脱せんとして煩悶したのも此事である。〉

この強迫観念はどのようにしたら治るのであろうか。

〈吾人の機能は、生理的にも、自然に外界に調和、適応するやうに出来て居る。（中略）此適応性は慣れる事、練習する事によつて次第に増進するものである。喧騒の中に読書する事も、電車通りの店で談話する事も、船に暈《よ》はぬ事でも、皆慣れる事によつて、之に適応するやうになる。併し之は吾人の心が自然に対して従順である場合である。

〈要するに神経質若くは強迫観念の治療法は、一方には其恐怖若くは苦痛に対する態度と、一方には其自己の本来に具有せる欲望の自然の発動を促がして、苦痛と欲望との調和の心境を会得せしめ、自己の現在の境遇、降りかかる運命に対して、絶対服従の心境を会得せしめるにある。〉

ここで、死の恐怖と表裏一体である〈生の欲望〉に言及する。正馬の晩年の思想を象徴する言葉である。神経質者の生き方を鼓舞するような響きを持っている。悩みに呻吟する境涯から前向きの積極的な生き方への転換を勧める、一種楽観的な思想である。

〈生物に於ける自己保存欲、生殖欲、種族保存欲と名づくるものは、皆此生の欲望である。之を客観的にいひ表はす時には、衝動とか行動とか活動とかいふ語になつて来る。〉

〈今、風呂焚をする。石炭の一切れも無駄にせず、最も有効能率的に湯を沸かし、湯水を使ふにも、最も之を倹約する事を工夫する。之が純なる生の欲望である。〉〈風呂を焚く時に風呂を焚くのは、患者の来た時に診察し、研究問題の起つた時研究室に作業するのと全く同じ心持ちである。其場合々々に起る主観的の心境であるからである。純なる生の欲望から発展する風呂焚の作業は、学者の研究、芸術家の感興、発明家の努力に於けると同様の心境でなければならない。小さい卑近な価値批判の余地を残さないのである。〉〈此生の欲望に乗りきつた時に、そこに努力に対する苦痛も感じなければ、死の恐怖といふものもない。〉これが〈吾人心理の常態に於ける欲望と恐怖との調和である〉という。

以上見てきた「あるがまま」「思想の矛盾」、そして「純なる生の欲望」つまり「純なる心」と「生の欲望」などの言葉は、本書ではじめて詳しく語られた。本書は一般向けだから気軽に思いを吐露したのであろうが、正馬の神経質理論の深化にともなって生れた、神経質を的確に表現する言葉である。これらは本書の特色になっているばかりでなく、「ヒポコンドリー性基調」「精神交互作用」という神経質の基本概念とともに、今日もっともよく使われる森田療法のキーワードとなっている。人間の生き方・心の持ち方など生活を指南する正馬は、「生の哲学者」ともいうべき思想家といえるのではないだろうか。

最後に、療法を確立した一九一九年から一九二六年五月までの入院治療の成績をまとめている。患者数は、普通神経質六三人、強迫観念症五五人、発作性神経症六人、合計一二四人(男一一五、女九)である。発作性神経症が少ないのは入院せずに治るものが多いからであり、外来患者を除いたのは治ったかどうか確認がむずかしいからだと説明している。

治療実績を公表したのはこれが初めてである。治癒率は次の通りである。普通神経質は、全治六二%、軽快三〇%、未治八%。強迫観念症は、全治五八%、軽快三六%、未治五%。本格開業以来七年間の実績である。

患者数一二四名と数は多いといえないが、治癒率は画期的な高さといってよいであろう。前例がないのであるから、正馬の自信のほどが想像できる。

この本は一九二六年一一月に出版されたが、その前後で入院患者数を比較すると、二五年が三六名、二六年が三九名と微増だったのが、二七年が五〇名、二八年が六六名、二九年が八九名と年々急増している。本書の効果だったと思われる。患者にとって福音の書となったのであろう。

学位を取り、治療実績を上げ、理論を完成したのちに一般向けに書いたものであるから当然かもしれないが、正馬の著書のなかで本書がもっともたくさん売れた。自筆ノートにかなり詳細に部数が記されている。記録の最後は〈昭和十三年二月二十四日、五〇〇（三十二版）〉である。各版五〇〇部であるから、重版分だけで一六〇〇〇部。初版部数は記していないが、他の著書の初版が三〇〇〇部前後であるから、生前に合計二万部くらい発行されている。今日よりは相対的に本は高価で小部数であったから、ベストセラーとはいえなくともかなりの大部数である。つぎの『神経質ノ本態及療法』もロングセラーになったが、重版部数は毎回一〇〇〇部であるから大差がある。

『神経質ノ本態及療法』

本書は『根治法』の二年半後の一九二八年（昭和三年）四月に出版された最後の大著ともいうべきもので、森田療法理論の集大成といえよう。先に触れたように、一九二二年に書いた文語文の『神経質ノ本態及ビ療法』を〈修正補充し、且つ解り易く書き直したもの〉である。口語文に直して読みやすくしただけでなく、かなり補充され長さが二倍半ほどになっている。元が学術論文であるために、一般向けにしたとはいうものの『根治法』に比べると専門性が高い。ちなみに、元の論文を掲載した『呉教授在職二十五年記念論文集第二巻』は刊行が遅れて一九二八年一二月になったので、世に出たのは後に書いた本書のほうが先だった。

〈余は久しく神経質といふ命名による一病態のもとに、其本態的条件として、「ヒポコンドリー」性基調説、及び其症状発展の条件として、精神交互作用説を立てて之を説明したのであるが、之によりて、初めて治療上の着眼点を得、以て的確なる成績を挙げる事が出来るやうになつた。斯くて余の説は、此治癒成績によつて、更に其正しきものであるといふ事が証明されるのである。此ために従来、命名されて居る諸種神経病の病類位置及び分類上にも、稍々著しき移動を生ずるの結果を見るに至つた。〉

第一編「神経質の本態」の冒頭の文章だが、治療実績を踏まえているからであろう、おなじことを言っているのだがかつてなく確信に満ちている。そして著書の趣旨を述べる。

〈余は本編に於て、先づ自説を挙げて、本病症の発生を明かにし、次に其本態から分化して生ずる病型を分類した後に、従来命名されて居る諸種神経病の内のものを或は之に加へ、或は除外し、且つ本病と相対立する他の病類を挙げて、其性質を比較し、以て本病の特質を明かにせんと欲するものである。〉

神経質の精神的傾向をつぎのように説明する。

〈嘗てベアード氏が神経衰弱症を唱へ出した後、学者の議論の盛んであつた頃、ヂヨリー氏は神経衰弱の病名を認めないで、所謂神経衰弱症は、之を「ヒステリー」と「ヒポコンドリー」とに分ける事が出来るといつた。余の説は、固よりヂヨリー氏の説とは、其趣を異にするけれども、神経衰弱の病名を認めない事と、之が「ヒポコンドリー」といふ事に帰する事とが一致している。余の所謂「ヒポコンドリー」性基調とは、一種の神経的傾向素質であつて、其程度の重きに従て、之を精神的変質と称する事が出来る。〉

これまではベアードの神経衰弱説を一部は認めていたが、ここではベアードの説を否定しジョリーのヒポコンドリー説に加担している。

〈抑も「ヒポコンドリー」とは、心気性即ち疾病恐怖の義であつて、人間の本性たる生存欲の現はれである。されば、之は総ての人に有する性情であるけれども、其程度の甚しい時に、初めて精神的傾向となり、変質となり、益々神経質の複雑、頑固なる症状を呈するに至るものである。〉ヒポコンドリーはすべての人にある性情であると前著の表現を受けているが、程度の重いときにはじめて変質あるいは病的状態と捉えるという風に変化したことがうかがえる。

自説を立てるに当っては、例によって他の諸説を挙げて比較し批評して、自説の特徴を浮き彫りにしている。生理学的な説としては、諸種の新陳代謝説、ノイロン説（神経細胞説）、モナコフの脈絡叢説など。心理学的の説では、諸種の潜在意識説もしくは下意識観念群影響説、デュボアの基原的精神説、松原三郎の過敏性体質説などをあげている。いずれも否定し去るが、否定の仕方が、一部を認めていた松原説に対してさえも断固として強くなっている。

フロイトの精神分析を批判するに当っては、新味のある表現をしている。〈抑もベルグソン氏は流動哲学を唱へ、アインスタイン氏は相対性原理を発見した。吾人の精神は、「心随万境転、転処実能幽（心は万境に随つて転ず、転ずるところ実によく幽なり）」、といふやうに、絶えず流動変転し、刹那の間も、静止し固定してゐるものではない。されば精神の研究は、必ず之を外界と自我との相対の間に求め、其変化流動の内に研めなければならない。彼のフロイド氏等が、潜在意識といふものを以て、或は異物化し、人格的となし、固定したもののやうに考ふるのは、其研究態度が、吾人の甚だ好ましとせざる処である。〉自説を補強するために、ベルクソンの流動哲学、アインシュタインの相対性原理という当時最新流行の思想を援用しているのは興味深い。

ついで、神経質の分類を説く。

〈余の見解による神経質なるものに就て、余は其基本態から割り出し、之を其単複の差及び状態の如何により て、之を左の三病型に分けるやうになつた。即ち

一、普通神経質

二、発作性神経症

三、強迫観念症

之である。前には之に、ヒポコンドリーを加へて、四種にしてあつたけれども、其後の経験により、之は殆んど普通神経質と明かに分離する事が難かしいがために、終に此項目を除く事にした。〉

臨床経験をもとに、普通神経質とヒポコンドリーを分ける必然性がなくなったとして、神経質の基本形を三種類に簡略化した。三種の神経質についての定義をあげておく。

〈普通神経質は、固有の神経質で、神経質の狭義のものといつてもよい。従来一般に、先天的若くは体質性、内因性とか、慢性神経衰弱症とか、脳神経衰弱とかいつてゐるものである。〉

普通神経質の例として、胃や腸の症状をあげている。

〈発作性神経症とは、余が初めて名づけたものであるが、之に心悸亢進発作、四肢脱力発作、眩暈発作、逆上、卒倒感、不安発作、震顫《しんせん》発作、其他胃痙攣又は子宮痙攣等と誤られる諸種の疼痛様発作等がある。是等の発作は、皆主観的に起るもので、脱力といつても、決して運動麻痺ではなく、卒倒といつても、実際に意識混濁とかいふ事は決してない。(中略) 此発作の本態は、恐怖の感動である。〉

〈強迫観念とは、患者が或機会から、或る感覚若くは感想に対して、之を「ヒポコンドリー」性に、病的異常と見做し、之を感ずまじ、考へまじとする反抗心から起る心の葛藤に名づけたものである。即ち精神の葛藤がなければ、強迫観念はない。此故に本症の治療に就て、患者をして純に其苦痛を苦痛せしめ、其反抗心を没却すれば、既に強迫観念はなくなるのである。〉

強迫観念の例としては、臨場苦悶、赤面恐怖、疾病恐怖、縁起恐怖など多数あげている。

神経質が先天性のものであるかどうかについては〈余は神経質を「ヒポコンドリー」になり易い気質であり、先天性の素質であるといふ〉としながらも、後天性に起る場合もあることをあげ、〈此研究は将来に待たなければならない〉と明言を避けた。初期の先天性説から一歩退いたのである。先天性説からの後退は、ベアード説への共感から否定への変化とともに、注視しなければならない。

このあと、変質の分類をかなり詳細に述べている。変質論は神経質理論確立のために意義があったが、歴史的なものなので割愛する。

神経質は変質であるとしながらも、軽いものは精神的傾向というべきであると、表現を軟化させているように思われる。

〈然らば神経質は、如何なる種類の精神的傾向であるかといへば、余は之を自己内省的（精神内向的）で、従て理智的となるものである。之が彼の「ヒステリー」と全く相反する精神的傾向である。此内省的のために、神経質は或機会的原因若くは殆んど認むべき機会的のそれなくして、或る病的感想に捉はれて、容易に「ヒポコンドリー」となる。之れ余が本症の発生に「ヒポコンドリー」性基調説を立てたる所以である。〉

第二編「神経質の療法」にはいる。

〈病の療法は、診断によつて、初めて定まるものである。〉

正確な診断の重要性を強調している。困難であるが肝心なことだからである。

〈神経質の診断には、先づ一般器質的疾患を除外し、種々の精神病及び他の変質性素質より起るものと鑑別し、且つ之と他の症状との合併の関係を探り、謂はゆる疲憊性神経衰弱症、身体的及び精神的過敏性素質の如何を確かめ、其他「ヒステリー」性素質、意志薄弱性素質等の合併等を詮索しなければならない。従つて療法は、即ち其病の本性及び状態に応じ、常に臨機応変であつて、模型に拘泥することは出来ない。〉

〈余の見解に従へば、神経質の療法は、当然精神的療法であつて、其着眼点は、「ヒポコンドリー」性基調に対する陶冶若くは鍛錬療法と、精神交互作用に対する破壊若くは除去療法でなければならない。〉

治療法を論じるにあたって、思想の矛盾を問題にする。

〈凡そ吾人の主観と客観、感情と智識、理解と体得とは、屢々甚だ矛盾、撞着することがある。決して之を同一視して考ふべきものではない。此区別を明かにしないがために、余の所謂思想の矛盾が起るのである。〉

思想の矛盾という迷誤を破らなければならないと説く。

〈余は以為《おも》へらく、所謂「悟り」とは此迷誤を打破し、外界と自我、客観と主観、感情と智識等が相一致し、事実其ままになり、言説を離れて、両者の別を自覚しない処にあるのではないかと思ふのである。〉

思想の誤りを打破して事実そのままになることは仏教の悟りと同じものではないか、という。

〈体得とは、身自ら実行、体験して、然る後に獲たる自覚であつて、理解とは、推理によりて、斯くあるべし、あらざるべからずと判断する抽象的の知識である。然るに最も深き理解は、具体的に、体験により会得して、後に生ずるものであつて、例へば食はざれば、其味を知る事の出来ないのと同様である。〉

自覚とは知的に理解することではなく、もっと深く体験的に知ること、体得でなければならないという。

〈悟りといふことは、主観的、体得的に、自ら諸行無常其ものとなり了りたる境涯である。理論的に知ることではない。理解と体得とは、悟つた後には、全く両者、相一致するものであるが、思想の矛盾に捉はれ、迷ひの内にあるときには、其隔りの大なることは限り知られぬものである。〉

神経質の治癒は、仏教のいわゆる悟りのような、体得的に得る智慧であると言っている。要所を仏教用語で説明しているのは、体得を語るのにそれがもっとも相応しいと考えたからであろう。

ついで、心身の活動の自然現象について語る。

〈吾人の外界刺激に対する感覚、気分、反応等は勿論、忘却、突然の思ひつき、夢等の如き、皆必ず因果の法則に支配されたる自然現象である。〉

ついで自然服従を語る。服従という言葉は今ではいかにも抵抗感が強い。盲従と同様に。呉秀三の『精神療法』にも出てくるから、正馬の時代にはさほど強くなく、従うを強調したくらいの意味だったのであろう。

〈死を恐れ、不快を厭ひ、災を悲しみ、思ふ通りにならないことを嘆く等、皆人の自然であることは、恰も水が低きに就くと同様である。更に又、朝寝過ごしては頭が重く、食ひ過ぎをしては、胃の不快を覚え、驚きて心悸亢進を起す等の如きも、皆自然の法則に支配される所であつて、因果の理法たることを免れないのである。即ち何れも自分の都合のよいやうにばかりは出来ない。自然に服従するより外に仕方がない。〉

「自然」を強調したのは本書の特色である。冷静で主観にとらわれない観察にもとづいて人間の性状のありのままの姿を描き出し、心の事実に逆らわない自然な回復の道を探り出したのである。

つづいて精神の拮抗作用について述べるが、〈門を出づるにも、後を顧み、釘を打つにも、其力を加減する等の抑制意志等、皆吾人の自然現象である。筋肉でも精神でも、此拮抗作用は、一々吾人の随意に支配さるべきものではない〉と、これも自然現象であるとするほかは前著と変わらない。

〈凡そ神経質の症状は、注意が其方にのみ執着することによりて起るものであるから、其療法は、精神の自然発動を促がし、以て其活動を広く外界に向はしめ、限局性の注意失調を去りて、結局之を此無所住心の境涯に導くことにあるのである。是れ余の神経質に対する特殊療法の発足点である。〉

神経質の注意と執着の心理のメカニズムに触れる。

ここで具体的な治療方針にはいる前に、感情について語る。従来、感情の三法則といってきたが、五項目に増えた。感情の法則の説明に終わることなく、項目ごとに治療に踏み込んで説明している。正馬の円熟を感じさせる。

〈第一、感情は、之を其ままに放任し、若くは其自然発動のままに従へば、其経過は山形の曲線をなし、一昇り一降りして、終に消失するものである。例へば、苦痛、煩悶も、之を自然に放任して、之に堪へ忍んで居れば、幾ばくならずして、次第に消失することは、余の臥褥療法によりても、亦之を見ることが出来る。〉

〈第二、感情は、其衝動を満足すれば、頓挫し消失するものである。(中略) 此故に患者は、常に感情に堪へ、

衝動を自制することを稽古した方が得策である、といふ事を知るやうになる。〉

〈第三、感情は同一の感覚に慣るるに従ひて、鈍くなり不感となるものである。(中略)頭重其他の不快感でも、労作により、之に堪ゆることを学んで、其苦痛が消失するやうになるものである。〉

〈第四、感情は、其刺激が継続して起るときと、注意を之に集注する時とに、益々強くなるものである。従来、感情は之を表出するに従ひて強くなる、といつてあることも、此条件によるものである。(中略)此故に余は神経質患者に対して、先づ第一に、其家人に対して、自分の症状を告ふることを禁ずるのである。〉

〈第五、感情は、新しき経験によりて、之を体得し、其の反復によりて、益々其情を養成するものである。〉

具体的な治療の方法に入る前にすでに長くなってしまった。正馬が至りえた究極の神経質治療の要点を挙げてこの項を終わりたい。

〈余は多年種々の神経質患者に対して、催眠術、其他種々の物質的療法に就きて工夫したけれども、結局一時的の症候的療法以上に出でない。更にビンスワンゲル氏等に倣ひて、生活正規法を応用した事が多年であつて、後には同氏の法も、唯だ患者の生活を器械的にし、自発的活動を没却して、模型的、机上論的に陥り、割合に実行が難かしくて、且つ効果の見るべきものが少ないことを知るやうになり、之を改良し、之から発展して、終に余の今日の規定を作るやうになつたのである。

此療法は、或る場合には、自宅療法として、患者の日記により、其生活状態を指導して行く方法もあるけれども、完全には、入院させて、其方法を行ふものである。(中略)本療法の実質は、心身の自然療法であつて、之を又体験療法とも見る事が出来る。〉

先には、神経質理論の根拠のひとつだったベアードの先天性神経衰弱説から離れ、こんどは、治療法の重要な要素だったビンスワンゲルの生活正規法の弱点を指摘して否定し去る、という変化を見せている。正馬の思考は常に流動し発展し続け、ようやく独自の理論の完成にたどり着いたのである。

さて、いよいよ具体的な治療法に入ろう。

第一期「臥褥療法」について。

〈此法は、初め謂はゆる苦悶性神経病に対して、余が患者に強制的、安静臥褥療法を実行して認めた処の効果から思ひ付いて、やり始めたことである。即ち苦痛、煩悶は、複雑なる外界の刺激を去り、安静にして、其侭に放任して置けば、感情の自然の経過によりて消失するものである、といふ事を知つたからである。〉

臥褥療法は西欧に始まったものであるけれども、臥褥の環境や日数など自らの臨床経験にもとづいて工夫したものであり、臥褥の捉え方が従来と違うという意味であろう。

〈臥褥中の患者の煩悶は、往々にして、患者が転々反側するやうになることもあるけれども、其苦悶の劇しいほど、却て治療の目的は、適切に達せられるのである。患者が其苦悶の極に達するときには、恰も突貫戦に於ける「最後の五分」といふやうに、僅に少時間の中に、其の苦悩は、自然に忽ち雲散霧消して、恰も劇しい疼痛が急になくなつた時のやうに、急に精神の爽快を覚えるやうになるものである。余は此心境を名づけて、煩悶即解脱といふのである。〉

臥褥中の患者は常に煩悶するとは限らず、ようやく宿痾を根治できる場所にたどり着いたという安心感から寧ろ心安らかに眠れる者も少なくないようである。その場合は、退屈から早く起きて活動したいという意欲を掻き立てる効果が重要であろう。

第二期「軽き作業療法」について。

〈此時期も、同じく隔離療法であつて、談話、遊戯等を禁じ、臥褥時間を七、八時間と制限し、昼間は、必ず戸外に出でて、空気と光線とに触れるやうにし、総て自室内に休息することを許さず。夕食後は、毎日其日の日記を書かせ、之によりて患者の身体的、精神的状況を知る事の便りにする。〉

第二期の目的は、患者の自発的な活動意欲を引き出すことにあり、作業を課すことはしない。活動意欲は、本来小児のように自然で本能的なものであるという。

第三期「重き作業療法」について。

〈第三期に於ては、患者を指導して、不知不識の間に、作業に対する持久力を養成して、自信を得ると共に、仕事に対する成功の喜悦を反復して、勇気を養ふやうな方針を採るのである。〉

この時期には作業を指示して患者にくりかえし成功の喜びを体験させる。作業に対する意欲と忍耐を覚えさせるのである。

〈其仕事に就ては、仮令《たと》へ下駄の鼻緒をすげるとか、便所の肥料を取るとかいふ事でも、先づ品格、体裁とかいふ考へを打破し、小児が唯だ盛なる活動によりて、自己の機能即ち衝動の発揮を快とするやうに、何事にも精神機能を発動させ、自ら工夫し、努力することによりて、自分が、凡そ人のすることは、どんな事でも出来るといふ自己能力の自信を得、其仕事の成績や成功に対して快感を起し、作業の趣味を生じ、謂はゆる労働の神聖を体得するやうに指導するのである。〉

トイレ掃除のような一見つまらぬ作業の中にも綺麗になる喜びがあり、労働の快感を味わうことによって患者の誤った価値観を破壊して努力することの幸せを覚らせる、まさに洞察力に満ちた指導方針である。

第四期「複雑なる実際生活期」について。

〈第四期からは、興味、執着をも破壊し、総て拘泥を離れ、外界の変化に順応することの訓練であつて、各々其人の実際生活に帰るの準備である。〉

第四期には気分にとらわれず必要な作業に没頭するように導く。退院後の日常生活につながるのである。

〈余は此治療中に、患者をして純なる心、自己本来の性情、自ら欺かざる心とかいふものを知らせるやうに導く事を注意する。純なる心とは、吾人本然の感情であつて此感情の厳然たる事実を、徒に否定したり、彌縫《びほう》したりしない事である。吾人は先づ此事実を本として発展するのであつて、善悪、是非の標準を定めて、然る後

に之に則とるといふ理想主義でなく、又自分の気分を満足させるといふ気分本位でもない。〉

理想主義を否定し、自己本来の性情に反しない「純なる心」というものを打ち出した。かくあるべしの理想主義を間違いとし、ひとの感情の厳然たる事実に従う純なる心を薦める。精神療法というより教育論のようである。人の心に対する深い洞察にもとづいた全く新しい生き方の提案がここに打ち立てられたように思われるのである。

さいごに、「強迫観念療法の着眼点」の冒頭部分を引いておく。

〈本療法の着眼点は、先づ第一に、其の複雑なる精神の葛藤を去つて、之を単純なる苦痛若くは恐怖に還元するといふことにある。即ち患者にたいして、「単に其のあるがままに忍耐すべし」とか、「苦痛、恐怖を否定するとか、之を避けようとし、気を紛らすとか、忘れようとするとかしてはならない」といふ精神的態度を教へて、之を実行する手段を教へるのである。〉

この『神経質ノ本態及療法』において、森田正馬の神経質の理論と療法は完成された。精神療法を専攻してから二五年を越える歳月にわたる努力の成果である。出来上がった理論と療法は、西欧の先人のものと全く違う、まさに独自のものであった。

神経質理論成立の当初は、西洋の先学たちの学説を拠り所にしながら出発したが、しだいに先行説を脱してゆき、最後には他に拠るべき学説はないという独自の見解を主張するに至った。理論ばかりではなく、手法についても参考にしていたはずのデュボアの説得療法やビンスワンゲルの生活正規法との違いも言い立てるようになる。

小説家で心理学者の中村古峡の言葉を思い出す。〈すべての方面における新しき創造者や建設者にありがちの事実として、森田博士の所論には、至る所に犀利な独創と直感とが輝き閃いてゐると同時に、また多少の独断と偏見とが認められないでもない。〉中村が言う偏見とは、主としてフロイト批判のことであろう。たしかに正馬は異風なのである。

正馬は先学の説を拠り所にしているように見えながら、実は自らの体験と直感にもとづくまったく独創的な着想で理論を作り上げたのではないか。在来の学説を思考の手がかりにしたり、他の療法を試したりはしているのだが、突き詰めてみたとき他の学者のどの説とも違うという結論に至ったのである。諸説を挙げて論評するのは自説の特徴を明らかにするためだったように思われる。

丸井清泰教授との論争

学会における晩年の正馬と丸井清泰東北帝国大学教授との精神分析をめぐる論争は、当時の神経学界で知らぬものはなかった。著書のなかに現れていないのは、論争がおおむね主要著書の執筆後であったためである。学会の名物とさえ言われたのであるから、ふたりの論争について触れておく。そのあとで、すでに幾分かは述べてきたが正馬のフロイト批判についてまとめておくことにする。
『精神医学全書』（金原出版）第一巻総論の「日本精神医学史」に日本神経学会の第一回以来の総会についての簡略な報告がある。
一九二七年（昭和二年）第二六回総会〈森田正馬は「変質者の分類」について論じ、従来の学説とくにフロイト説を批判した後、神経質の新しい分類を提示した。これに対して丸井清泰は森田のフロイト批判を反批判するとともに、森田の分類の科学性について論じた。〉
一九三四年（昭和九年）第三三回総会〈丸井清泰がパラフレニーの精神分析について、森田正馬は強迫神経症の成因について述べたが、両者の間で激しい論戦が交わされ、満場の注目を浴びた。〉
この二回しか記録されていないが、しばしば行なわれていたようである。若き日に論争の場にいた内村祐之の『わが歩みし精神医学の道』の目撃談を見ることにしよう。

〈同じ精神医学者であっても、生物学的アプローチを志す人々にはフロイト理論は受け入れられず、心理学の基礎に立つ人々がこれを迎え入れた。精神分析学がアメリカでは早くから受け入れられていたのに、わが国で容易に理解されなかった原因の一つはここにあると思う。こうした傾向にあったわが国の学会に、フロイトを持ち込んだ丸井教授の苦労がしのばれるというものである。

しかし、丸井教授が、わが国の学会で受け入れられなかったには、もう一つ、他の理由があったようだ。それは、同じく神経症を主対象とした森田正馬教授の理論が着実なペースで発展したことによっても想像できよう。森田教授の人柄はきわめて地味で、自分の学説を派手に発表するようなことをしてなかったにもかかわらず、下田光造教授のような良い理解者を得て、陰に陽に森田理論は推奨された。そして、森田、下田両教授の門下の中からも、有力な支持者が出たのであった。

それに比べると丸井教授の方は、終始、文字通りの孤軍奮闘であった。ことに印象的なのは、討議に際しての丸井教授の態度がまことに感情的で、いささかの仮借もしなかった点である。まじめで真正直な人柄であったことはよくわかるのだが、学会の討論の場における態度としては、少し度はずれであった。そして討論の相手に対する「突き放し」の態度は、かえって、その所説の理解を妨げるという逆効果を生んだように思われる。ちなみに私は時折り若い人たちから、日本の学会で行なわれた最も際立った討論は何であったかと問われることがあるが、それに対しては、大正末期から昭和十年ごろにかけての丸井清泰教授と森田正馬教授との討論こそ、それだったと答えるのを常としている。この両者の討論のうちでも、昭和九年の総会のときの討論は、最も劇的なものとして、今も強く印象に残っている。

このとき、強迫観念について講演した森田教授が、フロイトの加虐性説（Sadismus）を攻撃したのに対し、丸井教授は「……私どもから見ますと、非常にしろうとくさい印象を得るのであります……」と、やったのである。すると森田教授は、冷ややかながら怒気を含んだ面持で、「（貴説は、）あやまってすべり、ケガをした所以をも分析しなければならぬというに同じ。強迫観念に対する加虐性説は、私はこれを迷信と認めます。特にこのことを強調しておきます」と言い放って、そのまま退場したのであった。

このときと限らず、この両者の討論は、共通の場を持たぬスレちがいの形で行われることが多く、また感情的の色彩がはなはだ強くて、内容に乏しかったが、とにかく、わが学会史上、白眉とも言うべきものであった。〉

わが国で始まったばかりの精神療法の分野における嚆矢ともいうべきこの論戦についての、見事な報告というべきであろう。

より正確を期するため、もうひとつ証言を引用することにした。内村祐之の教えを受けた秋元波留夫の『迷彩の道標』所載「森田療法の誕生」から。

〈私は昭和四年に東大を卒業するとすぐ札幌の北大精神科に入局し、内村祐之の許で勉強をはじめた。内村は森田療法に大きな関心をもっていたが、精神分析にはどちらかというと批判的であった。森田・丸井激突はよく医局の話題となったが、内村の話は森田のほうに軍配があがることが多かった。当時札幌は僻陬《へきすう》の地であったから、東京や京都で行われる学会総会に私たち若い医局員が出席できる機会は少なかった。ただ噂だけで聞いていた森田・丸井対決の場をまのあたりにしたのは、昭和九年春の東京で開かれた学会であった。このとき、森田は『強迫神経症の成因』について発表したのだが、丸井教授はそれを素人だましの俗説だとして真っ向から反論を加えるし、これに対して森田は精神分析の解釈は迷信に過ぎない、と激しい口調で論難するといったすさまじい光景が印象的であった。当時は精神療法についての関心がまだ乏しい時代で、この討論を多くの参加者は野次馬気分で面白半分に聞いているという状態であった。それゆえ、森田の提唱する森田療法と丸井教授の精神分析だけが精神療法のすべてであり、それぞれの優位性を主張し、確立する必要があったのだろう。それにしても、若い私にとってははるか先輩の大家が自分の信念のためにひたむきに論陣をはる姿に強い感銘を受けたことを忘れない。〉

学会の出席者は、おそらく精神病学や神経学のひとが大部分で、精神療法のひとはほとんどいなかったから、ふたりの論争を対岸の火事のごとく見物するひとが多かったのであろう。丸井が森田に対して「素人くさい」と言ったのは、森田のフロイト説に対する批判への反論として言ったという内村の報告のほうが正確のようである。ともあれ、ふたりの証言から激論の様子を垣間見ることができる。

フロイト批判

正馬が精神分析を批判したのは、どのような点についてだったのか。

世界で注目される療法となっていたからか、神経質あるいは精神療法について書いたほとんどの論文で、大なり小なり精神分析について触れている。精神分析についてもっとも詳細に論じた『精神療法講義』（一九二二年、日本変態心理学会）第二章の「第二節　精神分析法」から主要部を引用し、正馬の理解と批判の要点を明らかにしよう。他の著書における同種の批判の論点はすべてここに含まれていると思われる。

〈フロイドの精神分析法に関する研究は、常態若くは変態に於ける無意識の観念連合や之に対する感情の関係やの事実を闡明《せんめい》にしたる点に於て、精神病理及び心理上に於ける感謝すべき功績を認めるけれども、其説明に至つては直ちに之に賛同する事は出来ぬ。同氏の論法は終始、目的論的である。事実を正しく有の侭に観察する科学者の態度といふよりは、寧ろ先入主となれる臆説から、精神の自然現象を以て、人工的に焼直し、進んでは臆想的となり、動《やや》もすれば人をして迷信に陥れる恐れがある。

ブロイエル、フロイドの説によれば、ヒステリー及び強迫観念の原因は、性欲的欲望の無意識の抑圧であつて、往々小児期に遡つて之を発見する事が出来る。而して其欲望は意識的には、社会的道徳的に之を充たす事の出来ないものであるから、其苦痛から脱せんとする精神の防御作用で、之を無意識に追込み、即ち忘却し若くは其形を変へ、所謂変装作用で、意識によつて認める事の出来ないやうな、所謂象徴として外に現はすものである。其抑圧されたる欲望は精神内の異物として害を及ぼし、且つ其閉じ込められた感情の出口として変装的象徴の発足が即ちヒステリー其他の神経性症状であり、ヒステリーの麻痺、痙攣、嘔吐、視力障碍等もこれから起るものである。之が精神性神経病の根本的原因であつて、精神分析法によつて之を発見し、患者をして、之を告白せしめ、十分に其感動を放散せしむる事によつて、其症状を根本的に去る事が出来る。之を清浄法と名けてゐる。〉

フロイトの精神分析療法の強引な論理をとりあげて批判にとりかかる。

〈先づ同氏が、性欲を以て其原因とした事は、思ふに同氏の初めの経験が性欲的のものに遭遇したから、之が先入主となつたのではあるまいか。後には多くの反対者もあり、此性欲を極めて広い意味に用ふるやうになり、或は願望とか、リビドー即ち生活本能とかいふ事になつた。其性欲を広く解する時は、例へば「性的本能は已に小児の時に早く現はれ、先づ哺乳作用となり、次に家族又は保母に愛を向け、次に思春期に至りて真の性的変化を起す」とか、「幼時の食欲に始まつた快楽が漸次性的のものに移行する」とかいふ風である。余り牽強付会で、言語といふものの約束を無視して居るのではなからうか。例へば「食欲といふ本能若くは快楽は子宮生活の最初、血行により母体から栄養せられる事に始まる」とかいふ類ではあるまいか。或は論理的にいふならば、部分と全体、若くは内包と外延との関係を区別しないものではなからうか。

次にフロイドは、不快なる経験を忘却する事は、抑圧作用に帰し、之が心の防御作用であると主張する。夢、夢遊症、人格変換等に於ける記憶の消失や其他の健忘症は皆此抑圧が基礎をなすといふ。思ふに之は精神分析によつて知る事を得た原因的経験と其結果起る症状との関係を、本人が意識し理解しないといふ事実を説明するために、吾人の意識的の思想や意志を以て、氏の所謂意識的活動に之を当てはめた迄の事であつて、何処迄も目的論的に拘泥し、単に客観的に事実を忠実に記載するといふ事をしない為である。即ち無意識の間に如何なる条件と経過とで抑圧したかといふ事は分らない。で氏は意識的の自我に不都合なる欲望は、之を同化する事が出来ず、それを忘れようとするか、鎮静しようとするかして、そこに自我の統制を受けない自動的の魔物が出来るといふのである。

余は思ふに、人々が身体と精神とを別々に考へて、特に自分の心は自分でのみ初めて知る事が出来、又自分の目的に適ふやうに之を支配する事が出来るといふ風に考へて居る事が、世の中の思想の矛盾を起す根本でありはしないか。〉

〈次にフロイドが此抑圧されたる欲望を以て、神経病の根本的原因と見做すのは、かの精神的外傷説やヅボアの基原的精神説と根本的の相違はない。只説明の方法が異ふのみである。即ち孰れも皆所謂観念複合体、即ち強い感情を帯びたる観念若くは経験を以て原因と認めるのである。然し余を以て見れば、斯の如き経験に遭遇する事は大多数の人にある事に相違ない。而して之が神経病に罹るのは僅に其一部分である。フロイドは之に答へて「然るに之は其人の内面生活の取扱方により、自分の人格に閉じこもり、欲望満足の空想の犠牲となるものが神経病となり、其人が快活に社交的となり、其内的生活を健全なる活動に投射して行く時に、神経病から免れる」といふのである。なほ余にいはすれば、其内面生活の取扱方の相違は如何なる原因によつて起るかといひたい。〉

〈此故に余は清浄法は或る症状を去るに止まり病の根本を改善するのではなく、一の症候療法と見做すものである。〉

正馬が長い間執拗にフロイト批判をくりかえしてきたのは、精神分析が精神療法の世界で大きな影響力を持ち始めていたことを示すものであろう。精神分析を受け入れられなかった正馬は、自らの療法を確立するためにフロイトを乗り越える必要があったのである。ちょうどそのときに丸井清泰が精神分析をわが国にもたらした。丸井との論争によって鍛えられ、神経質理論の武装が強化されたように思われる。

正馬は闇雲に精神分析を非難したのではなく、自ら試みた上であることがつぎの記述から知ることができる

(『神経質の本態及療法』付録)。

〈精神分析法は、余が之を試みたのは、神経質の治療が出来だして後の事である。或場合には、患者の動機から追究して、其原因を探り、屡々随分興味ある事実を発見する事がある。然し乍ら之は単に心理的に興味があるといふに止まり、実際に治療に就ては、余りに閑事業であり、直接の必要を認めないのである。〉

呉秀三の師クレペリンによる精神分析に対する批判はさらに厳しいものであった。〈フロイトの思考遊戯はかなりの追随者を見出して来ており、彼らの一部は、真に危険な道に迷い込んでいる。〉強迫神経症の過程は性的な抑圧、言い換えれば性的満足感の欠如によるものであるというフロイト派の説に対しては〈どんな証拠もないこの場合、真の反駁はおそらく不必要であろう〉と一蹴している(『強迫神経症』遠藤みどり・稲浪正充訳、みすず書房)。クレペリンの『精神医学』を教科書として用いていた東京帝国大学の精神病学教室では、このような見方で一致していたようである。

激しいフロイト批判をくりかえしてきた正馬であるが、実はクレペリンや呉ほどに徹底して否定しているわけではなかった。死の前年に書いた「倉田百三氏の強迫観念に対する心理的解説」につぎのように記している。〈余は、一般の学者から、殊更にフロイド説を攻撃する事、犬猿のやうにも見られて居るやうであるが、それは只余の神経質療法に対してのみ、余の療法と対照する、引合ひに出すだけの事であツて、単に之によツて、余の着眼点を明瞭にしやうとするだけの事である。フロイド説全体を論ずるのではない。フロイド説には、固より其長所があり、其貢献する処が、別にあるといふ事を認めるものである。〉

フロイトの長所について〈無意識の観念連合や之に対する感情の関係やの事実を闡明にした点〉のほかは具体的に何も語っていないが、下意識の重要性を認識して催眠術に長い間固執していた正馬が、フロイトに共感するものが無かったはずはない。夢の研究に取り組んでいたのは、まぎれもないフロイトの影響であろう。たとえその解釈を異にしていたとしても。

『森田正馬全集』第四巻の「通信療法」に収録されている強迫観念の患者に対する手紙をつぎのように結んでいるのを見ると、晩年にはずいぶん精神分析に対して軟化していた。論敵丸井清泰の門下古沢平作とは親しかったようである。死去の一ヶ月前の『神経質』に掲載されている。

〈若し貴君が、小生の説がお気に入らず、又治りにくい場合は、精神分析療法と云ふのがあります。之は強観の起る根本原因は遠き既往にさかのぼつた性欲的の不満感動にあるといつて、其原因を探し出すのであります。若しお望みならば、医博古沢平作氏を御紹介します。若し其の方におかかりの時はどうか其の結果を一寸御知らせ下さい。研究上に必要ですから。〉

神経症を精神病あるいは精神障害としたクレペリン派よりもむしろ、正常と異常の間に断絶を認めないフロイト派のほうにむしろ共通点をもっていた。精神分析が目指すものも森田療法が目指すものも手法は違うが自己洞察を目的とする点では同じである。正馬のフロイト批判は、考え方の違いが大きかったとはいえ、近親憎悪に似た強いライヴァル意識によるもののように思われる。

芸術・文学・哲学

大原健士郎の『日々是好日——森田療法は創造的体験療法』(白揚社)の「哲学と科学と」と題する文章中に、慈恵医大の精神医学教室での高良武久《こうらたけひさ》教授のつぎのような話を紹介している。

〈高良先生が雑談のときに、こう言われたことがある。「森田先生はよく本を読まれたし、関心のあることには何でも手を出された。しかし、哲学や文学や芸術などにはおよそ興味を示さなかった……」そう言われてみれば、森田先生の著書の中には文学論や芸術論は見当たらない。哲学にしても、深く突っ込んで勉強をしたという証拠はない。〉

『森田正馬全集』を通読後にこれを読んだとき、なるほどと思った。確かに正馬が書いたものには、哲学や文学や芸術を論じたものはほとんど無い。『日本美術』に「人体の形相」を六回連載しているけれども、美術家向けの解剖学講義であって美術論とはいえない。文学への関心は俳句と短歌の作例があるくらいである。哲学については論文中に数人の哲学者の言葉が散発的に見られるけれども、熱意と言うほどのものは感じられない。形外会の記録には、膨大な正馬の発言が残っているけれども、哲学・文学・芸術に触れた話はほとんど記憶にのぼらない。ただひとつ異論をいえば、ここで哲学というのは西洋哲学のことであり、その限りでは正しいのであるが仏教哲学を除外してよいのか、ということが気になった。

ところが、その後日記その他の自筆の記録を読む機会ができて、高良の発言とはかなり違う印象を持つようになった。高良武久は正馬の後継者として正馬をもっともよく知る人であるが、九州大学の講師から慈恵医大と根岸病院の後継者として上京するのは一九二九年（昭和四年）である。高良が接したのは正馬の晩年の十年間であり、直接受けた印象はまったく語った通りであっただろう。だがそれ以前の正馬はどうであったか。高良がその印象を語ったころは、正馬の日記や自筆記録は公開されていなかったであろうから、壮年時代までの正馬を詳しく知らなかったのは無理もない。正馬の人間像を正しく伝えるために少しく訂正しておく必要があるように思う。

芸術・文学・哲学の順に検討してみる。

芸術

正馬の中学生のときの日記に、毛筆による一筆描きのスケッチが何枚か貼り込まれている。県内を二度徒歩旅行したときに描いたものだがなかなか巧い（口絵参照）。日露戦争で戦死した弟徳弥の古戦場を訪ねたときの街頭でのスケッチもいくつか日記中に見られるが、これも巧みなものである。美術家の川崎安（原安民）と知り合ってから、彼の家へデッサンをするために通っている。わざわざデッサンに出向くのは、女性モデルだったからではなかろうか。著書にヌード写真を掲載して発禁処分を受けた川崎であるからヌードモデルの可能性もないではない。

正馬は、高知県出身の在京画家の団体である土陽画会から入会を勧められたことがある。一九一五年（大正四年）六月に、のちに全国的な団体太平洋画会を起してその中心となる洋画家石川寅治が勧誘に訪れた。絵画への関心あるいは腕前が同郷の画家たちに知られていたのであろう。正馬は入会を断る。絵画は余技にすぎなかったからであろう。

大学時代には、上野へさまざまな美術展を見に行っており、日記には展覧会の感想が少なくない。横山大観の家が売りに出たと聞いて妻とすぐ見にも行った。気に入らず買わなかったが、美術に興味があったからであろう。

『森田正馬全集』第六巻には川崎安編集の美術雑誌『日本美術』に六回にわたって連載した『人体の形相』がある。これは解剖学・生理学・心理学にもとづいた人体の特徴と機能に関する論文であるが、雅号のところに一部引用したように、絵画論にもなっている。

芝居見物も好きで、歌舞伎座・帝国劇場はじめ、築地小劇場へシェークスピアやイプセンの劇を見に行っている。精神病院に勤めていたための気分転換か、喜劇芝居が多かったようだ。音楽について言えば、三味線を弾き、風琴・月琴・オルガンの演奏を楽しみ、謡曲を習っていたことはすでに触れた。このような経歴を見ると、少なくとも芸術に無関心な人だったとはいえない。

中村古峡との出会いと『変態心理』へのかかわりのところで触れたように、一九一七年（大正六年）から生活に変化が現れ、趣味のための外出が明らかに減った。その二年後には正馬の特殊療法が形をなす。療法完成のために全力を注ぐ生活になったのである。さらにその翌年帰郷中に三ヶ月も床に臥す大病をしてからは、外出を控え、好きだった相撲や芝居見物、展覧会などに行かなくなった。とくに昭和に入ってからは肺結核が徐々に悪化する一方で自宅の入院患者が急速に増えていったから、ときどき囲碁将棋をやるほかは趣味を楽しむ余裕がなくなったのである。したがって、晩年においては芸術に対する関心が薄れて見えたのは争えない事実である。

晩年の正馬に対する高良の観察は正しいといえるが、生涯を通して芸術に無関心であったというのは間違いである。

文学

俳句と短歌をいつはじめたかは明らかでないが、高等学校のときにはすでに詠んでおり、長く続いたようである。『我が家の記録』に、高等学校時代の思い出として〈野次馬気分にて黒川先生につき中内君等と共に和歌を稽古したり。当時余の俳句「清む月に投影法を学びけり」は同校、龍南会雑誌に載せられたることあり〉と書いている。

一八九七年六月一日〈午後、九品寺の硯友会歌会あり。即題もあり。黒本先生の歌の講義もあり。〉

高校生のときに熊本で歌会に参加している。のちに、先述したとおり「ほむら会」という結社に属して一時は頻繁に歌会に出席し、やがて自宅を歌会の会場にして会誌の印刷・発行・発送事務まで引き受けるようになった。

紀行文が得意だったことはすでに触れた。小説を読むことも若いときから嫌いではなかった。読書について大学卒業以後二〇年にわたって日記に記録する習慣がなくなったため、正馬の思想を知る上でもまことに不便になってしまったが、幸いというべきか一九二五年（大正一四年）に日記とは別に詳細な読書目録を付け始めた。一九三八年（昭和一三年）三月（死去の前月）まで一四年分、八三七番までの通し番号付きの目録を遺した。これによって晩年の読書についてはは遺漏なくわかるので、文学への関心を推測することができる。目録の前に「読書」と題する文章があるので引用する。

〈精読、通読、通視の三通りの読み方あり。通読は疎粗略に読み、通視は所々必要なる処のみを読むものなり。雑誌、毎月凡そ三十余冊を通視す。読書は初めて昨年十月より記録する事を試みたり。此一ケ年間、七十九冊、一ケ月平均六冊半、総頁数凡そ二万三十頁、一日平均六十四頁なり。電車、汽車、人を訪問して待つ間等には常に雑誌又は小冊子を読む。病気の時は読書する事一つの楽しみなり。平常読みたき物を買ひ集め置きて、病気する時、片端より之を読む。長く病む時は三十冊許りも読みたり。常に枕元に書を置きて、不眠には読書を楽しむ。二時、三時迄も読む事稀ならず。〉

読書量は、大病院の医長・大学教授と講師・女学校講師を兼務しながら自宅に入院患者をかかえる多忙なひととしては相当なものといってよいであろう。毎月雑誌三十余冊を読んでいるというのも、拾い読みにしても相当の分量である。しかも雑誌は読書の数の外なのである。

病臥中に読書を楽しんだことは日記中にも見える。

一九二六年三月九日〈今度、病中読書せるもの二十二冊、九千七百余ページ、其厚さ一尺五寸なり。〉

〈長く病む時は三十冊許りも読みたり〉というのはこのときのことをやや誇張して書いたのである。病床についたのは一月二七日。〈中夜より喘息起り病院を休み臥褥す。夕方広瀬君来診。洋大欠勤〉、その後〈右肺尖少しく浸潤を増し、心臓部に摩擦音あり、左下葉に小限局肺尖あり〉などとつづく。肺結核様の症状を呈して友人の広瀬医師の往診をなんども受け、根岸病院や東洋大学などの勤めを休んだ約四〇日間のことである。その間の三月一日に〈血痰あり。此頃毎日小説を読む〉とある。枕頭に読み終わった本を高く積んで満足感を味わっていたようだ。

正馬の姉の夫田原秀明の妹の娘田原あやは、一九二七年初めに上京して正馬の死去まで側近にいたので、正馬晩年の日常について誰よりも知っている。その回想談（水谷啓二編『森田療法入門』上）につぎのようなものがある。

〈先生は、熱があって、床についておられても、何かをなさっていらっしゃいました。四十度位の時には、「漫画からも学べる」といって漫画を読まれ、三十八度の時には寝たまま勉強され、三十七度の時には、普通に起きて、仕事をなさいました。〉

〈先生は、時間も、一時間たりとも無駄にされませんでした。四十通の手紙も二十分で処理され、返事を書かれました。「だれでも返事が貰いたいから手紙を出すんだ。返事はすぐに出さねばならない」と言っておられました。〉

おなじ正馬のノートに〈手紙、毎日二三通書く。大正十四年発信一千五通〉とある。前年から患者の問い合わせが増えたためというが、いつ本を読んだのであろうか。文中の一年分七九冊の書名を丸ごと列記すれば読書傾向を知ることができるが、多すぎるので焦点の文学関係にしぼって著者と書名のみ拾い出してみることにする。文芸書は書名の上に「小説」「随筆」という自注があるが、随筆のみ書名の後に明記し、本人の感想も加えた。

高山樗牛『わが袖の記』・樋口一葉『たけくらべ』・高浜虚子『俳諧師』・正岡子規『花枕』（随筆）・『大衆文芸』・正木不如丘『特志解剖』・厨川白村『小泉先生そのほか』（通読）・徳田秋声『二つの道』・内田魯庵『思ひ出す人々』・『現代小説選集』・菊池寛『無名作家の日記』・『二葉亭全集第一巻・第二巻・第三巻』・田村俊子『女作者』・志賀直哉『和解』・長田幹彦『旅役者』・有島武郎『泉谷集』・芥川龍之介『将軍』・久保田万太郎『末枯』・葛西善蔵『子をつれて』・里見弴『善心悪心』・小杉天外『はつ姿』・正木不如丘『詭弁勘弁』・ゲーテ『若きヱルテルの悩み』・島田清次郎『我世に敗れたり』（面白くもなし、本人は後精神病となる）・正木不如丘博士『診療簿余白』・石黒忠悳『耄碌』（随筆）・生方敏郎『微笑哄笑苦笑』（随筆）・相馬御風『良寛和尚歌集』・宗不早『柿本人麻呂歌集』・アンデルセン『御伽噺』。

文芸書の合計は三二冊である。七九冊のうち文芸書が四割を占める。さらに講談・落語などの娯楽的読み物を加えれば五割に迫る。文芸以外で多いのは精神医学・医学・心理学など専門分野の一七冊であるが、文学の半数に過ぎない。中・高・大学生のときよりも文芸書の比率が高い。『二葉亭全集』は東京朝日新聞社が大正時代中ごろに出した縮刷版全三巻であろう。平均七〇〇ページの大冊である。近代日本文学の開拓者として文学史上に重要な位置を占める二葉亭四迷の全作品を読破しているのは特記に価する。文学に無関心どころではない。

一九二四年（大正一三年）五〇歳のときに学位を受領してから正馬の晩年が始まるといってよい。『我が家の記録』を書き始めるからである。おそらく、森田療法の論文によって遅ればせながら博士になったことで自らの革命的な学説が客観的に認められて自信をもち、後生のために自らの出自や業績を記録しておく必要を感じたのであろう。まず祖先や家族に関する記録をまとめ、そのつづきとして『我が家の記録第七（大正十四年起）』という一三〇ページ余りのノートがつくられた。目次は以下のように、公職・会員・購読雑誌・自著目録・年中の余の仕事・読書・寄附金・著書寄贈・著書出版部数・行きたる温泉・余のなせる結婚媒介・森田正馬年代表などとなっていて、それぞれが克明に記されている。几帳面な性格を如実にしめしている。読書記録はノートの約半分を占めているが、これにより、若いときばかりでなく晩年においても文学への関心が持続していたことを知ることができる。

文学の分野で記憶に残るのは正岡子規について正馬がくりかえし語ったことばである。それは作品ではなく子規の生き様についてであった。身動きもならない病床にいながら短い生涯に偉大な業績をあげた子規を、生命を燃焼しつくした、生の欲望を発揮した模範的な実例としてとりあげたのである。

哲学

先の一年間の読書目録のうち、哲学書は植田寿蔵『藝術哲学』・田辺元『カントの目的論』・紀平正美《きひらただよし》『認識論』の三冊である。文学とは比較にならないほど少ない。大学卒業後は日記に読書を記録しなくなったと書いたが、稀にはあって、一九二〇年の反復性大腸炎による病臥から三ヶ月ぶりに帰京してしばらくたった六月七日に〈病後は前の如く電車中に物読む事も大儀なりしが、此頃また読む事となる。新井白石、マルクス資本論、熊沢蕃山、山鹿素行などを読む。其他雑誌は常に電車中にて読む〉と書いている。読書目録作成以前に思想書を読んでいることがわかる。マルクスは危険思想視された時期であるから、若者の心をとらえる流行の思想を知るために読んだのであろう。

たくさん読んでいる文学さえも無関心と思われていたのは、座談や雑談の場でも語るのを避けていたからだろう。日記にも読んだ本についての感想や引用といったものがほとんど見られない。論文における先人の学説の紹介や学術書の抄録といった専門分野の仕事を除けば、読書量を吹聴したり他人の説の受け売りをするようなことを嫌い、十分消化され自分のものになった知識のみを語る人だったように見受けられる。幼時より祖父や父親から受けた儒教教育による、本で読んだだけの知識を吹聴することを恥とする武士の嗜《たしな》みだったかもしれない。正馬の書棚を一瞥すれば、どんな本を読んでいるかわかったはずだが、門弟たちにそのような機会がなかったのだろうか。

正馬は中学生時代に哲学研究を志した時期がありながら結局断念したのは、一方で実学志向があってエジソンに憧れており、工学の道へ進もうとしていたからである。『我が家の記録』の高等学校時代を回想した部分につぎのようなくだりがある。

〈余は当時猶ほ哲学的の事を好むの念去らず、生死の問題は常に脳裏に往復する処なりき。然るに医学の基礎を学ぶに及び空理よりも実際科学の必要を感じ、人生を知るは身心両方面より研究すべきを思ひ、医学の興味

を覚ゆると共に将来精神病学を学ばんと欲すること三年級の頃より起り、此方針は終に変らずして一貫することを得たり。〉

大原健士郎の〈森田先生の著書の中には文学論や芸術論は見当たらない。哲学にしても、深く突っ込んで勉強をしたという証拠はない〉という指摘は間違っていない。西洋哲学にあまり関心がなかった。その理由は大原が『日々是好日』に取上げた、正馬の色紙に書かれた〈唯心的形而上学とは遂に目醒め前の朦朧状態に外ならず自然科学は人類の目醒めなり〉という言葉が伝えている。唯心的形而上学とは、世界の眞実在は心的なものであり存在より精神のほうが根源的であるとする形而上学的見方を言っている。プラトンにはじまり、カント、ヘーゲルらのドイツ観念論哲学において体系化されたものだ。心身一体論の立場をとる正馬はこれに反対であった。ドイツ観念論がわが国でも主流になったことが、正馬が西洋哲学から離れた理由かもしれない。

そういう時代に経験論にもとづく新しい哲学が登場する。それがウイリアム・ジェイムズとベルクソンであった。正馬はかれらの思想に出会い、壮年に達してから改めて西洋哲学への関心を示すのである。森田療法の理論構築にあたって、自説を補強してくれる理論であったことがその理由であろう。ニーチェのことばを取上げたこともあるが、著書に繰り返し登場する哲学者は二人だけである。

科学的な心理学をめざして書いた『心理学原理』の大著によって、アメリカにおける現代心理学の創始者とされるジェイムズについては、正馬は学生時代に心理学の雑誌や学会においてその学説に接し、大学院では元良勇次郎や松本亦太郎らを通じて学んだはずである。『心理学原理』は教科書としては大きすぎるため短縮版が出版され、大きな影響力をもった。その最初の日本語訳が一九〇二年の福来友吉訳『心理学精義』（同文館）である。正馬の大学卒業の年であり、教科書や外国語を含む専門書は日記に記さなかったから推測であるが、必読の書であるため読んでいるだろう。いまは岩波文庫で手に入れることができる。『心理学』上・下（今田寛訳）がそれである。その特徴は、心理学の目的を意識状態そのものを記述し説明することとし、意識状態をもたらす内外の関係の法則を明らかにしようとしたところにある。大脳両半球と神経組織の作用を強調する生理学的心理学であった。自らの心をありのままに観察して見たままを報告するという方法により、意識の特徴は流れて止まない状態にあるとし、「意識の流れ」という独創的な見解を記述している。仏教の無常観に親しんでいた正馬がジェイムズに共感した点のひとつであろう。ジェイムズはその後哲学研究に進み、『宗教的経験の諸相』『プラグマティズム』『多元的宇宙』『根本的経験』などを著した。ジェイムズの「純粋経験」の哲学は、西田幾多郎の『善の研究』に影響を色濃くとどめている。その第一編「純粋経験」はジェイムズなしには生れなかったといわれる。

正馬が読んだことを確認できるジェイムズの哲学書は『プラグマティズム』だけである。『宗教的経験の諸相』は正馬好みの宗教論であるが、キリスト教嫌いの正馬は読んでいないかもしれない。『プラグマティズム』と『心理学』の二点に絞って二人の共通するところを取上げることにする。

プラグマティズムを簡明に説明するのはむずかしい。アメリカ哲学が西欧の伝統からの離脱をはかり新しい思想運動として展開したものであるが、伊藤邦武（『哲学の木』講談社）の「知行合一」という思想に近いとの説明がわかりやすいかもしれない。

〈信念と思想。以上挙げたる主観的・感情的・体得的のものは、、即ち吾人の信念をなすものにして、そは又直接に吾人の行動・人格の表現となるものなれど、智識・理解は単に推理・判断となりて、唯間接に吾人の行動に影響を与ふるのみ。ジェームズ氏は哲学を軟心派と硬心派とに別ち、哲学が或は主観的に傾き、或は客観的に傾く等、各々其人の気質によりて分るる所なりといへり。吾人の思想は其感情・信念によりて其発展を異にすること此の如し。是れ即ち吾人は精神的傾向如何によりて、其注意・趣味・判断の方向・性質を異にするが為なり。〉（『神経質ノ本態及ビ療法』）

引用は『プラグマティズム』の第一講にある、哲学者を「軟い心の人」と「硬い心の人」（桝田啓三郎訳の岩波文庫本による）という二つのタイプに分けて論じた、哲学者の気質によってものの見方が分かれるという説によっている。哲学者は哲学するにあたってとかく自己の気質という事実をおし隠そうとするが、じつは自己の気質に身を任せているのだ、という鋭い指摘に正馬はわが意を得たのである。これと同じ趣旨が『神経質ノ本態及療法』でも繰り返されているのを見ると、人の思想は感情や信念によって決まるという考えが正馬自身の信念になっているようである。

『神経質ノ本態及療法』第二編の「感情の方則」にもジェイムズが引用されている。

〈彼のヂエームズは、「吾人は、悲しきために泣くのではなく、泣くがために悲しいのである」といつて、悲哀の情と表情との前後の関係を反対に見て居るけれども、余は涕泣の表情と、悲哀の自覚とは、単に同一の事実を、客観的と主観的との二方面から観たる相違たるに止まり、実は之を同一の現象と看做すものであるから、是等の発情が、其自然の経過によりて、放散するものと解してもよいことと思ふのである。〉

「悲しいから泣くのではなく、泣くから悲しいのである」という後にジェイムズ＝ランゲ説として知られるようになった情動の末梢起源説は、はじめジェイムズの『心理学原理』に書かれた。ふつう人は、ある知覚が情動という心的感動を喚起しそれが身体的変化をもたらすと考えるが、〈私の説はこれに反して、身体的変化は刺激を与える事実の知覚の直後に起こり、この変化の起こっているときのこれに対する感じがすなわち情動であるというものである。〉（今田寛訳『心理学』岩波文庫）とジェイムズは考えた。正馬は刺激的な新説に賛意を示しながらも鵜呑みにせず、ひとつの事実の見る角度の違いに過ぎないと果敢に自説を主張している。

さらに同書の「付録」中の「催眠術の治療上の応用」の「心身の関係」にも同じ論法が見られる。

〈催眠術は暗示による信念によりて、主として主観的の病苦を去つて、疾病に対し良影響を及ぼし、若くは或信念を喚起して、意志に抑制若くは発動を促がし、以て良果を結ぶべきものである。然るに神秘といふ事を好む処の、ヂエームズの所謂軟心派の人々は、身体と精神とを別々のもののやうに考へ、精神の力を甚だしく偉大に神秘に誇張して考へる癖がある。で、心身を別々に考へる人、若くは唯心論の人は、彼の兼好法師が、「薬を飲みて、汗を求むるには、験なき事あれども、一日愧《は》ぢ畏るる事あれば、必ず汗を流すは、心の仕業なり、といふ事を知るべし」といつてゐるやうに、観念の結果として、身体に影響を及ぼすものと考へる。之に反して心身同一論では、愧ぢ畏るるのと汗を流すのとは同一の事である。汗が出ず顔が潮紅するとかいふ事がなければ、恥かしいとかいふ感情は起らぬ。丹田に力が這入つて居て、横隔膜がつり挙がる等の事がなければ、驚かんとしても驚く事は出来ぬ。〉

軟心派とは前掲の『プラグマティズム』によれば「軟い心の人」で、合理論的・主知主義的・観念論的・独断的などの特徴をもっている。正馬と反対のタイプということができる。いっさいの価値、真理の指標をわれわれの具体的実行、効果に求める彼のプラグマティズムは、正馬の体験と事実を重んじる思想との共通点があり、正馬が親しみをもって読んだことはまちがいないであろう。ジェイムズはうつ病に悩み、彼の哲学は精神的危機からの脱出の手段でもあったといわれる。そこから意志の自由の確立を求めたという経歴の点でも正馬に似たものを感じさせる。しかし、ここでも正馬がジェイムズ哲学の全体に賛同していたかどうかは不明であり、同意できる部分のみを取上げているようにも思われるので、慎重でなければならない。

〈知性主義の方法を採用し続けること自体が誤りであることに気づいたのは、ようやくベルクソンの著作を読んでからであった〉（伊藤邦武編訳『純粋経験の哲学』第七章「経験の連続性」岩波文庫）ということばによってベルクソンの影響を表明したジェイムズは、またその哲学の革新性によって逆にベルクソンに強い影響を与えたといわれる。

ではここで、ベルクソンの話に移る。

わが国でのベルクソン理解は、大正時代に入るとともにはじまり、急速に盛んになった。ベルクソンの『創造的進化』（金子馬治・桂井当之助訳）が一九一三年（大正二年）に、『物質と記憶』（高橋里美訳）が翌年にあいついで出版された。一九一四年には中沢臨川の『ベルグソン』(実業之日本社)が刊行され、ベルクソンの一般化に貢献したという。岩波の『近代日本総合年表』は一九一三年一〇月一八日の『創造的進化』刊行を取上げ、〈この頃からベルグソンの紹介さかんとなる〉と特記してあるから、流行現象になったことが想像できる。おそらく正馬も世の知識人の一人として評判の本を読んだものと思われる。

『創造的進化』とくにその第一章には、正馬が共感したと思われる記述が少なくない。そのいくつかを取り出してみる。岩波文庫版(真方敬道訳)による。

〈私はまず自分が状態から状態へと移ってゆくことを確認する。暑がるか寒がるか、浮きうきしているか沈んでいるか、仕事をしているか何もしないか、周囲を注視するか他のことに気をとられるか私はしている。さまざまの感覚、感情、意欲、表象——そうした様態が私の存在を分ちあい、これをつぎつぎに色づける。つまり、私はたえず変化しているのである。〉

〈わずかでも注意をはらうなら、情感にせよ表象にせよ意欲にせよ、一瞬ごとに変様せぬものはないことがはっきりしよう。〉

〈真相は、ひとは休みなく変っており、状態そのものがもともと変化なのである。〉

〈私たちの人格は経験を蓄積して一瞬ごとに築きあげられてゆくもので、たえず変化する。人格は変化しながら、ある状態が表面上は自己同一を保っていても深層ではそれがくりかえすことをけっして許さない。だからこそ私たちの持続は不可逆なのである。持続のほんの一かけらでも私たちは体験しなおすことはできない。〉

〈私たちにわかったところをいえば、意識をもつ存在者にとり存在するとは変化すること、変化するとは成熟すること、成熟するとはどこまでも自分を創造することなのである。〉

ここに創造的進化の意味を語っている。訳者は解説にベルクソンの晩年の言葉(『対話』)を引用している。〈時間を発見したとき、わたしは果てしない野心に燃えたった。実さい、哲学者たちを読みなおしはじめて、

だれひとり時間について語っていないことに気づいたのだった。〉

正馬はベルクソンを読んで時間と変化を知ったのではない。変化と時間が相即不離であるならば、「一切の物は生滅・変化して常住ではない」（広辞苑）という仏教の「無常」になじんでいた正馬にとっては既知のこと、自明のことだったからである。正馬は自説を強調するためにベルクソンの流行の思想を援用したと考えられる。

『神経衰弱及強迫観念の根治法』の「第十三　生の欲望と死の恐怖」にはつぎのような件がある。

〈ベルグソンは流動哲学を唱へたが、宇宙の現象は変化である。変化とは時間のことである。時間のない変化といふものは思惟する事も出来ない。吾人は思惟によつては点や線を考へる事が出来るやうに、三次元の空間をも考へる事が出来るけれども、実際に世の中に、そんなものはない。ここに線香がある。それは三次元から成立つて居る。今之を振り廻はして、火の輪が出来る時に、其火の輪は四次元の世界である。又そこに置いてある線香を見るにしても、それを一寸見た丈では、それが平面の絵であるのか、実体であるのか区別はつかぬ。之を実体と見るには、眼筋の働きや、自分の身体の位置を動かす事によつてのみ出来る。且つ線香は自分が動く事により、近づき遠ざかる事によつて、絶えず其色も形も変化して見ゆるのである。されば吾人は時間といふものを別にして実際に物を観測するといふ事は不可能である。〉

ジェイムズとベルクソンは、西洋哲学史にようやく現れた正馬の意に適う哲学者だったようである。

ふたりは手紙のやり取りもあり、親しかった。ベルクソンはジェイムズの『プラグマティスム』のフランス語版に序文を寄せている。互いに尊敬しあった哲学者が友人に対する深い理解と共感を表明している。ベルクソンはその序文で、ジェイムズの『宗教的経験の諸相』の中で示された神秘的な経験への関心についてこう述べている。

〈多くの人はそこに宗教的感情についての生彩ある記述と透徹した分析を見いだしたが、しかしそれは結局、彼らにとって心理学でしかなかったのである。ジェームズの思想に対するなんという誤解だろうか。本当のところ、ジェームズは神秘的な魂をじかに覗きこんでいたのである。(中略)ジェームズの「プラグマティズム」の起源とインスピレーションの根源は、おそらくここに見いだされる。彼にとって、私たちが認識すべき最重要な真理とは、思考される前に感じられ生きられる真理である。〉(ベルクソン『思考と動き』原章二訳・平凡社より)

このことばは正馬に適用することができる。正馬は限界まで追い込まれてついに試験勉強に跳び込んだ結果勉強不能から脱出し、やがて心臓の不安からも解放された。この「必死必生の体験」は、説明の困難な一種の神秘体験であった。神秘の真相を知る前に正馬は神秘を覗きこみ感じ、神秘を生きていた。ジェイムズと同様、正馬も神秘の真相を人々に説明できるまでに長い歳月を必要としたとみることができる。

大原健士郎が書いた「哲学にしても、深く突っ込んで勉強をしたという証拠はない」の「哲学」は西洋哲学であり、たしかに深く読んでいない。しかし、十代の終わりまで哲学の道に進むつもりであった人が、哲学への関心を失うということがありうるだろうか。むしろ、なぜ西洋哲学に向かわなかったかを問うべきであろう。幼時に死の恐怖を経験し、その後心悸亢進発作による生存の不安という根源的な課題を抱えるようになった若者の向かう先は、西洋哲学ではなく、生老病死という生きとし生けるものの苦を二千年にわたって問い続けてきた仏教哲学だったのである。学生時代、仏教に関するアンケートに〈余は知を満足せしめて安心立命を得んと欲するものなり〉と答えている。正馬の仏教に対する知的な関心がうかがえる、これは哲学としての仏教といってよいのではないだろうか。

吉田久一は、『日本仏教史Ⅲ近世・近代篇』(法蔵館)所収の「明治期の仏教」のなかで、村上専精の著書『日本仏教一貫論』の要旨を紹介してつぎのように記している。〈仏教は哲学であると主張し、哲学と宗教と相容れないと考えるのは、キリスト教を基準とみる誤りから由来していると述べている。円了・専精をはじめ、この期の仏教啓蒙家は「哲学仏教」を旗じるしに啓蒙活動を行なったことが特色であった。〉

井上円了と村上専精の影響を受けた若い正馬の哲学は仏教哲学であった、と言って間違いない。今でも、哲学といえば西洋哲学を思い浮かべるのがふつうであろう。しかし、バートランド・ラッセルが著書の書名を『西洋哲学史』と題したのは、東洋哲学に触れていないからだったという。カール・ヤスパースが晩年の大著『大哲学者たち』を書いたとき、仏教の世界から釈迦と竜樹を取上げている。いまや、哲学を西洋だけのものとする考えは改めなければならない。とくに、森田正馬の思想を論じる場合にはそうである。

正馬の仏教哲学についてはここでは触れず、最後の項で扱うことにした。本書の結語にしたいと考えたからである。

ふたりの理解者

森田正馬の生涯は大きくみると三期に分けることができる。誕生から二八歳で大学を卒業するまでの親掛かりの時代を第一期、巣鴨病院の医局に入るとともに大学院で精神療法を専攻してから森田療法を創始し学位を取得する五〇歳までを第二期、後世に残すための手記『我が家の記録』を書いてから六四歳で死去するまでを第三期とする。少青年期・壮年期・老年期ということもできる。

晩年といったのは老年期にあたる。博士号受領を画期とするのは大時代的だが、正馬の場合には意味があった。博士論文『神経質ノ本態及ビ療法』の中に、神経質理論の完成を看ることができるからである。

学位受領の半年後に『我が家の記録』を書き始める。七冊のノートに分かれている、その第一冊の表紙に〈大正十四年二月製〉と記入され、さいごの第七冊には〈大正十四年十月起〉とある。第一冊は一九二五年二月に書かれたこと、第七冊はその年の十月から書き始められ、一九三七年一二月まで、つまり死の前年末までのことが記されている。神経質理論が完成し、歴史に残る業績をあげることができたと意識し、後世のために履歴を書き残し始めたのであろう。

学位をとってから急に患者からの問い合わせが増えたことも、画期とするにふさわしい変化である。〈受領、千四百九十九通、昨年来特に患者の手紙問合わせ多し〉と、その増加ぶりをノートに記している。

正馬は、一九一九年（大正八年）の春、巣鴨病院看護長の永松アイの神経衰弱が改善した直後から自宅での神経質の入院療法を開始する。日記に入院患者の名前を記入するのはこのときからである。日記が現存する一九二九年（昭和四年）まで一一年間の入院患者名が克明に記されているから、患者数の推移がわかる。一九一九年六名、二〇年六名、二一年一二名、二二年一三名、二三年一〇名、二四年一六名、二五年三六名、二六年（大正一五年）三九名、二七年（昭和二年）五〇名、二八年六六名、二九年八九名である。二三年に前年より減っているのは関東大震災が起きた影響であろう。学位を取得した翌年の二五年から急速に増加していることがわかる。一般雑誌への寄稿が増えて知名度が高まったこと、治療実績が知られてきたことなどによるのであろうが、学位を得て社会的な信用の高まったこともひとつの要因と思われる。

正馬が発表した、一九一九年（大正八年）四月から一九二九年（昭和四年）三月までに入院した神経質患者の合計は三〇一名である。正馬門下の医師竹山恒寿が正馬の死後に発表した、一九二九年（昭和四年）四月から一九三七年（昭和一二年）一二月までの神経質の入院患者の合計は五四一名であるという。詳細の数字を省いて結語だけを紹介すると以下の通りである。

〈神経質五四一名の治癒成績を総括するに、全治五八・四％、軽快三五・五％、未治六・一％となり、症候消失は九三・九％に及んでいる。神経質に対し、森田博士の入院療法が如何に適切なものであるか、此の点からも知ることが出来よう。〉（『神経質』一九三八年一一月号）

正馬が生涯に自宅で入院治療した神経質者の合計は八五〇名弱、治癒はおよそ八〇〇名となる。

さて、正馬の家庭療法の入院日数はどのくらいだったのであろうか。幸い、一九一九年から一九二九年末までの入院患者三四一名全員の入退院日を正馬が日記に克明に記している。個々の入院日数を調べ、一〇日ごとに集計すると以下のような結果となった。

一〇日未満二一名(六・二%)、一〇日以上二〇日未満五一名(一五%)、二〇日以上三〇日未満四〇名(一一・七%)、三〇日以上四〇日未満五三名(一五・五%)、四〇日以上五〇日未満八三名(二四・三%)、五〇日以上六〇日未満四九名(一四・四%)、六〇日以上七〇日未満二二名(六・四%)、七〇日以上八〇日未満九名(二・六%)、八〇日以上九〇日未満三名(〇・九%)、九〇日以上一〇〇日未満三名(〇・九%)、一〇〇日以上七名(二・一%)。四〇日ちょうどが二一名(六・二%)いるので、一応の目安になっていたと思われる。

余談だが、関東大震災直後の一九二三年一〇月の入院患者に増田甲子七の名がある。二五年六月には再入院している。若い読者にはなじみがないかもしれないが、増田甲子七は戦後の吉田茂内閣時代に労働大臣・官房長官・建設大臣・初代北海道開発庁長官を歴任し、自由党幹事長もつとめた。一時は吉田の後継者と目された保守系の大物政治家である。佐藤内閣時代にも防衛庁長官をつとめている。正馬の患者のなかで著名人の最たるものかもしれない(入院していない倉田百三を除けば)。正馬は郷里へ帰る途中、大阪の増田の官舎に二度泊っており、大阪府警察の幹部だった増田の車で市内見物をしている。

ところで、学位取得が正馬に画期をもたらしたとすれば、学位論文を提出したのは呉教授の勧めにしたがったのであるから、最初に正馬の神経質療法を認めたのは恩師の呉だったといえよう。正馬の理論の当否を判断することは容易でなく、呉の後押しがなければ教授会を通すことができなかったであろう。学位取得後も世の理解が得られないことを嘆いているから想像に難くない。呉の熱意は正馬のつぎの文章から感じられる。

〈私の学位論文「神経質ノ本態及ビ療法」などに就ては、先生がお気に召されたと見えて朱筆を加へ、それを消しては又加へられて、紙面が真赤になる程に加筆して下さつたのである。〉(『呉秀三小伝』「呉先生の思ひ出」)

あの文語文の論文は呉の手によって完成されたといってよいのかもしれない。

学位取得までの経緯を日記に探ってみた。

一九二二年一二月一二日〈呉先生の病気を見舞ふ。先生より余の神経質論文を博士論文に出してみよとの御話ありたり。〉

この年の一月に『呉教授在職二十五年記念文集』のために書いて出してあった『神経質ノ本態及ビ療法』を呉が読んで、学位請求論文にするよう勧めたのである。その後呉の原稿手直しが行われたと思われる。

一九二三年三月一二日〈午前大学に松田君を訪ひ、原稿紛失に付き相談す。（中略）日記を調べて原稿の事に付き追想を呼び起さんとす。一時過迄も睡る能はず。〉

三月一三日〈午後余は呉先生を訪ひ書棚など探し、終には原稿を書き直すべき相談をなして帰る。夕方余の帰る直前杏林舎より原稿を見付け出したりとて持ち来り大に喜ぶ。〉

論文の紛失騒ぎがあった。幸い原稿が印刷所から出てきた。それから朗報が届くのに一年以上かかった。

一九二四年六月二三日〈医局は皆大洗に行く。留守番を頼まる。午後呉先生より学位論文通過の報知あり。夜は病院に留守番をなす。二時就眠。〉

学位決定の興奮はない。

六月二四日〈夜は大学御殿に樫田君など帰朝歓迎会に出席。呉先生より論文通過に対し、土肥先生より賛成援助ありたり。其他教授へも廻礼するやう注意ありたり。〉

皮膚科の教授土肥慶蔵と呉は医史学を通じて親しかったから、教授会で応援してくれたのであろう。御礼に行けと勧められた。

六月二六日〈午前呉先生に礼に行く。夜は隣人を招き、小宴をなす。〉

八月一二日〈午後五時、上野停車場に呉先生と面会す。学位論文報告は夏休前に文部省へ出されたりとの事なり。〉

八月二三日〈大学事務、早乙女氏に面会。学位手続きの事を聞く。〉

九月二六日〈夜は大学御殿に神経学会より自分の祝賀会を開かれ出席す。〉
一〇月二日〈朝呉先生を訪ふ。礼物（二百円）を贈る。〉
一〇月七日〈博士の門札をかけかへる。〉

文部省から学位記を授与された記録は日記にない。『我が家の記録』には、〈八月九日　学位記を授与さる〉と書いているが疑わしい。つづけて〈八月二十六日　神経学会は余の為に学位祝賀会を開かる〉と書いているが、これは日記の九月二六日の記録が正しい。未刊行の『我が家の記録　七』というノートに自筆の記録があり、〈開業免状　一万六千六百〇一号（明治三十六年一月廿六日）〉につづけて〈学位記　第二百五十号（大正十三年八月九日）〉と記されている。授与の日付はおそらく学位記の発効日を書いたのであろう。

日記に学位受領日を記し忘れたために、『我が家の記録』を書くときに発効日を受領日として記録したのである。実際の学位記の受領は夏休み明けの九月であろう。

ともあれ、呉秀三は正馬にとってやはり恩師であった。正馬が学位を取得した半年後の一九二五年三月末に呉は東京帝国大学教授を退官する。正馬が学位を得る最後のチャンスだったのではないだろうか。正馬が精神療法を専攻することを告げたときに呉が渋い顔をした昔を思い出すと、呉と正馬の間には通常とは異質の類まれな師弟関係があったと思われてならない。

学界で正馬の療法を最初に評価したのは、九州帝国大学教授の下田光造である。杉田直樹との共著『最新精神病学』第三版（一九二六年、克誠堂書店）において、第一版以来あった「神経衰弱症」の前に新たに「神経質」の一章を立てて、こう述べている。

〈一八七八年ビアード氏の提起したる神経衰弱症なる病名は急速に一般の認むるところとなれり。次でシャルコー氏は神経衰弱症の中に二種を区別せり。一は真性神経衰弱症にして、他は遺伝性神経衰弱症なり。今日に於ては前者を後天性或は一過性神経衰弱と云ひ、後者を先天性或は体質性神経衰弱或は神経質と名付け、前者は心身過労の結果として起る疲弊状態なるが故に休養によりて治癒するも、後者は遺伝性疾患なるが故に治癒困難なりとせらる。此の学説は医師は勿論一般人士の間にも堅く信ぜられ居れども、余は神経質を遺伝性疾患にあらずして後天性疾患なりと看做す。〉

この文章では、神経質を認めるけれども正馬が言う先天性説をとらず、後天性を主張している。捉え方に違いがあるものの、一流の学者が神経質理論を認めてくれたことが正馬にとって大きな前進であった。下田が、正馬のヒポコンドリー性基調説と精神交互作用という神経質発症のメカニズムについて触れていないのは、学術論文として物足りない気がする。ヒポコンドリー性基調は遺伝性と無関係ではないからである。下田の後天性説に遠慮したのか、正馬が先天性か後天性かは後世の研究に任せるとしたことは、先に見たとおりである。

下田は神経質の原因をつぎのように述べる。

〈神経質は精神発育期に於ける不良なる教育及び環境の影響によりて生ずる性格異常なり。（中略）神経質の根本症状は劣等感と称する一種の不安不確実の感なり。〉

療法についてはつぎのように論じている。

〈本症の合理的療法は精神療法なること勿論にして、薬物療法・理学的療法は効果なし。本症者の訴ふる症候殊に恐怖症・強迫観念等を除去するには二種の方法あり。一は直接に其主訴を治療の対象とするものにして、他は其主訴に触れざることによりて患者の注意を他に転ぜしむるの法なり。前者はフロイド氏に初まりし精神分析学者の推称するところにして、医師と患者と協力して症候の由来を闡明せむと努力するにあり。（中略）精神分析法は主として患者の追想・夢等を材料とし、これより原観念群を推定するにあり。此学説は今日未だ信ぜらるるに至らず、余もまたこれを首肯する能はずと云へども、此の精神分析法によりて神経質症候の消失することは事実なり。これ其学説の正しきがためにあらずして、患者が医師と協力して自己の症候を研究することにより、夫等の症候を批判的に観察するに至るがためなり。蓋し如何なる精神症候も、本人がこれに対し批評的態度を取り得るに至れば、恰も他人の症候を傍観すると同様にして、毫も苦痛不快の感情を伴はず、而して不快を伴はざる観念は最早神経質症候としての価値を失ふが故なり。

第二の方法は患者の主訴を放置してこれに触れず、本病の基礎症候たる劣等感を排除し自信力を得せしむるの法なり。神経質者は其病症の苦痛に堪えず、多数の医師を訪問して其言を聞き、あらゆる参考書を耽読する等により、自己の病症に関し相当の知識を有し、其の苦悩の愚なるを知れども、これより解放さるる能はず、蓋し知識と信念とは全然異なるが故なり。信念は説得・読書等によりて得らるるものにあらず、体験によりてのみ得らるるものなればなり。従て神経質者に自信力を喚起せしむるにもまた自発的に体験を積ましむべき方法を講ぜざるべからず。古来神経質者が仏教殊に禅師の指導によりて治癒し得たるはこれがためなり。蓋し禅の行ふところはあらゆる内外の束縛を脱して不拘束の心的境地を体得せしむるにあればなり。近時森田正馬氏は此体験療法を次の様式に於て行ふことを推奨せり。〉

ここで、臥褥療法・軽作業期・重い作業期・不規則生活による訓練という四期に分けた正馬の治療法を紹介して結論に至る。

〈必ずしも此規定に依るを要せず。外部との交際を厳禁して依附の念を忘れしむること、無為の苦痛を与へて自発的作業に導き、努力の快を悟らしめ、自己の能力に対する自信力を得せしむること、患者の病症に触れざることによりておのづから注意を他に転ぜしむるときは、自己観察によりて生ぜる各種の症候は急速に消失す。〉

従来の神経衰弱症はほとんどが神経質であるとした正馬に対して、神経衰弱に一章を当てた下田は多少立場の違いがあるとはいえ、神経質の治療法についてはほぼ全面的に正馬の治療法に賛意を呈している。学界にはじめて現れた同調者に正馬は大きな力を得たことであろう。

下田は自著第三版の序文につぎのように書いている。

〈神経質は碩学シャルコー以例遺伝性不治の疾患と認められ、患者は徒らに化学的乃至物理的療法の玩弄に甘んじたりき。此時に於てフロイド・ブロイエル等所謂精神分析学派の起れるは、其学説の当否を措くも、物質万能の独逸医学海に大なる波紋を起せる功績決して没すべからず。次で教授森田が其真摯なる思索と犀利なる観察とにより、東洋哲学の基地に神経質の体験療法を組成したることは、吾等のために万丈の気を吐くものと云はざるべからず。〉

下田が早くから正馬の神経質療法に着目し、神経質を観察し治療を試みたことは、以上の文章から読み取ることができる。西洋一辺倒だった精神医学界に、東洋的精神療法の真価を見抜く柔軟な眼を持った医学者がいたことは、驚嘆に値するといってよいだろう。とくに、仏教や禅との関係を積極的に評価した点は、注目するべきことであると思う。その後下田が教授に就任した九州帝国大学医学部は森田療法のひとつの拠点となった。

一九二七年に正馬の自宅への入院患者がふたたび急増している。正馬の代表作のひとつ『神経衰弱及強迫観念の根治法』が実業之日本社から刊行されたことによるものであろうが、その翌月に出た下田の著書の効果も無視できない。

戦前から戦後にかけてわが国の精神医学界の指導者だった内村祐之の自伝『わが歩みし精神医学の道』を読むと、内村が公平な見識を持った人であることが分かる。その「斉藤茂吉」の項で、四半世紀にわたって教授の座にあった呉秀三の多くの門下のうちから、学問的後継者として林道倫、下田光造、森田正馬という三人の名前を挙げている。林は岡山大学において精神医学の基礎研究で卓抜な国際的な業績をあげたと評価し、下田についてはつぎのように記している。

〈九州大学教授を長くつとめ、鳥取大学の創設にあたっては、その学長として尽力した下田光造は、すぐれた臨床精神医学者で、ことに近年長足の進歩をしたこの病気（統合失調症・注）の治療法の創意、改良などに大きな貢献をした。林道倫とは良き学問上のライバルであったが、彼が林と異なる点は、多くの後進の育成に成

功したことであろう。〉

学問的な洞察力とともに指導者としての下田の柔軟な人格が感じられる。さいごに正馬についてつぎのように書いている。

〈森田正馬となると、同じ呉門下とはいっても、すでに異才の観がある。森田は、呉が社会の不認識に抗して、いわゆる「気ちがい」の処遇の改善に大わらわであった明治中期に、「精神療法について」の研究題目と取り組み、ついに『神経質の本態及療法』をまとめあげて、今日の「森田療法」を創始したのである。〉

そして終わりに付け加える。

〈慈恵医科大学の教授で終始した森田は、辺幅を飾らぬ地味な人柄であったが、おのずとにじみ出る気骨は、外からもたやすくうかがうことができた。彼の学説と治療法が広く国際的に知られるようになったのは、この戦後のことで、ことに欧米で禅の理解が深まるにつれて、「東洋の知恵」に深く根ざした森田学説が注意されるに至ったものと思う。〉

すぐれたふたりの学者は、正馬の理論と治療法の根幹に仏教の智慧があることを見逃さないのである。

形外会と『神経質』

本書の狙いは森田療法完成までの過程をできるかぎり明らかにすることにある。しがって晩年については、この目的に必要なこと以外は触れないことにした。一九三〇年以降の日記が失われたため正馬の生活の詳細が不明なこともあるが、晩年は入院患者が増加したことにより多くの証言が残されているのであまり触れる必要を感じなかったことも理由である。

正馬の晩年の仕事でここに取り上げるに値するのは、患者の会である形外会の発足と、雑誌『神経質』発刊のふたつであろう。いずれも、神経質理論を完成したのちの治療法普及のために重要な役割をはたした。形外会は退院した患者の親睦会であるが、単なる楽しみのための同窓会ではなく、実際は正馬が主導した退院後の生活指導・教育の場であった。はじめは入院体験者に限られていたが、のちに『神経質』を購読していれば参加できる開かれた会になった。形外会の速記録は毎回『神経質』に掲載され、出席していない購読者も読むことができた。晩年の正馬を知るには、この「形外会の記録」が最善であろう。正馬の思想や人柄をいきいきと伝える資料として比較するものがないほど魅力に富んでいる。神経質者にとっては生き方の知恵の泉としてかけがえのないバイブルでもある。『森田正馬全集』第五巻に、一九二九年（昭和四年）一二月の第一回形外会から一九三七年（昭和一二年、死去の前年）四月の第六六回まであますところなく収録されている。

　日記に形外会創立の経緯を見てみよう。

一九二九年一一月八日〈深山君来る。「神経質礼賛会」と称し東京近傍の前入院者の会を組織する事の相談あり。〉

一二月一日〈午後深山君の世話により前入院患者の親睦会を催す。三時開会。会するもの二十五人許。岩田、藤原、木村、後藤、土屋など大正八、九年頃の患者多く来る。会議の結果、形外会と名《なづ》け毎月第三日曜例会、年一回大会、会費は学生五十銭、家持一円とす。夜は親子丼にて会食をなす。座談は岩田、藤原、加藤君の感想談あり。余は川崎君の結婚問題其他につき人生観の説明をなしたり。七時頃散会す。余は名誉会長、香取修平氏会長、深山、友田君幹事となる。〉

　第一回形外会のまとめが『神経質』第一巻第二号（昭和五年三月）に載っている。速記録が作られるのは第三回からで、第一回は一年後に創刊された雑誌の第一号に概略が記録されている。会の趣旨や目的がわかるので引用する。

〈本会は香取、友田、深山氏らが発起人となり、これまで森田先生のところで入院治療、修養した人びとが集まって懇話会を催そうという事から成立するようになった。これまでも、時どきこの様な話は出たけれども今度初めて実現をみるに至ったのである。（中略）会の名称については二、三の案が出て、森田先生は神経質礼賛会としてはいかがとの事であったけれども、結局、森田先生の雅号を採って形外会と称する事に定めた。本会の会員は、森田先生のところで修養を受けた者に限る事とし、役員は森田先生を名誉会長、医員諸君を顧問に推し、会長一名、幹事二名を置く事とした。森田先生の指名で、香取修平氏を会長に、友田恬与氏、深山正明氏を幹事に定めた。例会は毎月第三日曜日・午後二時よりとし、年に一、二回の大会を開く事とした。もし出席者が二十五人以上の時は、隣の蓮光寺を借りて会場とする事とする。会費は普通一円、学生五十銭とし、夕餐をともにする事とした。（中略）

のちに森田先生は二、三の会員から質問をさせ、その内から適切なものを選びて、これに解説を加える事となり、ついに某君の結婚問題について、これが解決を示されたのである。事件はその縁談が既に進行して結納を交換した後、ある精神的煩悶を起こして、自己がこの重大なる責任を遂行しうるや否やに迷いて、挙式を中止せんかと考えた事である。これに対して先生は、金時計を買わんとして決行に迷うとき、あるいは学校卒業の学年となりて、初めて自己の性格がこの職業に対する適不適の事に思い当たりて、学校を転ぜんとする時の心理を分解説明して、この結婚は当然決行すべきであると結論されたのである。〉

ここには正馬の特徴と会の性格を現す興味深い問題が含まれている。たとえば正馬は会の名称を〈神経質礼賛〉にしたいと、入院療法を始めた当初から考えていたことが日記からわかる。

一九二〇年一二月一一日〈夜は児玉、宇佐君を招待し、岩田、中西、木村、根岸君などを招き晩餐会をなし、同病相喜ぶ会となす。〉

〈同病相喜ぶ〉とはまさに〈神経質礼賛〉の意味であろう。会名は結局正馬の希望が通らなかったが、患者が作る会であるから無理強いしなかったのであろう。正馬は、神経質は優れた資質であり、これに磨きをかければ普通人以上の社会的な活動ができると信じていた。残念ながら入院療法を始めて一〇年足らずでは、患者が自ら神経質を礼賛するところまで育たなかった。形外会発足の前後に入院した人たちのなかからは、正馬の思想を深く理解する人たちが育ってゆく。やがて形外会の幹部になり、正馬の死後この会を担った人びとのなかには、神経質になってよかったと感じ、神経質ならではの人並み以上の生活があることを知る人が多くいた。正馬は、神経症が治って社会復帰すれば終り、という程度の医療で満足する人ではなかったのである。治癒像の高さといってよいと思うが、この理想をかかげたことがどれだけ患者に希望と目標を与えたか計り知れない。人格の向上を図って正しい人生観を得るという、原状回復をはかるという医療の常識を超えた高みをめざしていたのである。

会員の結婚問題に解決を与えたというエピソードは、この会が今風に言う治療の補足としての追体験にとどまらない、神経質者の生き方を指導する会であることを示している。慎重な神経質者が迷ったときには前に進め、という生きる智慧を与える人間教育である。正馬の人生観は、単に神経質者にとって参考になるだけでなく、深い人間性に対する理解に裏づけられた社会一般に通用するものであった。

雑誌『神経質』は一九三〇年二月に発刊され、正馬の死後四一年三月に国策の雑誌統廃合がおこなわれて休刊するまでつづいた月刊誌である。退院者が三〇〇人を越えるとともに、形外会が軌道に乗り核になる読者ができたことによって実現したのであろう。正馬が第一号の巻頭に書いた「発刊の主旨」の冒頭を引用する。

〈我等は、今や神経質といふものを研究して、其本態を明かにし、其治療に成功した積りである。ここから出発して、医学的には、其本態と療法とに関する細部の研究題目が沢山あつて、真面目なる研究家の努力を待ち構へて居る。又之から関係する応用方面は、広き人生問題に触れる事になる。人生に於ける破邪顕正に対して多くの拠り処を与へる事になる。正しき人生観が獲られるやうになる。〉

ここにも神経質の研究とともに、形外会の目的と同様に人生の問題を取上げる意思を見ることができる。

形外会に出席できない地方の読者にとって、人生の指針を得る手段として毎月期待されていたであろう。慈恵医大の教え子たちをはじめとする後継者たちを執筆・編集に参加させていたから、後進の教育の場としての役割もになっていた。正馬は毎号巻頭言を書き、神経質のことばかりでなく広く社会時評にまで筆が及んだ。これらは、他の雑誌・新聞に発表した短文とともに『生の欲望』にまとめられた。

正馬は生涯に一度の筆禍事件を起したことがあるので、余談ながら触れておく。一九三四年にエッセー集『生の欲望』が京都の人文書院から発行されると、特高から発禁処分を受けた。関東大震災のときに書いた「大震災時に於ける流言蜚語」と「国士の壮挙」のふたつが反国体思想として摘発されたのである。前者は大震災直後に『変態心理』に発表したものであり、近くは『神経質』にも掲載していたが、いずれも問題になっていなかった。朝鮮人虐殺など災害時のパニック心理をくわしく調べて書いた読み応えのする文章である。後者は『神経質』の巻頭に書いたごく短い、有名政治家に対するテロを賛美するような文章である。削除命令は前者の二割にあたる九ページ分と後者の数行が対象だった。切取られた本が店頭に並んだようであるが、正馬が反国家的思想の持ち主であるはずがなく、本人にとって意外の通告だったであろう。だが、自由民権運動の新聞の発行停止が日常茶飯事のようにおこなわれた時代を知っている正馬にとっては、さほどの驚きはなかったかもしれない。前年に日本は国際連盟を脱退し、検閲法の大改革がおこなわれていた。自由に物を言えない時代が来たことを感じたであろう。

この出来事を正馬の反戦思想が原因という謬説をなすひとがいるが、まったくの誤解である。またこのころ、かの増田甲子七が内務省警保局にいた。特高警察の元締めである特高課ではなく一般警察担当の警務課の事務官だったが、特高の活動と無関係ではなかった。正馬が増田と連絡をとったかどうかは不明である。

神経質と仏教

〈余の神経質説に賛意を表する専門学者は、九大の下田博士・其他の少数学者で、多くの専門家は、まだ之を眼中に置かないやうな有様である〉（『健康と変質と精神異常』）。これは死の二年前のことばである。生前には正馬の満足するような理解を、学界からも世間からもついに得られなかった。フロイト派も東京帝大の批判に遭い学界では同じ憂き目にあったが、昭和初期に二種類のフロイト選集が出版され、一般に知れわたったから正馬より幸運であったといえる。神経質は病気として取り扱わないというのであるから、世間の理解を獲得するのは困難なことである。学界と一般の認知を得るのは、門下が育つ戦後まで待たなければならなかった。

正馬は、いくつもの新宗教を迷信と断罪するなど公然と批判した。啓蒙思想にもとづくやむにやまれぬ社会的な活動だったのであるが、そのために反撃を浴びることもあったに違いない。学界でも、精神分析は迷信であるという正馬の批判に対する逆襲があって当然である。西洋発ではない、日本の私立医科大学教授の革命的な新説が受け容れられるほど医学界は開かれていなかった。批判を浴びた原因のひとつが正馬の仏教的な説明にあったことも想像に難くない。

〈余の神経質療法に就て、往々にして学者が、之を禅学の方から導かれたかのやうに、推測する事があるけれども、禅や其他の宗教とは、全く出発点を異にしてゐる。〉（前掲書）。

世間の誤解を解くためにこう言わなければならなかった。禅から出たものではなく科学的な探求から生れた学説であり治療法であるから、当然である。しかし、下田光造も言っているように禅との共通点は明らかであり、書いたものを読めば、正馬が神経質と仏教との類似性を早くから認識していたことがわかる。仏教を知る人には仏教的・禅的な説明がわかりやすいし、的確なことばがあるから禅語で解説もしていたのである。これは以下に挙げる例によっても理解されるであろう。

『神経質』に載った正馬の著作で全集に収録されなかったもののなかに、晩年におこなった講演の速記録がある。なかでも一九三四年六月一九日に京都の大阪毎日新聞社でおこなった「神経衰弱と精神修養」と題する一般向けの講演（『神経質』一九三五年三月号所載）は、神経質についての話が人生論となり、さらに仏教論になっていて興味深い。最晩年の率直な感懐が吐露されており、正馬の至り得た世界が見えるように思われるのでその一部を紹介する。

〈精神修養とは、何を意味するか。大きくいへば、人生の向上発展に対し、各自持前の精神を最善に発揮する事を目的とする事である。又目先の事でいへば、人生の苦しみ・迷ひ・煩悶から脱して、安心を得んとする事である。吾々のために、其第一の先覚者は、お釈迦様である。お釈迦様は、初めに若い時、「生老病死」の四苦を解決して、之から離脱し、安心立命を獲ようとする強迫観念にかかつたのである。〉

釈迦のいう四苦は強迫観念と相通じるものがあり、したがって、強迫観念の治療法は、四苦の解決、つまり煩悶からの解脱の役に立つのだという。

〈抑も生老病死とは、第一に、「生きて行く苦しみ」、即ち例へば、赤面恐怖の「人前で、気が小さくて、一人前の人間になれぬ」といふ悲しみ、或は読書恐怖の「気が散つて、勉強が出来ぬ」といふ取越苦労、之等は皆、「生の欲望」ともいふべき強迫観念でなくてはならない。〉

赤面恐怖も読書恐怖も生老病死の悩みと同じで、よりよく生きたいという生の欲望から発したものである、という。

〈人間が既に物心がつけば、病を気にし死を恐るる事は、人情の当然の事である。而かもこの当然の事を、自ら感じ思はないやうに、平気にならうと苦しむのが強迫観念である。お釈迦様が、この四苦から解脱しよう、安心立命して平気にならうとしたのは、強迫観念でなくてはならない。お釈迦様は（中略）実に十八年間の強迫観念に悩み抜いたのである。〉

途中の話を要約すると次の通りである。

お釈迦様ばかりでなく、白隠禅師は若いときに神経質にとても苦しみ、後に内観法という精神療法を工夫した。親鸞上人は道徳恐怖ともいうべき強迫観念に悩み、叡山で大蔵経を読破したけれども邪念を去ることができず、法然上人に出会って漸く全治に至った。「大疑ありて大悟あり」というが、強迫観念に苦しんだ人ほど大きく悟った人である。逆に言えば、神経質に苦しまない人には碌なものはいないということになる。

強迫観念を全治したいというのは安心立命を得たいということである。自分も長い間これを目的としていたが、実は安心立命は単なる手段であって、目的は人生の最善を尽くすことにあると気がついた。自己本来の生の欲望をはっきり自覚したときに、強迫観念の苦しみも全治し、「不安心即安心」「煩悶即解脱」となるのである。人は邪念を去ろうとするが、それは人間本来のものであって理想どおりにはならない。親鸞は悪人であることを公言し、ソクラテスは邪淫を耐えていると言った。これが「事実本位」であって、「事実唯真」の悟りはそこにあるのである。

私の教えは、欲を無くするのではなく、調節することである。洞山禅師が弟子の問いに答えて、暑いときは暑いままに、寒いときは寒いままになりきれと言ったのと同じである。自由自在、無罣礙《むけげ》の心境になる修行を積もうとするのである（以上要約）。

〈最後に、「悟り」といふ事をお話して、今迄の意味をわかり易くしようと思ひます。「悟り」とは迷ひを開く事であつて、「迷ひ」に対する相対的の語である。病的異常に対する全治といふのも同様である。異常がなければ、全治もない。悩みがなければ解脱も無いのである。転迷開悟といつて、迷ひなければ、悟りはない。（中略）「悟り」には、先づ何に迷ひ・何を解決したいかといふ標的がなくてはならない。此点に於て、強迫観念にかかつた患者は、運命の授けてくれた、もつけの幸福である。只之を解脱せんとする努力によりて、初めて悟りを開く事が出来るのである。入学して、卒業が出来、研究問題にぶつかつて、学位が獲られるやうなもので、心ある人は、強迫観念に感謝し、自分の運命を喜ばなければなりません。〉

この講演は一般向けの精神修養の話だからわかりやすくするために仏教を強調しているが、主要著書の、とくに療法を述べるところで、仏教用語を使う例が多かったことはすでに見たところである。さいごの名著『神経質ノ本態及療法』をもういちど振り返ってみよう。第一編「神経質の本態」に仏教用語はほとんど見られないが、第二編「神経質の療法」には多くの例が見られる。治癒の肝心のところを説明するのに用いられているので、主なことばを抜き出してみる。まず、「第二、本療法の原理」から。

〈釈迦が六年苦行の後、初めて大悟したといふのは、何のことかといへば、唯だ諸行無常、是生滅法とかいふ語に現はし得べき事柄といふ迄の事であつた。而かも之は詮じつめれば、「人は死すべきものなり」といふ事であつて、三尺の童子と雖も猶ほ能く知つて居る事である。されば悟りといふことは、主観的、体得的に、自ら諸行無常其ものとなり了りたる境涯である。理論的に知ることではない。〉

釈迦が苦行の末に悟ったのは、人は死ぬという当たり前のことである。しかし、知的に知ったのではない、体得したことが大事なのである、という。

〈客観と主観、智識と感情等の関係は、神経質の療法上、最も注意すべき要件である。若し患者の感情基調を無視するときは、智識的の追及は、却て益々其体得と遠ざかるやうになるものである。此関係をば、禅の方では繋驢桔《けろけつ》といふことに喩へてある。即ち桔《くい》に繋がれた驢馬が、之から脱離しようとして、桔の周辺を回転する間に、終には自ら桔に固着して、動くことも出来なくなるやうなものである。〉

感情を理性で操作しようとすれば、かえって身動き取れない事態を招くと警告する。

つづいて「第三　一般神経質に対する余の特殊療法」から。

〈本療法（臥褥療法・注）の眼目としては、患者の精神的煩悶、苦痛を根本的に破壊し、余の謂はゆる煩悶即解脱の心境を体得せしむるにあるのである。此法は、初め謂はゆる苦悶性神経病に対して、余が患者に強制的、安静臥褥療法を実行して認めた処の効果から思ひ付いて、やり始めたことである。即ち苦痛、煩悶は、複雑なる外界の刺激を去り、安静にして、其侭に放任して置けば、感情の自然の経過によりて消失するものである、といふ事を知つたからである。後に白隠禅師の法語中にある内観法とか、悟道に入るの法とかを読むやうになつて、之と思ひ合する所があるやうになつた。されど之に対する余の心理的説明に至りては、宗教的のものと

は全く其趣を異にするものである。〉

つぎに「第四　本療法による治療効果」から。

〈宗教的及び哲学的説得に就ても、常に理智的ではいけない。実行的でなければならない。自然科学から見れば、神は民族心理の過渡的産物である、とかいふやうに、神といふ実体の存在はない。神、仏、真如とかいふものは、宇宙の真理、即ち自然の法則であつて、法爾《ほうに》である。真の宗教は、自己の欲望を充たさんとする対象ではない。神を信ずるのは、病を治す手段でもなければ、安心立命を得る目的としてもいけない。神仏に帰命《きみょう》頂礼《ちょうらい》するといふ事は、自然の法則に帰依、服従するといふ事である。因果、応報を甘んじて受け入れ、周囲の事情、自己の境涯を喜んで忍受する事である。吾人の血行も、心の中に起る感情や観念連合も、皆法則であつて、常に必ず自然の法則に支配されて居る。夢も偶然の思ひ付きも、忘却も、執着も、皆必ず之に相当する事情の存するありて、初めて然るのである。頭痛も、眩暈も、必ず其起るべきに起る弥陀の配剤なれば、煩悩、恐怖も、必ず其あるべきにある自然法則の支配である。〉

医学書に仏教語をこれほど多用するのは、誤解を恐れるのが普通であろう。正馬は恐れなかった。仏教語、多くは禅語であるが、それを心理学的な事実を的確に表現している言葉として理解しているからである。仏教は二千数百年間、生老病死という四苦と正面から取り組んできた。その間には釈迦が開いた道を求める数々の天才が時代ごとに生れ、四苦を超越する道を追及して様々な言葉を生み出した。そのなかに、科学的に人の心の事実を言い当てた、心理学的に真実の言葉があった。正馬は適切な言葉を選び出して神経質の療法に適用したのである。禅語を多用するのは、禅が他宗派ほど宗教臭が無く哲学的であり、人間の心理を説明するのに便利だからであろう。

ここで禅について触れたい。

一般に宗教は神秘主義であって科学や合理主義と相容れないと見られている。宗教は信仰であると考えるからであろう。しかし、禅はすこし異質である。

禅は信仰ではなく、坐禅修業によって個人の苦からの解脱を目指している。仏教由来の瞑想法をストレス療法に用いたアメリカのジョン・カバットジンは『マインドフルネスストレス低減法』（春木豊訳、北大路書房）で、鈴木大拙の影響を明言し、道元の〈今、自分が存在している場所で真実を見つけることができないというなら、いったいどこに真実があるのだろう〉といった言葉を引用して、そこに〈世界に通用する深い教えがこめられていると確信したのです〉と言っている。

禅は釈迦が興した原初の仏教をとどめているように思われる。釈迦の教えは、禅定によって修行者ひとりひとりがブッダ（目覚めた人）になることを目指すものであった。釈迦の死後数百年たって大乗仏教が生れ、仏教が大衆化して釈迦は一神教の神のような信仰の対象になった。弥勒のような菩薩であってもブッダになるのに五六億年かかるとされ、事実上ブッダになることが不可能になってしまった。禅はそうなる前の、西洋の学者から無神論とさえ言われた初期仏教に近い。

単なる信心でないところが、禅が科学と親和性があると見られる理由であろう。正馬は禅の言葉を多用したが〈されど之に対する余の心理的説明に至りては、宗教的のものとは全く其趣を異にするものである〉と言っている。その禅語は宗教性を取り払って神経質を科学的に説明するために使っているという意味であろう。森田療法が禅に近いと言われるのは、正馬が仏教を信仰ではなく哲学として探求していたことを物語っている。

下田光造は言う。

〈我邦に於て神経衰弱の問題を云々する人は、其際必ず故森田正馬博士の名を想起する筈である。博士はヒポコンデリー（博士は此の病気を「神経質」と名付けて居る）の症候発生の機構を明快に解説し、其の体験療法を創めたことによつて、学界に不朽の功績を残した人である。既述の如く、此の病気の理論及び治療は東洋では早く仏教殊に禅に於て識られて居たのであるが、これを採つて医学的なものとしたのが森田博士である。〉（一

九四二年岩波書店刊『精神衛生講話』の付録「森田博士の追憶」より）

下田は、療法が仏教的であるからといって科学性を疑う様子は微塵もなく、かえって仏教の智慧を医学に生かしたことを称賛している。

ウイリアム・ジェイムズは『宗教的経験の諸相』（桝田啓三郎訳・岩波文庫）で、あらゆる宗教に共通する特徴を〈不安感、およびその解決〉と短い言葉で心理学的に結論づけている。宗教の役割も本質において精神療法とまったく変わらないものをもっているわけである。全人格にかかわる実存的危機である神経質の苦悩の解決は、宗教による救済と心理学的に近いものなのであろう。

森田正馬の死後、森田療法は仏教用語を排除して研究が進められてきた。そのために正馬の研究成果が損なわれているように思われてならない。

正馬は禅語によって高度な自覚を得る可能性を示し、患者に大きな希望と目標を与えた。森田正馬の哲学と森田療法の「宗教性」を科学的検討の俎上にのせ、療法を創始者が構想した希望に満ちた人間教育としての積極的なものに蘇生させなければならないと思う。いまのままでは日本人が創始した世界史的な意義を持つ精神療法が衰退の一途をたどると危惧するからである。

正馬がおこなっていた個人の開業医による家庭的な入院療法が森田療法の原法とされているが、近年にいたって皆無となった。大学病院と精神病院の数箇所で入院療法は行われているが、森田療法の医師と患者の間には師匠と弟子のような人格的で濃密な一対一の関係があり、勤務医と患者の関係とは違うものがある。個人で始める人がいないのは、乗り越えなければならない社会経済的に困難な条件があるからであろう。万難を排する勇気と高い志を持つ医師が現れて、本来の森田療法が再建される日が来ることを期待して筆を擱く。

森田家系図

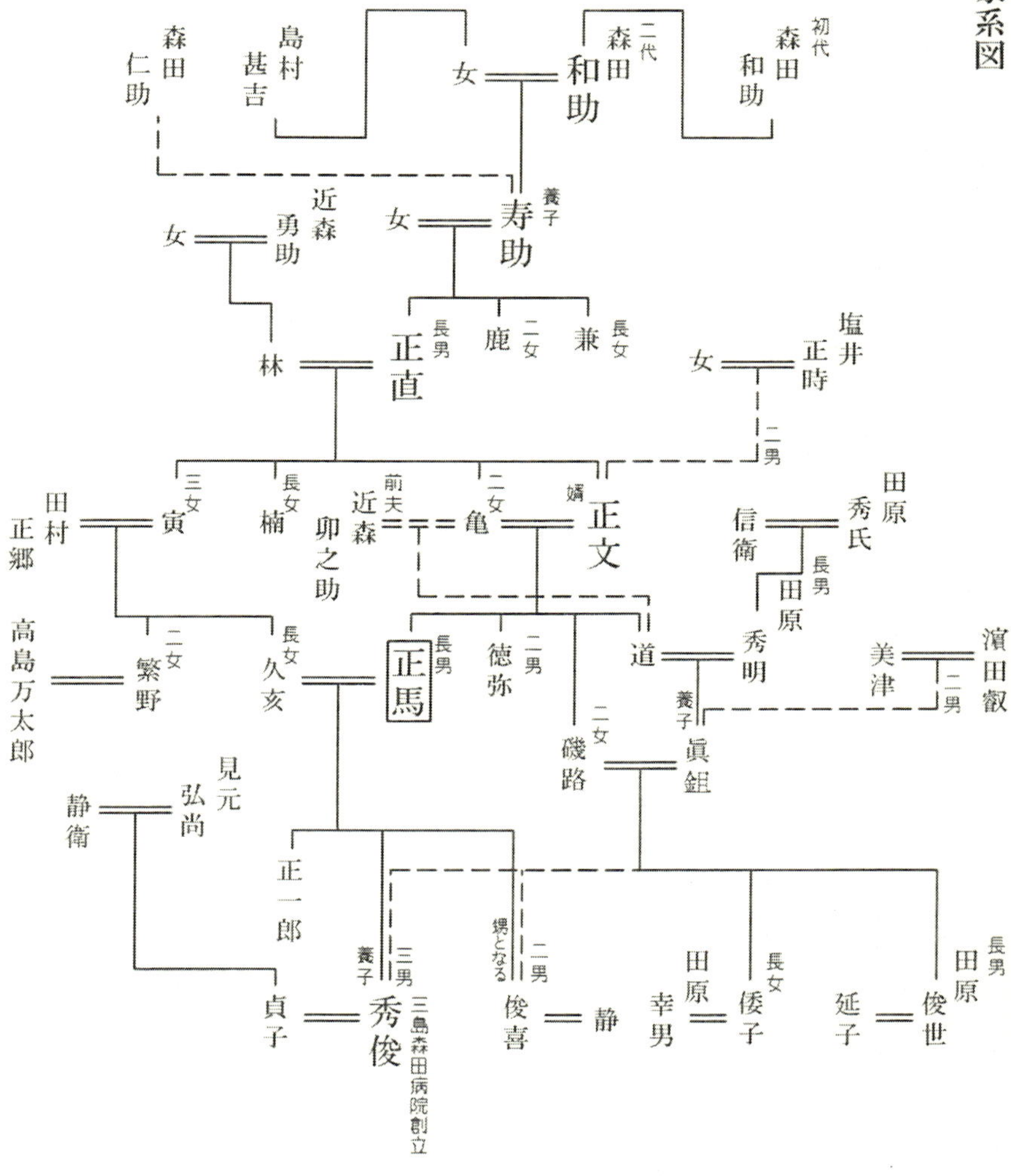
初代 森田和助
二代 森田和助
女
島村甚吉
森田仁助
養子 寿助
女
近森勇助
女
林
長男 正直
二女 鹿
長女 兼
塩井正時
女
二男
三女 寅
長女 楠
前夫 近森卯之助
二女 亀
婿 正文
田村正郷
田原秀氏
信衛
長男 田原秀明
高島万太郎
二女 繁野
長女 久亥
長男 正馬
二男 徳弥
二女 磯路
道
養子 眞鉏
濱田叡
美津
二男
見元弘尚
静衛
正一郎
養子 三男 秀俊
三島森田病院創立
甥となる 二男 俊喜
静
貞子
田原幸男
長女 倭子
長男 田原俊世
延子

注

一五三ページ「自選経文」

一、開経偈

無上甚深《じんじん》、微妙《みみょう》の法、百千万劫《ごう》、遭遇し難し。我れ今見聞《けんもん》して受持《じゅじ》を得。願《ねがわ》くば如来の真実義を解せん。

二、懺悔文

我等懺悔《さんげ》す、無始より以来《このかた》、妄想の纏《まつ》はる所、衆罪《しゅざい》を造る。身口意業《しんくいごう》、常に顛倒《てんどう》して、誤て無量不善の業《ごう》を犯す。還て成す、輪廻生死《りんねしょうじ》の因。行住坐臥《ぎょうじゅうざが》、知ると識《し》らざると、犯す所、是の如き無量の罪《ざい》。一切我れ今、皆《かい》懺悔。

三、帰依文

帰命《きみょう》、万徳円満、大悲仏。

願くば如来の妙智力《りき》に依りて、我等衆生の精進を以て、六無畏所《むいしょ》を証する事を得せしめよ。

願くば如来の大悲力に依りて、我等衆生の修行を以て、十菩提心を証する事を得せしめよ。

願くば如来の功徳《くどく》力に依りて、我等衆生の三業《さんごう》を以て、諸煩悩を遠離《おんり》する事を得せしめよ。

願くば如来の教勝力に依りて、我等衆生の功徳を以て、浄正念《じょうしょうねん》を証得する事を得せしめよ。

願くば仏の不思議力に依りて、我等衆生の信心を以て、仏側《ぶっそく》に生るる事を証得せしめよ。

願くば如来の普応力に依りて、我等衆生の自証を以て、即身成仏を証獲せしめよ。

四、無明文

それ無明なるものは、縁に因《よ》り、忽然《こつねん》、刹那に生ず。我名我有に執着《しゅうじゃく》し、我も又無量我分に別れ、展転して百六十乃至八万無量の煩悩を生起し、生死界に流転、相続して、涯畔なし。是故《これゆえ》に妄心若《も》し起る時は、知つて随ふこと勿《なか》れ。妄心若し息《や》む時、其由来を求むれば、則ち心源は必竟《ひっきょう》空寂にして、其出所を知らず。則ち知る、心は是れ諸法、煩悩即菩提、迷悟染浄《ぜんじょう》は、非一非異なり。故を以て慧《え》に随ひて、我の自性《じしょう》を察し、執する所を離るれば、則ち自身本不生《ほんふしょう》を覚《さと》るべし。

五、正思文

地水火風空識の六大は、森羅万象に遍して、互に渉入す。上は諸仏より、下は衆生に及び、体性《たいしょう》平等、無差別《むしゃべつ》なり。是故に仏の三業《さんごう》は、即ち衆生の三業にして、秋風鏘々《しょうしょう》、花の灼々《しゃくしゃく》、虫の蠢々《しゅんしゅん》、皆又仏相用に異ならず。衆生の信修空《むな》しからざれば、忽《たちま》ち不思議を現ずるに至る。是を以て衆生一念、妄想を解脱し、三劫《さんごう》を謝し、無畏を得、十地《じゅうじ》を証すれば、当《ま》さに本有《ほんう》菩提心を顕発《けんほつ》すべし。幻夢果して自性無し、豈《あに》、色声香及行識《しきしょうこうぎゅうぎょうしき》等有らんや。衆生勉めて、妄心を制すること、牧牛の人の如く、意馬《いば》をして縦逸《しょういつ》せしめざれば、則ち苗稼《みょうか》を犯さず、坑谄《こうかん》に墜ちず、当に殃《わざわい》を累生《るいせい》に及ぼさざるべし。蜜器を執る者は、ただ蜜を見て、深坑を見ず。無明《むみょう》に迷ふ者は、ただ現在を見て、未来を見ず。慳悋《けんりん》、珍財、施を行《ぎょう》せず。任意放逸、戒を持せず、屡々忿恚《しばしばふんに》を起して、忍辱《にんにく》ならず。多く懈怠《けたい》を生じて、精進ならず。心意散乱して、坐禅せず。実相に違ひて、慧を修せず。法界浩焉《ほっかいこうえん》にして跼蹐《きょくせき》、珍宝室に満ちて戚々《せきせき》。他に浄刹《じょうさつ》を求めて、自《みずから》を知らず。外に宝を求めて、衣裏を顧みず。多を求めて、足るを知らず。名利を欲して、却て自徳を散ず。衆生宜しく五根を戒しむべきなり。

六、嘆仏文

今開ては、則ち五仏、合しては則ち五智。六大を所依《しょえ》となし、万法を能依《のうえ》と為す。四相三蜜、宛然《えんねん》円満。常に無碍《むげ》にして、福徳、知恵、精進、神通《じんずう》、荘厳《しょうごん》、善巧《ぜんぎょう》、堅固、勇猛、慈悲等を具へざることなし。三世《さんぜ》に亘り、十方《じっぽう》を尽し、三十七尊、恒沙微塵《ごうしゃみじん》、刹土《せつど》、尽く界を余さず。大は須弥《しゅみ》に遍し、小は粟粒《ぞくりゅう》に陰る。法身《ほっしん》の功徳は、全く言説を離る。

七、回向文

願くば此の功徳を以て、一切に普及《ふぎゅう》し、我等衆生と共に、皆成仏道を倶《とも》にせん。

この経文は種々の経典の引用からなっており、出典の探索は筆者の手に負えなかったため、さる学僧の協力を仰いだ。しかし、専門家でも調査に相当の手間を要することが分かった。原典が判明した部分についてのみ記しておく。これ以上のことについては将来の課題としたい。

「一、開経偈」は、宗派を問わずこのまま唱えられているもの。「二、懺悔文」は、興教大師覚鑁《かくばん》の「密厳院発露懺悔文」の二箇所と般若三蔵訳「大方広仏華厳経」の「入不思議解脱境界普賢行願品」の一箇所から採られている。「七、回向文」は、鳩摩羅什《くまらじゅう》訳「妙法蓮華経」の「化城喩品《けじょうゆほん》」終わりの四句からなっている。

森田正馬自筆年譜

原題は「森田正馬年代表」である。自筆の年譜が初めて公表されることは、本人が何を重んじたかがわかるところに意味があろう。『我が家の記録』が一九三四年五月で終わっているので、それ以降死去の四ヶ月前までの三年半分の記録はとくに貴重である。

[ ]カッコは筆者の補足を示す。片仮名を平仮名に直したほかは、年号の表記を除いて原文を尊重した。年齢も自筆の数え年のままとした。一月生まれなので、一年引けばほぼ満年齢になる。

一八七四（明治七）年　[一才]一月十八日生[高知県香美郡富家村兎田《うさいだ》]。

一八七八（明治一一）年　五才。[兎田]小学に入る。九才『古文眞宝』、十一才『蒙求』の素読を父に教へらる。

一八八五（明治一八）年　十二才。小学卒業せるも、後一定の学業をなさず。

一八八七（明治二〇）年　十四才。九月、高知中学に入る。

一八九一（明治二四）年　十八才。無断上京（勉学のため）。

一八九四（明治二七）年　二十一才。腸チフスに罹る。

一八九五（明治二八）年　七月、中学卒業。九月、熊本五高入学。

一八九六（明治二九）年　七月二九日、久亥と結婚（余二十三才、久亥二十二才）。

一八九八（明治三一）年　二十五才。九月、東大医科入学。九月より翌年四月迄大学寄宿舎、後、前田侯邸内、上田に下宿。

十二月、土佐同志会幹事となる。

一八九九（明治三二）年　六月、鷹城会（土佐医会）評議員となる。

九月、母上京、借家。野並、田中と同居。

一九〇〇（明治三三）年　二十七才。九月、久亥上京（真砂町に借家）。鷹城会幹事となる。

一九〇一（明治三四）年　二月、弥生町転居（杉君と同居）。四月、弥生町、三円借家に移る。

一九〇二（明治三五）年　二月一日、鷹城会誌第一号発行（余の初めて雑誌編集）。

十一月、徳弥上京。

十二月、医科大学卒業（直ちに巣鴨病院医局に入る）。


一九〇三（明治三六）年　[三十才]二月五日、医科大学助手拝命（二十円）（後一年間、文科大学心理学聴講）。

三月、村木中将夫人往診。

六月一日、榊[保三郎]氏と共に松村[清吾]氏に上野精養軒に招待され、余に根岸病院医長たらん事の相談あり。

六月二日、根津須賀町に転居開業（十七円）。

六月、巣鴨病院に看護人講習会を開く。

七月、巣鴨病院空地凡《およそ》一万坪を東京府より下渡《さげわたし》を願ひ、患者作業主任となる。

七月二十六日、久亥死産。

八月より数年かかり、大学図書索引を作る。

八月十一日、医科大学より出張、土佐犬神調《しらべ》三十日間。高知医師会にて講演三時間（余の学術演説の第一回なり）。

九月、慈恵医専、精神病学教授となる。

十一月、徳弥、医術前期試験に及第す（十二月、慈恵三年級に入学）。

十二月、甲府に高等鑑定のため出張。


一九〇四（明治三七）年　一月二十四日、千駄木町に転居（六円）。

四月二日、神経学会大会、「土佐の犬神」「神経病の伝染」二題演説。

四月五日、東京府より手当月二十円給与さるる事となる。

四月十六日、[巣鴨病院]女子部主任となる。

五月五日、徳弥、日露役出発（八月二十四日戦死）。

一九〇五（明治三八）年

十二月、精神病科談話会幹事となる。

［三十二才］一月九日、日露戦役、陸軍幇助医員として戸山病院勤務二ヶ月。

一月より日本女学校、生理衛生講義（明治四十一年同校破産まで）。

三月、大学精神科会計の任に当る（三宅［鉱一］君洋行のため）。

十二月、従来（中学時代より）是空と号したりしが原氏の撰により形外と改む。

一九〇六（明治三九）年

二月一日、今の蓬莱町に転居（十三円五十銭）。

三月、斎藤紀一氏に招待され青山病院医長を勧誘さる。

五月十一日、精神病者救治会世話掛のため大隈伯園遊会に招待さる。

六月、宮崎氏に就き仏蘭西語を教へらる、二ヶ月。

七月十三日、満州旅行一ヶ月（高等師範校医として）。

十一月、土佐協会評議員となる。

十二月一日、根岸病院顧問となる（半日勤務百八十四円）。

一九〇七（明治四〇）年

三十四才。一月、大学副手となる。神経学会評議員となる。

五月、千葉医専に高等官六等として聘されんとし、同校に荻生校長を訪ふ。［六月十一日、呉教授に就任を断る。］

八月六日、富士登山先発第一（同行九人）。

八月、根岸病院看護法著述にかかり、翌年三月完成（四十四年十月印刷）、続いて同院職務規定編成にかかる。

十月、永松看護婦会顧問となる。

一九〇八（明治四一）年

一月、天谷夫人往診（島村俊一博士はヒステリー、今村新吉博士はヒポマニー、余は妄想性痴呆と診し。余が正なりき）。

三月、女子体操音楽学校講師となる（身心の関係開講）。

六月、『医学中央雑誌』、精神病科主幹となる。

一九〇九（明治四二）年　二月、人性学会幹事となる。

五月一日、東伏見宮邸、婦人衛生会に妃殿下に拝謁す。

五月十九日、三田定則博士父君に催眠術を教授す。

一九一〇（明治四三）年　三十七才。二月、藤根氏に誘はれ、釈宗活氏に参禅す。

五月、高島[万太郎、久亥の妹繁野の夫]と共に鶏舎を作る（十月、高島、余の家に移り来る）。

九月、眞鉏《ますき》[田原、妹磯路の夫]上京（一年間大学皮膚科選科に入る）。

十一月、静岡に往診（初めて遠距離に往く、二百円）。

一九一一（明治四四）年　四月、現在の家[蓬莱町の終の棲家]を買入る（四千円）。

八月十四日、赤痢にかかる（二十余日）。

九月十一日、正一郎出生。

十一月、茶の間改築。

一九一二（明治四五）年　六月、児童研究会評議員となる。

十一月、高島[万太郎]海軍大佐辞職（大正三年三月逝去）。

一九一四（大正三）年　四十一才。八月、父母、久亥、正一[郎]と共に四万温泉に行く。

十一月、医師協会評議員となる。

一九一五（大正四）年　三月、川面[凡児]氏古典研究会に入会。

四月、電話架設さる。

八月、二階を神楽建に直す。

八月八日、多年の心悸亢進発作一患者を一回診察にて根治す。

一九一六（大正五）年　ほむら会[歌会]に入会（十月より余の家に開く、大正八年三月迄）。

一九一七（大正六）年　四十四才。六月、日本精神医学会（中村古峡）評議員となる。

一九一八（大正七）年　『日本百科大辞典』に迷信に関する原稿を書く。

一九一九（大正八）年　四月、永松[アイ]看護長、余の二階に転居静養し、余の神経質家庭療法の動機となる。此年入院患者十人。

十月、前橋市成医会に講演をなす。

十一月、上田及埼玉成医会に講演をなす。

十二月、土佐協会理事となる。

一九二〇（大正九）年　四十七才。一月八日、血便、[帰郷中に反復性大腸炎のため]臥褥七十余日（三月三十日帰京）。

一九二一（大正一〇）年　四月九日、流感を冒して蓮光寺に「自欺について」講話。後一ヶ月許肺尖に異常を起す。之より続ひて咳止まず。

六月一日、『神経質及神経衰弱の療法』発行。『精神療法講義』完成。

一九二二（大正一一）年　一月二日、母に励まされて学位論文を書き始む（七月完了）。

十二月、児童学会編集委員となる。

一九二三（大正一二）年　五十才。一月二十日、久亥肺炎。

二月四日、父上逝去。

三月、学位論文一時紛失。

四月、論文別冊出来、大学へ提出。生活改善会委員となる。

一九二四（大正一三）年　四月、東洋大学教育病理学講義担任（昭和五年四月迄）。

四月、女子体操音楽学校、勤続十五年記念。

六月二十三日、学位論文、東大教授会通過。

八月、『恋愛の心理』自費出版。

一九二五（大正一四）年　五十二才。一月十八日、[京都]東福寺にて神経質講演。

三月、慈恵医大教授となる。

一九二六（大正一五）年

五月、日本大学、医学専門学校教授となる（昭和四年十月辞職）。

六月、秋田県能代に往診（四百円）。

四月十一日、「神経衰弱の話」ラヂオ放送五十分。

七月十五日、早速《はやみ》大蔵大臣大学稲田内科に往診。同日、女子体操学校講義前喀血（大正十三年六月血痰二日間、其後、時々血痰ありたり）。

十月二十日、初診十円、再診五円と改む。

十一月、『神経衰弱及強迫観念の根治法』出版。雑誌『日本の医界』に「学勲の人」として掲載さる。

十二月、松島遊郭疑獄事件に、安藤を鑑定す（大坂区裁判所）。

[欄外]喀血＝大正十五年七月、十一月、昭和三年一月、昭和六年一月（血塊二）、四月、八月、十二月、昭和七年十一月、昭和十年一月。

一九二七（昭和二）年

一月、慈大三年生、野村、浅羽、津島、古閑、毎日曜、見学に来る。

二月十九日、報知講堂、講演「リズムと人生」。

三月十八日、岩村海軍中将の招待を受く（リズム講演に感心して）。

五月六日、林要一郎君余の神経質説に感じ百円喜捨。

七月、初めて熱海に行く。

八月十五日、富士登山（母と共七人）。

十一月二十四日、一女患者、米国よりわざわざ余の受診に来る。

十二月、余の家庭入院療法が病院取締規則に従ふこととなる（定員四人）。

一九二八（昭和三）年

[五十五才]一月六日、郷里の家に倶楽部落成。

八月二十三日、自動車、[郷里から高松まで]北山越にて上京（正一[郎]と二人）。

十月六日、慈恵医大七博士在職二十五年余祝賀会。

一九二九（昭和四）年

十月二十四日、読売新聞講堂に通俗講演（神経衰弱）。
十一月、古閑（二十円）長谷川（三十円）、医員となる。
十二月二十日（土）、根岸病院に第一回集談会を開く。

一九三〇（昭和五）年

三月三十一日、仙台、大学医学会に出席、演説。
四月六日、正一［郎］、俊世、俊喜、慈大予科受験（不合格）。
四月二十八日、余の家に富家村人会を開く。
六月九日、長く争議となりし野島漸く移転す。
八月、根岸病院辞職（恩給毎月百円受くる事となる）。
十二月一日、形外会第一回開会。

一九三一（昭和六）年

一月三十一日、雑誌『神経質』創刊。
九月十一日、正一郎永眠。
［五十八才］三月四日、重症喘息十日間。
四月、俊喜慈大入学。
五月、高良［武久］博士を慈大講師に推薦す。
七月、日本精神衛生協会評議員となる。
十月十九日、熊本公会堂、通俗講演「健康と変質」。
十月十七日、熊本医大、神経学会、特別講演（一時間半、神経質について）。
十月二十日、鹿児島朝日新聞講堂に講演。
十月二十三日、福岡、医科大学精神科に講演（余の神経質発見の経路）。
十月二十六日、帰京。九州旅行十五日間（古閑随行）。

一九三二（昭和七）年

四月五日、行義会、卒業三十年記念、目黒雅叙園開会。
四月十日、初めて本館新築に寝る（十八日、全部移転）。

一九三三（昭和八）年

五月一日、余の門人謝恩会、目黒雅叙園、熊皮を贈らる（三十三人）。

五月十日、熱海伊勢屋買入。

五月十五日、本館新築に形外会大会（第二十一回）、出席八十人。

十月二十一日、別宅建築出来上がる。

十月二十八日、島津公爵妹君赤面恐怖往診。

十一月二十七日、土佐医学会々長となる。

十二月、熱海森田旅館新築出来（一月一日より開業）。

[六十才]二月、藤村とよ子校長、井の頭女学校顧問を依頼さる。

四月一日、兵庫県住吉に住友男爵母堂往診。

四月十三日、堀田、医員となる（同居）。

六月二十一日、島津公爵姫君往診（鎌倉）。

八月二十五日、『診断と治療』雑誌顧問となる。

十一月十九日、形外会、謝恩会（第三十九回）。

十一月二十六日、門弟謝恩会（幸楽）。

[欄外]以上、昭和十年十二月記。

一九三四（昭和九）年

[六十一才]一月二十九日、正馬論文集、三冊、製本。

四月二日、医学大会、神経学会に「強迫観念の成因」演説、精神分析派との討論、盛なり。余は分析を迷信と断ぜり。

四月七日、還暦祝、自宅に招待（二十三人）。

四月二十八日、「人生創造」座談会に出席。

四月二十九日（日）、土佐医学会幹事を招待す。

五月六日、甲府、座談会。昇仙峡に遊ぶ（八日帰京）。

五月三十一日、根岸病院集談会、「夢の研究」講演。

六月十六日、名古屋行。座談会。

六月十七日、日本ライン。犬山鵜飼見物。

六月十八日、名古屋医大講演「精神的影響による内科的疾患」。

六月十九日、京都大毎新聞楼上に講演「神経衰弱と精神修養」（聴衆八九百人）。

六月二十日、京都座談会。

六月二十一日、天の橋立見物（二十日帰京）。

七月七日、還暦祝、根津緑風荘に招待さる（弟子達十一人）。

七月九日、余の立体写真銅像となる（資生堂）、門弟寄贈。

八月十三日、箱根避暑（十九日帰京）。

八月二十五日、那須温泉行（二十七日、塩原。三十日帰京）。

十月七日、還暦祝、形外会、雅叙園（四十三人）。

十月十日、神経質記念講演、レコードをとる（六分間）、松坂屋。

十月十四日、甲府医学会特別講演「精神的条件による内科疾患」。

十月十五日、甲府、白須御料林、松茸狩。

十月十九日、神経質記念講演レコード吹込（東洋ビル、コロンビア）形外会、還暦記念。

十月二十三日、帰郷（久亥、井上同伴）、京都一泊講話「日々是好日」。

十月三十日、正一郎遺骨葬式。

十一月三日、高知中学講堂講演二時間、「近代人と神経衰弱」。

十一月四、五日。山崎にて神経質患者診察。五日夜、形外会座談会。

十一月七日、富家小学校講演「農村問題」。

十一月十一日、岡山医大の歓迎宴会に招待さる。

一九三五（昭和一〇）年

十一月十三日、京都座談会（十四日帰京）。

十二月十二日、土佐協会役員会、芝紅葉館に出席。

[六十二才]一月二十日、喀血（熱海、五月十七日帰京）。

[欄外]慈大一年間休講。

十月六日、第五十三回形外会、久しぶりに開く（病後）。

十月二十一日、久亥死亡。

十二月一日、形外会（五十四回）。

十二月十八日、慈大教授会に出席（古閑学位論文通過）。

十二月十九日、慈大に森田奨学金として一万円寄附。忘年会、門弟、形外会幹部招待。

一九三六（昭和一一）年

[六十三才]一月、熱海増築落成。

三月四日、浦本博士、読売新聞に「ノーベル賞問題」につき余の「神経質療法」を推奨さる。

四月四日、富家小学、森田講堂落成式（四千円寄附）。

四月十七日、慈大講義初め、六月までつづく。

四月二十二日、形外会（五十六回）。

五月十七日、雅叙園にて母上米寿、余の全快祝、招待（五十三人）。

五月二十二日、資生堂に余の小銅像をとる。

五月二十七日、形外会（五十七回）、余の全快祝、母上米寿祝（六十八人）。

五月三十一日、慈大、維持会幹事となる。坂本君（帝大医四年）、研究生入門（最近、入門者は午食に医局員に赤飯を饗する事となる）。

七月二十八日、塩原避暑（俊喜、しづ子、貞、木村同伴、八月二十日帰京）。

八月二十日、塩原甚五郎（佐々木）郷土人形師に二百円の器械を購入してやる（栃木新聞に出る）。

九月十八日、慈大講義。

九月二十九日、古閑論文に対する森田奨学金四百円授与式。

十月九日、慈大講義四十分血痰中止。

十月十六日、形外会（六十二回）倉田百三氏出席。

十月二十九日、余の謝恩会、雨月亭、出席二十一人。

十一月六日、高知県人会副幹事長となる（長は富田議長）。

十一月十二日、『科学ペン』評議員となる。

十一月十四日、精神神経学会評議員となる。

十一月二十二日（日）、神経質研究会談話会開会式（十五人）。夕食を饗す。

十一月二十九日（日）、幹部形外会（六十四回）、二十二人。鰻めしを饗す。

十二月七日、県人会委員会、衆議院議長官邸に出席（貞、石井同伴）。

十二月十三日、神経質集談会、形外会幹事招待宴（三十人）、熱海料理人を呼びて。

一九三七（昭和一二）年

[六十四才]一月一日、近来、元旦は熱海に滞在せるが、今年は東京に在り。家族十人、下宿人四人、入院者十二人。

一月四日、熱海行（十八日帰京）。

一月十日、今日より診察料、余二十円、古閑、長谷川十円とす。

一月十六日、藤村女子体育研究会名誉顧問となる。

一月二十四日、形外会幹部（十五人）招待、牛肉を饗す。

一月二十五日、熱海行（三月六日帰京）。

二月十三日、慈大に寄附金、毎年百二十円づつ。

三月二十一日、形外会（六十五回）。

三月二十五日、慈大教授辞職、名誉教授となる。高良博士教授となる。

四月三日、夜は余の二階室にて家族一同支那料理を食す（十七人）。

四月十一日、昨年二月には常石金熊氏を東京に招き、今年は小松源吉、岩神元吉を招待す（旅費一人十五円を給す）。

四月十六日、高良教授、古閑講師、余名誉教授祝宴を催す。幹事に、小松利宗【同郷の歌川派の浮世絵師】の席画を乞ふ（会食十四人）。

四月二十五日、形外会（六十六回）。

五月十二日、明年神経学会宿題、神経病学担当、余と高良君、丸井博士及久保喜代治（京城大学博士となる。（今年岡山医学会にて）。

五月十七日、雅叙園に余の名誉教授、高良教授祝賀会に招待さる。三十八人（五十円寄附）。

五月十八日、今月三日より原稿百四十枚（一日平均八枚づつ）。

五月二十日、帰郷出発（貞、亀谷同伴、道中九日間、六月二十五日帰京）。

五月二十三日、京都講演「強迫観念と人生」。家永管長に面会。

五月二十九日、【富家小学校】小学生百二十余人に土産（がま口）、講話三十分。

五月三十日、久亥遺骨葬式、盛大。

五月、三聖病院より余の『神経衰弱及強迫観念の根治法』を皇太后陛下に献上。

六月十七日、富家小学、森田講堂に講話一時間半、「偉くなる法」。

六月二十日、京都三聖病院講話。

六月二十三日、名古屋座談会。

七月八日、色紙揮毫、特に「金持……」は一枚一円と定む。其他は無料。今日礼金十一円。

七月一一日、形外会（六十七回）、高良、森田祝賀会。

七月二十五日、赤痢、東京病院入院（八月十二日退院）。

八月十一日、富家村村長及校長、見舞のため上京。村四千円寄附、その利子にて校長及村長の増給に充つ事とす（村へ寄附累計一万円）。

十月二十一日、久亥三周忌宴二十一人。『久亥の思ひ出』発行二百五十部。

十一月二十六日、村人出征者に余より簡易保険をかけてやる事とす。九人（月一円づつ）。戦死者三人に香典十円づつを送る。

十二月、森田奨学金四百円を「持続睡眠療法」（下田、高良、中博士）に授与する事となる。

十二月五日、形外会（七十回）、六十三人。余より鰻めしを饗す。

十二月十五日、慈大森田奨学金へ壱万円（累計弐万円）寄附す。

十二年度見学生として赤飯持参（入門式）せるもの、加藤、町田、二戸、千葉、館野、堀、村井、小畑（八名）。

一九三八（昭和一三）年　【四月一二日、肺炎のため自宅で死去。享年六十五(数え年)】

あとがき

半世紀以来森田療法に関心をもちつづけ、退職したら森田療法について本を書きたいと考えていた。自らの体験にもとづいた森田療法論になるはずであった。ところが、退職する数年前、鈴木知準門下の先輩で森田療法家だった熊野明夫氏から「森田先生のことを書いてよ」と突然言われた。筆者が編集者だったから書けると思われたらしい。それから数年の間に三度言われた。理由は訊いても言われなかった。『森田正馬全集』の編集委員のひとりとして、大先輩が書いた唯一の評伝である野村章恒氏の『森田正馬評伝』への批判になるのを避けたいからであろうと察した。ともかく、森田正馬と同郷出身の直弟子が書いた名著として評価の高い本と肩をならべるものを書けるはずはないと、熊野氏の慫慂を聞き流していた。

退職した直後、鈴木知準先生の遺品の中に森田正馬の日記のコピーがあることを知り、ご子息の鈴木龍氏のご好意で読む機会を得た。一部を読んだだけで、野村氏があまり日記を生かしていないことに気づいた。これを活用すればかなり違う評伝が書けるかもしれないと、借用して一年がかりで三五年分の手書きの日記を判読しながら、必要な部分を抜書きした。この作業の過程で手ごたえを感じ、執筆を決意した。

熊野氏の勧めと鈴木龍氏のご協力がなければ本書は存在しないのであるから、まずもってお二人に感謝しなければならない。さらに遡れば、学生時代に強迫神経症で入院森田療法を受け、人生の転機を与えてくださった鈴木知準先生に帰着するのであるから、冥界の恩師にたいしてお礼を申し上げなければならない。熊野明夫氏も早く他界されたので、お見せできないのは残念である。

野村評伝には森田療法の成り立ちが書かれていない、という批判が当初からあった。その後野村氏は批判に答えるべく『現代の森田療法』(大原健士郎編・白揚社)に「森田正馬：その人と業績とその後」を書かれたが、西洋精神医学と心理学の背景しか触れていないため、なぜこの東洋的な精神療法が生まれたのか、納得のいく説明にならなかった。森田正馬の思想形成に触れていない点も筆者には不満であった。日記を読むことによって森田の思想の中心が仏教にあることが分かったが、野村氏は仏教にまったく触れていなかった。

森田の思想形成と森田療法の成り立ち、この二点を内容の重点として書くことに決めた。日記には知られざるエピソードが豊富にあるので、面白いものを選んで全体にちりばめることにした。どんな偉大な人物であれ独創的な人物であれ時代の子である。周辺の人物や時代の思潮についてもできるだけ触れて、森田の生きた時代が見えるようつとめることにした。これらの意図がどこまで実現できたか内心忸怩たるものがあるが、森田療法理解の増進に役立つならば幸いである。医学の門外漢である筆者は思わぬ間違いを犯しているかもしれない。専門家諸氏のご叱正をお待ちするしだいである。

調査取材の過程でさまざまな関係者のご協力を得ることができた。以下に記して厚く感謝申し上げる。

森田の日記以外の手書き資料や写真を複写する許可をくださった森田貞子氏（三島森田病院理事長、肩書きは当時のもの。以下同じ）、その橋渡しをしてくださった南條幸弘氏（三島森田病院医師）、森田家先祖に関する資料探しと解読に協力くださった片岡剛氏（土佐山内家宝物資料館学芸員）、森田の生前を知り生家の周辺に関する情報を提供してくださった小松亮氏、森田の故郷に住む一族で細々した問い合わせに答えるとともに写真を提供してくださった森田敬子氏（森田正馬生家保存を願う会事務局）、森田在学中の高知中学に関する資料を提供してくださった織田敦子氏（高知県立高知追手前高等学校教頭）、第五高等学校教授近重真澄の著書など資料を贈呈してくださった孫の前川誠郎氏（元国立西洋美術館館長）、井上円了に関する多数の資料を贈与いただいた三浦節夫氏（東洋大学教授・井上円了研究センター研究員）、中村古峡の著書など関連資料を贈呈くださった子孫の石川みちよ氏（医療法人グリーンエミネンス会長）および中村周二氏（同理事長）、根岸病院の一三三周年記念史を贈与くださった松村英幸氏（根岸病院理事長・院長）、呉秀三の著書『精神療法』のコピーなど森田の関連資料を贈与のほか医学面の助言をくださった岡本重慶氏（京都森田療法研究所所長）、森田の『生の欲望』に関する資料を提供された伊丹仁郎氏（すばるクリニック院長）、その他資料収集に助力を惜しまなかった吉田恵子氏（高良興生院・森田療法関連資料保存会）、拙稿完成までの各段階で原稿を読み助言と激励をくださった野中剛氏（映像作家・ランドマーク代表）、長谷川節雄氏（ファルマシュプール代表取締役・医師）、宇田川眞人氏（元講談社部長）、資料調査の援助とともに家系図を作成してくださった小林悦男氏（設計士）。以上の各氏のご協力がなければ本書は完成しなかった。なお、ブックデザインの大家鈴木尭氏が連句仲間の誼で装丁を引き受け花を添えてくださったのは望外の喜びである。最後に、一〇年間にわたって執筆を見守りつづけ、校正を手伝ってくれた妻と息子の協力に感謝する。

二〇一六年一〇月

著者

著者略歴

畑野　文夫

１９４０年東京に生れる。１９６５年早稲田大学第一文学部仏文科を卒業し、講談社に入社。美術図書の編集に携わる。美術図書第二出版部長、美術局長、取締役総合編纂局長、常務取締役（書籍部門担当）、講談社インターナショナル社長をつとめる。

現在、森田療法の勉強会「正知会《しょうちかい》」会長。

Eメールアドレス：fu-hatano@jcom.zaq.ne.jp

森田療法の誕生　— 森田正馬の生涯と業績 —

2016年11月25日　初版発行
2017年 1月30日　第2版発行
2019年10月 1日　第3版発行

著　者　**畑野　文夫**

定価（本体価格3,000円+税）

発行所　株式会社　三恵社
〒462-0056 愛知県名古屋市北区中丸町2-24-1
TEL 052 (915) 5211
FAX 052 (915) 5019
URL http://www.sankeisha.com

乱丁・落丁の場合はお取替えいたします。

ISBN978-4-86487-583-7 C1047 ¥3000E